T0135920

Historische Wissensforschung

herausgegeben von

Caroline Arni, Stephan Gregory, Bernhard Kleeberg,
Andreas Langenohl, Marcus Sandl und Robert Suter †

9

Katharina Kreuder-Sonnen

Wie man Mikroben auf Reisen schickt

Zirkulierendes bakteriologisches Wissen
und die polnische Medizin 1885–1939

Mohr Siebeck

Katharina Kreuder-Sonnen, geboren 1983; Studium der Neueren und Neuesten Geschichte, VWL und des Öffentlichen Rechts; 2013–15 Wissenschaftliche Mitarbeiterin am Medizinhistorischen Institut der Universität Bonn; 2016 Promotion an der Universität Gießen; seit 2016 Wissenschaftliche Mitarbeiterin an der Professur für Europäische Zeitgeschichte nach 1945 an der Universität Siegen.

Die vorliegende Studie wurde im Januar 2016 im Fachbereich Geschichts- und Kulturwissenschaften der Justus-Liebig-Universität Gießen als Dissertation angenommen.

Gedruckt mit Unterstützung des Förderungsfonds Wissenschaft der VG Wort.

ISBN 978-3-16-155064-5 / eISBN 978-3-16-155446-9
DOI 10.1628/ 978-3-16-155446-9
ISSN 2199-3645 / eISSN 2568-8383 (Historische Wissensforschung)

Die Deutsche Nationalbibliothek verzeichnet diese Publikation in der Deutschen Nationalbibliographie; detaillierte bibliographische Daten sind im Internet über *http:// dnb.dnb.de* abrufbar.

© 2018 Mohr Siebeck Tübingen. www.mohrsiebeck.com

Das Buch wurde von epline in Böblingen aus der Minion gesetzt und von Hubert & Co. in Göttingen auf alterungsbeständiges Werkdruckpapier gedruckt und gebunden. Der Einband wurde von Uli Gleis aus Tübingen gestaltet.

Umschlagabbildung: Gerätschaften des bakteriologischen Labors und Formen des Penicillium-Schimmelpilzes, 1890 (Quelle: Bujwid, Rys zasad bakteryologii, Anhang)

Printed in Germany.

Vorwort

Folgt man den Spuren bakteriologischen Wissens um 1900, landet man in thematisch wie regional höchst heterogenen Gefilden. Dies gilt insbesondere, wenn man die Frage, *wie man Mikroben auf Reisen schickt*, von polnischen Akteurinnen und Akteuren ausgehend zu beantworten sucht. Denn polnischsprachige Ärztinnen und Ärzte aus dem multiethnischen, zu verschiedenen Staaten gehörenden Ostmitteleuropa bewegten sich auf vielfältige Art und Weise innerhalb, außerhalb und zwischen den Großreichen, denen sie angehörten. Die Texte und Artefakte, die sie hinterlassen haben, führen von den städtischen Metropolen der polnischen Teilungsgebiete und der Zweiten Polnischen Republik in die ländliche Provinz, von Warschau nach Berlin, Paris und Genf und von Lemberg nach Tunis, Boston, Peking und Adis Abeba. Die Geschichte zirkulierenden bakteriologischen Wissens, die ich in diesem Buch erzähle, ist eine transnationale Geschichte, die bisweilen globale Ausmaße annimmt.

Sie führt einen jedoch mitnichten nur in verschiedene geographische Räume. Denn der *craft character* einer Laborwissenschaft wie der Bakteriologie lenkt den Blick auch auf die diversen praktischen und materiellen Dimensionen von Mikroben auf Reisen. Wenn Wissenschaftlerinnen und Wissenschaftler über Bakterien schrieben, schrieben sie über Laborapparaturen, Farbstoffe, den Gesundheitszustand von Meerschweinchen, den Fertigkeiten der Rückenmarksentnahme beim Kaninchen und die Haltung von Läusen im Labor. In all diese Praktiken des bakteriologischen Labors musste ich eintauchen, um nachzuvollziehen, wie der bakteriologische Wissensbestand mobilisiert werden konnte.

So ist ein Buch entstanden, das die transnationale Vernetzung polnischer Wissenschaftlerinnen und Wissenschaftler nachzeichnet und die Bakteriologie in der politischen Landschaft Ostmitteleuropas zwischen 1885 und 1939 verortet. *Wie man Mikroben auf Reisen schickt* ist aber ebenso ein Buch, das die Produktion und Stabilisierung bakteriologischen Wissens über räumliche Distanzen hinweg in ihrer komplexen Logistik analysiert.

Für diese Themenvielfalt habe ich an der Universität Gießen eine ideale akademische Heimat gefunden. Mein Doktorvater, Volker Roelcke, hat mich auf dem Weg durch die Medizin- und Wissenschaftsgeschichte inhaltlich begleitet, vielseitig unterstützt und mich in meinem Vorhaben stets bestärkt. Dafür bin ich ihm überaus dankbar. Mit den Kolleginnen und Kollegen am Gießener Institut für Geschichte der Medizin konnte ich mein Vorhaben wiederholt gewinnbringend diskutieren. Mein Zweitbetreuer, Hans-Jürgen Bömelburg, hat mein Projekt aus einer polenhistorischen Perspektive begleitet und tatkräftig unterstützt. Dem International Graduate Centre for the Study of Culture (GCSC) der Universität Gießen verdanke ich bereichernde kulturwissenschaftliche Anregungen und interdisziplinäre Perspektivwechsel. Von den Kolloquien und Kursen mit Doris Bachmann-Medick und Hubertus Büschel habe ich besonders profitiert. Für das gemeinsame Doktorandendasein am GCSC danke ich von ganzem Herzen Theresa Beilschmidt, Natalia Bekhta, Christin Grunert, Agnes Laba und Christina Norwig.

Mit kritischen Fragen und ihren inspirierenden Forschungsprojekten haben mich die Kolleginnen und Kollegen vorangebracht, die ich bei mehrmonatigen Forschungsaufenthalten am Max-Planck-Institut für Wissenschaftsgeschichte in Berlin, dem Deutschen Historischen Institut in Warschau und an der Leibniz Graduate School des Herder-Instituts in Marburg kennen lernen konnte. Hier und anderswo habe ich auch Mitstreiterinnen und Mitstreiter bei der Suche nach einem Weg durch eine transnationale (polnische) Medizin- und Wissenschaftsgeschichte gefunden: Katrin Steffen danke ich für inhaltlichen Austausch und Hinweise auf wichtige Publikationen. Ute Caumanns danke ich herzlich für die kritische Lektüre eines Buchkapitels. Verena Lehmbrock und Mareike Vennen haben mich in spannenden Diskussionen und mit ihren klugen Anmerkungen zu meiner Arbeit weitergebracht. Jan Surman verdanke ich wichtige Anregungen. Mit Justyna A. Turkowska und Iwona Dadej verbinden mich mittlerweile nicht mehr nur geteilte historiographische Fragen, sondern auch eine Freundschaft. Auch aus den vielen intensiven und selbst beiläufigen Gesprächen mit Kolleginnen und Kollegen auf Tagungen, Sommerschulen und in Kolloquien habe ich viel gelernt.

Die ersten drei Jahre der Promotion wurden großzügig durch die Friedrich-Ebert-Stiftung gefördert. Danach wurde ich wissenschaftliche Mitarbeiterin am Medizinhistorischen Institut in Bonn und habe die Promotion dort in einem sehr fördernden Umfeld zu Ende führen können. Den Bonner Kolleginnen und Kollegen danke ich dafür herzlich.

Ich freue mich sehr, dass dieses Buch in die Reihe *Historische Wissensforschung* Aufnahme gefunden hat. Dass es in dieser Form erscheinen kann, ist durch einen umfangreichen Druckkostenzuschuss des Förderungsfonds Wissenschaft der VG Wort ermöglicht worden. Beim Feinschliff der Formalia des Manuskripts hatte ich wunderbare Unterstützung durch die studentischen Hilfskräfte am Medizinhistorischen Institut in Bonn, Lena Mittag und Laura Rose, sowie durch die studentischen Hilfskräfte Daniel Schäfer und Bettina Wagener an meinem neuen Arbeitsort, der Universität Siegen.

Vom ersten Tag an hat Christian Vogel die Entstehung dieses Buchs begleitet. Er hat mit mir Lektüreeindrücke und Herangehensweisen diskutiert sowie den Text in Gänze gelesen und kommentiert. Dafür bin ich ihm unendlich dankbar. Alexa von Winnings kluge und kritische Lektüre hat enorm zur Klarheit und Strukturierung meiner Argumente beigetragen. Dafür und für das gemeinsame Zurücklegen des Weges zur Promotion danke ich ihr sehr. Es ist schön, all die Erfahrungen auf diesem Weg so teilen zu können.

Meine Eltern, Brigitte und Bernd Kreuder-Sonnen, haben mein Promotionsprojekt mit viel Enthusiasmus und ab dem vierten Jahr auch mit viel Geduld begleitet.

Dafür bin ich ihnen sehr dankbar. Mein Bruder, Christian Kreuder-Sonnen, forderte mich mit seinen Fragen aus der Perspektive der methodisch so viel strengeren Sozialwissenschaften stets heraus. Das war ein großer Ansporn für mich. Seine Lektüre von Textabschnitten war zudem ungemein hilfreich. Für Unterstützung in allen Lebenslagen auf den letzten Metern danke ich ganz besonders Felix Hewel.

Bonn/Siegen, im September 2017   Katharina Kreuder-Sonnen

Inhaltsverzeichnis

Vorwort V
Abkürzungsverzeichnis XI

Einleitung 1

I. Wie die Bakterien nach Warschau kamen 25

1. Das Transportgut: Bakteriologie als Laborpraxis 26
2. Auf Papier: Text und Bild als Inskriptionen des bakteriologischen Labors .. 34
3. Nichtinskribierte Elemente des bakteriologischen Labors 47
   3.1. Technische Dinge 47
   3.2. Reisende Kaninchen: Tollwutimpfstoff in Paris und Warschau 52
   3.3. *Tacit knowledge* im bakteriologischen Labor 64
4. Bakteriologisches Labor und medizinische Praxis:
   Flexibilisierung und Fragmentierung des bakteriologischen
   Labornetzwerks 70
   4.1. Ärzte im polnischen Königreich um 1900 72
   4.2. Improvisierte Labore: Die bakteriologische Laborpraxis wird flüssig .. 87
      Tuberkulin: Ein epistemisches Ding auf Reisen 94
      Diphtherieserum: Ein Teil des bakteriologischen Labors gelangt
      in die medizinische Praxis 106
   4.3. Das bakteriologische Labor auseinandernehmen 113

II. Mikroben und Staatsbildung 121

5. Krieg, Fleckfieber und die Entstehung einer
   staatlichen Seuchenbekämpfung in Polen 121
   5.1. Fleckfieberdiskurse unter deutscher Besatzung und
      zu Beginn der Republik 126
   5.2. Zentralisiert und hierarchisch:
      Staatliche Institutionen der öffentlichen Gesundheit entstehen 139
6. Infektionsfälle sichtbar machen: Seuchenbekämpfung als Papierschlacht .. 154
   6.1. Epidemiologische Ordnung schaffen: Tabellarische Wochenberichte .. 158
      Funktionen des tabellarischen Formulars 160
      Wochenberichte in der Praxis 162
      Epidemiologische Ordnungen 166

6.2. Noch mehr Papier: Ärztliche Rechenschaftsberichte und
Seuchenbekämpfung vor Ort 179
7. Der Mikroben habhaft werden:
Von visualisierten Infektionskranken zu visualisierten Bakterien 196

III. Wissenszirkulation zwischen Peripherien 221

8. Bakteriologisches Fleckfieberwissen: ein Itinerar 222
8.1. Fiebernde Schimpansen und Meerschweinchen in Tunis 224
8.2. Von der Fieberkurve zum Läusedarm: Fleckfieberforschung in Europa
während des Ersten Weltkriegs 238
8.3. Die Laus im bakteriologischen Labor in Hamburg, Włocławek
und Lemberg 245
9. Global zirkulierender Fleckfieberimpfstoff 257
9.1. Meerschweinchengehirn und Läusedärme, Soldaten und „indigènes“:
Fleckfieberimpfstoffe und ihre Erprobung im Ersten Weltkrieg 259
9.2. Austausch zwischen Tunis und Warschau: Helena Sparrow
geht auf Reisen 269
9.3. Wie der Fleckfieberimpfstoff aus Lemberg zirkulierte 274

Schlussbetrachtung 297

Abbildungsverzeichnis 305

Literatur und Quellen 307

Archivalien 307
Gesetze und Verordnungen 309
Publizierte Quellen 309
Literatur 325

Personenregister 345

Sachregister 349

Abkürzungsverzeichnis

LNHO	League of Nations Health Organisation
MOS	Ministerstwo Opieki Społecznej (Ministerium für öffentliche Wohlfahrt)
MSW	Ministerstwo Spraw Wewnętrznych (Innenministerium)
MWRiOP	Ministerstwo Wyznań Religijnych i Oświecenia Publicznego (Kultusministerium)
MZP	Ministerstwo Zdrowia Publicznego (Ministerium für öffentliche Gesundheit)
PSH	Państwowa Szkoła Higieny (Staatliche Hygieneschule)
PZH	Państwowy Zakład Higieny (Staatliches Hygieneinstitut)

Einleitung

„Gut sieht er aus," dachte sie, als er ihr am Bahnsteig entgegenkam. „Paris hat ihn modisch werden lassen. Jetzt trägt er sogar Zylinder! Aber was hat er denn da unter den Arm geklemmt?" Als er näher kam, konnte sie es besser erkennen. Es war ein kleiner Tierkäfig. Odo küsste ihr zur Begrüßung die Hand. Aus dem Käfig drang ein leises Fiepen. Ein flauschiges, hellbraunes Kaninchen saß darin. Kazimiera streckte den Zeigefinger durch die Gitterstäbe, um seine weiche Nase zu streicheln. Aber er schob ihre Hand schnell und unsanft zur Seite: „Nicht anfassen! Sonst beißt es noch!"

Diese Szene mag sich am 8. Juni 1886 auf dem Warschauer Bahnhof abgespielt haben. Odo Bujwid kehrte an diesem Tag von einem zweimonatigen Aufenthalt bei Louis Pasteur in Paris zurück.[1] Dort hatte er gelernt, wie man einen Impfstoff gegen Tollwut herstellte. Bevor er abgereist war, hatte er um Kazimiera Klimontowiczs Hand angehalten. Die zwei kannten sich aus Kindertagen, in denen er ihr Nachhilfelehrer gewesen war. Mittlerweile hatte Odo sein Medizinstudium in Warschau abgeschlossen. Kazimiera war der Zugang zur Universität als Frau im Königreich Polen verwehrt geblieben. Sie war Hauslehrerin geworden, im Schneidern ausgebildet und hörte in den geheim abgehaltenen Kursen der Uniwersytet Latający (Fliegende Universität) Biologie. Louis Pasteur hatte der Welt im Oktober 1885 verkündet, dass es ihm gelungen sei, einen elsässischen Jungen gegen die gefürchtete Tollwut zu immunisieren. Der Impfstoff war eine der Errungenschaften, die in den 1880er Jahren aus den neuen bakteriologischen Laboren in Berlin und Paris hervorgegangen waren und international für Schlagzeilen sorgten.

Dass es für eine internationale Anerkennung und Anwendung der bakteriologischen Neuheiten auf dem medizinischen Markt der Möglichkeiten mehr brauchte als solche Schlagzeilen, darum geht es in diesem Buch. Damit sich ein Wissensbestand erfolgreich in der medizinischen Praxis an einem neuen Ort verankerte, war vielmehr ein gehöriges Maß an logistischer Arbeit zu leisten, die diverse Akteure einschloss. Bei der Mobilisierung der Tollwutimpfung von Paris nach Warschau spielten beispielsweise Odo Bujwids schicker französischer Zylinder, seine baldige Ehefrau Kazimiera und nicht zuletzt das Kaninchen in seinem kleinen Käfig eine bedeutende Rolle. Das Tier war nämlich nicht als niedliches Haustier vorgesehen. Es litt an Tollwut und

---

[1] Odo Bujwid, „Kilka dalszych uwag o metodzie Pasteur'a [Einige weitere Bemerkungen über die Methode Pasteurs]," *Gazeta Lekarska* 6 (1886), 600–602, 600 (= Bujwid, Kilka dalszych uwag o metodzie Pasteur'a). Bujwid gibt an, am 6.6.1886 aus Paris abgereist zu sein. Über seinen genauen Reiseweg gibt es keine Informationen. Dass er mit dem Zug fuhr und für die Reise zwei Tage benötigte, kann ich nur vermuten. Mit der Darstellung von Kazimieras Gedanken und des Ablaufs ihres Wiedersehens auf dem Warschauer Bahnhof habe ich ebenfalls nur ein vermutetes mögliches Szenario geschildert.

trug in sich den Grundstock für die Impfstoffproduktion, die Bujwid in Warschau
aufziehen wollte. Aus seinem Rückenmark wurde das Tollwutvakzin hergestellt. Hätte
es Kazimiera in den Finger gebissen, als sie ihn durch die Käfigstäbe steckte, hätte sie
sich womöglich mit der meist tödlich verlaufenden Krankheit infiziert. Anstatt das
Tier zu liebkosen, lernte Kazimiera von Odo nun schnell, wie man sein wertvolles
Rückenmark entnahm. Bei ihrer Verlobung hatte Bujwid ihr das Versprechen abgenommen, ihn bei seiner Arbeit im bakteriologischen Labor zu unterstützen. Gleich
am Tag nach ihrer Hochzeit am 31. Juli 1886 wurde Kazimiera dann in sein Privat-
labor geführt und musste loslegen.[2] Ihre kundigen Hände wurden in der Warschauer
Impfstoffproduktion unabdingbar.

Anhand dieser kleinen Episode aus der Geschichte zirkulierenden bakteriologischen Wissens können wir bereits erkennen, dass zur Mobilisierung von Wissensbeständen auch Kaninchen und Ehefrauen gehören können, ebenso wie ein reisender
polnischer Wissenschaftler. Es ist das Anliegen dieses Buchs aufzuzeigen, dass es
solch heterogene und vielfältige Akteure waren, auf die es bei der Frage ankam, wie
man Mikroben auf Reisen schickt. Zudem geht es mir darum, die Veränderungen aufzudecken, die bakteriologisches Wissen durch seine Mobilisierung in neue (soziale,
regionale, nationale, kulturelle) Räume erfuhr. Wie etablierte sich die Bakteriologie
in Warschau und im Königreich Polen in den 1880er und 1890er Jahren? Wie veränderte sie sich, als nach dem Ersten Weltkrieg ein neuer polnischer Staat entstand?
Und inwiefern konnten polnische Wissenschaftlerinnen und Wissenschaftler neues
bakteriologisches Wissen produzieren und zirkulieren?

Dabei teile ich eine wissenschaftstheoretische Grundannahme, die sich insbesondere aus den Laborethnographien von Bruno Latour und Steve Woolgar sowie
von Karin Knorr Cetina ergeben hat.[3] Untersucht man die physischen Vorgänge der
Wissensproduktion im Labor, am Schreibtisch oder in der Bibliothek, so tritt die
lokale und zeitliche Gebundenheit von Wissensbeständen deutlich hervor. Wissen
wird in spezifischen technischen, sozialen, geographischen und kulturellen Gefügen
hervorgebracht. Es entsteht nie im Kopf eines Wissenschaftlers oder einer Wissenschaftlerin allein.[4] Das Ensemble von Tätigkeiten, das der Bakteriologie dazu verhalf,
verheißungsvolle Ergebnisse zu produzieren, war in den 1880er Jahren in Berlin und
Paris beheimatet. Hier arbeiteten Robert Koch und Louis Pasteur in ihren Laboren
am Kaiserlichen Gesundheitsamt und später am Hygieneinstitut der Berliner Universität sowie in der Pariser rue d'Ulm.

---

[2] Odo Bujwid, *Osamotnienie. Pamiętniki z lat 1932–1942. Przygotowali do druku, wstępem i
przypisami opatrzyli: Danuta i Tadeusz Jarosińscy* [Vereinsamung. Erinnerungen aus den Jahren
*1932–1942. Zum Druck vorbereitet und mit Anmerkungen und einer Einleitung versehen von Danuta
und Tadeusz Jarosińscy*], Kraków 1990, 75 (= Bujwid, Osamotnienie).

[3] Bruno Latour/Steve Woolgar, *Laboratory Life. The Construction of Scientific Facts*, Princeton
1986 (= Latour/Woolgar, Laboratory Life); Karin Knorr Cetina, *Die Fabrikation von Erkenntnis. Zur
Anthropologie der Naturwissenschaften*, Frankfurt a. M. 1984 (= Knorr Cetina, Die Fabrikation von
Erkenntnis).

[4] Dass dies keinesfalls nur für die Natur-, sondern ebenso für die Buchwissenschaften gilt, zeigen
Philipp Felsch, *Der lange Sommer der Theorie. Geschichte einer Revolte, 1960–1990*, München 2015
und Katja Barthel/Sebastian Brand/Alexander Friedrich/Friedolin Krentel, *Library Life. Werkstätten
kulturwissenschaftlichen Forschens*, Lüneburg 2015.

Erst wenn man von der Annahme einer zeitlichen und räumlichen Situiertheit wissenschaftlichen Wissens ausgeht, wirft die Stabilisierung bakteriologischen Wissens über seinen unmittelbaren Produktionszusammenhang in Berlin und Paris hinaus überhaupt Fragen auf. Bruno Latour hat dies einmal in der ihm eigenen Art so formuliert:

„We say that the laws of Newton may be found in Gabon and that this is quite remarkable since that is a long way from England. But I have seen Lepetit camemberts in the supermarkets of California. This is also quite remarkable, since Lisieux is a long way from Los Angeles. Either there are two miracles that have to be admired together in the same way, or there are none.“[5]

Dieses Buch möchte nicht zum Bestaunen von Wundern anregen, sondern vielmehr die Anstrengungen aufzeigen, die dahinterstanden, wenn die in einem lokalen Laborgefüge beheimateten Mikroben auf Reisen geschickt wurden.[6]

Die Geschichte zirkulierenden bakteriologischen Wissens, die ich hier erzählen möchte, führt uns durch diverse Räume und Ortschaften. Sie verbindet Berlin und Paris mit dem Warschau der 1880er Jahre, sie zeigt das spannungsreiche Verhältnis dieser Metropole mit dem ländlichen Raum auf und sie führt vom Warschau der Zwischenkriegszeit über das ostpolnische Lemberg nach Genf, Tunis, Boston und Peking. Ihren Fluchtpunkt findet meine Erzählung über diese transnationale und globale Wissenszirkulation aber in der von der Medizin- und Wissenschaftshistoriographie noch kaum entdeckten Region der polnischen Länder im 19. Jahrhundert und in der Zweiten Polnischen Republik der Zwischenkriegszeit. Sie zeigt, wie der junge Warschauer Mediziner Odo Bujwid Mitte der 1880er Jahre ein erstes bakteriologisches Labor errichtete, nachdem er nicht nur bei Louis Pasteur, sondern auch bei Robert Koch in Berlin in die Lehre gegangen war. Sie analysiert, mit welchen Strategien Bujwid und einige weitere Pioniere der polnischen Bakteriologie sich (mitunter vergeblich) darum bemühten, die Bakteriologie in der ärztlichen Praxis polnischer Mediziner[7] zu verankern. In der Zweiten Republik wurde die Bakteriologie Verbündete eines gesundheitspolitischen *state-building* und versuchte an der Seite des neuen polnischen Staats, ihre Reichweite bis in die ländliche Peripherie auszudehnen. Während es die Techniken der bakteriologischen Diagnostik in eben dieser Peripherie schwer hatten, bot gerade der östliche Rand Polens auf Grund des gehäuften Auftretens bestimmter Krankheiten für einige bakteriologische Forschungsfelder beste Bedingungen. So gelang in Lemberg die Produktion eines Impfstoffs gegen Fleckfieber, der das Biologische Institut der Lemberger medizinischen Fakultät mit Forschungsstätten in Nordafrika, Amerika und Asien verband. Die globale Stabilisierung eines Wissensbestands erfolgte hier in der Zirkulation von Wissen zwischen

---

[5] Bruno Latour, *The Pasteurization of France*, Cambridge/London 1988, 227 (= Latour, The Pasteurization of France).

[6] Bruno Latour, „Drawing Things Together. Die Macht der unveränderlichen mobilen Elemente", in: Andréa Belliger/David J. Krieger, *ANThology. Ein einführendes Handbuch zur Akteur-Netzwerk-Theorie*, Bielefeld 2006, 259–307, 266 (= Latour, Drawing Things Together).

[7] Die rein männliche Form wird in diesem Buch immer genutzt, wenn sie die historische Situation einer allein männlichen Gruppe widerspiegeln soll. Zur männlichen Dominanz der Ärzteschaft s. u. „Quellen und Aufbau der Arbeit".

vermeintlich peripheren Orten und lässt uns die Kategorien Zentrum und Peripherie in einer globalen Wissensgeschichte der Bakteriologie neu denken.

Bakteriologie als Laborpraxis

Dic Bakteriologie war in den 1880er Jahren, in denen dieses Buch einsetzt, eine aufsehenerregende, neue Disziplin. In der deutschen medizinischen Debatte war der bakterielle Ursprung von Infektionskrankheiten seit den 1870er Jahren ein viel diskutiertes Thema. Robert Koch hatte für seine Arbeiten zum Milzbranderreger 1876 und insbesondere zum Erreger der Wundinfektion 1878 aus medizinischen und botanischen Kreisen vielfach Zustimmung erfahren.[8] Seine Vorstellung des „Tuberkelbazillus" am 24. März 1882 vor der Physiologischen Gesellschaft zu Berlin galt den medizinischen Zeitgenossen als Durchbruch und interessierte auch eine breitere Öffentlichkeit. Schließlich handelte es sich bei der Tuberkulose um die epidemiologisch bedeutendste Krankheit des 19. Jahrhunderts.[9] Die Identifizierung des Tuberkelbazillus stand in Deutschland am Anfang des „Siegeszuges" der Bakteriologie in der öffentlichen Gesundheit.[10] In der deutschen Medizin wurde die bakteriologische Erklärung von Infektionskrankheiten in den 1880er Jahren gar zu einem „hegemonialen Denkstil".[11] In Frankreich sorgten Louis Pasteurs spektakuläre Impfversuche für großes medizinisches und allgemeines Interesse an den Produkten des bakteriologischen Labors. Französische Honoratioren, Politiker und Pressevertreter aus aller Welt verfolgten im Juni 1881 die öffentliche Vorführung der erfolgreichen Immunisierung von Schafen gegen Milzbrand in Pouilly-le-Fort.[12] Die Bekanntgabe der erfolgreichen Tollwutimpfung eines elsässischen Jungen hatte nicht nur Odo Bujwid nach Paris gelockt, sondern Mediziner aus zahlreichen Ländern. Außerdem machten sich Infizierte von Russland bis in die USA auf den Weg nach Paris.[13]

Die Bakteriologie, die Robert Koch in Deutschland und Louis Pasteur in Frankreich auf je unterschiedliche Weise und in Kollaboration mit zahlreichen Akteuren prägten, gehörte wie die Physiologie und Zellularpathologie zu denjenigen medizinischen Wissensbereichen, die die Wissensproduktion über den kranken Körper in der zweiten Hälfte des 19. Jahrhunderts ins Labor verschoben.[14] Um Krankheiten zu diagnostizieren und zu behandeln, sollten in den Augen der Vertreter dieser „modernen" Medizin nicht mehr die Beobachtungen am Krankenbett, die klinischen Symptome der Patienten und die Erfahrungswerte eines Arztes entscheidend sein.

---

[8] Christoph Gradmann, *Krankheit im Labor. Robert Koch und die medizinische Bakteriologie*, Göttingen 2005, 67 (= Gradmann, Krankheit im Labor).

[9] Ebd., 110. Dass es sich dabei nicht um eine plötzliche „Entdeckung" handelte und eher den Auftakt als den Abschluss eines Forschungsprogramms darstellte, arbeitet Christoph Gradmann deutlich heraus.

[10] Ebd., 123.

[11] Silvia Berger, *Bakterien in Krieg und Frieden. Eine Geschichte der medizinischen Bakteriologie in Deutschland, 1890–1933*, Göttingen 2009, 27 (= Berger, Bakterien in Krieg und Frieden).

[12] Gerald L. Geison, *The Private Science of Louis Pasteur*, Princeton 1995, 145 (= Geison, The Private Science of Louis Pasteur).

[13] Ebd., 223.

[14] Andrew Cunningham/Perry Williams (Hgg.), *The Laboratory Revolution in Medicine*, Cambridge 1992 (= Cunningham/Williams, The Laboratory Revolution in Medicine).

Angelehnt an die Naturwissenschaften Chemie und Physik sollte medizinisches Wissen vielmehr im Experiment und unter den geordneten Bedingungen des Labors hervorgebracht werden. Die Physiologie imaginierte den Körper als eine thermo-dynamische Maschine, deren Funktionszusammenhänge und Regelmäßigkeiten im Tiermodell entschlüsselt werden könnten.[15] Die Erforschung von menschlichen Krankheitsprozessen am Tiermodell war auch für die Bakteriologie von zentraler Be-deutung.[16] Dabei formten diese neuen labormedizinischen Disziplinen eine reduk-tionistische Vorstellung des menschlichen Körpers. Wurde er in der Physiologie als von chemischen Reaktionen und elektrischen Impulsen gesteuertes System gedacht, ließen die Bakteriologen die Erkrankung an Tuberkulose, Cholera oder Diphtherie im Labor auf die Größe eines Bakteriums zusammenschrumpfen.[17] Mit der neuen Labormedizin also gingen neue Vorstellungswelten über den menschlichen Körper, Gesundheit und Krankheit einher. Sie erforderte aber vor allem neue Praktiken der medizinischen Wissensproduktion, die sich um den Ort des Labors anordneten.

Diese Praxis medizinischer Wissensproduktion über Infektionskrankheiten im Labor wird in diesem Buch im Vordergrund stehen. Es geht mir nicht nur um die Frage, ob die „wissenschaftliche Tatsache", dass mikroskopisch kleine Lebewesen Krankheiten verursachen, in der polnischsprachigen *medical community* als wahr anerkannt wurde; ob sich das reduktionistische Krankheitsbild der Bakteriologe hier durchsetzen konnte oder nicht.[18] Vielmehr werde ich zeigen, ob und wie die Praxis bakteriologischer Laborarbeit transportiert werden konnte und in welcher Form sie in den ärztlichen Alltag polnischer Mediziner Einzug hielt. Welche Praktiken wurden wiederum von polnischen Bakteriologinnen und Bakteriologen mobilisiert? Das Transportgut, um das es geht, ist also keine Idee, sondern ein Ensemble von Tätig-keiten.

Methodische Überlegungen zu einer Geschichte transnationaler Wissensmobilisierung

Meine Analyse der Mobilisierung von bakteriologischen Praktiken ist von Studien der transnationalen Geschichte sowie der Wissenschaftsgeschichte und -theorie inspiriert. Die transnationale Geschichte, weniger eine konkrete Theorie oder Me-thode als eine bestimmte Perspektive auf historisches Geschehen, hat die Nation als selbstverständliche und vorgängige Analysekategorie der Geschichtswissenschaft verabschiedet.[19] Stattdessen stellt der transnationale Blick scharf auf „links and

---

[15] Philipp Sarasin/Jakob Tanner (Hgg.), *Physiologie und industrielle Gesellschaft*, Frankfurt a. M. 1998; Sven Dierig, *Wissenschaft in der Maschinenstadt. Emil Du Bois-Reymond und seine Labo-ratorien in Berlin*, Göttingen 2006.

[16] Gradmann, Krankheit im Labor, 90–91.

[17] Christoph Gradmann, „Alles eine Frage der Methode. Zur Historizität der Kochschen Postulate 1840–2000", *Medizinhistorisches Journal* 43, 2008, 132 (= Gradmann, Alles eine Frage der Methode); Berger, Bakterien in Krieg und Frieden, 56.

[18] Ich verwende den Begriff der „wissenschaftlichen Tatsache" im Sinne Ludwik Flecks. Ludwik Fleck, *Entstehung und Entwicklung einer wissenschaftlichen Tatsache. Einführung in die Lehre vom Denkstil und Denkkollektiv. Mit einer Einleitung herausgegeben von Lothar Schäfer und Thomas Schnel-le*, Frankfurt a. M. 1980 (= Fleck, Entstehung und Entwicklung einer wissenschaftlichen Tatsache).

[19] Sebastian Conrad/Jürgen Osterhammel, „Einleitung", in: Dies. (Hgg.), *Das Kaiserreich trans-national. Deutschland in der Welt, 1871–1914*, Göttingen 2004, 7–27, 14; Patricia Clavin, „Defining

flows", auf „people, ideas, products, processes and patterns that operate over, across, through, beyond, above, under, or in-between polities and societies."[20] Der Weg, den die Geschichte des zirkulierenden bakteriologischen Wissens gehen wird, führt durch verschiedenste politische, soziale und kulturelle Räume. Die Frage, wie diese Räume methodisch zu fassen sind und die Bewegung des Wissens durch sie zu analysieren ist, hat mehrere Dimensionen. Erstens gilt es abzuwägen, welche Analyseebene als Ausgangs- und Endpunkt gewählt wird. Geht es um die Bewegung von Wissen zwischen Personen, Laboren, Städten, Nationen oder Empires oder um Zirkulationen zwischen Zentrum und Peripherie? Zweitens muss ein Weg gefunden werden, die vielfältigen Akteure, die an Wissenstransferprozessen beteiligt waren, in die Analyse miteinzubeziehen. Schließlich muss entschieden werden, mit welchen analytischen Werkzeugen die Techniken der Mobilisierung von Wissen gefasst werden können. Die theoretischen und historiographischen Konzepte, mit denen ich diesen drei methodischen Dimensionen der Frage nach transnationaler Wissensmobilisierung begegne, möchte ich im Folgenden erläutern.

Bereits in den späten 1980er Jahren haben deutsche und französische Geschichtswissenschaftler in einem Kooperationsprojekt unter dem Schlagwort „Kulturtransfer" zu grenzüberschreitendem Austausch von Wissen und Kulturgütern gearbeitet. Michel Espagne und seine Mitstreiter strebten eine verflochtene Geschichte französischer und deutscher Nationalkultur an. Dabei wurden Annäherung und Differenz zusammengedacht. Französische und deutsche Philosophie und Wissenschaft seien jeweils auch im Nachbarland rezipiert worden, allerdings wären Inhalte immer an den Rezeptionskontext angepasst worden und hätten eine Veränderung erfahren.[21] „Kulturtransfer" also war ein dynamisch gedachtes Konzept. Mobilisiertes Wissen wurde auf der Reise transformiert, um es dem Adressaten näher zu bringen. Allerdings konzipierten Espagne und seine Kollegen diese Adressaten als ein nationales Ganzes. Die Gefahr, eine nationale französische und deutsche Kultur in einem solchen Modell zu homogenisieren, wurde erkannt, ohne diese Herangehensweise gänzlich aufzugeben.[22]

Dies haben insbesondere die Vertreterinnen und Vertreter der *histoire croisée* kritisiert und eine Weiterführung vorgeschlagen, die sich für dieses Buch als fruchtbar erwiesen hat. Gerade eine Geschichtswissenschaft, die sich mit dem polnischen Raum auseinandersetzt, muss stets vorsichtig sein, nationale Kategorien a priori festzulegen. Staat und Nation waren hier seit den Teilungen der polnisch-litauischen Adelsrepublik am Ende des 18. Jahrhunderts auseinandergetreten. Polen war seitdem Teil dreier, im russischen und österreichischen Fall auch multiethnischer Großreiche. Die Idee einer polnischen Nation blieb zwar bestehen, doch umfasste sie abhängig

---

Transnationalism", *Contemporary European History* 24, 2005, 421–439, 436; Bernhard Struck/Kate Ferris/Jacques Revel, „Introduction. Space and Scale in Transnational History", *International History Review* 33, 2011, 573–584, 574.

[20] Akira Iriye/Pierre-Yves Saunier, (Hgg.), *The Palgrave Dictionary of Transnational History*, Basingstoke 2009, xviii.

[21] Michel Espagne, *Les transferts culturels franco-allemands*, Paris 1999, 20–23.

[22] Michel Espagne/Michael Werner, „Deutsch-französischer Kulturtransfer als Forschungsgegenstand: Eine Problemskizze", in: Dies. (Hgg.), *Transferts. Les rélations interculturelles dans l'espace franco-allemand (XVIIIe et XIXe siècle)*, Paris 1988, 11–34, 13–15.

von ihren Vertretern unterschiedliche soziale, ethnische und religiöse Gruppen. Ein polnischer Nationalstaat wurde zudem nicht immer und von jedem zum unbedingt notwendigen Zielt nationaler Bestrebungen erhoben.[23] Brian Porter-Szücs hat die Frage, was man in diesem hybriden Kontext überhaupt „polnisch" nennen kann, jüngst gar zu einer der „wichtigsten, aber auch herausforderndsten Aspekte der polnischen Geschichte" erklärt.[24]

Anstatt eine Nation als Anfangs- und Endpunkt von Transferprozessen festzulegen, schlagen Michael Werner und Bénédicte Zimmermann vor, die Ebenen und Kategorien der Untersuchung „erst im Laufe der Analyse näher [einzugrenzen]."[25] Es muss also nicht vor Beginn der Untersuchung zirkulierenden bakteriologischen Wissens entschieden werden, zwischen welchen Räumen diese Bewegung stattfand. Werner und Zimmermann empfehlen vielmehr ein stark an das Quellenmaterial angelehntes Vorgehen, das sie als „induktive Pragmatik" bezeichnen. Um transnationale Verflechtungen zu untersuchen, solle „man von der Beobachtung der Dinge und Gegenstände [ausgehen], von den Handlungssituationen, aus denen heraus die Objekte mit Sinn bedacht werden, schließlich von der Logik der Akteure, in deren Wahrnehmungen sie sich einfügen und in deren Zweckbestimmungen sie Gestalt gewinnen."[26] Entsprechend der induktiven Pragmatik möchte ich meinen Weg durch die Geschichte zirkulierenden Wissens im Konkreten beginnen, bei den Akteuren und ihren Handlungen, bei den involvierten Dingen und Gegenständen. Sie sollen dabei nicht sofort in einen „convenient and lazy context" eingeordnet werden.[27] Vielmehr folge ich den vielfältigen Akteuren bakteriologischer Wissenszirkulation dabei, wie sie sich selbst, andere oder anderes kontextualisieren und mit Sinn versehen.

Wenn im Titel dieses Buches dennoch von der „polnischen Medizin" die Rede ist, so dient dies in erster Linie dazu, *Wie man Mikroben auf Reisen schickt* für heutige Leserinnen und Leser auf einer mentalen Karte zu verorten. Gleichzeitig kann man durchaus von der Existenz einer „polnischen" *medical community* ausgehen, die sich unter anderem über ein polnischsprachiges Zeitschriftenwesen konstituierte. Die Bezeichnung „polnisch" darf hier jedoch nicht als exklusive nationale oder gar staatliche Kategorie missverstanden werden. Sie dient vielmehr dazu, diese Mediziner im national wie kulturell so heterogenen Raum Ostmitteleuropas zu verorten, in dem sich die polnischen Teilungsgebiete am Ende des 19. Jahrhunderts befanden. Ob Akteure nationale Kategorien nutzen, um ihre Handlungen und Erfahrungen zu kontextualisieren, wird sich erst im Laufe dieser Geschichte herausstellen. Die polnische

---

[23] Vgl. z. B. Kai Struve, *Bauern und Nation in Galizien. Über Zugehörigkeit und soziale Emanzipation im 19. Jahrhundert*, Göttingen 2005; Brian Porter, *When Nationalism Began to Hate. Imagining Modern Politics in Nineteenth-Century Poland*, New York/Oxford 2000 (= Porter, When Nationalism Began to Hate).

[24] Brian Porter-Szücs, *Poland in the Modern World. Beyond Martyrdom*, Chichester 2014, 9.

[25] Michael Werner/Bénédicte Zimmermann, „Vergleich, Transfer, Verflechtung. Der Ansatz der ‚Histoire croisée' und die Herausforderung des Transnationalen", *Geschichte und Gesellschaft* 28, 2002, 607–636, 617.

[26] Ebd., 621.

[27] Michael Werner/Bénédicte Zimmermann, „Beyond Comparison. Histoire Croisée and the Challenge of Reflexivity", *History and Theory* 45, 2006, 30–50, 47.

Nation wird weder als Ausgangs- noch als Endpunkt reisenden bakteriologischen Wissens angenommen.

Die grenzüberschreitende Bewegung bakteriologischer Laborpraxis wird in diesem Buch vielmehr von der Mikroebene ausgehend erzählt. Transnationale Verflechtung soll auf diese Weise nicht aus der Vogelperspektive, sondern im Konkreten und anhand ihrer Akteure nachvollzogen werden. Damit ordnet sich *Wie man Mikroben auf Reisen schickt* in einen wachsenden Korpus historischer Studien ein, die die Ebene des Transnationalen und Globalen an die Ebene des Lokalen zurückzubinden versuchen.[28]

Das Große mit dem Kleinen zu vernetzen, hat zuletzt die Mikrogeschichte ebenfalls bereits in den 1980er Jahren versucht. Carlo Ginzburg verstand das Detail als „Indiz", von dem aus er große Strukturen von langer Dauer zu rekonstruieren versuchte.[29] Hans Medick wollte in seiner Version der Mikrogeschichte große historische Kategorien in ihren lebensweltlichen und lokalen Zusammenhängen sichtbar werden lassen. Er mahnte dabei gleichzeitig, das Detail nicht zu überhöhen und auch die Makroperspektive auf Geschichte zuzulassen.[30] Darin kam ihm die französische *microhistoire* nahe, die Mikro- und Makroebene in den *jeux d'échelles* miteinander verwoben sah.[31] Die mikrohistorische Reflexion führte auch dazu – und dies ist für die Frage nach zirkulierendem Wissen zentral –, dass erstmals die Historizität der Analyseebenen selbst in den Blick geriet. So stellte Bernard Lepetit fest, dass nicht nur die Historikerinnen und Historiker, sondern auch die historischen Akteure selbst in die *jeux d'échelles* eingebunden sind: „Die Variation der Skalen ist nicht das Privileg des Forschers und auch nicht in erster Linie Produkt der Konstruktion des eigenen Forschungsobjekts. Es ist in erster Linie der Anteil der Akteure."[32] Diese Überlegungen haben Historikerinnen und Historiker der Globalgeschichte erneut aufgegriffen, nun aus einer postkolonialen Motivation heraus. ‚Lokal' und ‚global' seien starre Zuschreibungen einer euro-amerikanischen Wissenschaft. Es müsse hin-

---

[28] Bartolomé Yun Casalilla, „‚Localism', Global History and Transnational History. A Reflection from the Historian of Early Modern Europe", *Historisk Tidskrift* 127, 2007, 659–678; Tonio Andrade, „A Chinese Farmer, Two African Boys, and a Warlord. Toward a Global Microhistory", *Journal of World History* 21, 2010, 573–591; Struck/Ferris/Revel, Introduction; Denis Kitzinger, „Towards a Model of Transnational Agency. The Case of Dietrich von Hildebrand", *The International History Review* 33, 2011, 669–686; Kiran K. Patel, „Transnational History", *European History Online* 2010, http://www.ieg-ego.eu/patelk-2010-en, zuletzt geprüft am 20. 9. 2015. Vgl. auch das Jahresthema 2017 der Zeitschrift Ab Imperio: From the Editors, „The Global Condition. When Local Becomes Global", *Ab Imperio*, 2017, 9–14.

[29] Carlo Ginzburg, „Indizien. Morelli, Freud und Sherlock Holmes", in: Umberto Eco/Thomas A. Sebeok (Hgg.), *Der Zirkel oder Im Zeichen der Drei. Dupin, Holmes, Peirce*, München 1985, 125–179; Ders., *Der Käse und die Würmer. Die Welt eines Müllers um 1600*, 7. Aufl., Berlin, 1996.

[30] Hans Medick, „Mikro-Historie", in: Winfried Schulze (Hg.), *Sozialgeschichte, Alltagsgeschichte, Mikro-Historie. Eine Diskussion*, Göttingen 1994, 40–53, 49; Ders., *Weben und Überleben in Laichingen, 1650–1900*, Göttingen 1996, 30. Hans Medick hat jüngst auch die Ansätze einer „global microhistory" insbesondere im Hinblick auf die Geschichte Chinas und der Frühen Neuzeit kritisch gewürdigt und auch hier dafür plädiert, nicht von individuellen Biographien auszugehen, sondern das Dazwischen und die Ränder transkultureller Vernetzungen zu untersuchen. Vgl. Ders., „Turning Global? Microhistory in Extension", in: *Historische Anthropologie* 24, 2016, 241–252.

[31] Bernard Lepetit, „De l'échelle en histoire", in: Jacques Revel (Hg.), *Jeux d'échelles. La microanalyse à l'expérience*, Paris 1996, 71–94.

[32] Ebd., 81.

gegen untersucht werden, wie historische Subjekte sich selbst und anderen lokale und globale Positionen zuordneten.[33] Solche Ansätze tragen zu einer Geschichtswissenschaft bei, die ihre Kategorien relational behandelt, das heißt nicht als klar definierte, geschlossene Einheiten, sondern als von historischen Akteuren hervorgebrachte und wandelbare Räume, Bedeutungssysteme, Akteursnetzwerke oder dergleichen.[34]

Auf radikale Art und Weise hat der Wissenschaftstheoretiker und Philosoph Bruno Latour eine solche Relationierung der Analyse betrieben.[35] Bei ihm lösen sich das Globale und das Lokale in einem Beziehungsgeflecht heterogener Akteure gänzlich auf. Die Topologie des Sozialen ist bei Latour zunächst immer „flach". Nur indem man den „Akteuren folgt"[36], könne man nachvollziehen, wie ihr Höhen und Tiefen, globale und lokale Ebenen hinzugefügt werden. Dabei macht Latour im Gegensatz zur transnationalen, globalen oder Mikrogeschichte einen konkreten Vorschlag, wie Akteure dieses Globale und Lokale hervorbringen. Ob ein Objekt, ein Ort, ein Diskurs, eine Person oder eine soziale Gruppe groß oder klein, lokal oder global ist, hängt nach Latour davon ab, wie erfolgreich Akteure Verbindungen mit anderen Akteuren aufbauen und stabilisieren können:

„Das Makro beschreibt nicht länger eine *umfassende* oder *ausgedehntere* Stätte, in der das Mikro wie eine Russische Puppe eingebettet ist, sondern einen anderen, gleichfalls lokalen, gleichfalls Mikro-Ort, der mit vielen anderen durch irgendein Medium *verbunden* ist, das spezifische Typen von Spuren transportiert. Von keinem Ort kann es heißen, er sei größer als alle anderen, aber von einigen läßt sich sagen, daß sie von weitaus sichereren Verbindungen mit sehr viel *mehr* Orten profitieren als andere."[37]

Diese Verbindungen, die einen Ort groß werden lassen, haben Latour und andere auch Akteursnetzwerke genannt. Akteuren dabei zu folgen, wie sie Akteursnetzwerke knüpfen und stabil halten, ist der Gegenstand der Akteur-Netzwerk-Theorie (ANT).[38]

Für eine Geschichte über die Mobilisierung bakteriologischen Wissens und die polnische *medical community* erweist sich eine relationale Herangehensweise an die Kategorien des Lokalen, Transnationalen oder Globalen als vielversprechend.[39] Pol-

---

[33] Antoinette M. Burton, „Not Even Remotely Global? Method and Scale in World History", *History Workshop Journal* 64, 2007, 323–328. Dies wird umgesetzt beispielsweise bei John-Paul A. Ghobrial, „The Secret Life of Elias of Babylon and the Uses of Global Microhistory", *Past & Present* 222, 2014, 51–93.

[34] Angelika Epple, „Lokalität und die Dimensionen des Globalen. Eine Frage der Relationen", *Historische Anthropologie* 21, 2013, 4–25.

[35] Weshalb ihm Angelika Epple auch vorwirft, an Erklärungskraft eingebüßt zu haben. Ebd., 10.

[36] Bruno Latour, *Eine neue Soziologie für eine neue Gesellschaft. Einführung in die Akteur-Netzwerk-Theorie*, Frankfurt a. M. 2007, 28.

[37] Ebd., 304, Hervorhebung im Original.

[38] Vgl. hierzu einführend Andréa Belliger/David J. Krieger (Hgg.), *ANThology. Ein einführendes Handbuch zur Akteur-Netzwerk-Theorie*, Bielefeld 2006; Henning Schmidgen, *Bruno Latour zur Einführung*, Hamburg 2010.

[39] Die ANT aus genau diesen Gründen für die Globalgeschichte fruchtbar zu machen, haben jüngst auch Debora Gerstenberger und Joël Glasman vorgeschlagen. Debora Gerstenberger/Joël Glasman, „Globalgeschichte mit Maß. Was Globalhistoriker von der Akteur-Netzwerk-Theorie lernen können, in: Dies. (Hgg.), *Techniken der Globalisierung. Globalgeschichte meets Akteur-Netzwerk-Theorie*, Bielefeld 2016, 11–40.

nische Wissenschaftlerinnen und Wissenschaftler sowie Orte der Wissensproduktion in den polnischen Ländern oder der Zweiten Republik müssen nicht zwingend als peripher, unbedeutend und nachahmend betrachtet werden.[40] Ohne Machtasymmetrien zu ignorieren, kann untersucht werden, ob und wie sie sich mit anderen Orten verbanden und ob diese Bande stabil genug waren, um sie zu regionalen, nationalen oder gar globalen Akteursnetzwerken werden zu lassen.[41]

Wir werden im ersten Teil dieses Buchs sehen, dass es am Ende des 19. Jahrhunderts nicht gelang, der bakteriologischen Praxis im Königreich Polen zu regionalem oder gar nationalem Rang zu verhelfen. Die Bakteriologie machte der *medical community* im Königreich keine ausreichend interessanten Angebote, so dass ihr weder regionale noch nationale Bedeutung zugeschrieben wurde. Der nationalisierten Hygienebewegung und den praxisorientierten Medizinern konnte das bakteriologische Labor Odo Bujwids nur punktuell dienen. In der Zwischenkriegszeit sollte sich dies ändern. Hier wurde die Bakteriologie, so zeige ich im zweiten Teil, erstmals eine von Staats wegen vorangetriebene Praxis. Trotz dieser nationalen Aufladung der bakteriologischen Laborarbeit blieb ihre nationalstaatliche Verankerung jedoch ein erfolgloses Unterfangen. Im dritten Teil lässt uns die konsequente Historisierung der Analyseebenen global und lokal erkennen, dass vermeintlich periphere Orte der Wissenschaft zu globaler Größe heranwachsen konnten. In einem Forschungsnetzwerk zu Fleckfieber verbanden sich Labore aus Tunesien, den USA, Mexiko, China und Ostpolen in einem florierenden Austausch und konnten international anerkanntes Wissen stabilisieren.

Ihre Radikalität hat die ANT nicht nur aus der konsequenten Historisierung der Analysekategorien global und lokal gewonnen. Sie liegt vielmehr in dem Aufbrechen zweier noch viel grundlegenderer Kategorien begründet: Natur und Gesellschaft. Latour hat die Grenzziehung zwischen Natürlichem und Sozialem als größte Konstruktionsleistung der Moderne seit Kant analysiert, aber zu zeigen versucht, dass sich diese Trennlinie nicht aufrechterhalten lässt. „Wir sind nie modern gewesen" lautet deshalb sein Urteil. Stattdessen sei die Welt von Hybriden bevölkert, die sich erst nach aufwendiger „Reinigungsarbeit" der Natur oder dem Sozialen zuordnen ließen.[42] Bakterien sind dafür ein einschlägiges Beispiel und Latour hat selbst zu ihrer Geschichte gearbeitet. In einer klar umgrenzten Form und in einer eindeutigen Funktion treten Mikroorganismen nur in einem Laborumfeld zu Tage: Sie benötigen spezielle Nährböden, um zu wachsen, können nur mittels eines Farbstoffs sichtbar gemacht werden und sind nur unter dem Mikroskop zu erblicken. All diese Instrumente und Arbeitsschritte muss eine kundige Laborantin zu bedienen wissen. Das Bakterium kann deshalb als ein hybrides Akteursnetzwerk aus menschlichen,

---

[40] Dafür plädieren auch Bernd Stiegler/Sylwia Werner (Hgg.), *Laboratorien der Moderne. Orte und Räume des Wissens in Mittel- und Osteuropa,* Paderborn 2016.

[41] Davor, solche Machtsymmetrien nicht aus dem Blick zu verlieren, warnt zurecht Anna Veronika Wendland, „Randgeschichten? Osteuropäische Perspektiven auf Kulturtransfer und Verflechtungsgeschichte", *Osteuropa* 58, 2008, 95–116.

[42] Bruno Latour, *Wir sind nie modern gewesen. Versuch einer symmetrischen Anthropologie,* Frankfurt a. M. 2008 (= Latour, Wir sind nie modern gewesen).

technischen und biologischen Elementen betrachtet werden. Was Natur ist und was Soziales, verschwimmt.[43]

Die Auflösung der strikten „modernen" Trennlinie zwischen Natur und Gesellschaft führte in der Akteur-Netzwerk-Theorie zu einem andersartigen Verständnis des Akteursbegriffs. Die Subjekt-Objekt-Dichotomie wurde aufgehoben. Die ANT schreibt nicht nur Menschen Handlungspotential zu, während Natur und Dinge passiv bleiben. Vielmehr werden auch nicht-menschliche Wesen in den Akteursbegriff miteinbezogen.[44] Dabei geht es nicht darum, diesen menschen-ähnliche Intentionen zu unterstellen, sondern ihre Potentiale und Widerstände zu beleuchten, mit anderen Akteuren Verbindungen einzugehen.[45] Eine Erweiterung des Akteursbegriffs birgt die große Chance, Zusammenhänge bei der Produktion und Stabilisierung wissenschaftlichen Wissens aufzuspüren, die ohne eine Sensibilität für die mögliche Bedeutung nicht-menschlicher Wesen übersehen werden. Auf diese Weise erst wird den Kaninchen und Zylindern Einlass gewährt in eine Geschichte zirkulierenden bakteriologischen Wissens. Wenn ich angebe, mit diesem Buch eine Analyse des Transnationalen im Konkreten zu versuchen, wird uns dies also nicht nur menschliche Akteure verfolgen lassen. Vielmehr müssen auch die korrekte Zubereitung bakteriologischer Nährböden, der Zustand des polnischen Straßennetzes und die Fütterung von Kleiderläusen im Labor berücksichtigt werden. Sie werden sich nicht nur als exotische Details, sondern als bedeutsame Elemente transnational zirkulierenden Wissens erweisen.

Wie genau reist Wissen? Wie wurde versucht, bakteriologische Praktiken von Paris und Berlin nach Warschau oder von Lemberg nach Tunis zu bewegen? Wie erfolgt die „Verbindung" der involvierten menschlichen und nicht-menschlichen Akteure über weit voneinander entfernt liegende Orte miteinander? Bruno Latour hat sich dieser Frage gewidmet, um zu erklären, wie der Universalitätsanspruch naturwissenschaftlichen Wissens entsteht, der es von seiner zeitlichen und räumlichen Gebundenheit freispricht. Er ist dazu von den lokalen Settings der Wissensproduktion ausgegangen und hat nachvollzogen, wie sich ein lokales Akteursnetzwerk ausdehnt. Entscheidend dabei sei, die Elemente dieses lokalen Netzwerks unbeschadet an einen anderen Ort bringen zu können:

„Wenn man von *seinem* gewohnten Weg abweichen und schwer beladen zurückkehren möchte, um andere dazu zu zwingen, *ihre* gewohnten Wege zu verlassen, besteht das hauptsächlich zu lösende Problem in der *Mobilisierung*. Man muss fortgehen und *mit* den ,Dingen' zurückkehren, wenn die Bewegungen nicht vergeblich sein sollen; die ,Dinge' müssen aber in der Lage sein, die Rückreise zu überstehen, ohne Schaden zu nehmen."[46]

---

[43] Latour, The Pasteurization of France; Ders., *Die Hoffnung der Pandora. Untersuchungen zur Wirklichkeit der Wissenschaft*, Frankfurt a. M. 2000, Kap. 4 und 5 (= Latour, Die Hoffnung der Pandora).

[44] Deshalb wird in der ANT teilweise der aus der Semiotik entlehnte Begriff „Aktant" verwendet. Ebd., 372.

[45] Eine klassische Vorführung der Einbeziehung nicht-menschlicher Akteure bei der Stabilisierung eines Akteursnetzwerks findet sich bei Michel Callon, „Einige Elemente einer Soziologie der Übersetzung. Die Domestikation der Kammmuscheln und der Fischer der St. Brieuc-Bucht", in: Andréa Belliger/David J. Krieger (Hgg.), *ANThology. Ein einführendes Handbuch zur Akteur-Netzwerk-Theorie*, Bielefeld 2006, 135–74 (= Callon, Einige Elemente einer Soziologie der Übersetzung).

[46] Latour, Drawing Things Together, 266, Hervorhebung im Original.

Latour vollzieht dann nach, wie Akteursnetzwerke in *immutable mobiles* verwandelt werden – unveränderliche Mobile, die den unbeschadeten Transport über Distanz ermöglichen. *Immutable mobiles* entstünden in einer „Kaskade von immer simplifizertere[n] Inskriptionen". Durch Techniken der graduellen Transformation dreidimensionaler komplexer Zusammenhänge (wie beispielsweise ein bakteriologisches Labor) in immer reduziertere und flachere Formen stehen am Ende einer solchen Kaskade eine Graphik, ein Diagramm oder eine Statistik auf der zweidimensionalen Papierfläche. Diese papiernen *immutable mobiles*, so Latour, ermöglichen es einem Wissensbestand Fernwirkung zu entfalten.

Bis es zu einer Inskription auf Papier kommt, so werden wir in der Geschichte zirkulierenden bakteriologischen Wissens immer wieder feststellen, muss jedoch eine ganze Menge bewegt werden, die nicht zweidimensional ist. Vielfach kommt es bei der Mobilisierung bakteriologischer Praktiken darauf an, dass ein Kaninchen die Reise im Zug von Paris nach Warschau gut übersteht. Auch ein Reagenzglas, das in der Tasche des Postboten zerspringt, lässt Mobilisierung scheitern. Dieser Materialität der Dinge und den Herausforderungen, die sie an einen Transfer von einem Ort an einen anderen stellen, hat Latour kaum Aufmerksamkeit geschenkt.[47] In diesem Buch soll das Konzept der papiernen *immutable mobiles* deshalb um diese dreidimensionale Dimension von Wissensmobilisierung ergänzt werden.[48]

Ich möchte Latours Analysewerkzeug zur Untersuchung von Wissenstransfer noch in einem zweiten Aspekt erweitern. Latour hat die unveränderliche Mobilisierung von Wissensbeständen als eine Machttechnik verstanden. Denn der Prozess der Ausweitung lokaler Akteursnetzwerke und die Verbindung mit immer mehr Akteuren kann einen ‚lokalen' Ort zu einem ‚globalen' Zentrum werden lassen – der Rest der Welt wird Peripherie.[49] Mit einem anderen Fokus sind Forscherinnen und Forscher

---

[47] Henning Schmidgen, „Die Materialität der Dinge? Bruno Latour und die Wissenschaftsgeschichte", in: Georg Kneer/Markus Schroer/Erhard Schüttpelz (Hgg.), *Bruno Latours Kollektive. Kontroversen zur Entgrenzung des Sozialen*, Frankfurt a. M. 2008, 15–46 (= Schmidgen, Die Materialität der Dinge); Kijan Espahangizi, „Immutable Mobiles im Glas. Ein Vorschlag zur Zirkulationsgeschichte nichtinskribierter Dinge", *Nach Feierabend. Zürcher Jahrbuch für Wissensgeschichte 7*, 2011, 105–125 (= Espahangizi, Immutable Mobiles im Glas).

[48] Der komplexe Transport und die Standardisierung von Präzisionsinstrumenten als zentrale Technik bei der Etablierung „universaler" Wissenschaftsansprüche wurde untersucht bei Marie-Noëlle Bourguet/Christian Licoppe/H. Otto Sibum (Hgg.), *Instruments, Travel and Science. Itineraries of Precision from the Seventeenth to the Twentieth Century*, London/New York 2002. Die Mobilisierung von Objekten haben zudem thematisiert: Marianne Klemun, „Globaler Pflanzentransfer und seine Transferinstanzen als Kultur-, Wissens- und Wissenschaftstransfer in der frühen Neuzeit", *Berichte zur Wissenschaftsgeschichte* 29, 2006, 205–223; Emma Spary, „Self Preservation. French Travels between *Cuisine* and *Industrie*", in: Simon Schaffer/Lissa Roberts/Kapil Raj/James Delbourgo (Hgg.), *The Brokered World. Go-Betweens and Global Intelligence 1770–1820*, Sagamore Beach 2009, 355–386; Anne Mariss, „Globalisierung der Naturgeschichte im 18. Jahrhundert. Die Mobilität der Dinge und ihr materieller Eigensinn", in: Debora Gerstenberger/Joël Glasman (Hgg.), *Techniken der Globalisierung. Globalgeschichte meets Akteur-Netzwerk-Theorie*, Bielefeld 2016, 67–93. Dass sich Objekte überhaupt erst in Bewegung konstituieren und keinen zeitlosen ontologischen Status als ‚Ding' besitzen diskutieren Kijan Espahangizi/Barbara Orland (Hgg.), *Stoffe in Bewegung. Beiträge zu einer Wissensgeschichte der materiellen Welt*, Zürich/Berlin 2014 und Christian Vogel/Manuela Bauche, „Mobile Objekte. Einleitung", *Berichte zur Wissenschaftsgeschichte* 39, 2016, 299–310 (= Vogel/Bauche, Mobile Objekte).

[49] Bruno Latour, „Die Logistik der immutable mobiles", in: Jörg Döring/Tristan Thielmann

aus postkolonialer Perspektive an die Untersuchung von Wissensmobilisierung herangegangen.[50] Sie richten ihr Augenmerk auf die Dynamiken, die in Prozessen des Wissenstransfers angelegt sind, und setzen in dieser Hinsicht die Überlegungen des Kulturtransferkonzepts von Michel Espagne fort.[51] Transnationalen oder globalen Wissenstransfer wollen diese Forscherinnen und Forscher nicht mehr als einen linearen Wissensexport verstanden wissen, sondern als einen dynamischen Austausch. Dieses Postulat richtet sich in erster Linie gegen das modernisierungstheoretische Diffusionsmodell George Basallas, das dieser in einer einflussreichen Studie 1967 vorlegte.[52] Bereits seit den späten 1980er und erneut verstärkt seit den 2000er Jahren wird es revidiert – oftmals von Historikerinnen und Historiker aus Regionen, die eine koloniale Vergangenheit haben, sowie im Kontext eines breiten historiographischen Interesses an der Neuinterpretation kolonialer Empires.[53] Diese Studien zeigen, dass Wissenstransfer auch in asymmetrischen Machtverhältnissen dynamisch bleibt. Ein reisender Wissensbestand trifft an seinem Ankunftsort nie auf eine Tabula rasa, sondern muss mit den dortigen Wissensformen und -praktiken interagieren. Die adressierten Akteure lassen sich nicht immer „dazu zwingen, ihre gewohnten Wege zu verlassen", sondern können auch die sendenden Akteure dazu anregen, sich anzupassen. Die Dynamiken des Wissenstransfers reichen dabei über Austausch, Anpassung und Selektion bis hin zu Widerstand gegen als ‚fremd' erfahrene Wissensbestände. In der Medizingeschichte ist beispielsweise darauf hingewiesen worden, dass westliche Konzeptionen von Gesundheit und Krankheit trotz ihrer hegemonialen und disziplinierenden Ansprüche mit den medizinischen Wissensbeständen und Heilungsformen der Gesellschaften vor Ort interagierten. So hat David Arnold gezeigt, dass die Briten traditionelle Heilungsformen in Indien nicht verdrängen

---

(Hgg.), *Mediengeographie. Theorie – Analyse – Diskussion*, Bielefeld 2009, 111–144, 137 (= Latour, Die Logistik der immutable mobiles).

[50] Wobei sie Latours Beitrag dazu, westliches naturwissenschaftliches Wissen ebenso als lokal und zeitlich gebunden zu betrachten wie „indigenes", durchaus produktiv aufgegriffen haben. Vgl. z. B.: David Wade Chambers/Richard Gillespie, „Locality in the History of Science. Colonial Science, Technoscience, and Indigenous Knowledge", in: Roy MacLeod (Hg.), *Nature and Empire. Science and the Colonial Enterprise*, Chicago 2000, 221–240, 222; James Delbourgo/Nicholas Dew, „Introduction. The Far Side of the Ocean", in: Dies. (Hgg.,) *Science and Empire in the Atlantic World*, New York 2008, 1–28, 11.

[51] Ulrich Lölke, „Modelle einer postkolonialen Wissenschaftsgeschichte. Diffusionsprozesse und Metaphern des Raums", in: Winfried Speitkamp (Hg.), *Erinnerungsräume und Wissenstransfer*, Göttingen 2008, 35–49; Veronika Lipphardt/David Ludwig, „Wissens- und Wissenschaftstransfer", *European History Online* 2011, http://www.ieg-ego.eu/lipphardtv-ludwigd-2011-de, zuletzt geprüft am 6.9.2015.

[52] George Basalla, „The Spread of Western Science", *Science* 156, 1967, 611–622.

[53] Roy MacLeod, „On Visiting the ‚Moving Metropolis'. Reflections on the Architecture of Imperial Science", in: Nathan Reingold/Marc Rothenberg (Hgg.), *Scientific Colonialism. A Cross-Cultural Comparison*, Washington/London 1987, 217–249; Ders. (Hg.), *Nature and Empire. Science and the Colonial Enterprise*, Chicago 2000; Helen Verran, „A Postcolonial Moment in Science Studies. Alternative Firing Regimes of Environmental Scientists and Aboriginal Landowners", *Social Studies of Science* 32, 2002, 729–762; Warwick Anderson, „How's the Empire? An Essay Review", *Journal of the History of Medicine and Allied Sciences* 58, 2003, 459–465; Mitchell G. Ash, „Wissens- und Wissenschaftstransfer. Einführende Bemerkungen", *Berichte zur Wissenschaftsgeschichte* 29, 2006, 181–189; James Delbourgo/Nicholas Dew (Hgg.), *Science and Empire in the Atlantic World*, New York 2008.

konnten.[54] Andrew Cunningham und Bridie Andrews betonten den Widerstand, der medikalen Disziplinierungsmaßnahmen in kolonialen Kontexten entgegengebracht wurde.[55] Ein Neben- und Miteinander indigener und westlicher Wissensformen konnte wiederum in Einzelregionen des russischen Zarenreiches im 19. Jahrhunderts beobachtet werden.[56]

Einen Schritt weiter sind Studien gegangen, die die ‚Peripherie' nicht nur als Herausforderung oder Interaktionspartner für das wissenschaftliche ‚Zentrum' betrachten, sondern deren Rolle dabei herausarbeiten, wie sich das Zentrum überhaupt erst konstituiert. So soll einem Wissensbestand nicht mehr nur vom Ort seiner ursprünglichen Produktion auf seinem Weg in die Welt gefolgt werden, sondern die Studie im Hybriden, dem „middle ground" oder der „contact zone" ansetzen.[57] Westliches naturwissenschaftliches Wissen und sein Universalitätsanspruch bildete sich erst im Austausch mit anderen Räumen heraus, so die These.[58] Seine Genese ist auf die Vermittlung zwischen diversen Wissenskulturen zurückzuführen, vermittelnden Akteuren komme eine zentrale Rolle in der Wissenschaftsgeschichte zu.[59] Deshalb, so Kapil Raj als wichtigster Vertreter dieses Ansatzes, müsse eine zirkulatorische Perspektive eingenommen werden, die Wissensproduktion von Beginn an als in Bewegung versteht.[60]

Die Mahnungen der postkolonialen Forschungslandschaft, Wissenstransfer dynamisch und zirkulatorisch zu betrachten, werden in der vorliegenden Arbeit produktiv gemacht und mit den Latourschen Konzepten der Wissensmobilisierung verknüpft. Einen solchen Versuch gibt es auch von Vertreterinnen und Vertreter der ANT selbst, die die Idee der *immutable mobiles* ebenfalls in Auseinandersetzung mit dem post-

---

[54] David Arnold, *Colonizing the Body. State Medicine and Epidemic Disease in Nineteenth-Century India*, Berkeley 2002 (= Arnold, Colonizing the Body).

[55] Andrew Cunningham/Bridie Andrews, „Introduction. Western Medicine as Contested Knowledge", in: Dies. (Hgg.), *Western Medicine as Contested Knowledge*, New York/Manchester 1997, 1–23, 15. Für ein Beispiel des Widerstandes vgl. Ilana Löwy, „What/Who Should Be Controlled? Opposition to Yellow Fever Campaigns in Brazil, 1900–1939", in: ebd., 124–146.

[56] Anna Afanas'eva, „Quarantines and Copper Amulets. The Struggle against Cholera in the Kazakh Steppe in the Nineteenth Century", *Jahrbücher für Geschichte Osteuropas* 6, 2013, 489–512.

[57] Neil Safier, „Global Knowledge on the Move. Itineraries, Amerindian Narratives, and Deep Histories of Science", *Isis* 101, 2010, 133–145, 136; Kapil Raj, *Relocating Modern Science. Circulation and the Construction of Scientific Knowledge in South Asia and Europe, 1650–1900*, Basingstoke 2007, 11. Für ein solches Vorgehen plädiert auch James Secord, „Knowledge in Transit", *Isis* 95, 2004, 654–672.

[58] Wissenschaftshistorikerinnen und -historiker, die zu ‚peripheren' Gebieten innerhalb Europas arbeiten, warnen davor, den ‚Westen' oder ‚Europa' dabei nicht fälschlicherweise als homogene Entität zu betrachten. Dazu kann auch dieses Buch einen Beitrag leisten. Vgl. z. B. Manolis Patiniotis, „Between the Local and the Global. History of Science in the European Periphery Meets Post-Colonial Studies", *Centaurus*, 55, 2013, 1–24.

[59] Simon Schaffer/Lissa Roberts/Kapil Raj/James Delbourgo (Hgg.), *The Brokered World. Go-Betweens and Global Intelligence 1770–1820*, Sagamore Beach 2009.

[60] Kapil Raj, „Beyond Postcolonialism…and Postpositivism. Circulation and the Global History of Science", *Isis* 104, 2013, 337–347 (= Raj, Beyond Postcolonialism). In der Debatte um eine Transnationalisierung der Kulturwissenschaften wird mit dem Begriff der „Übersetzung" ein vergleichbarer Vorschlag gemacht. Wissen werde erst durch Prozesse der Übersetzung gewonnen, nicht durch die Verbreitung eines Originals. Vgl. Doris Bachmann-Medick, „The Trans/National Study of Culture. A Translational Perspective", in: Dies. (Hg.), *The Transnational Study of Culture. A Translational Perspective*, Berlin/Boston 2014, 1–22, 18.

kolonialen Raum ergänzt haben. Anhand von Fallstudien zur Krankheit Anämie sowie einer Buschpumpe wurde hier das Konzept der *mutable mobiles* entwickelt.[61] Es kann eine Form der Mobilisierung von Wissensbeständen erfassen, die sich nicht durch die unveränderliche Ausdehnung von Akteursnetzwerken vollzieht. Veränderliche Mobilisierung geht vielmehr davon aus, dass Wissensbestände in wandelbarer und flexibler Form reisen können und die Dinge trotzdem – oder gerade deshalb – unbeschadet den Ort ihrer Bestimmung erreichen. Es ist dieses Spannungsverhältnis von Stabilisierung und Flexibilität, das auch die Geschichte des zirkulierenden bakteriologischen Wissens auszeichnet.

Geschichten der Bakteriologie: Zum Forschungsstand

Die Mobilisierung bakteriologischer Praktiken im Hinblick auf Flexibilitäten und Dynamiken zu untersuchen, bietet sich einmal mehr an, wenn man die jüngere Forschung zur Geschichte der Bakteriologie betrachtet. Der „bakteriologische Denkstil" in Deutschland ist eingehend erforscht[62] und in seinen Konjunkturen von Silvia Berger meisterhaft nachgezeichnet worden.[63] Christoph Gradmann hat die Forschungsarbeiten Robert Kochs genauesten analysiert und eingeordnet.[64] Bruno Latour hat die „Pasteurisierung Frankreichs" beschrieben[65], Gerald Geison hat Pasteurs Labortätigkeiten anhand seiner Notizen intensiv studiert.[66] Diese Arbeiten haben maßgeblich dazu beigetragen, die Produktion bakteriologischen Wissens und die Techniken seiner Stabilisierung im Kaiserreich und in der Dritten Französischen Republik nachvollziehen zu können. Sie lassen uns verstehen, warum die Bakteriologie hier so erfolgreich sein konnte.[67]

Medizinhistorikerinnen und -historiker, die außerhalb von Deutschland und Frankreich nicht in erster Linie gegen Pasteur- und Koch-Hagiographien an-

---

[61] Annemarie Mol/John Law, „Regions, Networks and Fluids. Anaemia and Social Topology", *Social Studies of Science* 24, 1994, 641–671 (= Mol/Law, Regions, Networks and Fluids); Marianne de Laet/Annemarie Mol, „The Zimbabwe Bush Pump. Mechanics of a Fluid Technology", *Social Studies of Science* 30, 2000, 225–263 (= Laet/Mol, The Zimbabwe Bush Pump); John Law/Annemarie Mol, „Situating Technoscience. An Inquiry into Spatialities", http://www.lancs.ac.uk/fass/sociology/papers/law-mol-situating-technoscience.pdf, zuletzt geprüft am 11.1.2010.

[62] Die jüngsten Studien sind aus einer Forschungsgruppe um Philipp Sarasin in Zürich hervorgegangen: Philipp Sarasin/Silvia Berger/Marianne Hänseler/Myriam Spörri (Hgg.), *Bakteriologie und Moderne. Studien zur Biopolitik des Unsichtbaren, 1870–1920*, Frankfurt a. M. 2007 (= Sarasin/Berger/Hänseler/Spörri, Bakteriologie und Moderne).

[63] Berger, Bakterien in Krieg und Frieden.

[64] Gradmann, Krankheit im Labor.

[65] Die er allerdings in erster Linie als einen wissenschaftstheoretischen oder -philosophischen Beitrag betrachtet. Latour, The Pasteurization of France.

[66] Geison, The Private Science of Louis Pasteur. Zum Erfolg der Bakteriologie hat auch David Barnes gearbeitet: David S. Barnes, *The Great Stink of Paris and the Nineteenth-Century Struggle against Filth and Germs*, Baltimore 2006.

[67] Vgl. dazu auch Christoph Gradmann, „‚Auf Collegen, zum fröhlichen Krieg'. Popularisierte Bakteriologie im Wilhelminischen Zeitalter", *Medizin, Gesellschaft und Geschichte* 13, 1994, 35–54 (= Gradmann, Auf Collegen zum fröhlichen Krieg); Thomas Schlich, „Repräsentationen von Krankheitserregern. Wie Robert Koch Bakterien als Krankheitsursache dargestellt hat", in: Hans-Jörg Rheinberger/Michael Hagner/Bettina Wahrig-Schmidt (Hgg.), *Räume des Wissens. Repräsentation, Codierung, Spur*, Berlin 1997, 165–190 (= Schlich, Repräsentationen von Krankheitserregern).

schreiben mussten, konnten stärker der Frage nachgehen, ob die Bakteriologie in den von ihnen untersuchten Kontexten überhaupt erfolgreich war. Während Nancy Tomes nachgezeichnet hat, dass sich die Bakteriologie in den USA langsam gegen bisherige Konzepte zur Erklärung von Infektionskrankheiten durchsetzen konnte[68], ist für Großbritannien eine zurückhaltende Position gegenüber den Angeboten des bakteriologischen Labors aus Paris und Berlin beschrieben worden.[69] Das Ringen um die Durchsetzung der Bakteriologie ist hier lange unter der Überschrift „bench vs. bedside" als ein Kampf zwischen Labormedizinern und Klinikern dargestellt worden. In jüngerer Zeit wurde hingegen herausgearbeitet, dass das Verhältnis eher ein pragmatisches war. Kliniker und Labormediziner lieferten sich seltener als vermutet Grabenkämpfe um knappe Ressourcen, sondern nutzten die jeweiligen Wissensbestände wechselseitig je nach Bedarf.[70] Grundsätzlich haben Studien zur Bakteriologie außerhalb Deutschlands und Frankreichs gezeigt, dass sich bakteriologische Konzepte meist mit den bisherigen Vorstellungen über Infektionskrankheiten verbanden, dabei verändert und in Teilen auch zurückgewiesen wurden.[71] Für die bakteriologische Kolonisierung in den französischen Überseegebieten, die das Pariser Pasteur-Institut mit einem Netz aus Tochterinstituten ab den 1890er Jahren massiv vorantrieb, ist ebenfalls festgehalten worden, dass sich bakteriologische Techniken hier an die lokalen Gegebenheiten anzupassen hatten. Die Übersee-Institute machten sich die Besonderheiten ihres Wirkungskreises gar zu Nutze, um Paris mit neuen Forschungen zu tropischen Krankheiten Konkurrenz zu machen.[72]

Überblickt man die bisherige Forschungslandschaft und versucht darüber, eine möglichst globale Perspektive auf die Bakteriologiegeschichte einzunehmen, so deutet sich an, dass bakteriologisches Wissen keineswegs unverändert international ausgedehnt, sondern vielfältig modifiziert wurde. Meine Geschichte darüber, wie

---

[68] Nancy J. Tomes, „American Attitudes toward the Germ Theory of Disease. Physis Allen Richmond Revisited", *Journal of the History of Medicine and Allied Sciences* 52, 1997, 17–50 (= Tomes, American Attitudes toward the Germ Theory); Dies., *The Gospel of Germs. Men, Women, and the Microbe in American Life*, Cambridge 1998.

[69] Michael Worboys, *Spreading Germs. Disease Theories and Medical Practice in Britain, 1865–1900*, Cambridge 2000; Ders., „Was There a Bacteriological Revolution in Late Nineteenth-Century Medicine?", *Studies in History and Philosophy of Biological and Biomedical Sciences* 38, 2007, 20–42 (= Worboys, Was There a Bacteriological Revolution).

[70] Steve Sturdy, „Looking for Trouble. Medical Science and Clinical Practice in the Historiography of Modern Medicine", *Social History of Medicine* 24, 2011, 739–757 (= Sturdy, Looking for Trouble); Rosemary Wall, *Bacteria in Britain, 1880–1939*, London/Brookfield 2013.

[71] Vgl. z. B. auch Bridie J. Andrews, „Tuberculosis and the Assimilation of Germ Theory in China, 1895–1937", *Journal of the History of Medicine and Allied Sciences* 52, 1997, 114–157 (= Andrews, Tuberculosis and the Assimilation of Germ Theory); Mark Harrison, „A Question of Locality. The Identity of Cholera in British India, 1860–1890", in: David Arnold (Hg.), *Warm Climates and Western Medicine. The Emergence of Tropical Medicine, 1500–1900*, Amsterdam/Atlanta 1996, 133–159 (= Harrison, A Question of Locality); Nadav Davidovitch/Rakefet Zalashik, „Pasteur in Palestine. The Politics of the Laboratory", *Science in Context* 23, 2010, 401–425.

[72] Anne Marie Moulin, „Patriarchal Science. The Network of the Overseas Pasteur Institutes", in: Patrick Petitjean (Hg.), *Science and Empires. Historical Studies about Scientific Development and European Expansion*, Dordrecht 1992, 307–322 (= Moulin, Patriarchal Science); John Strachan, „The Pasteurization of Algeria?", *French History* 20, 2006, 260–275 (= Strachan, The Pasteurization of Algeria); Kim Pelis, *Charles Nicolle, Pasteur's Imperial Missionary. Typhus and Tunisia*, Rochester 2006 (= Pelis, Charles Nicolle).

man Mikroben auf Reisen schickt, setzt dazu an, diesen Umstand nicht über den statischen Vergleich zwischen einzelnen nationalen Rahmen zu erklären. Vielmehr werden bakteriologische Praktiken in Bewegung nachvollzogen. So geht es mir hier in keiner Weise nur darum, mit dem polnischen Raum einen weißen Fleck auf der Landkarte der Bakteriologiegeschichte zu tilgen. Neben der Frage, wie sich die bakteriologische Praxis in der polnischen *medical community* etablierte und wie polnische Wissenschaftlerinnen und Wissenschaftler bakteriologisches Wissen in globale Zirkulationen einspeisten, bearbeitet diese Studie die grundlegende Frage, wie Wissensbewegung in seiner Dynamik analytisch fassbar gemacht werden kann. Der polnische Raum in der vermeintlichen östlichen Peripherie, dem noch dazu lange ein eigener Nationalstaat fehlte, bietet dabei eine besonders aufschlussreiche Perspektive.

Der Fokus auf polnische Wissenschaftlerinnen und Wissenschaftler bereichert zudem durchaus unsere Kenntnisse der Medizin- und Wissenschaftsgeschichte im späten 19. und frühen 20. Jahrhundert. Kultur- oder sozialhistorische Forschungen zur Geschichte der Bakteriologie in den polnischen Ländern und der Zweiten Polnischen Republik liegen bisher nicht vor. Zur Geschichte der Hygiene sind einige Studien erschienen, die für diese Arbeit wertvolle Anknüpfungspunkte bieten.[73] Ute Caumanns hat grundlegende Arbeit zur Geschichte der öffentlichen Gesundheit im Königreich Polen im 19. Jahrhundert geleistet und das Themenfeld erstmals auch einer deutschsprachigen Leserschaft zugänglich gemacht.[74] Elżbieta Więckowskas Studien zur Geschichte der Seuchenbekämpfung und der Ärzteschaft in der Zweiten Republik ermöglichen einen Zugang zu diesem Themenbereich.[75] Grundlegende Forschungsarbeit zu öffentlicher Gesundheit in der Zweiten Republik hat zudem Katrin Steffen geleistet.[76] Persönlich motiviert hat die Enkelin des bedeutenden polnischen

---

[73] Magdalena Paciorck, *Higiena dzieci i młodzieży w polskim czasopiśmiennictwie medycznym okresu międzywojennego [Kinder- und Jugendhygiene im polnischen medizinischen Zeitschriftenwesen der Zwischenkriegszeit]*, Warszawa 2010; Justyna A. Turkowska, „Im Namen der ‚großen Kolonisationsaufgaben'. Das Hygiene Institut in Posen (1899–1920) und die preußische Hegemonialpolitik in der Ostmark", *Jahrbücher für Geschichte Osteuropas* 61, 2013, 552–573 (= Turkowska, Im Namen der großen Kolonisationsaufgaben).

[74] Ute Caumanns, „Miasto i zdrowie a perspektywa porównawcza. Uwagi metodyczne na przykładzie reform sanitarnych w XIX-wiecznej Warszawie [Stadt und Gesundheit in vergleichender Perspektive. Methodische Bemerkungen am Beispiel der Warschauer Sanitätsreformen im 19. Jahrhundert]", *Medycyna Nowożytna* 7, 2000, 45–62 (= Caumanns, Miasto i zdrowie); Dies., „Modernisierung unter den Bedingungen der Teilung. Überlegungen zur Frage strukturellen und kulturellen Wandels in Warschau am Beispiel öffentlicher Gesundheit", in: Carsten Goehrke und Bianka Pietrow-Ennker (Hgg.), *Städte im östlichen Europa. Zur Problematik von Modernisierung und Raum vom Spätmittelalter bis zum 20. Jahrhundert*, Zürich 2006, 365–391 (= Caumanns, Modernisierung unter den Bedingungen der Teilung); Dies./Silke Fehlemann, „Die Hand an der Wiege. Mütter- und Säuglingsfürsorge in vergleichender Perspektive. Deutsche und polnische Verhältnisse um 1900", in: Michael Sachs/Bożena Płonka-Syroka/Fritz Dross (Hgg.), *Współpraca na polu medycyny między niemcami i polakami = Austausch in der Medizin zwischen Deutschen und Polen*, Wrocław 2008, 155–178 (= Caumanns/Fehlemann, Die Hand an der Wiege).

[75] Elżbieta Więckowska, *Walka z ostrymi chorobami zakaźnymi w Polsce w latach 1918–1924*, Wrocław 1999 (= Więckowska, Walka z ostrymi chorobami); Elżbieta Więckowska, *Lekarze jako grupa zawodowa w II Rzeczypospolitej*, Wrocław 2004 (= Więckowska, Lekarze jako grupa zawodowa).

[76] Katrin Steffen, „Experts and the Modernization of the Nation. The Arena of Public Health in Poland in the First Half of the Twentieth Century", *Jahrbücher für Geschichte Osteuropas* 61, 2013, 574–590 (= Steffen, Experts and the Modernization of the Nation).

Bakteriologen, Direktor der Hygienesektion des Völkerbundes und Gründer von Unicef, Ludwik Rajchman, die Biographie ihres Großvaters aufgearbeitet und auch zur Geschichte des von ihm gegründeten Staatlichen Polnischen Hygieneinstituts geforscht.[77] Zofia Podgórska-Klawes Arbeiten bieten grundsätzliche Orientierung durch die Medizingeschichte Polens im 19. und 20. Jahrhundert.[78] Das gleiche gilt für die Studien Tadeusz Brzezińskis, der unter anderem die Strukturen der medizinischen Ausbildung in Polen erforscht hat.[79] Darüber hinaus profitiert diese Arbeit von dem großen Interesse, das die Geschichtswissenschaft den Phänomenen der Eugenik und der Biopolitik entgegenbringt, die auch für Polen und Ostmitteleuropa erforscht werden.[80] Die Arbeiten von Paul Weindling zur Verknüpfung von deutscher Bakteriologie, Seuchenbekämpfung und Rassismus und ihren Auswirkungen in Osteuropa liefern wichtige Informationen zu Seuchenpolitiken in Polen während des Ersten Weltkriegs und zu Beginn der Zweiten Republik.[81]

Obwohl die Geschichte der polnischen Medizin von den einschlägigsten polnischen Medizinhistorikerinnen und -historikern als maßgeblich von internationalem Austausch geprägt bezeichnet worden ist[82], liegen Untersuchungen zu diesem

---

[77] Marta A. Balińska, *For the Good of Humanity. Ludwik Rajchman, Medical Statesman*, Budapest 1998 (= Balińska, For the Good of Humanity); Dies., „The National Institute of Hygiene and Public Health in Poland 1918–1939", *Social History of Medicine* 9, 1996, 427–445 (= Balińska, The National Institute of Hygiene).

[78] Zofia Podgórska-Klawe, *Szpitale Warszawskie 1388–1945 [Warschauer Krankenhäuser 1388–1945]*, Warzawa 1975 (= Podgórska-Klawe, Szpitale Warszawskie); Dies. (Hg.), *Towarzystwo Lekarskie Warszawskie 1820–2005. Część pierwsza: 1820–1917 [Die Warschauer Medizinische Gesellschaft 1820–2005, Teil 1: 1820–1917]*,Warszawa 2005.

[79] Tadeusz Brzeziński, „Rozwój wydziałów lekarskich polskich uniwersytetów w latach 1918–1939 [Die Entwicklung der medizinischen Fakultäten an polnischen Universitäten zwischen 1918–1939]", *Archiwum Historii i Filozofii Medycyny* 56, 1993, 101–109; Ders., *Polskie peregrynacje po dyplomy lekarskie. Od średniowiecza po odzyskanie niepodległości w 1918r. [Polnische Pilgerreisen zu medizinischen Diplomen. Vom Mittelalter bis zur Wiedererlangung der Unabhängigkeit 1918]*, Warszawa 1999 (= Brzeziński, Polskie peregrynacje po dyplomy lekarskie).

[80] Magdalena Gawin, *Rasa i nowoczesność. Historia polskiego ruchu eugenicznego, 1880–1952 [Rasse und Moderne. Geschichte der polnischen Eugenik-Bewegung, 1880–1952]*, Warszawa 2003 (= Gawin, Rasa i nowoczesność); Kamila Uzarczyk, „'Moses als Eugeniker'? The Reception of Eugenic Ideas in Jewish Medical Circles in Interwar Poland", in: Marius Turda/Paul J. Weindling (Hgg.), *„Blood and Homeland". Eugenics and Racial Nationalism in Central and Southeast Europe, 1900–1940*, Budapest/New York 2007, 283–297 (= Uzarczyk, Moses als Eugeniker); Björn Felder/Paul J. Weindling (Hgg.), *Baltic Eugenics. Bio-Politics, Race and Nation in Interwar Estonia, Latvia and Lithuania 1918–1940*, Amsterdam 2013; Marius Turda, *Eugenics and Nation in Early 20th Century Hungary*, Houndmills/Basingstoke 2014; Emese Lafferton, „Race, Science and Medicine in Central and Eastern Europe", *East Central Europe* 43, 2016, 1–13 (sowie das dazugehörige Themenheft).

[81] Paul J. Weindling, *Epidemics and Genocide in Eastern Europe 1890–1945*, Oxford 2000 (= Weindling, Epidemics and Genocide); Ders., „Purity and Epidemic Danger in German Occupied Poland during the First World War", *PH* 33, 1997, 825–832 (= Weindling, Purity and Epidemic Danger); Ders., „Ansteckungsherde. Die deutsche Bakteriologie als wissenschaftlicher Rassismus 1890–1920", in: Philipp Sarasin/Silvia Berger/Marianne Hänseler/Myriam Spörri, *Bakteriologie und Moderne. Studien zur Biopolitik des Unsichtbaren, 1870–1920*, Frankfurt a. M. 2007, 354–374 (= Weindling, Ansteckungsherde).

[82] Stanisław Konopka/Zofia Podgórska-Klawe/Roman Dzierżanowski, *Medycyna [Medizin]*, in: Bogdan Suchodolski (Hg.), *Historia Nauki Polskiej [Geschichte der polnischen Wissenschaft], Bd. 4: 1863–1918* (Teil 3 hg. von Zofia Skubala-Tokarska), Wrocław 1987, 383–415, 387 (= Konopka/Podgórska-Klawe/Dzierżanowski, Medycyna).

Austausch bisher kaum vor[83] oder beschränken sich auf Darstellungen zum Auslandsstudium polnischer Studierender.[84] Auch in der verstärkt transnational ausgerichteten Ostmitteleuropaforschung sind Studien zu zirkulierendem naturwissenschaftlichen Wissen bisher nur vereinzelt zu finden.[85] Einen wichtigen Impuls hat hier ein Band von Martin Kohlrausch, Katrin Steffen und Stefan Wiederkehr zur Bedeutung von „Experten" in Ostmitteleuropa seit dem Ersten Weltkrieg geliefert.[86] Die Autorinnen und Autoren des Bandes interessieren sich unter anderem dafür, wie sich international vernetzte ostmitteleuropäische Experten zu den neu entstehenden Nationalstaaten der Zwischenkriegszeit verhielten. Die Frage nach der Positionierung von Wissenschaftlern zu Nation und Nationalstaat ist auch für den Kontext der multiethnischen Habsburger Monarchie untersucht worden.[87] Erste Forschungen liegen zudem zum Themenkomplex polnischsprachiger Wissenschaft und Übersetzung vor.[88] Darüber hinaus wird die Geschichte der reisenden polnischen Studierenden im 19. Jahrhundert als ein Aspekt transnationalen Wissensverkehrs erforscht.[89] *Wie man Mikroben auf Reisen schickt* kann also einen Beitrag dazu leisten, die Medizin-

---

[83] Erste Ansätze finden sich bei Michael Sachs/Bożena Płonka-Syroka/Fritz Dross (Hgg.), *Współpraca na polu medycyny między niemcami i polakami = Austausch in der Medizin zwischen Deutschen und Polen*, Wrocław 2008.

[84] Brzeziński, Polskie peregrynacje po dyplomy lekarskie; Witold Molik, *Polskie peregrynacje uniwersyteckie do Niemiec [Polnische universitäre Pilgerreisen nach Deutschland]. 1871–1914*, Poznań 1989.

[85] Teodora Daniela Sechel, „Networks of Medical Knowledge in Eastern and Central Europe. Introduction to the Thematic Bloc", *East Central Europe* 40, 2013, 207–214 (sowie das dazugehörige Themenheft) Zu einer transnationalen Geschichte Ostmitteleuropas allgemein vgl. Frank Hadler/ Matthias Middell, „Auf dem Weg zu einer transnationalen Geschichte Ostmitteleuropas", in: Dies. (Hgg.), *Verflochtene Geschichten: Ostmitteleuropa (Comparativ* 20, 2010), 8–29. Die russische Medizingeschichte ist bereits verstärkt in ihren transnationalen Verflechtungen untersucht worden: Susan Gross Solomon (Hg.), *Doing Medicine Together. Germany and Russia between the Wars*, Toronto 2006; Andreas Renner, *Russische Autokratie und europäische Medizin. Organisierter Wissenstransfer im 18. Jahrhundert*, Stuttgart 2010. Vgl. auch das Projekt zu deutsch-russischen Wissenschaftsbeziehungen der Sächsischen Akademie der Wissenschaften: https://www.saw-leipzig.de/ de/projekte/wissenschaftsbeziehungen-im-19-jahrhundert, zuletzt geprüft am 5.8.2017.

[86] Martin Kohlrausch/Katrin Steffen/Stefan Wiederkehr (Hgg.), *Expert Cultures in Central Eastern Europe. The Internationalization of Knowledge and the Transformation of Nation States since World War I*, Osnabrück 2010. Vgl. darüber hinaus auch die Einzelstudien von Katrin Steffen, „Wissenschaftler in Bewegung. Der Materialforscher Jan Czochralski zwischen den Weltkriegen", *Journal of Modern European History* 6, 2008, 237–261 (= Steffen, Wissenschaftler in Bewegung); Dies., „Migration, Transfer und Nation. Die Wissensräume polnischer Naturwissenschaftler im 20. Jahrhundert", in: Gangolf Hübinger (Hg.), *Europäische Wissenschaftskulturen und politische Ordnungen in der Moderne (1890–1970)*, München 2014, 185–205 (= Steffen, Migration, Transfer und Nation).

[87] Tatjana Buklijas/Emese Lafferton, „Science, Medicine and Nationalism in the Habsburg Empire from the 1840s to 1918", *Studies in History and Philosophy of Biological and Biomedical Sciences* 38, 2007, 679–86; Mitchell G. Ash/Jan Surman (Hgg.), *The Nationalization of Scientific Knowledge in Nineteenth-Century Central Europe*, Basingstoke/New York 2012.

[88] Jan Surman, „Wissenschaft als Übersetzung? Translation und Wandel polnischsprachiger Wissenschaft in der zweiten Hälfte des 19. Jahrhunderts. Eine Einführung", *Zeitschrift für Ostmitteleuropa-Forschung* 65, 2016, 483–506 (sowie das dazugehörige Themenheft).

[89] Ruth Leiserowitz, „Das unsichtbare Gepäck". Warschauer Studenten und Wissenschaftler des 19. Jahrhunderts als Akteure des Wissenstransfer, in: Dies./Stephan Lehnstaedt (Hgg.), Lesestunde/ Lekcja czytania, Warszawa 2013, 27–36 (= Leiserowitz, Das unsichtbare Gepäck); Dies., „Polnische Militärärzte im zarischen Imperium. Räume und Spannungsfelder zwischen Warschau und Port Artur, in: Tim Buchen/Malte Rolf (Hgg.), *Eliten im Vielvölkerreich. Imperiale Biographien in Russland*

und Wissenschaftsgeschichte des polnischen Raums aufzuarbeiten und sie in ihren transnationalen Verflechtungen darzustellen.

Quellen und Aufbau des Buchs

Versucht man eine Geschichte zirkulierenden bakteriologischen Wissens von polnischen Akteuren ausgehend archivalisch zu erschließen, so stößt man schnell an Grenzen. Von keiner/m der in dieser Geschichte vorkommenden polnischen Wissenschaftlerinnen und Wissenschaftler liegt ein geordneter Nachlass vor. Ein Großteil der Archivalien, die den Umgang mit Seuchen und die Bedeutung der Bakteriologie in der Zwischenkriegszeit belegen könnten, ist ebenfalls nicht erhalten. Dies ist in erster Linie auf die systematische Zerstörung von ministerialen Aktenbeständen und Archivsammlungen durch die nationalsozialistische Besatzung in Warschau während des Zweiten Weltkriegs zurückzuführen.[90] Die Geschehnisse des Krieges haben auch dazu geführt, dass persönliche Papiere (beispielsweise von Rudolf Weigl oder Ludwik Hirszfeld) nicht geordnet überliefert sind. So mussten andere Wege der Quellenerschließung gegangen werden. Die Auswertung des polnischen medizinischen Zeitschriftenwesens zwischen 1884 und 1939 hat sich als sehr aufschlussreich erwiesen. Darüber hinaus konnte ich auf einige wenige Memoiren (Odo Bujwid, Ludwik Hirszfeld, Feliks Przesmycki) zurückgreifen. Ein kleines, der Öffentlichkeit nicht mehr zugängliches und familiär geführtes Odo Bujwid-Museum in Krakau barg zudem einige Schätze, darunter Odo Bujwids Notizbücher aus seiner Zeit bei Robert Koch in Berlin.[91] Selbst in lückenhaftem Zustand haben die im Warschauer Archiwum Akt Nowych (Archiv Neuer Akten) erhaltenen Dokumente der polnischen öffentlichen Gesundheitsverwaltung der Zwischenkriegszeit wertvolle Einsichten geliefert. Um Seuchenbekämpfung auch außerhalb der Metropole Warschau nachvollziehen zu können, habe ich zudem Archive anderer Wojewodschaften konsultiert (Krakau, Lodz, Bydgoszcz, Gdynia sowie Archive im heute ukrainischen Lemberg). Folgt man transnationalen Vernetzungen, führt einen der Weg auch in Archive außerhalb des polnisch-nationalen Rahmens. So konnte ich zu Fragen des internationalen Austauschs von Wissenschaftlerinnen und Wissenschaftlern in der Zwischenkriegszeit Archivalien der Hygienesektion des Völkerbunds in Genf auswerten. Im Archiv des Pasteur-Instituts in Paris und im Nachlass Charles Nicolles in Rouen konnte ich einige Korrespondenzen zwischen polnischen und französischen Akteuren ausfindig machen. Zentral war zudem die Auswertung des internationalen Zeitschriftenwesens der Bakteriologie, insbesondere der Zwischenkriegszeit.

---

und Österreich-Ungarn (1850–1918), Berlin/Boston 2015, 223–239 (= Leiserowitz, Polnische Militärärzte im zarischen Imperium).

[90] Elżbieta Więckowska, „Archiwalia dotyczące zwalczania chorób zakaźnych w okresie 1919–1924 w zasobie Archiwum Akt Nowych w Warszawie [Archivalien zur Bekämpfung von Infektionskrankheiten von 1919–1924 im Bestand des Archivs Neuer Akten in Warschau]", *Medycyna Nowożytna* 4, 1997, 197–202. Die zufällige Zerstörung der Akten des Staatlichen Hygieneinstituts Warschau beschreibt Balińska, The National Institute of Hygiene.

[91] Das Muzeum Odona Bujwida befindet sich in der Krakauer ul. Lubicz 34. Ich danke Marek Tomala, Bujwids Ururenkel, und seiner Partnerin für den Zugang zu Räumlichkeiten und Unterlagen.

Meine Geschichte setzt 1885 mit den Reisen Odo Bujwids ein. Im ersten Teil des Buchs zeige ich, mit welchen Medien und Techniken Bujwid bakteriologische Praktiken aus Berlin und Paris nach Warschau brachte und sie hier der polnischen *medical community* näherzubringen versuchte. Zunächst erläutere ich dazu, was es mit dem Transportgut der Bakteriologie auf sich hatte und beschreibe die bakteriologische Praxis als ein Labornetzwerk. In Paris und in Berlin hatte es jeweils eigene Charakteristika und Unterschiedliches zu bieten. Konzentrierte man sich in Berlin verstärkt auf Techniken der bakteriologischen Diagnostik, stand in Paris mit der Impfstoffproduktion die Anwendung bakteriologischen Wissens außerhalb der Labormauern im Vordergrund (1.). Um das Pariser und das Berliner Labornetzwerk zu mobilisieren, wandten Bujwid und andere frühe Bakteriologen Techniken der unveränderlichen Mobilisierung an, inskribierten es auf Papier (2.), verschickten seine Einzelteile (3.1. und 3.2.) und versuchten, das implizite Wissen der bakteriologischen Laborpraktiken in Kursen zu vermitteln (3.3.). Bujwid und seine frühen Bakteriologie-Kollegen sahen sich jedoch einer *medical community* gegenüber, die der neuen Laborwissenschaft zurückhaltend begegnete (4.). Diese *medical community* umfasste polnischsprachige Mediziner, die polnische medizinische Zeitschriften lasen und sich an den Debatten, die in diesem Forum stattfanden, beteiligten. Der Fokus liegt mit der *Gazeta Lekarska (Medizinische Zeitschrift)* und *Medycyna (Medizin)* auf Zeitschriften, die im Königreich Polen, also dem russischen Teilungsgebiet, erschienen. Während sich die *Gazeta Lekarska* der wissenschaftlichen Medizin widmete, richtete sich *Medycyna* explizit an den praktisch tätigen Arzt. Das Organ der Warschauer Hygienebewegung *Zdrowie (Gesundheit)* wird punktuell ebenfalls zur Analyse herangezogen. Mit dem *Przegląd Lekarski (Medizinische Rundschau)*, das von der Krakauer Medizinischen Gesellschaft herausgegeben wurde, werden auch galizische Stimmen gehört.[92] Damit ist das polnische medizinische Zeitschriftenwesen fast vollständig berücksichtigt.[93] Die Mitglieder der schreibenden und lesenden polnischsprachigen *medical community* waren fast ausschließlich männlich. Das Medizinstudium für Frauen war in Europa bis zur Jahrhundertwende nur in Zürich und zwischen 1872 und 1882 sowie ab 1891 in St. Petersburg möglich. Als Autorinnen treten die wenigen Frauen, die in den polnischen Ländern im 19. Jahrhundert praktizierten in den aus-

---

[92] Die erste Ausgabe der *Gazeta Lekarska* wurde 1866 herausgegeben. 1922 schloss sie sich mit dem *Przegląd Lekarski* zur *Polska Gazeta Lekarska (Polnische Medizinische Zeitschrift)* zusammen und erschien regelmäßig bis 1939. *Medycyna* erschien von 1873 bis 1907, *Zdrowie* wird seit 1885 herausgegeben, seit 1934 unter dem Namen *Zdrowie Publiczne (Öffentliche Gesundheit)*. Zwischen 1882 und 1907 wurde in Warschau auch die *Kronika Lekarska (Ärztliche Chronik)* publiziert, die auf Grund ihrer schweren Zugänglichkeit in polnischen Bibliotheken nicht für die Analyse herangezogen werden konnte. Der *Pamiętnik Towarzystwa Lekarskiego Warszawskiego (Jahrbuch der Warschauer Ärztegesellschaft)* erschien von 1837 bis 1939 und wurde punktuell ausgewertet.

[93] Die im preußischen Teilungsgebiet erschienenen *Nowiny Lekarskie (Medizinische Neuigkeiten)* werden bei der Analyse ausgespart. Der Ort der Bakteriologie war hier das 1899 in Posen eingerichtete Hygieneinstitut, das maßgeblich in die kulturelle „Hebungspolitik" der Deutschen in der Region eingebunden war. Vgl. Turkowska, Im Namen der großen Kolonisationsaufgaben. Die Geschichte der bakteriologischen Praxis würde hier also in erster Linie zu deutschen Akteuren führen und wäre Teil einer Kolonisierungsgeschichte zwischen Deutschen Polen. Für das breitere Themenfeld der Hygiene in der Provinz Posen vgl. auch Justyna A. Turkowska, *Der kranke Rand des Reiches. Sozialhygiene, Nation und Moral in der Provinz Posen um 1900*, Dissertation, Universität Gießen, 2016.

gewerteten medizinischen Zeitschriften nicht auf.[94] Um diese historische Realität widerzuspiegeln, wird im ersten Teil der Arbeit durchgängig die männliche Form verwendet, wenn von der polnischsprachigen *medical community* die Rede ist. Dies gilt auch für das restliche Buch, wenn Gruppen angesprochen werden, die ausschließlich aus Männern bestanden.

Die Themen, die die polnische *medical community* maßgeblich interessierten, waren praktischer Natur und sollten dem hygienischen Fortschritt der polnischen Nation dienen. Das bakteriologische Labornetzwerk musste sich deshalb verändern. Stabilität war nur durch Flexibilität zu erreichen. Bakteriologen nicht nur in Polen bemühten sich darum, die Techniken der Bakteriologie zu vereinfachen und sie so der medizinischen Praxis näher zu bringen. Aber erst die unmittelbar praxisrelevanten Produkte des bakteriologischen Labors in den 1890er Jahren konnten bei polnischen Ärzten ein größeres Interesse wecken. Dies war zunächst das verheißungsvolle Heilmittel Robert Kochs gegen Tuberkulose mit dem Namen Tuberkulin. Es stellte sich nach kurzer Zeit als grandioser Fehlschlag heraus. Erfolgreich hingegen war das in Paris und Berlin entwickelte Serum gegen Diphtherie. Die bakteriologische Diagnostik schaffte es allerdings nicht, gleichzeitig mit den bakteriologischen Heilmitteln in die ärztliche Praxis zu gelangen (4.2.). Die Strategie, einen jeden Arzt mit einem bakteriologischen Miniaturlabor auszustatten, wurde deshalb ad acta gelegt. Stattdessen wurde das bakteriologische Labornetzwerk auseinandergenommen. Nur noch die Probenentnahme sollte durch die Ärzte vor Ort vorgenommen werden. Die zentralen bakteriologischen Arbeitsschritte hingegen sollten in wenigen gut ausgestatteten Laboren ausgeführt werden. Ein solches fragmentiertes bakteriologisches Labornetzwerk aber brachte neue Schwierigkeiten mit sich, denn hier mussten Mikroben als physische Entitäten in *immutable mobiles* verwandelt werden (4.3.).

Die Herausforderungen des auseinandergenommenen bakteriologischen Labors sollten auch für die Bakteriologie in der Zweiten Republik eine große Rolle spielen. Der zweite Teil des Buchs widmet sich der Verknüpfung von Bakteriologie und polnischer Staatsbildung in der Zwischenkriegszeit. Der junge Staat war in den ersten Jahren seiner Existenz mit einer Fleckfieberepidemie im Osten des Landes konfrontiert, die international und national zu seuchenpolitischem Aktionismus führte. Er entstand aus einer diskursiven Verknüpfung von epidemiologischer und militärischer Bedrohung (5.1.) und ließ eine hierarchisch und zentral organisierte polnische Seuchenbürokratie entstehen (5.2). Diese bemühte sich zunächst mit spezifischen Papiertechniken darum, den polnischen Staat epidemiologisch zu ordnen. Infizierte Körper sollten landesweit erfasst und in nationalen Statistiken zusammengeführt werden. Kreisärzte sollten als staatliche Stellvertreter vor Ort bestimmte Verfahren der Seucheneindämmung durchführen (6.). Diese Verfahren schlossen die bakteriologische Diagnostik von Infektionskrankheiten unbedingt mit ein. Amtsärzte – auch hier fast immer

---

[94] Ein Aufnahmegesuch der in Zürich diplomierten und in Warschau praktizierenden Ärztin Anna Romaszewicz-Dobrska in die Warschauer Medizinische Gesellschaft wurde 1878 abgelehnt. Vgl. Caumanns, Modernisierung unter den Bedingungen der Teilung, 381. Die erste Frau, die im Mitgliederverzeichnis der Gesellschaft aufgeführt wird, ist 1896 Elżbieta Downarowicz. Towarzystwo Lekarskie Warszawskie, „Członkowie czynni [Aktive Mitglieder]", *Pamiętnik Towarzystwa Lekarskiego Warszawskiego* 92, 1896, 746–748.

Männer – sollten Proben entnehmen und sie an die Filialen des Staatlichen Hygiene-institus senden, das kostenlos Analysen durchführte. Auch Mikroben sollten einer staatlichen epidemiologischen Ordnung unterworfen werden (7.). Diese Bemühungen um den Aufbau eines bakteriologischen staatlichen *decision space* wurden jedoch von zahlreichen Akteuren durchkreuzt. Amtsärzte spielten ihre Rolle als staatliche Stellvertreter vor Ort nicht sehr gut, Infizierte entzogen sich der staatlichen Kontrolle, die Distanzen im fragmentierten bakteriologischen Labornetzwerk konnten nur mit Mühen überwunden werden.

Für die Analyse im zweiten Teil des Buchs kommen neben dem erwähnten Archivmaterial weitere medizinische Zeitschriften hinzu. *Gazeta Lekarska* und *Przegląd Lekarski* schlossen sich zur *Polska Gazeta Lekarska (Polnische Medizinische Zeitschrift)* zusammen. In Warschau erschien ab 1924 mit dem *Warszawskie Czasopismo Lekarskie (Warschauer Medizinische Zeitschrift)* ein neues Magazin. Erstmals lag mit der *Medycyna Doświadczalna i Społeczna (Experimentelle und Sozialmedizin)* auch ein explizit an bakteriologischen Fragen interessiertes Organ vor.[95]

Nachdem die Bedeutung von Nation und Staat für die Geschichte zirkulierenden bakteriologischen Wissens in der Zweiten Republik ausführlich diskutiert wurde, führt uns die Geschichte des Fleckfiebers im dritten Teil des Buchs wieder aus Polen heraus. Die Frage, wie man Mikroben auf Reisen schickt, nimmt hier globale Dimensionen an. Ich untersuche, wo und wie bakteriologisches Wissen über Fleckfieber produziert und zirkuliert wurde. Das Itinerar des bakteriologischen Fleckfieberwissens beginnt am Anfang des 20. Jahrhunderts in den Rocky Mountains, in Tunesien und in Mexiko. Auf Grund der Spezifika seines Erregers ließ Fleckfieber sich nur dort erforschen, wo die Krankheit auch auftrat. Erst mit dem Ersten Weltkrieg, als mehrere große Epidemien in Europa ausbrachen, begannen auch Bakteriologinnen und Bakteriologen dort, sich an der Fleckfieberwissensproduktion zu beteiligen. Vor allem ging es zunächst darum, die Fleckfieberforschung von akuten Epidemien unabhängig zu machen und die Krankheit in Labor-kompatible Formate zu übersetzen. So transformierten Bakteriologinnen und Bakteriologen es im Labor zuerst in die Fieberkurve eines Meerschweinchens und schließlich in den Krankheitserreger Rickettsia Prowazeki, der im Darm von Kleiderläusen visualisiert werden konnte. Die Laus trat so als neues Labortier dem bakteriologischen Laborgefüge bei (8.). Die Läusezucht band das Fleckfieberlabor jedoch weiter an Regionen, in denen es auch Fleckfieberpatienten gab. In der Zwischenkriegszeit kamen die Neuerungen in diesem Feld deshalb nach wie vor aus der vermeintlichen wissenschaftlichen Peripherie, so zum Beispiel aus Lemberg. Rudolf Weigl entwickelte hier einen Impfstoff gegen Fleckfieber, den er aus den Därmen von Läusen herstellte. Mit der Warschauer Bakteriologin Helena Sparrow gelangte die Weigelsche Technik zum Pasteur-Institut in Tunis und wurde über die Kanäle des Instituts bekannt gemacht. Der Impfstoff kam in Tunesien, China, Äthiopien und in Ostpolen zur Anwendung. Dabei wurde Lemberg nicht zu einem unangefochtenen Zentrum bakteriologischen Fleckfieberwissens, sondern band sich in ein polyzentrisches Netzwerk von Laboren ein. Dieser Forschungsverbund wurde

---

[95] Die Zeitschrift wurde vom Staatlichen Hygieneinstitut herausgegeben. 1921 und 1922 erschien sie unter dem Namen *Przegląd Epidemjologiczny (Epidemiologische Rundschau)*.

über den Austausch von Wissenschaftlerinnen und Wissenschaftlern, Korrespondenz, Publikationen, Läusen und Impfstoffflakons zusammengehalten. Die politisch und wissenschaftlich periphere Lage der beteiligten Labore bot nicht nur auf Grund des Fleckfiebervorkommens einen Vorteil. Sie wurde zudem ausgenutzt, um die für Impfstoffentwicklung unumgänglichen Menschenversuche durchzuführen. Als der Zweite Weltkrieg ausbrach, waren die europäischen ‚Zentren' darauf angewiesen, auf das periphere und gleichzeitig globale Fleckfieberwissen zurückzugreifen. Weigls Institut wurde sowohl von der sowjetischen als auch von der nationalsozialistischen Besatzungsmacht in Lemberg vereinnahmt (9.). Der Fleckfieberimpfstoff schreibt seine Geschichte in der Anwendung bei Armeen, der heimlichen Vergabe im Warschauer Ghetto, aber auch in grausamen Menschenversuchen in nationalsozialistischen Konzentrationslagern fort. Da die Modi des Austausches von Wissen im Krieg völlig neue und für die polnischen Beteiligten meist unmenschliche werden, endet *Wie man Mikroben auf Reisen schickt* im Jahr 1939.

Formale Hinweise

Bei Zitaten sind meine Ergänzungen durch eckige Klammern gekennzeichnet. Übersetzungen der polnischen und französischen Zitate stammen von mir. Wenn der polnische Wortlaut besonders eindrücklich erschien, wurden die Originalzitate in den Fußnoten angeführt.

Um den Lesefluss nicht zu stören, wurden die Namen ausländischer Institutionen nicht kursiv gesetzt. Städtenamen wurden aus ebendiesem Grund in der Regel auf Deutsch verwendet.

Wenn bei Archivangaben keine Seiten angegeben sind, war der Bestand unpaginiert.

I. Wie die Bakterien nach Warschau kamen

Von den Reisewegen des jungen Mediziners Odo Bujwid ausgehend werde ich im Folgenden die Techniken und Medien untersuchen, mit denen die Bakteriologie in der polnischen *medical community* verankert werden sollte. Bujwid wird in der polnischen Medizingeschichtsschreibung als „erster polnischer Bakteriologe" gerühmt.[1] Er lernte bakteriologische Arbeitstechniken bei Louis Pasteur in Paris und bei Robert Koch in Berlin kennen und eröffnete 1885 das erste bakteriologische Labor im Königreich Polen.

Die Mobilisierung bakteriologischen Wissens von Berlin und Paris in die polnische Ärzteschaft versuchten Bujwid und einige weitere frühe polnische Bakteriologen einerseits durch eine stabile Ausdehnung bakteriologischer Denk- und Arbeitsweisen zu erreichen. Andererseits ist zu beobachten, dass der bakteriologische Wissensbestand verändert und an lokale Gegebenheiten angepasst werden musste, damit er seinen Transport erfolgreich überstand.

In einem ersten Schritt untersuche ich, wie der bakteriologische Wissensbestand für den Transport ‚fest vertäut' wurde. Bestimmte Textformen, Abbildungen, ‚technische Dinge', Kaninchen und Bakteriologiekurse waren dabei von Bedeutung. In einem zweiten analysiere ich, wie die Bakteriologie im Prozess der Wissensmobilisierung flexibilisiert wurde. Dazu beschreibe ich das ärztliche Milieu des Königreichs Polen, in das die Bakteriologie gelangen sollte, und zeige, mit welchen Mitteln Bujwid und Kollegen versuchten, ihr Wissen an dieses Umfeld praktisch arbeitender Mediziner anzupassen.[2]

Zwei für die medizinische Praxis zentrale Bereiche bakteriologischen Wissens werden eine Rolle spielen. Erstens wird es um die Kenntnisse der bakteriologischen Diagnostik gehen. Wie wird das Wissen mobilisiert, mit dem unsichtbare Mikroorganismen sichtbar gemacht und als Erreger bestimmter Infektionskrankheiten identifiziert werden? Zweitens widmet sich die Untersuchung Präventions- und Heilverfahren, die auf Grundlage bakteriologischen Wissens entwickelt wurden und die für die zeitgenössische medizinische und auch breitere Öffentlichkeit von herausragender Bedeutung waren: die von Pasteur entwickelte Impfung gegen Tollwut, Kochs Tuberkulin und das in Paris und Berlin produzierte Diphtherieserum.

---

[1] Zdzisław Przybyłkiewicz, „Odo Bujwid (30 XI 1857–26 XII 1942)", *Polski Tygodnik Lekarski* 20, 1965, 194–195, 195.

[2] Erste Überlegungen zum Fragenkomplex des ersten Teils des Buchs habe ich bereits publiziert. Vgl. Katharina Kreuder-Sonnen, „Wie die Mikroben nach Warschau kamen. Wissenstransfer in der Bakteriologie in den 1880er Jahren", *NTM* 20, 2012, 157–180.

1. Das Transportgut: Bakteriologie als Laborpraxis

Die genaue Beobachtung medizinischer Entwicklungen im Ausland und die regelmäßige Lektüre und Übersetzung einschlägiger deutscher, französischer und eng-
lischer Fachzeitschriften und Monographien war für die universitäre Medizin in
Warschau und Krakau im 19. Jahrhundert konstitutiv.[3] So waren auch die Studien
von Koch und Pasteur in der polnischsprachigen medizinischen Presse rezipiert
worden. Die Identifizierung der Tuberkelbazillen als Erreger der Tuberkulose durch
Robert Koch im Jahre 1882 beispielsweise fand unter den Studenten und Dozenten
der Universität Warschau große Aufmerksamkeit. Henryk Hoyer, Histologe an der
medizinischen Fakultät, vollzog Kochs Arbeiten in seinem Labor praktisch nach und
es gelang ihm, eigenständig Tuberkelbazillen im Gewebe einzufärben und sichtbar
zu machen.[4] In diesem Umfeld der Warschauer medizinischen Fakultät wurde das
Interesse des Medizinstudenten Odo Bujwid für die Bakteriologie geweckt. Hoyer
war sein Hochschullehrer gewesen und Bujwid hatte sich – zunächst ganz ohne bakteriologische Absichten – im Mikroskopieren geübt. Im vierten Studienjahr gewann
er für seine mikroskopische Analyse des Auswurfs von Lungenkranken in einem
studentischen Wettbewerb die „goldene Medaille".[5] Die Ergebnisse von Versuchen,
die er mit menschlichem Speichel an Tieren vornahm, wurden sogar in *Virchows
Archiv* veröffentlicht.[6] Als so besonders eifriger Student gewann Bujwid die Unterstützung von Tytus Chałubiński. Chałubiński war emeritierter Professor für innere
Medizin an der Warschauer Universität und gehörte zu den Mitbegründern der 1879
ins Leben gerufenen Mianowski-Stiftung zur Förderung der Wissenschaft (Kasa
pomocy naukowej imienia Dr. J. Mianowskiego). Die Stiftung war nach dem Rektor
der Warschauer Szkoła Główna (wörtlich: Warschauer Hauptschule) benannt[7] und
verschrieb sich dem Ziel, die „polnische" Wissenschaft durch die Finanzierung
von Publikationen, Auslandsaufenthalten, Forschungsprojekten und dergleichen
gegen zarische Politik zu behaupten.[8] Mit Hilfe von Chałubiński erhielt Bujwid ein
Stipendium der Mianowski-Stiftung, um im siebten Jahr seines Studiums in Berlin
einen Bakteriologiekurs bei Robert Koch zu besuchen.[9] Für zwei Monate sollte er
1885 bei Koch und seinen Assistenten die neue Wissenschaft von den pathogenen
Mikroorganismen studieren.

---

[3] Konopka/Podgórska-Klawe/Dzierżanowski, Medycyna, 387 f.

[4] Bujwid, Osamotnienie, 208.

[5] Ebd., 68, 208.

[6] Odo Bujwid, „Zur Frage nach den im Speichel des Menschen vorhanden Alkaloiden", *Virchows
Archiv* 91, 1883, 190.

[7] Die Warschauer Szkoła Główna war während der liberalen Regentschaftsphase Zar Alexanders
II. 1862 gegründet worden und bestand bis 1869, als sie im Zuge der Russifizierungspolitik in die
Zarische Universität Warschau transformiert wurde. Vgl. Stanisław Brzozowski, „Zabór rosyjski –
królestwo polskie [Russisches Teilungsgebiet – Königreich Polen]", in: Bogdan Suchodolski (Hg.),
Historia Nauki Polskiej [Geschichte der polnischen Wissenschaft], Bd. 4: 1863–1918 (Teil 1 und 2 hg.
von Zofia Skubala-Tokarska), Wrocław 1987, 361–488, 363 f.

[8] Magdalena Micińska, *Inteligencja na rozdrożach 1864–1918*, Warszawa 2008, 65 f. (= Micińska,
Inteligencja).

[9] Bujwid, Osamotnienie, 62.

Ein solcher mehrmonatiger Forschungsaufenthalt im Ausland war für Warschauer Studierende im 19. Jahrhundert keine Besonderheit. Die universitäre Ausbildung im Königreich Polen war nach dem Januaraufstand von 1863 von der zarischen Regierung konsequent russifiziert und auf ein Minimum zusammengeschrumpft worden.[10] Ungefähr die Hälfte der polnischen Medizinstudenten absolvierte ihre Ausbildung deshalb ganz oder teilweise im Ausland.[11] Deutsche Universitäten, insbesondere die in Berlin, Breslau und Greifswald, waren bei den Studierenden im letzten Drittel des 19. Jahrhunderts besonders beliebt.[12] Ein Auslandsstudium war auch für andere Fächer keine Seltenheit. Bujwids Forschungsreise kann deshalb in eine ausgeprägte Tradition internationaler Bildungsmobilität von Warschauer Studierenden eingeordnet werden.[13] Teilweise wurde diese Mobilität gar als Braindrain problematisiert, unter dem die „polnische" Wissenschaft auf Grund der Politik der Teilungsmächte zu leiden habe.[14]

Während seines ersten Aufenthalts bei Robert Koch berichtete Bujwid im Juli 1885 über den Verlauf seines Bakteriologiekurses nach Hause. In der *Gazeta Lekarska (Medizinische Zeitschrift)*, der renommiertesten von fünf polnischsprachigen medizinischen Zeitschriften, die im letzten Jahrhundertdrittel im Königreich erschienen[15], referierte er über mehrere Hefte hinweg den Inhalt der Vorlesungen von Robert

---

[10] Stanisław Brzozowski, „Warunki rozwoju nauki polskiej w kraju 1860–1918 [Bedingungen der Entwicklung der polnischen Wissenschaft im Land, 1860–1918]", in: Bohdan Jaczewski (Hg.), *Życie naukowe w Polsce w drugiej połowie XIX i w XX wieku. Organizacje i instytucje [Wissenschaftliches Leben in Polen in der zweiten Hälfte des 19. und im 20. Jahrhundert. Organisationen und Institutionen]*, Wrocław 1987, 13–57, 14.

[11] Brzeziński stellt fest, dass 48 Prozent der polnischen Medizinstudierenden aus allen Teilungsgebieten im 19. Jahrhundert ihre Diplome im Ausland erwarben. 19 Prozent unter den im Ausland diplomierten polnischen Ärzten erhielt den Abschluss in Deutschland. Vgl.Tadeusz Brzeziński, „Medyczne studia Polaków na uniwersytetach niemieckich [Das Medizinstudium der Polen an deutschen Universitäten]", *Archiwum Historii i Filozofii Medycyny* 54, 1991, 83–89, 84 (= Brzeziński, Medyczne studia Polaków na uniwersytetach niemieckich). Nieznanowska macht für das letzte Drittel des 19. Jahrhunderts einen Anteil von 70 Prozent polnischer Medizinstudierender im Ausland aus, davon hätten Zweidrittel an deutschsprachigen Universitäten studiert. Vgl. Joanna Nieznanowska, „Polsko-niemiecka wymiana myśli medycznej w XIX wieku – założenia metodologiczne projektu badawczego. Udział polskich autorów w dziewiętnastowiecznym niemieckim czasopiśmiennictwie medycznym na przykładzie periodyków wydawanych w Berlinie [Polnisch-deutscher Austausch in der Medizin im 19. Jahrhundert – Methodologische Prämissen eines Forschungsprojektes. Die Beteiligung polnischer Autoren im deutschen medizinischen Zeitschriftenwesen des 19. Jahrhunderts am Beispiel der in Berlin herausgegebenen Schriften]", in: Michael Sachs/Bożena Płonka-Syroka/Fritz Dross (Hgg.), *Współpraca na polu medycyny między niemcami i polakami = Austausch in der Medizin zwischen Deutschen und Polen*, Wrocław 2008, 131–141, 132 (= Nieznanowska, Polsko-niemiecka wymiana myśli medycznej). Als „polnisch" gelten den Autoren dabei diejenigen Ärzte, die in den biografischen Nachschlagewerken von Franciszek Giedroyć oder Stanisław Kośmiński bzw. der polnischen medizinischen Bibliografie des 19. Jahrhunderts von Stanisław Konopka aufgeführt werden. Als „ausländische" Universitäten werden auch diejenigen bezeichnet, die sich in den Teilungsstaaten befanden.

[12] Brzeziński, Medyczne studia Polaków na uniwersytetach niemieckich, 87 f., Nieznanowska, Polsko-niemiecka wymiana myśli medycznej, 132.

[13] Vgl. zur Frage von nationaler Identität und transnationaler Erfahrung in diesem Kontext Leiserowitz, Das unsichtbare Gepäck; Leiserowitz, Polnische Militärärzte im zarischen Imperium.

[14] Micińska, Inteligencja, 70.

[15] *Gazeta Lekarsa, Medycyna, Kronika Lekarska, Zdrowie, Pamiętnik Towarzystwa Lekarskiego Warszawskiego* (s. Einleitung).

Koch und beschrieb die praktischen Übungen, die dessen Mitarbeiter mit den Bakteriologie-Eleven durchgeführt hatten. Koch hatte einen offiziellen einmonatigen Bakteriologiekurs am Hygieneinstitut der Berliner Universität im Sommersemester 1885 eingerichtet.[16] Bujwid muss einen der ersten Kurse besucht haben.

Bujwids Bericht in der *Gazeta* machte eines sehr klar: Der Ort der Bakteriologie war das Labor. Nur in seinem Gefüge aus Labormitarbeitern, handwerklichen Fähigkeiten, spezifischen Gerätschaften, Versuchstieren und Mikroorganismen manifestierte sich das Bakterium als sichtbare und krankheitserregende Entität. Die Klaviatur dieses Gefüges musste man beherrschen lernen, wollte man dieser Entität habhaft werden. Und das, so schrieb Bujwid in seinem Bericht nach Warschau, sei gar nicht „so einfach, wie man sich das vielleicht vorstellen mag. Es reicht nicht aus, ein Mikroskop zu nehmen und hindurchzuschauen; man muss die Verfahren erlernen und eine möglichst fehlerfreie Methode entwickeln."[17]

Diese „Verfahren" und „Methoden" erforderten zunächst einmal besonders ausgestattete Räumlichkeiten und eine ganze Reihe spezieller Instrumente und Gerätschaften. Zum Auftakt seines Berichts schilderte Bujwid in größtmöglicher Detailliertheit vom gepolsterten Drehstuhl über diverse Glasgefäße und das Mikroskop bis hin zum Material der Käfige für Mäuse und Meerschweinchen das gesamte Zubehör eines bakteriologischen Arbeitsplatzes.[18] 15 der 17 Vorlesungen und Übungen, die Bujwid in Berlin erlebte und in seinem Bericht wiedergab, widmeten sich dann der Frage, wie man dieses räumlich-instrumentelle Gefüge bediente, um Bakterien unter dem Mikroskop sichtbar zu machen.

In Bujwids Darstellung tritt der spezifische Stil Kochscher Bakteriologie deutlich hervor.[19] Koch konzentrierte sich in seiner Arbeit insbesondere auf die Beweisführung zur Feststellung von Krankheitsursachen. Seine Leistung bestand darin, Infektions-

---

[16] Peter Schneck, „Paul Ehrlich (1854–1915) und Osteuropa bei der Erprobung von Chemotherapeutika zu Beginn des 20. Jahrhunderts", *Archiwum Historii i Filozofii Medycyny* 59, 1996, 41–48, 42 (= Schneck, Paul Ehrlich und Osteuropa); Patricia Peck Gossel, „A Need for Standard Methods. The Case of American Bacteriology", in: Adele E. Clarke/Joan H. Fujimura (Hgg.), *The Right Tools for the Job. At Work in Twentieth-Century Life Sciences*, Princeton 1992, 287–311, 290 (= Gossel, A Need for Standard Methods).

[17] Odo Bujwid, „Z pracowni Prof. Roberta Koch'a. Z wycieczki naukowej odbytej kosztem Kasy pomocy naukowej imienia Dr. J. Mianowskiego [Aus dem Labor Robert Kochs. Über eine von der Mianowski-Stiftung für Wissenschaftler finanzierte Forschungsreise]", *Gazeta Lekarska* 5, 1885, 626–964, 633 (= Bujwid, Z pracowni Prof. Roberta Koch'a). Henryk Hoyer berichtete aus seinem histologischen Labor, dass es ohne die entsprechenden Techniken bereits mit großen Schwierigkeiten verbunden wäre, die Mikroorganismen in Körperflüssigkeiten sichtbar zu machen. Sie in festem Gewebe hervortreten zu lassen, sei nahezu unmöglich. Henryk Hoyer, „O mikroskopowem badaniu grzybków chorobotwórczych I. [Über die mikroskopische Untersuchung von krankheitserregenden Pilzen I]", *Gazeta Lekarska* 4, 1884, 67–72, 87–96,107–115, 68 (= Hoyer, O mikroskopowem badaniu grzybków chorobotwórczych).

[18] Bujwid, Z pracowni Prof. Roberta Koch'a, 627–631.

[19] Ludwik Fleck selbst hat seine „Lehre vom Denkstil und Denkkollektiv" mit der Wassermann-reaktion an einem Kapitel deutscher Bakteriologiegeschichte entwickelt und Kochs bakteriologischen Denkstil mehrfach kritisiert. Vgl. Fleck, Entstehung und Entwicklung einer wissenschaftlichen Tatsache, 82. Jüngst haben Christoph Gradmann und Silvia Berger die Kochsche Bakteriologie als Denkstil analysiert. Vgl. Gradmann, Krankheit im Labor, 8; Berger, Bakterien in Krieg und Frieden, Kap. 3.

krankheiten auf einen bakteriellen Erreger zurückzuführen. Dazu nutzte er eine drei-stufige Evidenzkette, die mit den Schlagworten Isolieren, Kultivieren und Verimpfen verkürzt beschrieben werden kann: Bakterien mussten zunächst in Gewebe oder Flüssigkeit kranker Organismen visualisiert werden, dann in Reinkultur gezüchtet und darauffolgend bei einem damit injizierten Versuchstier die typischen Krankheits-symptome hervorrufen. Idealtypisch vorgeführt hatte Koch diesen Dreischritt bei-spielsweise bei seiner Darlegung des Tuberkelbazillus als Ursache der Tuberkulose.[20] Die auch als „Kochsche Postulate" bezeichneten drei Schritte der bakteriologischen Evidenzkette sind von Koch selbst nicht immer strikt eingehalten worden. Sie infor-mierten aber eine bakteriologische Praxis im Labor, die eine linear-kausale Beziehung zwischen Bakterium und Infektionskrankheit produzierte und Infektionskrankheiten auf einen Mikroorganismus reduzierte.[21] Diese „triviale Ontologie" von Infektions-krankheiten (Christoph Gradmann), die Erreger und Krankheit quasi gleichsetzte, ging von der Spezifizität und Konstanz bakteriologischer Arten aus. In Reinkulturen und mit Hilfe neu eingeführter fester Nährböden wurde diese – zunächst prominent von dem Breslauer Botaniker Ferdinand Julius Cohn vertretene – These bei Koch im wörtlichen Sinne *stabilisiert*.[22]

Die Praktiken der linear-kausalen und auf ätiologische Fragen konzentrierten Kochschen Bakteriologie wurden nun in Bujwids Bakteriologiekurs eingeübt. Koch hatte zu Beginn seines Kurses ausdrücklich darauf hingewiesen, dass es ihm nicht darum gehe, „Bücherwissen" zu vermitteln, sondern darum, das praktische bakteriologische Arbeiten zu lehren.[23] Die Bakteriologie-Schüler erlernten also die komplexen „Methoden" und „Verfahren" der bakteriologischen Diagnostik. Um Mikroorganismen in Gewebe oder Flüssigkeit kranker Tiere sichtbar zu machen, mussten bakteriologische Präparate eingefärbt werden. Bakterien und das umge-bende Material traten dann in unterschiedlichen Tönen hervor. Zur Färbung wurden Anilinstoffe verwendet: Genzianviolett, Fuchsin, Methylenblau, Bismarckbraun oder Jodlösungen. Vor der Benutzung waren sie in 80–90-prozentigem Spiritus zu lösen und dann in einen Glaskolben mit destilliertem Wasser zu pipettieren.[24] Erst einmal aber musste ein Präparat der zu färbenden Bakterien angefertigt werden. Anfängern empfahl Koch, so referierte Bujwid, zunächst die Zubereitung von Milzbrandprä-paraten. Hierzu wurde einer am Vortag infizierten Maus Flüssigkeit aus Milz oder Lunge entnommen. Ein kleiner Tropfen dieser Flüssigkeit wurde mit einem vor der Benutzung bei 150 Grad sterilisierten Platindraht auf eine ebenfalls sterilisierte Glasplatte gebracht und zunächst für mehrere Stunden an der Luft getrocknet. Dann erst wurde das Präparat mit Genzianviolett oder Fuchsin eingefärbt: Indem man das Präparatgläschen leicht schwenkte, sollte sich der Farbstoff gleichmäßig verteilen, überschüssige Farbflüssigkeit wurde mit destilliertem Wasser ausgespült und dann

---

[20] Robert Koch, „Die Ätiologie der Tuberkulose. Nach einem in der Physiologischen Gesellschaft zu Berlin am 24. März 1882 gehaltenen Vortrag", in: J. Schwalbe (Hg.), *Gesammelte Werke von Robert Koch*, Bd. 1, Leipzig 1912, 428–445 (= Koch, Die Ätiologie der Tuberkulose).
[21] Gradmann, Alles eine Frage der Methode, 130; Berger, Bakterien in Krieg und Frieden, 58 f.
[22] Zu Cohn vgl. Gradmann, Krankheit im Labor, 48.
[23] Bujwid, Z pracowni Prof. Roberta Koch'a, 633.
[24] Ebd., 677.

mit einem Löschpapier abgetupft.[25] Wollte man Bakterien in Gewebe visualisieren, wurden hauchdünne Schnitte mit Hilfe eines Mikrotoms angefertigt, mit einem selbst hergestellten Klebstoff auf Kork befestigt und dann in Farbstoff eingelegt.[26] Um ein eingefärbte Präparat unter dem Mikroskop betrachten zu können, musste es noch in Zedernöl gelegt werden. In Kanadabalsam wurde es für einen längeren Zeitraum konserviert.[27] Nach diesem Procedere – und nur nach diesem Procedere – konnte das bakteriologisch geschulte Auge[28] unter dem Mikroskop Milzbrandbakterien eines tierischen Organismus erblicken.[29]

Kochs Bakteriologieschüler erlernten auch, wie sie die visualisierten Mikroorganismen in einem nächsten Schritt in Reinkultur züchten konnten. Dazu wurde die Herstellung der festen Nährböden aus Rinderbouillon mit Gelatine oder Agar-Agar und aus Blutserum geübt, um dann die Verfahren der Purifizierung und Reinhaltung von Bakterienkulturen zu studieren.[30] Besonderen Wert legte Koch auch auf die Abgrenzung der einzelnen Bakterienarten und das Vertrautmachen mit ihrem idealtypischen Aussehen unter dem Mikroskop.[31]

Die von Bujwid referierten Techniken zur Visualisierung eines Milzbrandbakteriums zeigen, was die Wissenschaftsforschung seit den Laborethnographien von Latour/Woolgar und Knorr Cetina wiederholt betont hat: Betrachtet man Wissen nicht als eine abstrakte Einheit, sondern in seinen unmittelbaren Produktionszusammenhängen, so tritt die lokale und zeitliche Gebundenheit von Wissensbeständen deutlich hervor. Diese Studien fanden, dass wissenschaftliche Operationen einen „craft character"[32] haben oder als „lokal situierte ‚ansässige' Praktiken zu sehen [sind], die durch die physische Tatsache ihrer Durchführung-am-Ort sowie durch eine örtliche Geschichte gekennzeichnet sind."[33] Bei der Visualisierung des Milzbrandbakteriums haben wir es mit derartigen lokal spezifischen Praktiken zu tun, die lokal gegebene Gerätschaften, Personen und mikroskopisch kleine Lebewesen zusammenführten und das pathogene Milzbrandbakterium hervorbrachten. Außerhalb dieses spezifischen Labornetzwerks bei Robert Koch in Berlin blieb das Milzbrandbakterium zunächst unsichtbar und die weiteren Schritte der bakteriologischen Evidenzkette undurchführbar.

So thematisierten auch nur zwei der 17 Vorlesungen und Übungen des Bakteriologiekurses Fragen der Anwendung bakteriologischer Technik *außerhalb* der Labormauern. Hier behandelte Koch Desinfektionsmethoden und die Schutzimpfung gegen Anthrax, die Louis Pasteur in Paris entwickelt hatte. Kaum Berücksichtigung fanden zudem theoretische Fragen der Krankheitsentstehung oder der

---

[25] Ebd., 678–680.
[26] Ebd., 692–694.
[27] Ebd., 695.
[28] Vgl. dazu Kapitel 2.
[29] Zur Geschichte und epistemologischen Bedeutung von Färbepraktiken in Histologie und Bakteriologie vgl. Axel C. Hüntelmann, „„Ehrlich färbt am längsten'. Sichtbarmachung bei Paul Ehrlich", *Berichte zur Wissenschaftsgeschichte* 36, 2013, 354–380 (= Hüntelmann, Ehrlich färbt am längsten).
[30] Bujwid, Z pracowni Prof. Roberta Koch'a, 698–701, 714–716, 719.
[31] Ebd., 741, 786, 912.
[32] Latour/Woolgar, Laboratory Life, 28.
[33] Knorr Cetina, Die Fabrikation von Erkenntnis, 63.

Wirkweise von Bakterien.[34] Robert Koch war kein Theoretiker, so hat auch Christoph Gradmann betont, sondern ein Praktiker im Labor. Seine linear-kausale Ätiologie von Infektionskrankheiten beruhte auf spezifischen Labor-gebundenen Techniken.[35] Wollte man diese erlernen, musste man sich mit dem Kochschen Labornetzwerk vertraut machen.[36]

Die besondere Konzentration auf Arbeitsmethoden *im* Labor war auch ein Distinktionsmerkmal der Kochschen Bakteriologie gegenüber der „französischen" Schule Louis Pasteurs, die Bujwid in Berlin sogleich kritisch einzuschätzen lernte. Koch und Pasteur standen in einem starken Konkurrenzverhältnis und Kochs Schüler sollten offensichtlich seine Verbündeten im auch national aufgeladenen deutsch-französischen Wettstreit der Bakteriologen werden.[37] So äußerte sich Koch in seiner Vorlesung über den Anthrax-Impfstoff ausgesprochen skeptisch. Pasteurs Arbeitsweisen seien, so paraphrasierte Bujwid, auf Grund mangelhafter Labormethoden noch nicht „wissenschaftlich fundiert". Außerdem sei das Vakzin gefährlich.[38] Die mangelnde Wissenschaftlichkeit sah Koch vor allem in Pasteurs Verwendung flüssiger Nährböden begründet, die keine Züchtung von Reinkulturen erlaubten. Andrew Mendelsohn hat diese Differenz in der Labortechnik auf unterschiedliche Konzeptionen von Bakterien in Berlin und Paris zurückgeführt. Der deutsche Militärarzt Robert Koch habe Bakterien ausschließlich als Krankheitserreger betrachtet. Der französische Chemiker Louis Pasteur hingegen habe sie auch für das Phänomen der Fermentierung verantwortlich gesehen und sie deshalb als regulären Teil der natürlichen Lebenswelt eingestuft. Ätiologische Fragen und die Beweisführung an Hand von Reinkulturen seien für Pasteur deshalb von untergeordneter Bedeutung gewesen.[39] Zentral für Pasteurs bakteriologische Arbeit war vielmehr, so Bruno Latour, die Vorstellung einer wandelbaren Virulenz von Bakterien.[40] Indem er Bakterien Hitze, Sauerstoff oder Säure aussetzte, verringerte er experimentell ihre Pathogenität

---

[34] Bujwids Referat führt nur im Rahmen einer praktischen Übung einige Punkte auf, die die schädlichen Wirkungen von Bakterien konkret beschreiben. Bujwid, Z pracowni Prof. Roberta Koch'a, 696 f.

[35] Gradmann, Krankheit im Labor, 10 f.; Gradmann, Alles eine Frage der Methode, 129–134.

[36] Bereits 1975 hat Georges Canguilhem die Bakteriologie als erfolgreiche Praxis beschrieben, die die medizinische Wissensproduktion ins Labor und ins Tierexperiment verlagert habe und sich damit maßgeblich von den medizinischen Theorien des 18. und frühen 19. Jahrhunderts unterschied. Allerdings bezieht sich Canguilhem weniger auf bakteriologische Laborpraxis als auf die erfolgreiche praktische Umsetzung bakteriologischer Forschung (Serumtherapie, Farbstofflehre) in medizinischen Therapieformen (Chemotherapie, Sulfonamide). Georges Canguilhem, „Der Beitrag der Bakteriologie zum Untergang der ‚medizinischen Theorien' im 19. Jahrhundert", in: Ders., *Wissenschaftsgeschichte und Epistemologie*, Frankfurt a. M. 1979, 110–132 (= Canguilhem, Der Beitrag der Bakteriologie).

[37] Vgl. grundlegend zum nationalisierten Konflikt zwischen Koch und Pasteur John Andrew Mendelsohn, *Cultures of Bacteriology. Formation and Transformation of a Science in France and Germany, 1870–1914*, Dissertation, Princeton University, Ann Arbor 1996 (= Mendelsohn, Cultures of Bacteriology).

[38] Bujwid, Z pracowni Prof. Roberta Koch'a, 961–963. Zu Kochs Kritik an Pasteurs Impfstoff s. a. Robert Koch, „Über die Milzbrandimpfung. Eine Entgegnung auf den von Pasteur in Genf gehaltenen Vortrag [1882]", in: J. Schwalbe (Hg.), *Gesammelte Werke von Robert Koch*, Bd. 1, Leipzig 1912, 207–231.

[39] Mendelsohn, Cultures of Bacteriology, 91–101.

[40] Latour, The Pasteurization of France, 63–65.

und nutzte die auf diese Weise abgeschwächten Bakterienkulturen als Impfstoff. So hatte er auch seinen Impfstoff gegen Milzbrand hergestellt.[41]

Pasteurs bakteriologischer Stil war mit seiner Impfstoffproduktion stärker auf Anwendungsfragen *außerhalb* der Labormauern ausgerichtet. Diesen Gegensatz der Kochschen und Pasteurschen Schule machte Bujwid, wie viele andere Zeitgenossen, einige Jahre nach seinem Aufenthalt in Kochs Labor stark:

> „[Die] Exaktheit in der Forschung über die *Krankheitsursachen* macht den Kern der Arbeit deutscher Forscher aus und bedeutet ihren größten Verdienst. [...] Die französische Schule mit Pasteur an ihrer Spitze ist [der deutschen] in der ätiologischen Forschung unterlegen. Aber in Bezug auf die *praktische Anwendung der Bakteriologie* im Feld der Prävention und Therapie liegt ihre große Stärke."[42]

Auch die anwendungsbezogene französische Schule der Bakteriologie fußte jedoch auf der Arbeit im Labor und war substantiell an Laborpraktiken gebunden. So ist das Labor für Louis Pasteur als zentrales „fulcrum" beschrieben worden, allen voran durch Bruno Latour.[43] Gerade die erfolgreiche Anwendung des Anthrax-Impfstoffs *außerhalb* der Pariser Labormauern kann nach Latour nur durch eine Mobilisierung des bakteriologischen Labors selbst erklärt werden. Latour beschreibt eine dreifache Bewegung, die eine Verbindung zwischen Labor und „Feld" erst ermöglichte und das bakteriologische Labor in einen legitimen Repräsentanten menschlicher Erfahrung mit Seuchen transformierte: In einem ersten Schritt wurde das Labor an den Ort gebracht, den es in Labordimensionen zu erfassen galt: ein Bauernhof mit Anthrax-verseuchten Schafen in Pouilly-le-Fort. Dessen Funktionsweise musste Pasteur vor Ort studieren sowie die Schafe, ihre Gewohnheiten und Ernährungsweisen kennen lernen, bevor er sie künstlich infizieren, Proben entnehmen und die Komplexität der Bauernhof-Epidemie im Labor auf eine Bakterienkultur reduzieren konnte. In einer zweiten Bewegung wurde das Bauernhoflabor mit seiner Anthraxkultur zurück nach Paris gebracht. Die auf einen so kleinen Maßstab herabskalierte Seuche, das Bakterium, konnte dort in weitere Laborverfahren eingespeist werden. So gelang es Pasteur auf Grundlage einer „Laborepidemie" bei Versuchstieren, einen Impfstoff gegen Anthrax zu entwickeln, dessen Wirksamkeit er statistisch repräsentieren konnte. Die Effektivität des Vakzins musste sich jedoch auch im Feld bewähren, sollten Bauern

---

[41] Anne Marie Moulin, „La métaphore vaccine", in: Dies. (Hg.), *L'aventure de la vaccination*, Paris 1996, 125–142.

[42] Odo Bujwid, *Rys zasad bakteryologii w zastosowaniu do medycyny i hygieny. Część I. Ogólna z 2 tablicami chromolitografowanemi. Odbitka z czasopisma „Zdrowie"* [*Grundriss der Bakteriologie in ihrer Anwendung in Medizin und Hygiene. 1. allgemeiner Teil mit zwei chromolitographischen Tafeln, Sonderdruck der Zeitschrift „Zdrowie"*], Warszawa 1890, 2, Hervorhebung im Original (= Bujwid, Rys zasad bakteryologii). Vgl. zu einer vergleichbaren Einschätzung aus dem polnischen Kontext Aleksander Bossowski, „O metodach badania i hodowli bakteryj, jakoteż o związku tychże z chorobami zakaźnemi. Rzecz odczytana na posiedzeniu Towarzystwa Lekarskiego z d. 6 maja [Über die Methoden der Untersuchung und Züchtung von Bakterien sowie über deren Verbindung mit Infektionskrankheiten. Vortrag auf der Sitzung der Medizinischen Gesellschaft am 6. Mai]", *Przegląd Lekarski* 24, 1885, 293–295, 311–312, 321–322, 294 (= Bossowski, O metodach badania).

[43] Latour, The Pasteurization of France, 72. Ilana Löwy konstatiert zudem, dass die Technik der Reinkulturen ab 1900 auch im Institut Pasteur zu einer zentralen Technik avancierte. Ilana Löwy, „Cultures de bactériologie en France, 1880–1900. La paillasse et la politique", *Gesnerus* 67, 2010, 188–216, 212 f. (= Löwy, Cultures de bactériologie en France).

und Tierärzte von seiner Validität überzeugt werden. In einem entscheidenden dritten Schritt wird das Labor deshalb ein weiteres Mal bewegt. Es dehnte sich erneut bis
auf den Bauernhof in Pouilly-le-Fort aus, wo Pasteur in einem berühmt gewordenen
Experiment die Wirksamkeit seines Impfstoffs an den Schafen des Hofs öffentlich
vorführte. Dies gelang jedoch nur, weil die Pasteurianer den Hof zu einem gewissen Grad nach ihren Laborbedingungen umgestaltet und angepasst hatten.[44] Die
„Pasteurisierung Frankreichs" ist nach Latour auf diese erfolgreiche Mobilisierung
des bakteriologischen Labors zurückzuführen, die das Feld unbestreitbar an das
Labor band. Die Anwendung bakteriologischer Forschung im Feld war nur unter der
Bedingung der Ausdehnung des bakteriologischen Labors möglich. Ohne das Labor
war die Mikrobiologie macht- und kraftlos. Gab man dem Bakteriologen hingegen
ein Laboratorium, so Latour, würde er „die Welt aus den Angeln heben."[45] Auch
Pasteur selbst äußerte sich enthusiastisch über dessen Bedeutung und Möglichkeiten:

> „[Si] les conquêtes utiles à l'humanité touchent votre cœur, si vous restez confondu [sic] devant
> les effets surprenants de la télégraphie électrique, du daguerréotype, de l'anesthésie et de tant
> d'autres découvertes admirables; si vous êtes jaloux de la part que votre pays peut revendiquer
> dans l'épanouissement de ces merveilles, prenez intérêt, je vous en conjure, à ces demeures
> sacrées que l'on désigne du nom expressif de *laboratoires*. Demandez qu'on les multiple et qu'on
> les orne: ce sont les temples de l'avenir, de la richesse et du bien-être."[46]

Die Bakteriologie und das Labor waren folglich sowohl in Berlin bei Koch als auch
in Paris bei Pasteur unmittelbar miteinander verknüpft, ja konstitutiv aneinander
gebunden. In der Medizingeschichte ist die Bakteriologie deshalb auch als Teil einer
„laboratory revolution in medicine" identifiziert worden, die Konzeptionen von
Krankheit und Gesundheit maßgeblich verändert und erheblich in die medizinische
Praxis eingegriffen hat.[47] Inwiefern die Bakteriologie die Seuchenpraktiken im polnischen Raum „revolutionierte" wird im Laufe dieser Arbeit kritisch hinterfragt.
Festzuhalten bleibt, dass die Bakteriologie in den 1880er Jahren nur in einem spezifischen Labornetzwerk epistemisch produktiv wurde, das aus menschlichen und
nicht-menschlichen Akteuren bestand, die sich auf eine bestimmte Art und Weise
zueinander verhielten. Gelang es, dieses Netzwerk so weit auszudehnen, dass auch
Bauern und ihre anthraxkranken Schafe aufgenommen wurden, so konnte sich auch
die Bakteriologie ausbreiten. Ohne dieses Laborgefüge blieben die Milzbrandbakterien unsichtbar, die Bakteriologen bedeutungslos und die Schafe starben weiterhin.
    Wenn man die Bakteriologie als ein solches Labornetzwerk aus heterogenen Ele-
menten und Praktiken erkennt, wird deutlich, dass man es mit einem hoch komplexen ‚Transportgut' zu tun hat. Welche Techniken und Medien eingesetzt wurden, um
die verschiedenen Elemente des bakteriologischen Labornetzwerks zu mobilisieren,

---

[44] Latour, The Pasteurization of France, 72 und Ders., „Gebt mir ein Laboratorium und ich werde
die Welt aus den Angeln heben", in: Andréa Belliger/David J. Krieger (Hgg.), *ANThology. Ein einführendes Handbuch zur Akteur-Netzwerk-Theorie*, Bielefeld 2006, 103–134, 105–115 (= Latour, Gebt
mir ein Laboratorium).
[45] Ebd.
[46] Louis Pasteur, „Les laboratoires [1868]", in: Pasteur Vallery-Radot (Hg.), *Oeuvres de Pasteur*,
Bd. 7, Paris 1922–1939, 199–204, 200, Hervorhebung im Original.
[47] Cunningham/Williams, The Laboratory Revolution in Medicine.

um es an andere Orte auszudehnen, soll nun im weiteren Verlauf dieses ersten Teils von *Wie man Mikroben auf Reisen schickt* genau analysiert werden. Zunächst werden Inskriptionstechniken auf Papier diskutiert.

2. Auf Papier: Text und Bild als Inskriptionen des bakteriologischen Labors

Einer der Wege, auf denen das bakteriologische Labor in die polnische *medical community* gelangte, war das Papier. Die bakteriologische Laborpraxis wurde in Text und Bild auf eine zweidimensionale Papierfläche „inskribiert". So sollte sie in eine unveränderliche und zugleich mobile Form verwandelt werden. Der Vorgang der Inskription ist von Bruno Latour als eine machtvolle Technik beschrieben worden, mit der lokal produziertes Wissen Fernwirkung zu entfalten schafft. Bereits in *Laboratory Life* konstatierte er gemeinsam mit Steve Woolgar, dass sich Wissenschaftlerinnen und Wissenschaftler in einem Labor vor allem mit Lesen und Schreiben befassten. Denn die Arbeit des Überzeugens von Kollegen oder das Sich-Überzeugen-Lassen findet laut Latour/Woolgar mit Hilfe von Texten, Bildern und Graphiken statt.[48] Die materielle Arbeit im Labor mit ihren diversen lokal situierten Gerätschaften, Mitarbeitern und Versuchstieren würde schnell „vergessen". Handarbeit im Labor würde in „Ideen, Theorien und Begründungen" transformiert. Von der Extraktion eines Rattengehirns bliebe im publizierten Aufsatz nur eine Kurve übrig.[49]

Warum es für Wissenschaftlerinnen und Wissenschaftler so wichtig ist, die diversen Arbeitsschritte und die Vielzahl der darin verwickelten Akteure in ihrem Labor in eine Kurve oder ein Diagramm zu verwandeln, erklärt Latour wie folgt: Der so komplexe Laborzusammenhang wird dadurch zunächst vereinfacht. *Drawing Things Together* bedeutet die „einfache Verlagerung von einer Betrachtung verwirrender dreidimensionaler Objekte zu einer Inspektion zweidimensionaler Bilder, die *weniger verwirrend gemacht worden sind.*"[50] Darüber hinaus ist die vereinfachte und synoptische Darstellung eines langen Arbeitsprozesses in Graphik, Text oder Bild auf Papier *mobil*. Eine Wissenschaftlerin kann an einem anderen Ort als dem eigenen Labor ihre Arbeit zeigen, ohne die gesamte Laborausrüstung dorthin schaffen zu müssen. Während es höchst aufwendig wäre, die gesamte Apparatur des bakteriologischen Labors zur Visualisierung eines Milzbranderregers zu transportieren, so ist das Verschicken einer Mikrofotografie dieses Erregers verhältnismäßig problemlos. Die papierne Inskription ermöglicht es dem Labor folglich, sich auszudehnen, ohne sich selbst in Bewegung zu setzen.

Dabei ist ein weiterer Vorteil der Inskription zentral. Sie ist *unveränderlich*. In das geschriebene Wort oder das gezeichnete Bild kann zunächst einmal nicht mehr eingegriffen werden. Erst mit Hilfe der Produktion entgegengesetzter Diagramme, Graphiken oder Karten kann die Inskription bestritten werden. Papierne Inskriptionen verwandeln Laborkomplexe[51] auf diese Weise in *immutable mobiles* und ermöglichen

---

[48] Latour/Woolgar, Laboratory Life, 88.
[49] Ebd., 64–69.
[50] Latour, Drawing Things Together, 280, Hervorhebung im Original.
[51] Latour benennt auch andere komplexe dreidimensionale Zusammenhänge, die durch In-

es diesem spezifischen Ort, sich auszudehnen und andere Orte entsprechend des hier produzierten Wissens umzugestalten.[52]

Die durch das bakteriologische Labor hervorgebrachten *immutable mobiles* bewirkten, dass bisher durch Miasmen oder andere widrige lokale Gegebenheiten erklärte Seuchen von nun an auf pathogene Mikroben zurückgeführt wurden.[53] Latour hat in seiner *Pasteurization of France* für das Labor Pasteurs vor allem auf die Statistik als zentrale papierne Inskription verwiesen, die zur Überzeugungsarbeit eingesetzt wurde. Indem akribisch verzeichnet wurde, wie viele Versuchstiere im Labor ohne Impfung an Anthrax starben und wie viele mit Impfung trotz Infektion am Leben blieben, konnte die bedrohliche Milzbrandseuche auf einem Blatt Papier zusammengefasst und ihre Eindämmung durch den von Pasteur entwickelten Impfstoff überzeugend dargestellt werden.[54] Thomas Schlich wiederum hat sehr eindrücklich beschrieben, wie Robert Koch zunächst mitsamt lebenden Kaninchen, Fröschen und Mäusen sowie seinem gesamten Instrumentarium nach Breslau reiste, um an der dortigen Universität Ferdinand J. Cohn und Julius Cohnheim von seinen pathogenen Mikroben zu überzeugen. Als sehr viel wirkungsvoller erwiesen sich jedoch sein 1876 veröffentlichter Aufsatz über den Milzbranderreger, der mit einer Zeichnung des Bakteriums versehen war, und später insbesondere die Mikrofotografien der Mikroben.[55]

Papierne Inskriptionen aber, so betont Latour, stehen immer am Ende einer ganzen Kaskade von Simplifizierungsschritten.[56] Auf dem Weg zu einem unbestreitbaren Diagramm oder einer perfekt bearbeiteten Fotografie gibt es Vereinfachungs- und Inskriptionsformen anderer Art. Die oben beschriebene dreifache Bewegung von Pasteurs Labor kann beispielsweise keineswegs ausschließlich mit Hilfe seiner Statistiken auf dem Papierweg erfolgen. Am Beginn seiner Überzeugungsarbeit musste Pasteur sehr viel höhere Kosten aufwenden und einen ganzen Bauernhof in Pouilly-le-Fort nach Laborbedingungen umgestalten, selbst dorthin reisen und die Schafe vor

---

skriptionen unveränderlich mobil gemacht werden, etwa Kontinente durch Kartographie oder die Volkswirtschaft durch statistische Verfahren.

[52] Latour, Drawing Things Together; Ders., *Science in Action. How to Follow Scientists and Engineers Through Society*, Cambridge 1987, Kap. 6. (= Latour, Science in Action) oder die gekürzte deutsche Fassung in Ders., Die Logistik der immutable mobiles. Die Möglichkeit zur Umgestaltung eines anderen Ortes ergibt sich durch weitere Vorteile der Inskription, die Latour in *Drawing Things Together* nennt, unter anderem die Möglichkeit zur Modifikation des Maßstabs bei Diagrammen und Landkarten, ihre Kombinierbarkeit sowie insbesondere ihr „Verschmelzen mit der Geometrie", die es erlaubt, auf dem zweidimensionalen Papier zu arbeiten, jedoch den dreidimensionalen Raum zu manipulieren. Vgl. Ders., Drawing Things Together, 285–287.

[53] Dass kontagionistische und miasmatische Theorien der Entstehung von Epidemien im 19. Jahrhundert lange nebeneinander und in Konkurrenz zueinander existierten, beschreiben Erwin H. Ackerknecht, „Antikontagionismus zwischen 1821 und 1867", in: Philipp Sarasin/Silvia Berger/ Marianne Hänseler/Myriam Spörri (Hgg.), *Bakteriologie und Moderne. Studien zur Biopolitik des Unsichtbaren, 1870–1920*, Frankfurt a. M. 2007, 71–110 (= Ackerknecht, Antikontagionismus) und Peter Baldwin, *Contagion and the State in Europe, 1830–1930*, Cambridge 1999, Kap. 1 (= Baldwin, Contagion and the State).

[54] Latour, The Pasteurization of France, 83.

[55] Schlich, Repräsentationen von Krankheitserregern.

[56] Latour, Drawing Things Together, 280 f.

Ort manipulieren.[57] Besonders eindrucksvoll gezeigt hat Latour eine solche Kaskade von Transformationen, die schlussendlich zu einem Diagramm auf Millimeterpapier führten, in seiner Studie zu *Zirkulierender Referenz. Bodenstichproben aus dem Urwald am Amazonas*. Urwald und Savanne in Boa Vista in Brasilien wurden hier von einer Forschungsgruppe mit Hilfe von Vermessungsfaden, Notizbuch, „Pedokomparator" und Farbtafeln Schritt für Schritt in die zweidimensionale Papierfläche verwandelt.[58] Das Papier steht folglich erst am Ende einer Transformationskette, die komplexe dreidimensionale Zusammenhänge wie Labor oder Urwald unveränderlich mobil macht: „Deshalb ist Mobilisierung nicht auf das Papier beschränkt, sondern Papier erscheint immer am Ende, wenn die Größenordnung dieser Mobilisierung vergrößert werden soll."[59] Entscheidend für die Schaffung wissenschaftlicher Evidenz ist dabei, dass die einzelnen Schritte der Transformationskaskade vom komplexen dreidimensionalen Zusammenhang in Papier und dann in weniger Papier in ihre beiden Richtungen vor- und zurückverfolgt werden können, sich die einzelnen Transformationen wie Glieder in einer Kette zusammenfügen, die aus miteinander verknüpften Einzelteilen besteht. Nur so ergibt sich eine „zirkulierende Referenz", die in beide Richtungen der Transformationskette bis ins Unendliche hin- und herbewegt werden kann.[60]

In der polnischen *medical community* kamen zunächst die Inskriptionen der Labornetzwerke Robert Kochs und Louis Pasteurs in Form von Zeitschriftenaufsätzen und den von Schlich beschriebenen Zeichnungen und Mikrofotografien an. Die Vertreter der Universitätsmedizin in Warschau und Krakau waren, wie bereits erwähnt, fleißige Leser ausländischer Fachliteratur und veröffentlichten selbst meist in mehreren Sprachen.[61] Die entsprechenden Artikel in deutschen und französischen Fachzeitschriften sowie ihre polnischsprachigen Zusammenfassungen in den Fachorganen *Gazeta Lekarska* und *Przegląd Lekarski* waren deshalb ein erster Schritt, mit dem sich die Bakteriologie nach Warschau und Krakau ausdehnte. Die dortigen Forscher gaben sich mit der Betrachtung Kochscher und Pasteurscher Inskriptionen allerdings nicht zufrieden. Vielmehr bemühten sie sich, die Kette der Transformationen, die eine mit Milzbrand infizierte Maus mit Hilfe von Gewebeentnahme, Nährgelatine, Platindraht, Glasplättchen, Farbstoff und einer Apparatur für die Mikrofotografie in eine Abbildung kleiner Stäbchen in einer kreisrunden Fläche verwandelt hatte, zurückzuverfolgen. Forscher, die ein Labor zur Verfügung hatten, begannen, die bakteriologische Methode in eigenen Versuchen nachzuvollziehen. So erprobten Henryk Hoyer und sein Assistent Maryjan Jakowski bakteriologische Arbeitsweisen in ihrem histologischen Labor an der Warschauer Universität. Odo Bujwid entschied sich, die Referenzkette bis nach Berlin zurückzuverfolgen und die bakteriologische Laborpraxis vor Ort zu überprüfen. Ihm folgten weitere polnische Mediziner. Keiner vertrat die Bakteriologie später unter polnischen Medizinern jedoch so prominent wie Bujwid.[62]

---

[57] Latour, The Pasteurization of France und Kapitel 1.
[58] Latour, Die Hoffnung der Pandora, Kap. 2.
[59] Latour, Drawing Things Together, 280.
[60] Latour, Die Hoffnung der Pandora, insbesondere 72–95.
[61] Nieznanowska, Polsko-niemiecka wymiana myśli medycznej.
[62] Peter Schneck zählt in den ersten drei Jahren des Berliner Bakteriologiekurses zwischen 1885

Noch während seines Berlinaufenthalts begann Bujwid nun wiederum, Inskriptionen der bakteriologischen Labortätigkeiten anzufertigen, die in Zeitschriftenaufsätzen und Broschüren veröffentlicht wurden. Nachdem er die Referenzkette zurückverfolgt hatte, verwandelte er die bakteriologische Laborpraxis also erneut in Papier. Um diese Praxis möglichst unverändert in die polnische *medical community* zu transportieren, verwendete Bujwid aber spezielle Formen der Inskription, die im Folgenden dargestellt werden. Hier und in den weiteren Kapiteln des ersten Buchabschnitts werde ich zur besseren Illustrierung der von Bujwid eingesetzten Techniken der Wissensmobilisierung punktuell die Schriften von Hoyer und Jakowski als zwei weiteren polnischen Bakteriologie-Pionieren hinzuziehen.

Von seinem Forschungsaufenthalt in Berlin brachte Odo Bujwid zwei vollgeschriebene Notizhefte zurück nach Warschau. Eines enthielt die sauberen Mitschriften der 17 Vorlesungen, die er bei Koch gehört hatte, sowie ausführliche Erläuterungen zu den von Kochs Mitarbeitern abgehaltenen praktischen Übungen. Ein weiteres Büchlein verzeichnete schnelle Notizen und Zeichnungen, die Bujwid während der Übungen und seinen eigenen bakteriologischen Versuchen angefertigt haben muss.[63] Die Protokolle der Vorlesungen Kochs sind nicht nur in sauberer Schrift und einheitlicher Struktur abgefasst, sondern auch in vollständigen Sätzen in polnischer Sprache. Stichworte, abgekürzte oder abgebrochene Sätze finden sich hier ebenso wenig wie etwa deutschsprachige Einschübe. Es ist deshalb davon auszugehen, dass es sich nicht um unmittelbar während der Vorlesung verfasste Notizen handelt, sondern um nachträglich ins Polnische übersetzte Protokolle der Vorlesungen und Übungen. Die Reinschrift seiner Aufzeichnungen fertigte Bujwid für einen konkreten Zweck an. Er sendete sie noch aus Berlin nach Warschau, wo sie in der *Gazeta Lekarska* unter dem oben bereits zitierten Titel *Z procowni Prof. Roberta Koch'a* (*Aus dem Labor von Prof. Robert Koch*) veröffentlicht und so einem breiteren polnischsprachigen Publikum zugänglich gemacht wurden.[64]

In seinem Bericht versetzte Bujwid seine polnischen Leser in die Position eines direkten Zuhörers und Zeugen der Berliner Vorlesungen und Übungen. Er verwendete kaum indirekte Rede und trat nur an wenigen Stellen offen als Autor des Textes hervor. Auf diese Weise verlieh Bujwid seinem Bericht einen aktuellen und unmittelbaren Charakter. Er leistete eine historische Form der Live-Übertragung des Berliner Bakteriologiekurses mit polnischer Simultan-Übersetzung. Die Leser konnten den Eindruck gewinnen, Koch würde direkt zu ihnen sprechen.

Was Bujwid seinem Publikum über Koch als Sprachrohr mitteilen ließ, war nicht weniger als die gesamte von ihm erlernte bakteriologische Labor*praxis* in Schriftform. In diesem Unterfangen lässt sich weniger die Reduktionsstrategie der Inskription erkennen als eine „barocke" Darstellungsweise. In aller Ausführlichkeit präsentierte Bujwid seinen Lesern das bakteriologische Labor, seine Ausstattung und

---

und 1888 zwölf polnische Teilnehmer aus den drei Teilungsgebieten. Vgl. Schneck, Paul Ehrlich und Osteuropa. Nicht aufgeführt wird Aleksander Bossowski. Er verweist jedoch in einem Aufsatz selbst auf seinen Aufenthalt bei Koch. Vgl. Bossowski, O metodach badania, 312.

[63] Beide Notizbücher befinden sich im familiär geführten und für die Öffentlichkeit nicht zugänglichen Muzeum Odona Bujwida (Odo Bujwid Museum) in der Krakauer ul. Lubicz 34.

[64] Bujwid, Z pracowni Prof. Roberta Koch'a.

seine Arbeitsweisen. Um die Arbeitspraxis der Bakteriologie schriftlich zu vermitteln und andere Mediziner tatsächlich zu befähigen, selbständig Mikroben zu visualisieren und identifizieren, reichte es nicht aus, eine Zeichnung oder Mikrofotografie von Bakterien abzubilden. Vielmehr wurde die Referenzkette dieser Abbildungen innerhalb des Textes wieder rückwärts durchschritten und ihre Produktionsbedingungen genauestens dargestellt. Auf diese Weise wurde in Bujwids Text deutlich, dass jedem basalen Arbeitsschritt im bakteriologischen Labor, andere Arbeitsschritte vorangingen, deren korrekte Durchführung ebenso zentral war.

Dies galt beispielsweise für die Zubereitung des festen Nährbodens, in dem bakteriologische Reinkulturen angelegt wurden. Bujwid schilderte die Herstellung von Nährgelatine in aller Ausführlichkeit: Ein halbes Kilo Rindfleisch war mit Wasser zu übergießen und, nachdem es mit einem gläsernen Stab vermischt worden war, in einem Glasgefäß für 15 bis 20 Stunden auf Eis zu lagern. Danach sollte die Flüssigkeit durch ein Leinentuch abgeseiht und das Fleisch mit den Händen oder einer Presse gut ausgedrückt werden, so dass eine wässrige rote Flüssigkeit entstand. Abgefüllt in einen Kolben von zwei Liter Volumen fügte man 100 Gramm Gelatine in Blättern, zehn Gramm trockenes Fleischpepton und fünf Gramm übliches Küchensalz hinzu, vermischte das Ganze und ließ es für eine Viertelstunde quellen. Damit sich die Gelatine im ganzen Gemisch verteilte und sich das unerwünschte Eiweiß absetzte, musste der Kolben unter häufigem Rühren erhitzt werden, am besten für eine bis eineinhalb Stunden in einem Dampfsterilisator. Denn bei Erhitzen über offener Flamme bestand die Gefahr, dass der Kolben platzte. Nach dieser Prozedur wurde die Gelatinelösung gefiltert und in sterilisierte Reagenzgläser abgefüllt, die mit einem sterilen Wattekorken verschlossen wurden. Nur auf diesem Wege schuf sich der Bakteriologe einen keimfreien Nährboden, der das Anlegen von Reinkulturen ermöglichte.[65]

Aber auch in dieser genauen Beschreibung verstecken sich weitere Unbekannte, die Bujwid erneut erläuterte. Was war ein Kolben, worum handelte es sich bei einem Reagenzglas und was in aller Welt war ein Dampfsterilisator? Diese Fragen mag sich ein in Laborarbeit völlig unerfahrener Arzt durchaus gestellt haben. In seinen 1887 erschienenen *Fünf Vorträgen über Bakterien*, die als erstes polnischsprachiges Lehrbuch der Bakteriologie gelten, erläuterte Bujwid die neuen Laborgefäße. Er verglich sie mit einfachen Alltagsgegenständen: Ein Kolben sei ein gläsernes Gefäß, das aus einer Kugel und einem Hals bestehe und an eine Wasserkaraffe erinnere; ein Reagenzglas sei ein gläsernes Rohr mit Boden.[66] Dass ein Dampfsterilisator den polnischen Kollegen unbekannt sein dürfte, bedachte Bujwid bereits in seinem Bericht aus Berlin. Deshalb wurde er in allgemein verständlichen Vokabeln beschrieben: Es handele sich um einen in Filz eingeschlagenen Kessel, in den ein Gitternetz eingelassen sei. Auf diesem Gitter stehe ein weiterer beweglicher Kessel aus weißem Blech, der mit Gas erhitzt würde. Das Gerät habe eine Höhe von 0,5 bis 1,0 Meter.[67]

---

[65] Bujwid, Z pracowni Prof. Roberta Koch'a, 700–701, 714–716.

[66] Odo Bujwid, *Pięć odczytów o bakteryjach. Rys zasad ogólnych bakteryjologii w zastosowaniu do chorób zaraźliwych z dołączeniem uwag o szczepienniach ochronnych [Fünf Vorträge über Bakterien. Ein Grundriss der Bakteriologie in ihrer Anwendung bei Infektionskrankheiten, mit einem Anhang über Schutzimpfungen]*, Warszawa 1887, 7 f. (= Bujwid, Pięć odczytów o bakteryjach).

[67] Bujwid, Z pracowni Prof. Roberta Koch'a, 714. Das Charakteristikum der Ausführlichkeit und

In ihren Überlegungen zur Struktur von Komplexität grenzen Chunglin Kwa und John Law ein barockes von einem romantischen Konzept der Komplexität ab. Romantische Komplexität sei gekennzeichnet durch ein ständiges Bemühen um höhere Abstraktionsstufen. Ziel sei die Zusammenführung verschiedener Elemente zu einem übersichtlichen und homogenen Ganzen. Romantische Komplexität „is looking up" und strebt einen Punkt an, von dem aus das aus Einzelteilen emergierende Ganze gut überblickt werden kann.[68]

Barocke Komplexität hingegen „is looking down". Komplexität ist hier nicht im Großen angesiedelt, sondern im Spezifischen und Konkreten. Jedes Element lässt sich in diverse andere Elemente unterteilen, so dass von einer heterogenen Welt ausgegangen werden muss, deren Einzelteile sich nicht zu einem einheitlichen Ganzen zusammenfügen. Ein Auszug aus Leibniz' *Monadologie*, von Deleuze ein Manifest des Barock genannt, macht diese barocke Komplexitätsvorstellung nochmals deutlich: „Every portion of matter may be conceived as a garden full of plants, and as a pond full of fish. But every branch of each plant, every member of each animal, and every drop of their liquid parts is itself likewise a similar garden or pond."[69]

Die Inskriptionen der bakteriologischen Laborpraxis von Bujwid erinnern an eine derartige barocke *in-the-pond*-Kette. Jeder Bestandteil des Labors teilte sich in weitere Elemente auf, die wiederum diverse heterogene Elemente enthielten: Von der visualisierten Mikrobe ging die Kette zurück zur Färbetechnik, zur Farbstoffherstellung, zur Produktion eines Präparats auf einer Glasplatte, zur Kultivierung der Mikroben in einer Nährlösung, zur Zubereitung der Nährlösung und so fort. Die barocke Inskriptionstechnik korrespondierte dabei mit einem Zurückschreiten der Kette der zirkulierenden Referenz. Die Publikation von Zeichnungen der Mikroben, von Mikrofotografien und Statistiken, die am entgegengesetzten Ende der Referenzkette stehen, hingegen entspricht dem Konzept der romantischen Komplexität.[70]

Detailliertheit findet sich auch in den Inskriptionen der bakteriologischen Laborpraxis bei Henryk Hoyer und Maryjan Jakowski. Jakowski beispielsweise beschrieb den Vorgang des Sterilisierens von Blutserum zur Herstellung von Nährböden wie folgt: „Es gibt keinen Weg, dies zu erreichen ohne einen so genannten *Thermostat*. Das ist ein Blechgefäß mit doppelten Wänden, zwischen die Wasser gefüllt wird. Der Thermostat ist außerdem ausgestattet mit einem Gerät zur Regulierung der Temperatur; darüber hinaus besitzt er zwei Wärmezähler. Einer zeigt die Wassertemperatur an, der zweite, montiert am Deckel des Gefäßes, die Temperatur der Luft im Innern des Thermostats." Maryjan Jakowski, „Grzybki chorobotwórcze [Krankheitserregende Pilze]", *Gazeta Lekarska* 5–6, 1885–1886, 349–357, 367–375, 397–400, 605–615, 629–638, 663–665, 801–807, 831–839, 889–899, 920–926; 166–175, 185–191, 545–550, 569–576, 604–611, 666–673, 694–700, 734–742, 791–799, 637, Hervorhebung im Original (= Jakowski, Grzybki chorobotwórcze).

[68] Chunglin Kwa, „Romantic and Baroque Conceptions of Complex Wholes in the Sciences", in: John Law/Annemarie Mol (Hgg.), *Complexities. Social Studies of Knowledge Practices*, Durham/London 2002, 23–52, 26 (= Kwa, Romantic and Baroque Conceptions); John Law, „And if the Global Were Small and Non-Coherent?", http://www.comp.lancs.ac.uk/sociology/papers/Law-And-if-the-Global-Were-Small.pdf, 2003, zuletzt geprüft am 20.8.2012 (= Law, And if the Global Were Small and Non-Coherent).

[69] Zitiert nach: Law, And if the Global Were Small and Non-Coherent, 6 (Die deutsche Übersetzung des französischen Originals findet sich in Gottfried Wilhelm Leibniz, *Monadologie*, übersetzt von Heinrich Köhler, Frankfurt a. M. 1996 [1714], § 69.); s. a. Kwa, Romantic and Baroque Conceptions, 26–28.

[70] So identifiziert Law bei der frühen Akteur-Netzwerk-Theorie eine Tendenz, „nach oben zu schauen". Vgl. Law, And if the Global Were Small and Non-Coherent, 4.

Mit Bujwid schreiten wir die Referenzkette in romantischer Manier noch einen weiteren Schritt zurück: Nicht nur die Gerätschaften und Produkte des bakteriologischen Labors ließen sich im Text in ihre heterogenen Einzelteile zerlegen. Auch die Handgriffe, die der Bakteriologe zu beherrschen hatte, konnten oder mussten mit der Schilderung einzelner Fingerbewegungen weiter spezifiziert werden. Dies war beispielsweise der Fall, wenn Bujwid das Verbringen einer Bakterienkultur von einem Reagenzglas in ein anderes, gefüllt mit der wie oben hergestellten Nährgelatine, beschrieb – ein Verfahren, das für die Herstellung von Kochs Reinkulturen zentral war. Beim Einbringen der zu züchtenden Bakterienart in den festen Nährboden bestand immer Gefahr, dass auch ‚Fremdkörper' in die Gelatine gerieten und die Kultur verunreinigt wurde. Deshalb war ein Vorgehen nach genauesten Angaben unabdingbar. Bujwid schilderte diese Tätigkeit wie folgt:

„Um eine Kultur von einem Reagenzglas in ein anderes mit Gelatine zu geben, verfahren wir auf folgende Art und Weise: Wir entkorken das Reagenzglas mit der Kultur, die umgefüllt werden soll, indem wir den Wattekorken so lange drehen, bis wir fühlen, dass die an den Glaswänden klebende Watte losgelöst ist. Dieses Reagenzglas halten wir dann zwischen Zeigefinger und Mittelfinger der linken Hand schräg, so dass nichts aus der Luft hineinfällt. Auf die gleiche Art und Weise entkorken wir das Reagenzglas mit der Gelatine und halten beide [Watte-] Korken zwischen den Fingern der rechten Hand, wie wir das Reagenzglas in der linken halten. All das zielt darauf, dass die Korken nicht abgelegt werden müssen oder aber ihre Innenseite der Fingerflächen berühren. Dieses Verfahren muss man unbedingt verinnerlichen. Jetzt entnehmen wir mit einem in der Flamme sterilisierten und wieder abgekühlten Platindraht [...] ein kleines Stückchen der Kultur und verbringen sie in die Gelatine, indem wir den Draht in die oberen Zweidrittel der Gelatine stecken. Dabei bemühen wir uns, mit dem Draht nicht die Wände des ersten und des zweiten Reagenzglases zu berühren."[71]

Die barocke Komplexität der bakteriologischen Handgriffe schlägt sich auch in Henryk Hoyers Beschreibung seiner Erprobungen der *Mikroskopischen Untersuchung krankheitserregender Pilze* nieder, die er bereits ein Jahr vor Bujwid 1884 in der *Gazeta Lekarska* veröffentlichte.[72] Wie Bujwid warnte Hoyer seine Leser, dass das bakteriologische Arbeiten nur unter äußerster Sorgfalt und größter Vorsicht gelingen könne.[73] Und auch in Hoyers Artikel trat das Anlegen einer Reinkultur als eine spezifische Handfertigkeit hervor, die detailliert beschrieben wurde. Hoyer allerdings empfahl, den Wattekorken des Reagenzglases mit der Pinzette zu halten (und nicht mit den Fingern) und informierte seine Leser darüber hinaus, dass das gesamte Verfahren der Verbringung der Keime von einem in ein anderes Reagenzglas nicht länger als einige Sekunden dauern dürfe.[74] Das Entfernen von Eiweißkörpern und Schleim in einem Kulturpräparat auf einem Glasplättchen durch Erhitzen, ein minimaler Arbeitsschritt bei der Färbung eines Präparats, ist ein weiteres Beispiel für eine barocke Darstellungsweise:

„[Das Glas] wird dazu für einige Minuten auf 120 °C erhitzt. Normalerweise verfährt man dabei so, dass man ein mit der Pinzette festgehaltenes Deckglas mit einem entsprechenden Präparat,

---

[71] Bujwid, Z pracowni Prof. Roberta Koch'a, 719.
[72] Hoyer, O mikroskopowem badaniu grzybków chorobotwórczych.
[73] Ebd., 72.
[74] Ebd., 71.

zum Beispiel mit dem Auswurf eines Tuberkulosekranken, mehrere Male bei mittlerer Ge-
schwindigkeit durch die Flamme einer Gas- oder Spirituslampe führt, so, dass das Präparat
stark erhitzt, *aber nicht verbrannt* wird; es versteht sich, dass bei diesem Vorgang die Seite des
Glases, auf der sich das Präparat befindet, nach oben zeigt, so dass sie nicht direkt mit der
Flamme in Berührung kommt."[75]

Die barocken Inskriptionen der bakteriologischen Laborpraxis, die Gerätschaften,
Produkte und Handfertigkeiten des Bakteriologen umfassten, hatten eine doppelte
Funktion. Einerseits zielten sie darauf ab, dass polnische Ärzte die Arbeitsschritte
tatsächlich nachahmen konnten. Bujwid und auch Hoyer ging es nicht um den
Transfer des pathogenen Bakteriums als „wissenschaftlichen Tatsache", sondern
um die Arbeits*praktiken*, die sich daran knüpften. Deshalb war es zentral, dass den
interessierten polnischen Ärzten das tatsächliche Handwerkszeug der Bakteriologie
dargelegt wurde. Dafür verwendeten diese polnischen Forscher die Form der ausführlichen barocken Beschreibung und griffen nicht auf die ‚klassischen' Latourschen
Inskriptionen Diagramm, Fotografie, Statistik oder dergleichen zurück.

Die Beschreibungsform, die Bujwid und Hoyer für ihre Berichte wählten, ermöglichte jedoch nicht nur das tatsächliche Wiederholen der beschriebenen Handfertigkeiten, sondern auch ihr virtuelles Nachvollziehen. Die detaillierten Schilderungen
ermöglichten es dem Leser, sich die einzelnen Arbeitsschritte genau vorzustellen. So
dienten sie auch als eine Vertrauenstechnologie, die die Wahrhaftigkeit und Funktionalität der Bakteriologie durch „virtuelle Zeugenschaft" über die unmittelbaren
Labormauern hinaus zu stabilisieren suchte.[76]

Steven Shapin hat die Technik der Schaffung virtueller Zeugen durch weitschwei-
figes Erzählen für Robert Boyle und seine Luftpumpe im 17. Jahrhundert beschrieben
und sie von wissenschaftlichen Texten des 20. Jahrhunderts abgegrenzt, die mittlerweile auf die Fachsprache eines gefestigten experimentellen Denkkollektivs hätten
zurückgreifen können.[77] Selbstverständlich geht es bei Bujwid und seinen Kollegen
nicht um einen ähnlich grundsätzlichen epistemologischen Bruch, wie ihn Boyle
mit der Naturphilosophie vollzog, als er für eine experimentell begründete Wissenschaft eintrat. Allerdings lassen sich auch für die frühe und in der polnischen *medical
community* noch kaum stabilisierte Bakteriologie ähnliche Phänomene wie die von
Shapin beschriebene Weitschweifigkeit und Detailliertheit sowie den Rückgriff auf
Alltagsvokabular feststellen. Diese Darstellungsformen waren auf ein ärztliches
Publikum ausgerichtet, das – wie wir sehen werden – der Labormedizin bisher wenig
Raum in seiner Arbeitspraxis eingeräumt hatte.

Abstrakte Inskriptionsformen finden sich hingegen in Maryjan Jakowskis umfangreicher Darstellung zu *Krankheitserregenden Pilzen*, die teilweise zeitgleich mit
Bujwids Bericht aus Berlin in der *Gazeta Lekarska* erschien. Seine Ausführungen, die
nach einzelnen Erregertypen strukturiert sind, enthalten sechs farbige Abbildungstafeln, die unterschiedliche mikroskopische Ansichten dieser Bakterien darstellen.

---

[75] Ebd., 92, Hervorhebung im Original.
[76] Steven Shapin, „Pump and Circumstance. Robert Boyle's Literary Technology", *Social Studies
of Science* 14, 1984, 481–520, 491 f. (Shapin, Pump and Circumstance).
[77] Ebd., 510 f.

Die Zeichnungen hatte Jakowski, wie er angab, teilweise aus den Publikationen Kochs kopiert. Einige Abbildungen waren jedoch auch das Produkt seiner eigenen Kultivierungs- und Färbearbeit.[78] Jakowskis Abbildungstafeln waren der Abschluss mehrerer Schritte der Beschreibung von Bakterien, die er in seiner Abhandlung für jeden Erregertyp wiederholte. Er begann seine Darstellung mit einer Schilderung der Morphologie der jeweiligen Bakterienart, ihren Verbreitungswegen, den klinischen Phänomenen der mit ihnen verbundenen Krankheit, möglichen Forschungsdebatten zum Thema und erläuterte dann in einem zweiten Teil die Verfahren der Kultivierung, Färbung und Inokulation des Erregers. Die Referenzkette konnte hier also von ihrem vorläufigen ‚Endprodukt' ausgehend, der unveränderlich mobilen visualisierten Mikrobe, mit der ausführlichen Beschreibung der Herstellungswege bis in ihre Produktionsbedingungen zurückverfolgt werden.

Mit den Zeichnungen der Bakterien kam ein weiteres zentrales Element der bakteriologischen Referenzkette zum Vorschein: das Mikroskop. In seinen Erläuterungen zu den Abbildungstafeln sowie im Text bei Verweis auf seine Zeichnungen gab Jakowski jeweils den Hersteller des verwendeten Mikroskops an (Zeiss oder Hartnack), das konkrete Modell sowie das verwendete System und Okular. Teilweise nannte er auch die verwendete Ölimmersion.[79] Da das Aussehen der Keime unter dem Mikroskop von all diesen Elementen abhängig war[80], musste Jakowski seine Leser auch hier „nach unten" schauen lassen und die barocke Komplexität der visualisierten Mikroben deutlich machen. Nur so wäre die Möglichkeit gegeben, Jakowskis Abbildungen erfolgreich zu reproduzieren. Gleichzeitig erhöhte sich auch durch diese Erläuterung wiederum die Anzahl der „virtual witnesses".

Abbildungen in den Texten der bakteriologischen Laborpraxis hatten noch weitere Funktionen. Für die Reproduktion bakteriologischer Arbeitstechniken in der ärztlichen Praxis war eine eindeutige Vorstellung der zu identifizierenden Mikroben von zentraler Bedeutung. Denn nur mit Hilfe einer klaren Referenz konnte in dem auf die Glasplatte gebrachten und gefärbten Präparat auch tatsächlich ein Bakterium gesehen und in einem zweiten Schritt einem Erregertypus zugeordnet werden.

Blickte ein bakteriologisch ungeschulter Arzt durch ein Mikroskop, so war es nicht gesichert, dass er darunter auch Bakterien erkannte, selbst wenn das Präparat nach allen Regeln der Kunst hergestellt worden war. Zunächst einmal sah das unerfahrene und ungeschulte Auge vermutlich ein einziges Durcheinander. Denn ohne ein konkretes Ziel kann kein sinnhaftes Bild produziert werden.[81] Auf was sollte man das Mikroskop scharf stellen, wenn man nicht wusste, worauf es ankam? Wie sollte man einen Erregertyp identifizieren, wenn man mit der Forschung nicht noch einmal von vorne beginnen und einen großen Versuch anlegen wollte, der die Züchtung von Reinkulturen und das Inokulieren zahlreicher Versuchstiere umfasste? Den

---

[78] Jakowski, Grzybki chorobotwórcze, 350, 615.
[79] Ebd., z. B. 369, 615.
[80] Shapin, Pump and Circumstance, 510 f.
[81] Regula Burri, „Doing Images. Zur soziotechnischen Fabrikation visueller Erkenntnis in der Medizin", in: Bettina Heintz/Jörg Huber (Hgg.), *Mit dem Auge denken. Strategien der Sichtbarmachung in wissenschaftlichen und virtuellen Welten*, Zürich/Wien/New York 2001, 277–303, 281.

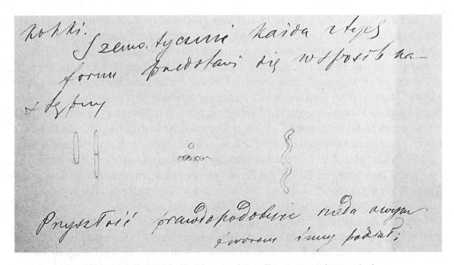

Abb. 1: Bazillen, Mikrokokken und Spirillen in Bujwids Notizheft
(Quelle: Muzeum Odona Bujwida, Krakau).

polnischen Ärzten musste deshalb das bakteriologisch „gerichtete Sehen" (Ludwik Fleck) gelehrt werden: „Um zu sehen, muß man wissen, was wesentlich und was unwesentlich ist, muß man den Hintergrund vom Bild unterschieden können, muß man darüber orientiert sein, zu was für einer Kategorie der Gegenstand gehört."[82]

Bei der Vermittlung des gerichteten Sehens nahmen Abbildungen der Mikroben als Referenzgröße eine besondere Bedeutung ein. So enthielt Bujwids *Bericht aus dem Labor Robert Kochs* zwar keine Zeichnungen von Bakterien. In seinen Notizen zu Vorlesungen und Übungen in Berlin finden sich jedoch zahlreiche Skizzen. Während er das unterschiedliche Aussehen von Schimmel und Bakterien sowie das an Formen orientierte Cohnsche Klassifikationssystem (Bazillen, Mikrokokken, Spirillen) im publizierten Bericht ausführlich beschrieb, verdeutlichte er die morphologischen Unterschiede in seinem Notizheft mit Hilfe von Bleistiftzeichnungen. Auch einzelne Bakterientypen zeichnete Bujwid während des Kurses in Berlin in sein Heft (Abb. 1). Bei der Schilderung des Aussehens von Milzbrandbakterien in der *Gazeta Lekarska* verwies er auf die „schönen Zeichnungen", die Dr. Jakowski angefertigt habe.[83] Dass seinem eigenen Bericht keine Abbildungen beigefügt waren, lässt sich daher vermutlich nicht auf eine fehlende Wertschätzung der Bildfunktion zurückführen, sondern auf finanzielle Gründe. Bujwid veröffentlichte seinen Text noch als Student und die *Gazeta* gewährte ihm jeweils nur das untere Drittel auf einer Seite unterhalb eines anderen Originalbeitrags. Es ist unwahrscheinlich, dass die Zeitschrift bereit war, für solch ein Publikationsformat kostspielige Abbildungstafeln drucken zu lassen.

---

[82] Ludwik Fleck, „Schauen, sehen, wissen", in: Ders., *Erfahrung und Tatsache. Gesammelte Aufsätze*, hg. und mit einer Einleitung versehen von Lothar Schäfer und Thomas Schnelle, Frankfurt a. M. 2006, 147–174, 148.

[83] Bujwid, Z pracowni Prof. Roberta Koch'a, 653, Fußnote 1.

Dass die Visualisierung der Mikroben durchaus eine große Rolle für die Vermittlung bakteriologischer Laborpraxis spielte, wird auch daran deutlich, dass Bujwid und die anderen Teilnehmer von Kochs Kurs in den Übungen angelegte Bakterienkulturen mit nach Hause nahmen, um auch hier ein sichtbares Präparat nutzen und präsentieren zu können.[84] Dass selbst Jakowski, der in dem histologischen Labor Henryk Hoyers an der Universität Warschau die notwendigen Gerätschaften des bakteriologischen Labornetzwerks zur Verfügung hatte, um Mikroben präparieren und visualisieren zu können, einen Teil seiner Darstellungen einfach aus Kochs Publikationen kopierte, verweist auf die Fragilität der eindeutigen Form einer Bakterienart.

Jedoch kam auch dem Text zur Vermittlung des bakteriologisch gerichteten Sehens eine große Bedeutung zu. So war das Aussehen der Bakterien nicht nur abhängig von Typ und Verwendungsweise des Mikroskops. Auch Färbemethode oder verwendeter Nährboden hatten Auswirkungen auf die Gestalt der Mikroorganismen unter dem Objektiv.[85] Um eine Zeichnung als Referenzbild anwenden zu können, musste ein Arzt folglich über diese Arbeitsschritte informiert werden. Denn nur, wenn er die gleichen Instrumente und Techniken anwendete, ließ sich eine vergleichbare Visualisierung herstellen. Ohne die Referenzkette seiner bildlichen Inskriptionen in Form von textlichen Beschreibungen rückwärts zu gehen, wären Jakowskis Abbildungen für die ärztliche Praxis also unbrauchbar gewesen.

Form und Produktion der Form ließen sich im Text praktisch kombinieren. So erklärte Bujwid in seinem Bericht aus Berlin den Unterschied zwischen Choleraerreger und so genanntem „Finkler-Bakterium", das große morphologische Ähnlichkeit zum Choleraerreger aufwies, jedoch völlig ungefährlich war:

„Das mikroskopische Aussehen der Koch- [Cholera] und Finkler-Bakterien weist bei einer ersten Untersuchung wenige Unterschiede auf. Wenn wir jedoch die einen direkt neben den anderen betrachten, sehen wir schnell bedeutsame Differenzen. Die Koch-Bakterien sind dünner, weniger stark gebogen und von gleichmäßiger Breite. Die Finkler-Bakterien hingegen sind eineinhalb bis zwei Mal so dick (wenn wir sie zu einem entsprechenden Zeitpunkt anschauen, beispielsweise bei gleichzeitig frisch angelegten Kulturen), stärker gebogen, dicker in ihrem Mittelteil und erinnern ein wenig an einen schwimmenden Blutegel."[86]

Die Beschreibung arbeitete hier wieder mit Alltagsvokabular und Vergleichen mit – zumindest für den Arzt – alltäglichen Objekten (Blutegel). Gleichzeitig ermöglichte es der Text durch einen Einschub über das notwendige gleichzeitige Anlegen beider Kulturen, das Aussehen der Mikroben mit dem Weg bis hin zu dieser spezifischen visuellen Form direkt miteinander zu verknüpfen.

Die Form der textlichen Beschreibung war für das Identifizieren von Krankheitserregern darüber hinaus auch notwendig, wenn sich Bakterientypen nicht allein anhand morphologischer Kriterien unterscheiden ließen. So konnte man Cholera- und Finklerbakterium abschließend nur durch ihr Verhalten bei der Kultivierung und Färbung voneinander abgrenzen. Das Finkler-Bakterium entwickelte sich bei geringerer

---

[84] Bujwid, Osamotnienie, 213 f.
[85] Hoyer, O mikroskopowem badaniu grzybków chorobotwórczych, 111 f., Bujwid, Z pracowni Prof. Roberta Koch'a, 783.
[86] Bujwid, Z pracowni Prof. Roberta Koch'a, 786.

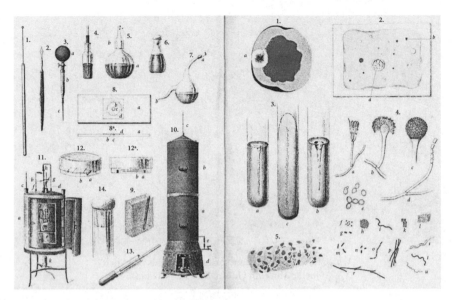

Abb. 2: Gerätschaften des bakteriologischen Labors und typische Bakterienkulturen
(Quelle: Bujwid, Rys zasad bakteryologii, Anhang).

Temperatur, färbte sich mit einem anderen Farbstoff und verflüssigte die Gelatine im
Nährboden schneller.[87] Dies waren Vorgange, die sich nur mit Hilfe von Text und
nicht von Bildern vermitteln ließen. Zur Mobilisierung der bakteriologischen Praxis
der Mikrobenidentifizierung mussten textliche und bildliche Inskriptionstechniken
folglich ineinandergreifen.

Auch bei den barocken Beschreibungen von Laborgerätschaften wirkten Text
und Bild zusammen. So beschrieb Bujwid ausführlich einen Thermostat, dessen Zusammensetzung ebenso genau geschildert wurde wie seine Temperaturregulierung
durch eine Quecksilberapparatur. Aber er schloss diese Ausführungen resigniert:
„Eine Beschreibung reicht nicht aus, man muss ihn sich ansehen."[88] Für die komplizierten Apparaturen und Gerätschaften des bakteriologischen Labors erwiesen
sich Abbildungen als Inskriptionstechnik an manchen Punkten folglich funktionaler
als der Text. Da die Möglichkeit von Zeichnungen nicht gegeben war, konnte Bujwid
in seinem Bericht *Aus dem Labor Robert Kochs* nichts dagegen tun, dass er mit seinen
Beschreibungskünsten an sein Ende gelangt war. Fünf Jahre später jedoch veröffentlichte er einen *Grundriss der Bakteriologie*, der zwei farbige Abbildungstafeln enthielt
(Abb. 2).

Hier konnte er auf Tafel II (rechts) verschiedene makro- und mikroskopische
Abbildungen von Bakterien darstellen. Unter 3b sah man beispielsweise die For-
mationen, die Cholerabakterien in einem Gelatinenährboden hervorriefen. Die
Zeichnungen, die unter der Ordnungsnummer 4 zusammengefasst waren, stellten

---

[87] Ebd., 785.
[88] Ebd., 781.

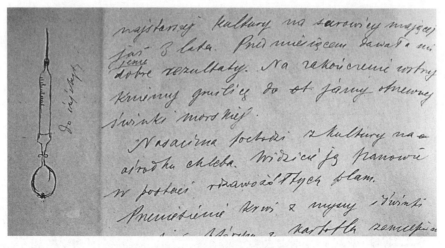

Abb. 3: Kochsche Injektionsspritze in Bujwids Notizheft
(Quelle: Muzeum Odona Bujwida, Krakau).

unterschiedliche morphologische Bakterientypen dar, Abbildung 5 präsentierte ein eingefärbtes Präparat von Tuberkelbazillen. Tafel I (links) hingegen zeigte einen Teil der vielfältigen Gerätschaften des bakteriologischen Labors. Hier konnte Bujwid nun unter 11. einen Thermostat abbilden lassen. Auch eine spezifische Spritze, die Koch für die Injektion von Flüssigkeiten entwickelt hatte, wurde unter 3. abgebildet. In seinen handschriftlichen Protokollen der Vorlesungen Kochs hatte Bujwid am Rande seiner Aufzeichnungen eine Zeichnung dieser Spritze angefertigt (Abb. 3). Hatte er sie in seinem Bericht _Aus dem Labor_ ausführlich beschreiben müssen[89], konnte er in seinem _Grundriss_ nun wieder auf das Mittel des Bildes zurückgreifen. Auch die Art und Weise des Haltens von Reagenzgläsern beim Verimpfen von Bakterienkulturen, deren ausführliche Beschreibung oben zitiert wurde, findet sich auf der Abbildungstafel I unter Ordnungsnummer 13.

Allerdings kommen weder dieses noch die anderen Bilder ohne textliche Inskriptionen aus: Den Tafeln war eine Legende beigefügt, die nicht nur eine bloße Auflistung der Gerätebezeichnungen enthielt, sondern jeden Gegenstand auch ausführlich erläuterte. Denn wie bei der Identifizierung von Bakterientypen ließ sich auch hier durchaus nicht alles visualisieren. Sowohl einige Elemente der Geräte als auch die Formen des Umgangs mit den Instrumenten waren unsichtbar. So musste für den Thermostat hinzugefügt werden, dass sein doppelwandiges Gehäuse (a) mit Wasser von 37 °C gefüllt war, das mit Hilfe eines oben angesetzten Trichters (b) eingefüllt und mit Hilfe eines Quecksilberregulators auf dieser Temperatur gehalten wurde. Die von Koch entwickelte Injektionsspritze wurde in ihrer Funktion erläutert und die Materialien einzelner Bestandteile wurden benannt. Bei der Abbildung, die darstellte, wie ein Reagenzglas beim Einbringen einer Bakterienkultur zu halten war,

---

[89] Ebd., 698.

fehlte eine Zeichnung der Hand, die das eigentlich zu tun hatte. So wurde in der Ab-
bildungslegende erläutert: „Das Reagenzglas ist zwischen Daumen und Mittelfinger
der linken Hand, der Wattekorken zwischen Ring- und Mittelfinger der rechten Hand
zu halten. Der Draht mit der Kultur wird mit Daumen und Zeigefinger der rechten
Hand geführt."[90]

Ohne Verbindung mit einem Text waren die bildlichen Inskriptionen der Laborgerätschaften für die Reproduktion bakteriologischer Praxis folglich wertlos. Erst in
Kombination mit einer schriftlichen Erläuterung konnten die Bilder als unveränderliche, mobile und flache Transformationen des dreidimensionalen bakteriologischen
Labors wirksam werden.

Während das Halten eines Reagenzgläschens oder das Anbringen eines Gummi-
ballons an einer Glasspritze mit ein wenig Geschick noch relativ leicht nachzuahmen
war, stellte ein Thermostat einen bakteriologisch unerfahrenen Arzt doch vor größere
Herausforderungen. Auch weitere Elemente des bakteriologischen Labornetzwerks
wie das Mikroskop oder Farbstoff ließen sich trotz detailliertester Beschreibungen
und Visualisierung nicht ohne eine Werkstatt und ausgefeiltes technisches Knowhow nachbauen. Das Transportmedium Papier gelangte hier an das Ende seiner
Möglichkeiten. Einige Elemente des bakteriologischen Labors ließen sich nur in ihrer
dreidimensionalen Form transferieren. Die Bedeutung derartiger „nichtinskribierter
Dinge" – ein Begriff, der von Kijan Espahangizi entwickelt wurde[91] – wird nun im
folgenden Kapitel beschrieben.

3. Nichtinskribierte Elemente des bakteriologischen Labors

3.1. Technische Dinge

Im Sommer 1883 brachen Robert Koch und eine Gruppe von Mitarbeitern zu einer
berühmt gewordenen Expedition nach Ägypten und Indien auf. In den Städten
Alexandria und Kalkutta war die Cholera ausgebrochen und Koch wollte die Gelegenheit nutzen, den bakteriellen Erreger dieser Krankheit zu identifizieren. Auf ihre
Forschungsreise nahmen die Bakteriologen nicht weniger als neun große Kisten mit,
in die sie diverse Laborinstrumente und -gefäße sowie eine beträchtliche Anzahl
weißer Mäuse gepackt hatten. Koch begründete diesen nicht unerheblichen Gepäck-
umfang wie folgt: „Vor allem gilt es, auf dem Wege der experimentellen Forschung
die Natur des Krankheitskeimes klar zu stellen, denselben in sogenannten Reinkulturen zu isolieren und seine Lebenseigenschaften, Absterbebedingungen etc. kennen
zu lernen. [...] Der Zweck der von der Kommission mitgeführten Ausrüstungsgegenstände [wird also] ohne weiteres ersichtlich sein"[92] und, so Koch an anderer Stelle,
„nicht zu umfangreich erscheinen."[93] Wenn Koch sein bakteriologisches Programm

---

[90] Bujwid, Rys zasad bakteryologii, unpag.
[91] Espahangizi, Immutable Mobiles im Glas.
[92] Robert Koch/Georg Gaffky, *Bericht über die Thätigkeit der zur Erforschung der Cholera im Jahre
1883 nach Egypten und Indien entsandten Kommission*, Berlin 1887, Anhang, 3 f.
[93] Ebd., 3.

mobilisierte, war es für ihn offenbar selbstverständlich, sein komplettes Labor in dreidimensionaler Form in Bewegung zu setzen. Die bakteriologische Evidenzkette in Alexandria und Kalkutta konnte man in seinen Augen nur erzeugen, wenn man die gewohnten Gerätschaften zur Verfügung hatte. Sie waren nichtinskribierte Elemente des bakteriologischen Labors, auf die die Bakteriologen nicht verzichten konnten.

Die unveränderliche Mobilisierung des bakteriologischen Labornetzwerks in Form eines quasi Komplett-Umzugs war aufwendig, teuer und – im wahrsten Sinne des Wortes – schwer.[94] Die bakteriologische Laborpraxis hing offensichtlich jedoch so stark vom Einsatz der originalen Gerätschaften ab, dass man es nicht riskieren wollte, sie durch andere oder abgewandelte Instrumente zu ersetzen. Ihre zentrale Bedeutung im bakteriologischen Labornetzwerk rührte daher, dass sie als „technische Dinge" die Funktionalität des Labors stabilisieren halfen. Hans-Jörg Rheinberger hat den Begriff der technischen Dinge eingeführt, um die notwendigen beständigen und unveränderlichen Komponenten eines Experimentalsystems zu beschreiben. Als stabile Subsysteme liefern technische Dinge die sichere Umgebung, in der die „differentielle Reproduktion" neuer Erkenntnis überhaupt erst möglich ist. Dabei verkörpern diese standardisierten technischen Objekte das in der vorangegangenen Zeit erfolgreich stabilisierte Wissen.[95] So flossen beispielsweise die komplexen epistemischen und technischen Prozesse der Entwicklung von Mikroskopen, Dampfsterilisatoren oder Thermostaten in diesen Geräten zusammen und verfestigten sich in ihrem Gefüge. Diese stabil funktionalen Gerätschaften garantierten dann, dass das in ihnen verkörperte Wissen und Knowhow präsent gehalten wurde.

Die Homogenität und Funktionalität des einzelnen Dings verschleiert jedoch den langwierigen Prozess seiner Entstehung. Technische Dinge sind deshalb unmittelbar verwandt mit dem, was Latour als *black boxes* bezeichnet[96]: Wenn sich Assoziationen von Elementen so eng miteinander verknüpfen, dass sie als eine Einheit agieren („act as one"), dann werden diese einzelnen Elemente und die langwierige Arbeit, die sie zusammenbrachte, unsichtbar und nicht mehr manipulierbar. Sie werden zu einer *black box*. Latour verdeutlicht dies am Beispiel eines Kodak-Fotoapparats:

---

[94] So klagte der Koch-Schüler Georg Gaffky nach der Rückkehr seiner Pest-Kommission nach Indien: „Das große Gewicht und der erhebliche Umfang der Kisten haben während des Transportes mancherlei Unzuträglichkeiten im Gefolge gehabt. Es dürfte sich empfehlen, bei einer eventuellen ähnlichen Expedition auf diese Erfahrung Rücksicht zu nehmen." Georg Gaffky/Sticker/Pfeiffer/Dieudonné, *Bericht über die Thätigkeit der zur Erforschung der Pest im Jahre 1897 nach Indien entsandten Kommission nebst einer Anlage*, Berlin 1899, 3.

[95] Hans-Jörg Rheinberger, *Experimentalsysteme und epistemische Dinge*, Frankfurt a. M. 2006, 29, 89–99 (= Rheinberger, Experimentalsysteme und epistemische Dinge).

[96] Die unmittelbare Verbindung von technischen Dingen und *black boxes* ist nach Rheinberger eigentlich nicht korrekt. Er betont das produktive Potential technischer Dinge, die Latours *black box* unterschlage. Rheinberger, Experimentalsysteme und epistemische Dinge, 30. So gebe es ein Wechselspiel zwischen technischen und epistemischen Dingen, könnten doch technische Dinge im Forschungsverlauf destabilisiert werden und sich in ephemere epistemische Dinge verwandeln. Gleichzeitig können epistemische Dinge in technische Objekte transformiert werden, die dann als Subsysteme in neue Experimentalsysteme eingespeist werden und dort differentielle Erkenntnis ermöglichen. Rheinberger, Experimentalsysteme und epistemische Dinge, 29 f., 98. Im Falle der bakteriologischen Wissensmobilisierung geht es jedoch weniger um die Produktion neuer Erkenntnisse als um die stabilisierende Funktion technischer Dinge. In diesem Punkt lassen sich Rheinbergers und Latours Überlegungen produktiv ergänzen.

„The Kodak camera is made of bits and pieces, of wood, of steel, of coating, of celluloid. The semi-professionals of the time open up their camera and do their own coating and developing, they manufacture their own paper. The object is dismembered each time a new photograph is taken, so that it is not one but rather a bunch of disconnected resources that others may plunder. Now the new Kodak automatic cannot be opened without going wrong. It is made up of many *more* parts and it is handled by a much *more* complex commercial network, but it acts as one piece. [...] When many elements are made to act as one, this is what I will now call a black box."[97]

Der stabile Zusammenhalt der Elemente von *black boxes* garantierte beim Transfer des bakteriologischen Labors nach Alexandria und Kalkutta, dass die Funktionalität des Labornetzwerks auch hier erhalten blieb. Als *black boxes* wurden die einzelnen Bestandteile des Netzwerks nicht der Gefahr ausgesetzt, hinterfragt, auseinander genommen und auf andere Weise wieder zusammengesetzt zu werden. In ihrer Stabilität dienten sie der Aufrechterhaltung des Netzwerks, das sie mit formten.[98]

Die stabilisierende Funktion technischer Dinge wussten auch polnische Bakteriologen zu aktivieren, wenn sie die bakteriologische Laborpraxis in die polnische Ärzteschaft transferieren wollten. Hier erfüllten die technischen Dinge allerdings noch eine andere Funktion als auf ihrem Weg nach Kalkutta: Während der Cholera-expedition wurden die Geräte des bakteriologischen Labors von fachkundigen Mitarbeitern begleitet, die sie gekonnt einzusetzen wussten. Sie dienten der Aufrechterhaltung des Status des Bakteriologen, der mit ihrer Hilfe auch in Indien in der Lage war, Mikroben aufzuspüren.

In der Praxis eines bakteriologisch gänzlich unerfahrenen Arztes diente das stabile Gerät nun vielmehr dazu, diesen Arzt überhaupt erst zu einem Bakteriologen zu machen. Das unsichere Glied im Laborgefüge, der ungelernte Mediziner, sollte durch die stabile Funktionalität der Geräte möglichst unschädlich gemacht werden. So warnte ein weit verbreitetes deutsches Lehrbuch über die *Methoden der Bakterien-Forschung* 1885, gerade Anfänger sollten unbedingt die Geräte des bakteriologischen Labors nutzen und keine „expeditiven Methoden" bei ihren Untersuchungen verwenden: „Wer sich mit Bakterien-Forschung wirklich beschäftigen oder gar dienstliche Gutachten auf eigene Beurtheilung gründen will, wird unter allen Umständen neben dem entsprechenden Mikroskope mit Oelimmersion und Abbé'schem Beleuchtungsapparat sich die nothwendigsten Apparate anschaffen müssen."[99] Erst mit dem Transport der technischen Dinge des bakteriologischen Labors in die polnische *medical community* konnten polnische Mediziner also zu Bakteriologen werden.

Auf welchen Wegen aber wurden die Gerätschaften und Instrumente des bakteriologischen Labors auf Reisen geschickt, wenn sie nicht im Rahmen einer staatlich geförderten Expedition transportiert wurden?

Odo Bujwid und Henryk Hoyer rieten ihren Lesern, einen Großteil der Gerätschaften und Instrumente des bakteriologischen Labors im Ausland zu kaufen.

---

[97] Latour, Science in Action, 131, Hervorhebungen im Original.

[98] Auf die stabilisierende Funktion von so genannten *standard tools*, die die Eigenschaften von Latours *black boxes* tragen, weist auch Joan Fujimura hin. Vgl. Joan H. Fujimura, *Crafting Science. A Sociohistory of the Quest for the Genetics of Cancer*, Cambridge 1996, 81–101.

[99] Ferdinand Hueppe, *Die Methoden der Bakterien-Forschung*, Wiesbaden 1885, 116 (= Hueppe, Methoden der Bakterien-Forschung).

Den Thermostat, den Bujwid nicht in Worte zu fassen vermochte, empfahl er den Kollegen bei „Rohrbeck" für 20 Mark zu erstehen.[100] Henryk Hoyer plädierte für das Fabrikat von Dr. Muencke, das man postalisch in Berlin, Louisenstraße 58 bestellen könne. „Rundorff" in der Louisenstraße 47 stelle ebenfalls Geräte her, die per Versand zu kaufen seien.[101] Auch das Mikrotom, ein Gerät zum Schneiden sehr dünner Gewebestücke, solle bei „Schanz" in Leipzig oder bei „Katsch" in München erworben werden.[102] Farbstoffe solle man, so Henryk Hoyer, bei „Grübler" in Leipzig bestellen, die von Koch bevorzugt verwendeten Anilinfarbstoffe gebe es bei „König" in Berlin.

Um den Kollegen den Erwerb zu erleichtern, hatte Hoyer in der Apotheke Werner in der ulica Długa in Warschau aber die wichtigsten Farbstoffe für das bakteriologische Handwerk auch nach seinen eigenen Rezepten anfertigen lassen. In der Apotheke Werner konnten zudem weitere Utensilien wie Glasplättchen und Porzellanschälchen erworben werden.[103] Auch Mikroskope mussten nicht im Ausland bestellt werden, sondern konnten über Warschauer Händler gekauft werden. Allerdings boten diese nicht das Modell von Leitz an, das Koch in seiner Vorlesung empfohlen hatte und das sich durch die Form des Stativs, die Größe des Objektträgers und die Einstellungsmöglichkeiten auszeichnete. Auf Grundlage von Kochs Angaben konnte Bujwid jedoch ein entsprechendes Gerät ausmachen, das auf dem polnischen Markt erhältlich war. Er empfahl seinen Kollegen, das Modell von Hartnack Nr. VIII A aus dem Katalog von 1885 zu erwerben, das dem Leitz-Mikroskop in nichts nachstehe.[104]

Für den erfolgreichen Transfer bakteriologischer Laborpraxis in die polnische *medical community* war es jedoch notwendig, den Status der Gerätschaften als technische Dinge des Labornetzwerks stabil zu halten. Thermostat, Mikroskop oder Farbstoff sollten, wenn an ihrem Zielort angekommen, nicht aufgeschraubt, neu vermischt oder anders justiert werden. Sie sollten nicht erneut in Wissensobjekte transformiert werden. Sonst wäre ihre Funktion, den bakteriologischen Arbeitsprozess auch außerhalb der Berliner Labormauern ermöglichen und gleichzeitig auf die vorgesehenen Bahnen zu begrenzen, hinfällig.

Es reichte deshalb nicht aus, Thermostat oder Mikroskop, einfach nach Warschau zu senden oder die Instrumente hier zu kaufen. Die Geräte mussten von den verschiedenen Personen, durch deren Hände sie gereicht wurden, auch als Einheit erhalten werden. Latour zeigt die Abhängigkeit der *black boxes* von diesen Instandhaltungsarbeiten anhand eines Dieselmotors auf:

„Even when the phases of development and innovation have ended, the darkest black box still has to be *maintained* in existence by not so simple customers. We can easily picture endless situations in which an ill-informed or a stupid consumer makes one engine falter, or stall or blow apart. As engineers say, no device is idiot-proof. This particular copy of the engine at least will not run any more, but will slowly rust."[105]

---

[100] Bujwid, Z pracowni Prof. Roberta Koch'a, 782.
[101] Hoyer, O mikroskopowem badaniu grzybków chorobotwórczych, 114.
[102] Bujwid, Z pracowni Prof. Roberta Koch'a, 693; Hoyer, O mikroskopowem badaniu grzybków chorobotwórczych, 94.
[103] Hoyer, O mikroskopowem badaniu grzybków chorobotwórczych, 115.
[104] Bujwid, Z pracowni Prof. Roberta Koch'a, 631 f.
[105] Latour, Science in Action, 137, Hervorhebung im Original.

Um die technischen Dinge des bakteriologischen Labors auf ihrem Weg zu polnischen Ärzten stabil zu halten, waren die reisenden dreidimensionalen Objekte wiederum auf papierne Begleitung angewiesen. Ohne eine Beschreibung der Verwendungsweise der Gerätschaften konnte es sein, dass der Thermostat zum Brotbacken verwendet[106], der Farbstoff zu stark verdünnt oder das Mikroskop in seine Einzelteile zerlegt wurde. Die oben beschriebenen ausführlichen textlichen Inskriptionen der Laborarbeitsweisen und die nichtinskribierten Objekte der Bakteriologie spielten bei der unveränderlichen Mobilisierung des bakteriologischen Labors also zusammen. Der Verkauf eines nach Hoyers Rezept hergestellten Farbstoffs sicherte ab, dass die polnischen Ärzte nicht irgendein unbrauchbares Gemisch zusammenpanschten, das die erfolgreiche Einfärbung eines Präparats gefährdete. Dass die sich in der bakteriologischen Methode Übenden den Farbstoff aber auch in der richtigen Menge auf das Präparat aufzutragen hatten, es mit destilliertem Wasser ausspülen und Reste mit einem Löschpapier abzutupfen waren – das konnte nur im Text vermittelt werden. Nichtinskribierte Objekte müssen folglich, so hat auch Kijan Espahangizi festgestellt, immer von Handlungsskripten begleitet werden. Nur auf diese Weise können sie Distanz unverändert überwinden und ihre Funktionalität wahren.[107]

Dies wird nochmals deutlich, wenn wir das Zusammenspiel von papierner Inskription und Mikroskop betrachten. Koch empfahl seinen Schülern, wie erwähnt, ein spezifisches Modell von Leitz, das sich in sein bakteriologisches Labornetzwerk ideal einfügte. Bujwid übersetzte dieses Modell dann in ein auf dem polnischen Markt erhältliches Gerät. In seinem Bericht *Aus dem Labor Robert Kochs* gab er jedoch auch schriftliche Anweisungen zur Belichtung (Abbe-Beleuchtungsapparat) und der zu verwendenden möglichst schwachen Linse. Entscheidend war darüber hinaus, so betonte Bujwid, dass das in Warschau käufliche Hartnack-Mikroskop Nr. VIII A nur dem von Koch verwendeten Modell entsprach, wenn die Immersion[108] auf „II" angepasst würde.[109] Für das Programm einer unveränderlichen Mobilisierung des bakteriologischen Labornetzwerks mussten Kauf und Versand technischer Dinge also mit zirkulierenden Papierinskriptionen einhergehen.

Um Mikroskop, Thermostat, Farbstoffe und die notwendigen Glas- und Porzellangefäße des bakteriologischen Labors in Deutschland oder im Königreich zu kaufen, brauchte man natürlich die nötigen Finanzmittel. Bujwid erhielt für den Aufbau seines eigenen bakteriologischen Labors nach seiner Rückkehr aus Berlin nochmals ein Stipendium von 1 000 Rubel sowie einen Kredit in der gleichen Höhe von der Mianowski-Stiftung. Das Labor entstand zunächst einmal in seiner Zweizimmerwohnung in der ulica Wilcza Nr. 12. In seiner Küche stellte Bujwid die Nährböden her, Versuchstiere wurden im Keller untergebracht.[110] An der Haustür brachte er ein Schild an mit der Aufschrift *Pracownia bakteriologiczna* (Bakteriologisches Labor). In

---

[106] In umgekehrter Reihenfolge – Nutzung eines Backofens als Thermostat – war dies gar kein so unrealistisches Szenario. S. dazu Kapitel 4.

[107] Espahangizi, Immutable Mobiles im Glas, 108.

[108] Immersionsöl wird in der Lichtmikroskopie zwischen Objektiv und Präparat gebracht, um die Auflösung zu steigern.

[109] Bujwid, Z pracowni Prof. Roberta Koch'a, 632.

[110] Bujwid, Osamotnienie, 218.

seinen späten Erinnerungen schämte sich Bujwid dieses „Jugendstreichs" ein wenig
und auch das professorale Warschau der Zeit empfand die Bezeichnung dieser studentischen Kombination aus Wohnen und Arbeiten als Labor wohl als anmaßend.[111]
Dennoch hielt Bujwid auch im Rückblick noch daran fest, mit seiner Arbeitsstätte
in der ulica Wilcza das „erste bakteriologische Labor Polens" aufgebaut zu haben.
Selbstverständlich habe auch Henryk Hoyer in seiner Forschungsstätte bakteriologisch gearbeitet, aber für ihn sei die Bakteriologie nur eine Nebentätigkeit gewesen.
Ein Labor, das sich ausschließlich der Arbeit mit Mikroorganismen widmete, sei zuerst allein in der ulica Wilcza entstanden.[112] Von hier aus konnte Bujwid nun weiter
daran arbeiten, das bakteriologische Labornetzwerk mit Hilfe von Inskriptionen und
dem Transfer technischer Dinge bis in die polnische Ärzteschaft auszudehnen.

Das bakteriologische Labornetzwerk umfasste jedoch auch Elemente, die sich weder inskribieren noch als technische Dinge kommerziell herstellen und (ver)kaufen
ließen. Dies war zum Beispiel das implizite Wissen, das notwendig war, um die Allianzen des Labornetzwerks zusammen zu halten. Diese immateriellen und stummen
Dimensionen bakteriologischer Laborarbeit werden in Kapitel 3.3. behandelt. Zunächst aber wird es nochmals um ein solides Objekt gehen, das als Transportmedium
diente, sich jedoch nicht als technisches Ding beschreiben lässt.

3.2. Reisende Kaninchen: Tollwutimpfstoff in Paris und Warschau

Am 26. Oktober 1885 hielt Louis Pasteur in der Pariser Académie des Sciences einen
berühmt gewordenen Vortrag über die erfolgreiche Anwendung seines Impfstoffs
gegen Tollwut beim Menschen. Über mehrere Jahre hatte Pasteur sein Vakzin ausschließlich an Hunden erprobt. Im Juli 1885 hatte sich ihm dann die Gelegenheit
geboten, seine Entwicklung an dem neunjährigen elsässischen Bauernsohn Joseph
Meister zu versuchen, der von einem tollwütigen Hund gebissen worden war. Es
war Pasteur erfolgreich gelungen, den Ausbruch der Krankheit bei dem Jungen mit
Hilfe von 13 Injektionen über elf Tage zu verhindern.[113] Nach Pasteurs Auftritt in
der Académie, der von mehreren ausgesprochen wohlwollenden Ko-Referaten abge-
rundet worden war, verbreitete sich die Nachricht über eine Impfung gegen Tollwut
in Frankreich und international wie ein Lauffeuer.[114] Auch in die polnische medizinische Fachpresse fand die Nachricht ihren Weg.[115] Bujwid nahm die Informationen
über die Pasteursche Tollwutimpfung zunächst mit einiger Skepsis auf – so berichtet
er zumindest im Rückblick seiner Memoiren. Bei Koch in Berlin hatte Bujwid gelernt, den Impfverfahren Pasteurs zu misstrauen. Ohne Reinkulturzüchtung waren
seine Methoden für ihn unzuverlässig und nicht wissenschaftlich. Tytus Chałubiński
schaffte es jedoch, Bujwid zu überzeugen, sich vor Ort ein Bild von der Validität des
Impfstoffs zu machen. Nachdem Bujwid im Januar 1886 sein medizinisches Staats-

---

[111] Ebd., 217.
[112] Ebd., 217.
[113] Geison, The Private Science of Louis Pasteur, 206 f., 215.
[114] Ebd., 218.
[115] Wacław Mayzel, „Metoda zapobiegania wściekliźnie po ukąszeniu [Eine Methode zur Verhinderung der Tollwut nach dem Biss]", Gazeta Lekarska 5, 1885, 944.

examen abgelegt hatte, erhielt er über Chałubiński erneut ein Reisestipendium der Mianowski-Stiftung in Höhe von 1 000 Rubel, um in Paris bei Louis Pasteur die Fabrikation des Tollwutimpfstoffs kennen zu lernen.[116]

Bujwid schrieb mit der Bitte um einen Aufenthalt nach Paris und erhielt von Pasteur am 14. März die Antwort: „Vous pouvez Monsieur et honoré colleque [sic] venir suivre les innoculations [sic] antirabiques lorsque vous désirez."[117] Bujwid brach kurz nach Erhalt dieser Zusage auf und traf am 1. April 1886 in Paris ein. Dort wandte er sich zunächst an seinen Cousin, der nach dem Januaraufstand 1863 dorthin ausgewandert war und sich der großen Gruppe polnischer Emigranten in Paris angeschlossen hatte. Edward Pożerski schickte Bujwid zunächst einmal zum Hutmacher: Mit so einer alten Kappe könne er doch nicht bei Pasteur vorstellig werden. Bujwid investierte also 20 Francs in einen anständigen Zylinder und machte sich dann auf den Weg zu Pasteurs Arbeitsstätte in der rue d'Ulm 45.[118] Anders als in Berlin erwartete ihn hier jedoch kein durchorganisierter Lehrgang in peinlich geordneten Räumlichkeiten, in denen jeder Schüler einen Laborarbeitsplatz zugewiesen bekam. Die *Cours de Microbiologie* sollten erst nach der Eröffnung des Institut Pasteur im Jahr 1888 eingeführt werden. Als Bujwid in der rue d'Ulm ankam, sah er einen etwas untersetzten, mittelgroßen älteren Mann, der im Vorzimmer des Labors Namen aufrief. Die slawischen konnte er nur mit großer Mühe aussprechen. Um ihn herum warteten zahlreiche Menschen unterschiedlicher Nationalität auf die Verabreichung von Pasteurs Impfstoff. Im Gebäude selbst erblickte Bujwid drei kleine Zimmerchen, in denen die Assistenten des Instituts arbeiteten, und das zehn Quadratmeter große Arbeitszimmer des Chefs. Der ältere Herr, der im Hof die Namen aufrief, entpuppte sich als der leibhaftige Louis Pasteur.[119] Der begegnete Bujwid trotz der ausgesprochenen Einladung zunächst mit großer Reserviertheit. Bujwid geriet genau in die Gefechtslinien des schwelenden Konflikts zwischen dem französischen Chemiker und Robert Koch.

Pasteur habe ihn erst einmal gefragt: „Vous venez de Koch. Qu'est-ce qu'il parle de ma méthode? Parle-t-il avec malveillance?"[120] Das versetzte Bujwid, so erinnert er sich später, in eine ziemlich ausweglose Lage. Wie antworten? Zugeben, dass Koch über Pasteurs Impfmethode gespöttelt hatte, wollte er nicht. Aber auch seine Erwiderung, Koch habe sich nur leicht zurückhaltend gegenüber Pasteurs Arbeit gezeigt, hielt der Besagte nicht für glaubwürdig.[121] So wurde Bujwid erst einmal abgewimmelt. Es gebe keinen Platz in der kleinen Einrichtung und er solle warten, bis ein neues Institut eröffnet und offizielle Kurse angeboten würden.[122] Es gelang Bujwid dennoch der

---

[116] Bujwid, Osamotnienie, 217 f.

[117] Ebd., 218.

[118] Ebd., 219.

[119] Odo Bujwid, „Powstanie zakładów szczepień przeciwko wściekliźnie w Warszawie i Krakowie [Die Entstehung der Einrichtungen für Tollwutimpfung in Warschau und Krakau]", *Warszawskie Czasopismo Lekarskie* 13, 1937, 256–257, 274–276, 256 f. (= Bujwid, Powstanie zakładów szczepień przeciwko wściekliźnie).

[120] Ebd., 257.

[121] Ebd., 257.

[122] Odo Bujwid, „Z Paryża. O metodzie Pasteur'a [Aus Paris. Über die Methode Pasteurs]", *Gazeta Lekarska* 6, 1886, 483–486, 484 (= Bujwid, Z Paryża).

Entnahme von Rückenmark bei einem Kaninchen beizuwohnen, das zur Herstellung des Impfstoffs verwendet wurde. In seinen Memoiren berichtet er, wie er dabei gleich in das nächste deutsch-französische Fettnäpfchen tappte. Er sterilisierte ein Messer „d'après Koch" und bat den Laborassistenten um ein Stückchen des Marks, um daraus auf einem festen Nährboden eine Kultur anlegen zu können – die Parademethode aus Berlin. Darüber empörte sich Pasteur: „Vous, vous allemands, vous venez ici pour nous critiquer, pour nous corriger nos méthodes."[123] Bujwids Versicherung, dass er nun wirklich kein Deutscher sei, zeigte ihre Wirkung erst, als er sich bereit erklärte, sich selbst der Tollwutimpfung zu unterziehen, und auf diese Weise seinem Vertrauen in die Ungefährlichkeit der Pasteurschen Technik Ausdruck verlieh.[124] Erst danach wies Pasteur einen Assistenten an, Bujwid mit dem notwendigen Material für seine Forschungen auszustatten. Dr. Jacques-Joseph Grancher, Professor für Kinderheilkunde an der Pariser Faculté de médecine und Pasteurs Mitarbeiter der ersten Stunde bei der Verabreichung des Tollwutimpfstoffs, stellte Bujwid einen Arbeitsplatz zur Verfügung.[125]

Über zwei Monate konnte Bujwid nun die Verfahren zur Herstellung des Impfstoffs und den Impfbetrieb kennen lernen. An seinem eigenen Laborarbeitsplatz hoffte er, den Tollwuterreger in Reinkultur züchten zu können. Woran Bakteriologen sowohl in Paris wie auch in Berlin bisher gescheitert waren, glaubte Bujwid – vergeblich, wie sich später herausstellen sollte – mit Hilfe der bei Koch erlernten Kulturtechnik erreichen zu können. Denn das eigentliche Evidenzprogramm der Bakteriologen, das mit Hilfe eines aus einem kranken Organismus isolierten und visualisierten Mikroorganismus und dessen Inokulation bei einem Versuchstier eine linear-kausale Ätiologie zwischen Erreger und Krankheit aufzeigen konnte, war für die Tollwut bisher nicht durchgeführt worden. Es war auch deshalb zu zahlreicher Kritik an der Impfmethode Pasteurs gekommen. Koch beispielsweise bezweifelte, dass Pasteur überhaupt Tollwutmaterial verimpfte.[126] Die französischen Kritiker der Pariser Académie de Médecine warfen Pasteur vor, dass weder bei den Tieren, die Menschen gebissen hatten, noch bei den geimpften Personen eindeutig Tollwut festgestellt worden war – wobei hier keine bakteriologische, sondern eine klinische Diagnose gemeint war. Außerdem wurde Pasteurs Labor als ein Ort der Geheimhalterei gebrandmarkt, der es den Medizinern versagte, die Zubereitung des Vakzins nachzuvollziehen. Aus dieser Perspektive schien das Pasteursche Gemisch als gefährlich, zumal es schon zu einigen Todesfällen nach Verabreichung des Impfstoffs gekommen war.[127] Im Sommer 1886 kursierten Zahlen über eine Todesrate von bis zu 15 %.[128]

Pasteur hatte deshalb nicht nur Bujwid, sondern noch zahlreiche andere ausländische Forscher in sein Labor eingeladen, um ihnen sein Verfahren im Umgang mit einer Infektionskrankheit näher zu bringen, die sich einer eigentlichen bakteriolo-

---

[123] Bujwid, Powstanie zakładów szczepień przeciwko wściekliźnie, 257.
[124] Bujwid, Osamotnienie, 220.
[125] Bujwid, Z Paryża, 484.
[126] Bujwid, Kilka dalszych uwag o metodzie Pasteur'a, 601.
[127] Geison, The Private Science of Louis Pasteur, 220; Löwy, Cultures de bactériologie en France, 197–199.
[128] Bujwid, Z Paryża, 485.

gischen Labordefinition entzog. Zeitgleich mit Bujwid hielt sich auch die englische Tollwutkommission in Paris auf, die ebenso wie Koch daran zweifelte, dass Pasteur tatsächlich Tollwutmaterial verimpfte.[129] Zudem waren Wissenschaftler aus New York, Moskau, Odessa, Samara und Wien angereist, um Pasteurs Methode vor Ort kennen lernen zu können.[130]

Wie also verfuhr Pasteur mit einer Krankheit, deren Erreger auch für die Augen der Bakteriologen unsichtbar blieb? Anstatt in eine visualisierte Mikrobe wurde die Tollwut in Pasteurs Labor in standardisierte klinische Symptome und eine stabile Inkubationszeit übersetzt.

Pasteur hatte zahlreichen Kaninchen mittels Trepanation das Rückenmark eines tollwütigen Hundes unter die Hirnhaut injiziert und dabei eine durchschnittliche Inkubationszeit von ungefähr 15 Tagen festgestellt. 1882 hatte er dann begonnen, das Rückenmark der auf diese Weise mit Tollwut infizierten Kaninchen weiterer Kaninchen wiederum mittels Trepanation zu verabreichen. Als er seine Forschungen am 26. Oktober 1885 in der Académie des Sciences vorstellte, hatte das ursprüngliche Hundematerial bereits 90 Kaninchenpassagen durchlaufen. Dabei hatte sich die Zeit bis zum Auftreten erster Tollwutsymptome, so berichtete Pasteur der Académie, nach der 50. Passage auf sieben Tage verkürzt und sich bei weiteren Umimpfungen auf diesen Zeitraum eingependelt.[131] Mit Hilfe der Passagen war es Pasteur also gelungen, eine Tollwutkrankheit mit einer stabilen Inkubationszeit von sieben Tagen zu schaffen und das Tollwutvirus auf diese Weise in eine beständige und standardisierbare Form zu transformieren, ohne es in Reinkultur visualisiert zu haben. Ein rein praktisches und in Pasteurs Einschätzung sehr einfaches Vorgehen, das ein Virus von „perfekter Reinheit" und „Gleichartigkeit" hervorbrachte: „Rien de plus facile, en conséquence, d'avoir constamment à sa disposition, pendant des intervalles de temps considérables, un virus rabique d'une pureté parfaite, toujours identique à lui-même ou à très peu près. C'est le nœud *pratique* de la méthode."[132] Der Begriff des Virus bezieht sich hier in keiner Weise auf die erst in den späten 1930er Jahren klar von Bakterien abgegrenzten ultramikroskopischen und von einer Wirtszelle abhängigen Viren, wie wir sie heute kennen. In den 1880er Jahren gehörte das „Virus" vielmehr zu der Vielzahl möglicher Benennungen von Mikroorganismen.

Das materielle Gegenstück des Tollwutvirus konstanter Virulenz oder des *virus fixe*, wie Pasteur es nannte, bildete nun keine in Nährlösung angelegte Mikrobenkultur, sondern das Rückenmark eines Kaninchens der Generation 90 fortfolgende aus seinem Labor. Das Verfahren zur Herstellung des Impfstoffs war genau auf dieses *virus fixe*-Material abgestimmt. Nach der Entnahme des infizierten Rückenmarks schnitt Pasteur es in einige Zentimeter lange Streifen und hängte es in eine Glasflasche zum Trocknen. Ein paar Stückchen Pottasche am Boden des Fläschchens entzogen der Luft ihre Feuchtigkeit. Der Trocknungsprozess schwächte das Material

---

[129] Bujwid, Kilka dalszych uwag o metodzie Pasteur'a, 601.

[130] Ebd., 600.

[131] Louis Pasteur, „Méthode pour prévenir la rage après morsure. Vortrag in der Académie des Sciences am 26. 10. 1885", in: Pasteur Vallery-Radot (Hg.), *Oeuvres de Pasteur*, Bd. 6, Paris 1922–1939, 603–612, 604.

[132] Ebd., 604, Hervorhebung im Original.

ab, bis es nach ungefähr zwei Wochen nicht mehr infektiös war. Der Impfstoff wurde aus einer Mischung des getrockneten Rückenmarks mit steriler Bouillon hergestellt. Einer von einem tollwütigen Tier gebissenen Person wurden über mehrere Tage immer frischere Rückenmarksdosen in die Bauchdecke injiziert. Auf diesem Wege war es Pasteur gelungen, den neunjährigen Joseph Meister gegen Tollwut zu immuni-sieren.[133]

Obwohl Bujwid vor seiner Abreise nach Paris daran gezweifelt hatte, dass der Tollwutimpfstoff wirksam und ungefährlich war, und obwohl durchaus einige Menschen in Folge der Behandlung starben, verwandelte Bujwid sich nach eigenen Angaben während seines Paris-Aufenthalts in einen waschechten Pasteurianer.[134] Noch während er in Paris weilte, reifte in ihm der Gedanke, die Tollwutimpfung auch in Warschau einzuführen. Diese Idee teilte er sofort seinem Mentor Chałubiński mit und überlegte, die Impfstoffproduktion zunächst am histologischen Labor Henryk Hoyers anzusiedeln. Chałubiński bestärkte Bujwid in seinem Vorhaben, warnte ihn jedoch auch vor möglichen Widerständen.[135] Bujwid aber hatte seinen Entschluss gefasst. Seine Impfstelle kam nicht in Hoyers Labor unter, sondern zunächst erneut in seiner Privatwohnung in der ulica Wilcza.

Wie aber sollte er das für die Herstellung des Impfstoffs so zentrale *virus fixe* nach Warschau transportieren? Musste er zunächst das gesamte Pasteursche Procedere wiederholen und ausgehend von einer *rage des rues* Hunderte von Kaninchen imp-fen? Und wer garantierte, dass das Tollwutmaterial eines Warschauer Straßenhundes schließlich auch zu der gleichen stabilen Inkubationszeit von sieben Tagen führte wie das eines Pariser Hundes? Die Lösung war eine andere. Bujwid schildert sie in einem seiner Berichte über die Methode Pasteurs in der *Gazeta Lekarska*:

„Am 6. Juni dieses Jahres nach zweimonatigem Aufenthalt in Paris und Studien über die Toll-wut und nachdem ich ein Kaninchen erhalten hatte, dass mit der 115. Generation des Tollwut-stammes frisch geimpft worden war, verabschiedete ich mich von Pasteur. Ebenso geimpfte Kaninchen erhielten einige andere Ärzte, um damit weitere Forschungen durchführen und Impfstoff herstellen zu können, und zwar die ‚englische Kommission‘ aus London, Dr. Valen-tine Mott aus New York, Emmerich Ullmann aus Wien, Unkowskij aus Moskau, Gamaleja aus Odessa, Parszenskij und Iwanow aus Samara."[136]

All diese Herren reisten also mit einem frisch mit Tollwut geimpften Kaninchen im Gepäck von Paris aus in ihre Heimatstädte in aller Welt zurück. Noch weitere auslän-dische Gäste des Pasteurschen Labors erhielten Kaninchen, auf deren Grundlage sie die Impfstoffproduktion in ihren Heimatländern aufnehmen sollten. Pasteur zeigte sich ausgesprochen eifrig, die Funktionalität und Ungefährlichkeit seines Impfstoffs durch seine erfolgreiche Reproduktion an möglichst vielen Orten zu beweisen.[137] Ohne reisende Kaninchen war dies nicht möglich. Wie bei einem Mikroskop oder einem Thermostat handelte es sich bei Pasteurs *virus fixe* um ein nichtinskribiertes

---

[133] Ebd., 606 f.
[134] Bujwid, Osamotnienie, 220.
[135] Chałubiński an Bujwid am 16. 5. 1886, Muzeum Odona Bujwida sowie abgedruckt in: Bujwid, Osamotnienie, 221 f.
[136] Bujwid, Kilka dalszych uwag o metodzie Pasteur'a, 600.
[137] Moulin, Patriarchal Science, 309.

Element des Labornetzwerks zur Herstellung und Verabreichung von Tollwutimpf-stoff. Das konstante Virus konnte nur gemeinsam mit seinem Wirtstier, einem Kaninchen, reisen. Im Gegensatz zu Mikroskopen oder anderen technischen Gerät-schaften der bakteriologischen Laborpraxis ließ sich das Tollwutkaninchen jedoch nicht einfach außerhalb des Laboratoriums kommerziell herstellen und verkaufen. Um seine Funktionalität zu wahren, mussten Pasteur und seine Mitarbeiter die not-wendige Trepanation mit ihrem Tollwutmaterial und ihren Gerätschaften zunächst selbst vornehmen. Bujwid und seine Kollegen mussten ihre Kaninchen deshalb per-sönlich in Paris abholen und gemeinsam mit ihren Tieren die Eisenbahn oder das Schiff nach Hause nehmen.[138]

Darüber hinaus erwiesen sich Pasteurs Tollwutkaninchen nicht als sehr transport-resistent. Für manche von Pasteurs Besuchern entpuppte es sich als schwierig, das *virus fixe* in ihrem Wirtstier zu erhalten. Obwohl die Tollwut-Kaninchen für Pasteurs Gastwissenschaftler keine *black box* darstellten, sie die Verfahren der Passage durch Trepanation sowie die Entnahme von Rückenmark bei Pasteur vielmehr genauestens erlernt hatten, konnte man sich offensichtlich als „stupid consumer" erweisen. So war es einigen von Pasteurs Gästen nach ihrer Abreise aus Paris nicht gelungen, mit ihren Kaninchen einen wirksamen Impfstoff herzustellen. Schlechte Resultate erzielten etwa die Doktoren Renzi und Amoros in Neapel und Abreu in Lissabon.[139] Besonde-re Resonanz erhielten die Publikationen des Wiener Chirurgen und Urologen Anton von Frisch von der Wiener Allgemeinen Poliklinik, der Pasteurs Methode ebenfalls vor Ort in Paris erlernt hatte und dem Pasteur zwei *virus fixe*-Kaninchen mit nach Wien gegeben hatte.

Von Frisch verurteilte Pasteurs Methode auf Grundlage seiner Folgeuntersuchun-gen als ineffektiv und gefährlich. In zwei Mitteilungen über Tollwutimpfung an die Kaiserliche Akademie der Wissenschaften in Wien im April und Dezember 1886 be-richtete er, dass die von ihm in drei Versuchsreihen infizierten und geimpften Tiere mehrheitlich verstorben wären. Außerdem nahm er an, dass die Impfung selbst die Tollwut übertragen würde.[140] In einer Broschüre aus dem Jahre 1887 legte er seine Kritik nochmals ausführlich dar und untermauerte seine Verurteilung der Pasteur-schen Methode mit Ergebnissen einer Versuchsreihe, in der er Kaninchen zunächst intracerebral mit dem Tollwuterreger infizierte und sie dann geimpft hatte. Erneut war ein Großteil der Tiere an den Folgen der Infektion gestorben.[141] Dabei hatte von Frisch sowohl bei der Verimpfung des Passage-Virus an Kaninchen als auch bei der Injektion von Material eines tollwütigen Hundes stark abweichende Inkubations-

---

[138] Über die Art und Weise des Transports der Kaninchen (Käfige, Fütterung etc.) geben die mir vorliegenden Quellen leider keine Auskunft.

[139] Louis Pasteur, „Lettre à propos d'une brochure de M. von Frisch, 29. 5. 1887", in: Pasteur Val-lery-Radot (Hg.) *Oeuvres de Pasteur*, Bd. 6, Paris 1922–1939, 652–658, 653 (= Pasteur, Lettre).

[140] Anton von Frisch, „Über Pasteur's Präventivimpfungen gegen Hundswuth", *Anzeiger der Kaiserlichen Akademie der Wissenschaften. Mathematisch-naturwissenschaftliche Classe* 23, 1886, 159–161; Ders., „Pasteur's Untersuchungen über das Wuthgift und seine Prophylaxe der Wuthkrank-heit", *Anzeiger der Kaiserlichen Akademie der Wissenschaften. Mathematisch-naturwissenschaftliche Classe* 23, 1886, 240–243 (= Frisch, Pasteur's Untersuchungen über das Wuthgift).

[141] Anton von Frisch, *Die Behandlung der Wuthkrankheit. Eine experimentelle Kritik des Pas-teur'schen Verfahrens*, Wien 1887.

zeiten festgestellt. Der bei Pasteur stabilisierte Zeitraum von sieben Tagen bis zum Auftreten von Tollwutsymptomen beim Kaninchen war in von Frischs Labor nicht reproduzierbar gewesen. Hier lagen die Inkubationszeiten zwischen fünf und 38 Tagen. In einer kurzen Replique folgerte Pasteur: „On doit en conclure que le Dr. von Frisch ou bien opère mal, ou bien a laissé altérer entre ses mains le virus que je lui avais remis quand il a quitté Paris."[142] Das *virus fixe* hatte sich in von Frischs Händen verändert – das Kaninchen und sein Rückenmark hatten die Reise nach Wien nicht unbeschadet überstanden und somit zum Zusammenbruch des Pasteurschen Labornetzwerks der Tollwutimpfung geführt.

Die Fragilität des Pasteurschen Tollwutnetzwerks und die Nachrichten über Misserfolge mit dem Impfstoff machten den Transfer in die polnische Ärzteschaft zu einer Herausforderung. Wie beim Labornetzwerk Robert Kochs bemühte sich Bujwid zunächst darum, die praktischen Arbeitstechniken der Tollwutimpfung in mehreren Publikationen möglichst genau schriftlich darzulegen. Kurz nach seiner Rückkehr aus Paris hielt er am 16. Juni 1886 einen Vortrag über das Impfverfahren bei der Krakauer Medizinischen Gesellschaft, der daraufhin im galizischen Pendant zur *Gazeta*, im *Przegląd Lekarski (Medizinische Rundschau)* erschien. Neben Pasteurs Verfahren der Konstruktion eines stabilen Tollwutvirus und dem Trocknen des Rückenmarks wurde hier auch genau erläutert, wie eine Trepanation bei einem Kaninchen vonstattenging.[143] Auch in der *Gazeta Lekarska* erschien ein entsprechender Bericht.[144] Dabei ist jedoch anzunehmen, dass Bujwids detaillierten Schilderungen über die Methode weniger darauf ausgerichtet waren, dass andere Ärzte den Impfstoff tatsächlich selbst herstellten – dazu hätten sie ja ein Tollwut-Kaninchen von Pasteur benötigt. Vielmehr sollte eine virtuelle Zeugenschaft hergestellt werden. Die genaue Beschreibung wurde als Vertrauenstechnologie eingesetzt, um die Lesesenden davon zu überzeugen, dass das Beschriebene auch tatsächlich umgesetzt wurde.[145] Bujwid betonte in seinen Ausführungen zudem die durchweg sehr geringe Todesrate bei Impfungen in Paris und bemühte sich auch, die Kritik Robert Kochs an dem Impfstoff zu widerlegen, der Bujwid in Briefen und bei einem Besuch in Berlin auf dem Rückweg von Paris seine Skepsis zum Ausdruck gebracht hatte.[146]

Bujwid machte sich auch daran, von Frischs Untersuchungsergebnisse zu widerlegen.[147] Er präsentierte genaue Überlegungen, wie es dazu kommen konnte, dass sich das *virus fixe* in den Händen von Frischs verändert hatte. Eine verlängerte Inkubationszeit könne auftreten, so Bujwid, wenn das für die Passage entnommene Rückenmark nicht sofort einem anderen Kaninchen verabreicht würde. Wenn es mehrere

---

[142] Pasteur, Lettre, 657.
[143] Odo Bujwid, „O leczeniu ochronném wścieklizny metodą Pasteura. Wykład miany na posiedzeniu Towarzystwa Lekarskiego Krakowskiego w dniu 16 czerwca 1886 [Über die Schutzbehandlung der Tollwut mit der Pasteur-Methode. Vortrag vor der Krakauer Medizinischen Gesellschaft am 16. Juni 1886]", *Przegląd Lekarski* 25, 1886, 387–388.
[144] Bujwid, Z Paryża.
[145] Shapin, Pump and Circumstance und vgl. Kapitel 2.
[146] Bujwid, Kilka dalszych uwag o metodzie Pasteur'a, 600 f.
[147] Die polnischsprachige medizinische Öffentlichkeit hatte spätestens Anfang des Jahres 1887 mit einem Referat von Wacław Mayzel von den Publikationen von Frischs erfahren. Wacław Mayzel, „Ochronne szczepienie wścieklizny [Schutzimpfung gegen Tollwut]", *Gazeta Lekarska* 7, 1887, 176.

Tage – im Sommer reichten einige Stunden – an der Luft liege, würde sein Gift an Stärke verlieren. Einen weiteren Grund für die Verlängerung der Inkubationszeit vermutete Bujwid in einer fehlerhaften Trepanationstechnik, eine falsche Dosierung des Rückenmarkmaterials könne ebenfalls zu Abweichungen führen. Bujwid zog auch in Betracht, dass von Frisch das Rückenmark schlicht vertauscht haben könnte. Anstatt des Materials des Pasteur-Kaninchens könnte er das Mark eines tollwütigen Hundes bei den Passagen weitergegeben haben.[148] Das Pasteursche Labornetzwerk konnte also in Bujwids Auffassung durch eine simple Verwechslung aus der Balance geraten. Nur eingebettet in die ‚richtigen' Laborpraktiken wurde die Funktionalität der Tollwutkaninchen erhalten.

Bujwid ließ dies jedoch keineswegs an der Impfmethode Pasteurs zweifeln. Vielmehr nutzte er die Tatsache, dass von Frisch offensichtlich nicht mit einem standardisierten Pasteurschen *virus fixe* arbeitete, als Grundlage dafür, die negativen Ergebnisse seiner Impfserie als gänzlich bedeutungslos darzustellen. Pasteurs Methode basierte auf der in seinen Kaninchen herangezogenen stabilen Form der Tollwut. Forschungen, die mit anderen Formen der Krankheit arbeiteten, konnten deshalb keinerlei Aussage über die Validität von Pasteurs Impfstoff treffen. Bujwid ging sogar so weit zu behaupten, dass von Frisch gar nicht mit Tollwut gearbeitet habe, wenn seine Versuchstiere nicht nach den von Pasteur definierten Inkubationszeiten Symptome aufgewiesen hätten: „Das charakteristischste, wenn auch nicht das einzige Anzeichen für die Tollwut ist die Inkubationszeit, die bei [Material von] tollwütigen Hunden 14–19 Tage beträgt und bei Pasteurs verstärktem Virus [*virus fixe*] dauerhaft 7–6 Tage."[149] Von Frischs Forschungen konnten deshalb in Bujwids Auffassung keinerlei Aussagekraft über die Tollwutimmunisierung beanspruchen.

Bujwid selbst war es geglückt, sein Tollwutkaninchen unbeschadet nach Warschau zu bringen und das Pasteursche Produktionssetting für den Impfstoff erfolgreich zu reproduzieren. Er hatte das Rückenmark seines Pariser Kaninchens verwendet, um es an diverse weitere Kaninchen zu verimpfen und hatte dann vielfache Passagen über weitere Kaninchengenerationen vorgenommen. Die Inkubationszeiten, die Bujwid an seinen, in seinem Keller in der ulica Wilcza untergebrachten Kaninchen beobachtete, stimmten mit den Pasteurschen Zahlen überein.[150]

Dass es ihm gelang, nicht nur das Kaninchen, sondern auch die dazugehörigen Laborpraktiken nach Warschau zu transferieren, hatte Bujwid auch seiner Frau Kazimiera Bujwidowa, geb. Klimontowicz, zu verdanken.[151] Noch bevor er im April

---

[148] Odo Bujwid, „Metoda Pasteur'a. Ocena prac i doświadczeń nad ochronnemi szczepieniami wścieklizny. Wyniki własnych poszukiwań oraz statystyka szczepień w Warszawie [Die Methode Pasteurs. Beurteilung der Arbeiten und Experimente über die Schutzimpfung gegen Tollwut. Ergebnisse eigener Forschung und eine Statistik über die Impfungen in Warschau]", *Gazeta Lekarska* 7, 1887, 716–721, 740–746, 762–767, 787–792, 808–814, 827–832, 718 f. (= Bujwid, Metoda Pasteur'a).

[149] Ebd., 719.

[150] Ebd., 718; O. A., „Zur Beurtheilung der Resultate von Pasteur's Hundswuthimpfung", *Wiener Medizinische Wochenschrift* 37, 1887, 21–22 (= O. A., Zur Beurtheilung der Resultate von Pasteur's Hundswuthimpfung).

[151] Zu Kazimiera Bujwidowas eindrucksvoller Biographie als Feministin und Aktivistin vgl. Katarzyna Dormus, *Kazimiera Bujwidowa 1867–1932. Życie i działalność społeczno-oświatowa [Kazimiera Bujwidowa 1867–1932. Ihr Leben und ihre bildungspolitischen Aktivitäten]*, Kraków 2002.

nach Paris aufgebrochen war, hatte er um ihre Hand angehalten und sie dabei gleich als Assistentin für sein Labor rekrutiert.[152] Bei der Arbeit mit den Kaninchen und der Herstellung des Impfstoffs stand Kazimiera Bujwidowa ihrem Mann von Beginn an zur Seite und lernte dabei schnell, die Trepanation selbst durchzuführen und bei der Entnahme von Rückenmark zu assistieren.[153] Als kompetente und gleichzeitig umsonst arbeitende Kraft trug Kazimiera maßgeblich dazu bei, dass es Bujwid gelang, das Pasteursche Tollwutlabor in Warschau erfolgreich zu reproduzieren. Am 29. Juni 1886 impfte Bujwid seinen ersten Patienten.

Ganz ohne Hindernisse verlief der Transfer von Pasteurs Methode in das Königreich Polen jedoch nicht. Unter Bujwids ersten Patienten befand sich der elfjährige Artur Stobóy aus dem Dörfchen Naklik im Gouvernement Lublin. Nachdem er am 2. August 1886 von einem vermutlich tollwütigen Hund gebissen worden war, reiste sein Vater mit ihm nach Warschau, um ihn bei Bujwid behandeln zu lassen. Bujwid immunisierte den Jungen nach Pasteurs Schema und entließ ihn nach zehn Injektionen als geheilt. Im November des gleichen Jahres allerdings traten bei dem Jungen Schmerzen im Arm auf, er bekam hohes Fieber und starb nach kurzer Krankheit. Sein Tod löste ein Medienecho aus, das von den Kritikern der Impfmethode sofort aufgegriffen wurde. Bujwid sah sich mit Anschuldigen aus der *Gazeta Lubelska*, *Wiek*, *Varšavskij Dnevnik*, der großen St. Petersburger Tageszeitung *Novoje Vremja* und dem *Journal de médecine* konfrontiert.[154] Die *Wiener Medizinische Wochenschrift*, die auch von Frischs Kritik an der Impfung ein Forum geboten hatte, griff die Nachricht ebenfalls auf und zog sie als ein Beispiel von mehreren heran, um die Gefährlichkeit der Impfmethode zu betonen und für ihre vorübergehende Aussetzung zu plädieren.[155] Auguste Lutaud, der an der Pariser Académie de Médecine erbittert (aber vergeblich) gegen die „Doktrin der Pasteurianer" kämpfte, schilderte den Fall ausführlich in seiner kritischen Abhandlung über die Tollwutimpfung und warf Bujwid vor, er habe Artur Stobóy nicht geheilt, sondern ihn überhaupt erst mit Tollwut infiziert.[156] Er schloss seine Ausführungen mit der Feststellung: „Les Russes ont été plus heureux que les Français et l'Institut Pasteur de Varsovie a été fermé à la suite de cet homicide par imprudence."[157] Über die Schließung von Bujwids kleinem Labor in Wohnung und Keller der ulica Wilcza gibt es keinen Beleg. Allerdings bedeutete eine solche Presse natürlich einen Rückschlag für Bujwids junges Tollwutunternehmen.

In einer ersten Reaktion ließ Bujwid den Vater des Jungen, Artur Stobóy senior, einen Brief in der *Gazeta Lekarska* veröffentlichen, in dem dieser betonte, die Schmerzen seines Sohnes seien nicht an der Injektionsstelle im Bauch aufgetreten, sondern im Arm. Die Schmerzen und der darauffolgende Tod des Jungen könnten

---

[152] Bujwid, Osamotnienie, 218.

[153] Ebd., 75.

[154] Artur Stobóy, „Korespondencyja [Korrespondenz]", *Gazeta Lekarska* 7, 1887, 196–197, 196 (= Stobóy, Korespondencyja).

[155] O. A., Zur Beurtheilung der Resultate von Pasteur's Hundswuthimpfung.

[156] Auguste Lutaud, *M. Pasteur et la rage*, Paris 1887, 293, 295 f. (= Lutaud, M. Pasteur et la rage). Vgl. zu der medizinischen Kritik an Pasteur in Paris Geison, The Private Science of Louis Pasteur, 220–228.

[157] Lutaud, M. Pasteur et la rage, 296.

daher nicht mit der Impfung durch Bujwid in Verbindung gebracht werden.[158] Eine weitere Verteidigungsstrategie bestand im Einsatz von Statistiken. In seinem Aufsatz, in dem er auch die Untersuchungsergebnisse von Frischs zu demontieren versuchte, präsentierte Bujwid umfangreiches Tabellenmaterial über seine Impftätigkeit in Warschau. Wie Pasteur in Paris wendete Bujwid das Mittel der Statistik an, um von der Ungefährlichkeit und Effektivität des Impfstoffs zu überzeugen.[159] Eine Liste mit 104 Namen wurde präsentiert, die zwischen dem 29. Juni 1886 und dem 1. Januar 1887 bei Bujwid geimpft worden waren. Nur ein einziger, Artur Stobóy, war dem Tode zum Opfer gefallen – und dies, wie Bujwid als bewiesen ansah, nicht auf Grund der Tollwutimpfung.[160] Die übrigen 103 Personen, die sich bei Bujwid mit Bisswunden gemeldet hatten, waren geheilt worden. Wer konnte da noch an Pasteurs glorreichem Mittel zweifeln? Diese Zahlen sprachen doch eine eindeutige Sprache.[161]

Nicht in ausführlichen Tabellen, aber dennoch mit der Angabe von konkreten Zahlen präsentierte Bujwid auch die positiven Ergebnisse der Impfungen in Instituten in St. Petersburg, Moskau, Odessa, Samara, Wien und Neapel, die ebenfalls niedrige Todesraten aufwiesen.[162] Ausführlich referierte er auch die Statistiken des Pariser Instituts, bei dem die Todesrate der zwischen November 1885 und Dezember 1886 geimpften Personen bei nur 1,3 % läge.[163]

Aber auch derartig überzeugende Prozentzahlen konnten von den Gegnern der Impfmethode noch bezweifelt werden. Von Frisch und Lutaud hatten die Validität derartiger Erfolgsstatistiken immer wieder in Frage gestellt, weil sie es nicht als geklärt ansahen, dass die beißenden Tiere tatsächlich tollwütig gewesen waren. Und selbst wenn dies der Fall war, sahen sie es nicht als erwiesen an, dass auch der Gebissene infiziert war, sei die Übertragungsrate zwischen Tier und Mensch doch eher gering.[164] Ob der Impfstoff also vor einer möglichen Tollwutinfektion schützte oder einfach wirkungslos war, ließ sich in den Augen dieser Kritiker keineswegs eindeutig feststellen.

Um diesem Argument entgegenzutreten, bemühte sich Bujwid in seiner Statistik, die genaueren Umstände der Bissverletzung und den diagnostischen Status des Tiers möglichst detailliert anzugeben. Neben Name, Alter und Wohnort der Patienten umfasste seine Tabelle Spalten für das Datum, an dem sie von einem Tier gebissen worden waren, das Datum des Behandlungsbeginns, Spalten für Informationen, ob die Bisswunde in irgendeiner Form desinfiziert oder ausgebrannt worden war, an welchem Körperteil der/die Betroffene gebissen worden war sowie ob durch die Klei-

---

[158] Stobóy, Korespondencyja.
[159] Geison, The Private Science of Louis Pasteur, 226.
[160] Bujwid, Metoda Pasteur'a, 808–814.
[161] Insgesamt hatte Bujwid zum Zeitpunkt der Publikation bereits 280 Personen geimpft, bei denen die Behandlung am Stichtag des 1. Januar 1887 aber noch nicht abgeschlossen war. Von diesen 280 Personen waren fünf verstorben. Alle, so betonte Bujwid, hätten schwere Bissverletzungen im Gesicht davon getragen, die generell als kaum heilbar galten. Die sich ergebende Todesfallrate von 1,8 % verbuchte Bujwid deshalb als klaren Erfolg. Ebd., 827.
[162] Ebd., 790 f.
[163] Ebd., 788–790.
[164] Lutaud, M. Pasteur et la rage, 388; Frisch, Pasteur's Untersuchungen über das Wuthgift.

dung oder in die bloße Haut. Zudem war eine Spalte für die Feststellung vorgesehen, mit welcher Sicherheit das Tier als tatsächlich tollwütig gelten konnte.

Bujwid hatte die Möglichkeiten der Tollwutdiagnose beim Tier in fünf Kategorien eingeteilt: Feststellung der Tollwut durch Verimpfung des Rückenmarks des beißenden Tiers an ein Kaninchen, das Symptome nach der von Pasteur festgestellten Inkubationszeit aufwies (1), Tollwutdiagnose auf Grundlage der Erkrankung eines anderen Tiers, das ebenfalls gebissen worden war (2), Diagnose nach Sektion durch einen Tierarzt (3), eine klinische Diagnose anhand von Symptomen (4) oder aber ein schlichter „Verdacht" auf Tollwut (5). Als „eindeutig tollwütig" galten für Bujwid nur Tiere, deren Krankheit nach Pasteurs Methode im Kaninchenexperiment verifiziert worden war.[165] Für seine Statistik aus dem Jahr 1887 musste er jedoch eingestehen, dass der weitaus größte Teil der Tiere nur auf Grundlage von eindeutigen Symptomen als tollwütig gelten konnte (41 %). 17 % der Tiere seien nach der Sektion durch einen Tierarzt für tollwütig bestimmt worden. Um den relativ geringen Anteil der experimentellen Diagnostik von 23 % in Zukunft zu erhöhen, informierte Bujwid seine Leser dann auch über Möglichkeiten, das Mark eines Hundes zu entnehmen und zur weiteren Untersuchung nach Warschau zu schicken. Mit Hilfe einer spezifischen Technik konnten ¼ bis ½ ccm Rückenmark entnommen werden, ohne eine größere Operation durchführen zu müssen. Das Mark sollte dann in ein Fläschchen mit einer gleich großen Menge Glycerin gefüllt werden. In dieser Form war es für fünf bis zehn Tage haltbar und konnte zur ‚Kaninchen-Diagnostik' nach Warschau versendet werden.[166]

Aber auch die Ergebnisse einer Sektion durch einen Veterinärmediziner oder die klinische Diagnose auf Grund von Symptomen galten Bujwid zunächst einmal als ausreichend gesichert. Für seine Statistik von 1887 stellte er stolz fest, man könne bei fast 80 % der behandelten Fälle davon ausgehen, dass ein Biss durch ein tatsächlich tollwütiges Tier vorliege. Nur in 19 % der Fälle war die Impfung vorgenommen worden, obwohl nur ein Verdacht auf die Krankheit bestand.[167] Insgesamt wertete Bujwid seine Impftätigkeit deshalb als klaren Erfolg.[168]

Um Pasteurs Impftechnik außerhalb von Paris zu stabilisieren waren also zirkulierende Kaninchen in Begleitung von spezifischen Laborpraktiken notwendig. Die Mobilisierung nicht-inskribierter Dinge war jedoch auch im Falle der Tollwutimpfung auf ein Zusammenspiel mit papiernen Inskriptionen angewiesen. Um die polnische medizinische und breitere Öffentlichkeit von der Effektivität und Ungefährlichkeit des Impfstoffs zu überzeugen, musste Bujwid die ‚klassische' Inskriptionsform der Statistik einsetzen. Erst sie konnte die Stimmen der Kritiker in der polnischen *medical community* verstummen lassen.

Mit dem Transfer von Pasteurs Tollwutimpfstoff konnte Bujwids Labor nun nicht mehr nur bakteriologisch diagnostizieren, sondern bakteriologisches Wissen auch jenseits seiner Mauern ausdehnen und es in der medizinische Behandlung von Patienten ‚anwenden'. Um seine Anlehnung an die „französischen Schule" der Bak-

---

[165] Bujwid, Metoda Pasteur'a, 792.
[166] Ebd., 746.
[167] Ebd., 792.
[168] Ebd., 827.

teriologie kenntlich zu machen, benannte Bujwid seine Pracownia Bakteriologiczna nun in Zakład Pasteurowski (Pasteur-Institut) um. Dabei gab er seine Kenntnisse der Kochschen Bakteriologie aber keineswegs auf. Vielmehr rühmte sich Bujwid, das Beste aus beiden Schulen „in einer Einheit zusammenzuführen".[169] Die Möglichkeit der Anwendung bakteriologischen Wissens in der Behandlung von Patienten hatte für Bujwids Labor in der ulica Wilcza jedoch neue Potentiale der Vernetzung geschaffen. Zu seinem Gefüge gehörten nun auch Tollwut-infizierte Menschen, die von Kazimiera Bujwidowa zunächst in der Labor-Wohnung aufgenommen und gepflegt wurden. Die Behandlung der Kranken erzeugte das Interesse der zarischen Verwaltung der Warschauer Krankenhäuser, des Stadtrats für öffentliche Wohlfahrt (Rada miejska dobroczynności publicznej). Der von St. Petersburg kontrollierte Wohlfahrtsrat steht in der Regel für einen Niedergang der Krankenhausfinanzierung in Warschau seit den 1870er Jahren.[170] Für die anwendungsbezogene Pasteursche Bakteriologie aber bewilligte er Mittel. Er stellte Bujwid Behandlungsbetten im Krankenhaus Wola zur Verfügung und erklärte sich auch bereit, die Kosten einer Impfung in Höhe von 15 Rubel für mittellose Patienten zu übernehmen.[171] Auch die polnische Ärzteschaft zeigte sich wohlwollend. Für seine statistische Darstellung der Tollwutimpfungen gewann Bujwid bei der Warschauer Medizinischen Gesellschaft (Towarzystwo Lekarskie Warszawskie) einen Preis, der ihm 400 Rubel einbrachte, um sein Pasteur-Institut weiter auszubauen. Bujwid konnte seine Wohnung in der ulica Wilcza nun ganz in ein Labor verwandeln und zog mit Kazimiera in eine separate Wohnung.[172] Auf der ersten Warschauer Hygieneausstellung, die 1887 von der positivistisch-nationalen Warschauer Hygienebewegung organisiert worden war[173], wurde Bujwid sogar ein eigener Pavillon zur Verfügung gestellt. Hier präsentierte er in einem bakteriologischen Modell-Labor das Verfahren der Tollwutimpfung. Seine Vorträge, bei denen Kazimiera Bujwidowa als Demonstratorin fungierte, seien immer überfüllt gewesen und hätten sogar den zarischen Generalgouverneur in Warschau und seine Familie begeistert. Diesem Umstand habe er auch den Besuch des Zar-Cousins, Graf Alexander Oldenburg, in seinem Labor zu verdanken, der Bujwids Pasteur-Institut kennen lernen wollte. Oldenburg hatte in St. Petersburg ebenfalls eine Tollwutimpfstelle eingerichtet.[174] Seine Anwendung bakteriologischen Wissens außerhalb der Labormauern war so erfolgreich, dass sich Bujwid in den folgenden Jahren sogar dazu entschied, die „intensivierte" Pasteursche Impfmethode zu nutzen, bei der der Zeitraum der Trocknung des Materials am Ende der Impfphase auf nur einen Tag reduziert wurde und die deshalb von den Impfkritikern als besonders gefährlich eingestuft wurde.[175] Die Ausdehnung des Pasteurschen Labornetzwerks mittels zirku-

---

[169] Bujwid, Rys zasad bakteryologii, 2.
[170] Ute Caumanns, „Das Krankenhaus im Königreich Polen. Zwischen Reform und staatlicher Intervention (1815–1914)", *Archiwum Historii i Filozofii Medycyny* 62, 1999, 429–444, 433 (= Caumanns, Das Krankenhaus im Königreich Polen).
[171] Bujwid, Metoda Pasteur'a, 827.
[172] Bujwid, Osamotnienie, 218.
[173] S. dazu Kapitel 4.1.
[174] Bujwid, Powstanie zakładów szczepień przeciwko wściekliźnie, 274 f.
[175] Odo Bujwid, „Wyniki leczniczego stosowania metody Pasteura w Warszawie. Rzecz czytana na V. Zjeździe lekarzy i przyrodników polskich we Lwowie [Ergebnisse der therapeutischen Anwen-

lierender Kaninchen, die in Begleitung spezifischer Laborpraktiken und papierner Inskriptionen reisten, hatte Bujwids bakteriologisches Wissen in Warschau also für einen breiten Kreis von Akteuren – darunter ,polnische' *und* zarische – interessant gemacht[176] und ermöglichten ihm die Führung eines wirtschaftlich florierenden Instituts.

Die ,richtige' Ausführung der spezifischen Laborpraktiken hatte sich bei der Stabilisierung des Tollwutimpfstoffs außerhalb der Pasteurschen Labormauern als ausgesprochen zentral erwiesen. War es doch bei Anton von Frisch nicht gelungen, den Impfstoff zu reproduzieren, obwohl er von Pasteur ein Tollwut-Kaninchen erhalten hatte. Wenn das entnommene Rückenmark etwas zu lange in der Sonne lag, wenn die Trepanation nicht so ausgeführt wurde, wie es Pasteur in Paris tat, dann brach Pasteurs Tollwutnetzwerk zusammen. Bujwid gelang es, Pasteurs Laborpraktiken auch in Warschau zu reproduzieren. Offensichtlich war es in Paris aber nicht möglich gewesen, allen Gästen die Laborprozesse ausreichend zu vermitteln. Der missglückte Transfer von Wissen über die Herstellung von Tollwutimpfstoff von Paris nach Wien deutet darauf hin, dass implizites Wissen (*tacit knowledge*) in der bakteriologischen Laborpraxis eine zentrale Rolle spielte.

3.3. Tacit knowledge *im bakteriologischen Labor*

Implizites Wissen ist Teil eines jeden Wissensgebiets, ja ein vollständig explizit gemachtes Wissen ist undenkbar – so hat es Michael Polanyi formuliert.[177] Implizites Wissen ist nach Polanyi eine Form der Erkenntnis, die ein Ganzes erkennen lässt, ohne dessen Einzelelemente wahrnehmen und benennen zu können. Das Wiedererkennen von Gesichtern oder Fahrradfahren sind bekannte Beispiele impliziten Wissens aus dem Alltagsleben. Es handelt sich um verkörperte Fähigkeiten (*embodied knowledge*), die Individuen ausführen, ohne die Modi ihres Tuns genau zu kennen. Aber Polanyi sieht die Bedeutung von *tacit knowledge* keineswegs nur im Erwerb praktischer Fähigkeiten, sondern betrachtet es für den gesamten Prozess der Erkenntnisgewinnung als zentral. *Tacit knowledge* ist dabei auch *tacit power*. Den impliziten Anteil in der Wissensproduktion zu ignorieren, so Polanyis programmatische Schlussfolgerung, kann deshalb nicht zielführend sein und leitet Wissenschaftsforschung in die Irre.[178]

---

dung der Pasteur-Methode in Warschau. Vortrag auf dem 5. Kongress polnischer Ärzte und Naturforscher in Lemberg]", *Przegląd Lekarski* 27, 1888, 493–494; Ders., „Wyniki stosowania wzmocnionej metody Pasteur'a w Warszawie [Ergebnisse der Anwendung der intensivierten Pasteur-Methode in Warschau]", *Gazeta Lekarska* 8, 1888, 310–312.

[176] Auf imperiale Strukturen als „Möglichkeitsraum" für polnische Ärzte verweist auch Leiserowitz, Polnische Militärärzte im zarischen Imperium, 225. Zu Bujwids Weg zwischen polnisch-nationaler Hygienebewegung und zarischen Strukturen vgl. Katharina Kreuder-Sonnen, „From Transnationalism to Olympic Internationalism. Polish Medical Experts and International Scientific Exchange, 1885–1939", *Contemporary European History*, 25, 2016, 207–231 (= Kreuder-Sonnen, From Transnationalism to Olympic Internationalism).

[177] „A wholly explicit knowledge is unthinkable." Michael Polanyi, The Logic of Tacit Inference, z. n. Harry M. Collins, *Tacit and Explicit Knowledge*, Chicago/London 2010, 9 (= Collins, Tacit and Explicit Knowledge).

[178] Polanyi geht es bei seinem Begriff des *tacit power* vor allem um die nicht-fassbare Gabe eines Genies, dessen große Gedanken eben aus seinen impliziten kognitiven Fähigkeiten entstehen. Gleich-

Die Spur impliziten Wissens in der bakteriologischen Laborpraxis und seine Rolle in Techniken der Wissensmobilisierung soll hier deshalb aufgegriffen werden.

In seiner *Mikroskopischen Untersuchung von krankheitserregenden Pilzen* führte Henryk Hoyer die Handfertigkeiten der bakteriologischen Laborpraxis in barocker Manier aus.[179] Ausführlichkeit und Detailliertheit kennzeichnen Hoyers Aufsatz, der jedes noch so kleine Element des bakteriologischen Arbeitens zu erfassen suchte. Und dennoch konstatierte der Autor in seiner Schilderung der Herstellung von Reinkulturen:

„Abschließend muss hier noch erwähnt werden, dass man bei der Züchtung von Pilzen für die wissenschaftliche Untersuchung noch viel weitreichendere Vorsichtsmaßnahmen zu beachten hat, als wir sie hier besprochen haben. Sie sind unabdingbar, um zu verhindern, dass zufällige Vermischungen [mit anderen Keimen] in der Kultur auftreten. Daraus entstehen Fehler, die bisher nicht nur einen Forscher zu trügerischen Ergebnissen geführt haben."[180]

Auf diese so wichtigen „noch viel weitreichenderen Vorsichtsmaßnahmen" ging Hoyer aber nicht weiter ein. Offensichtlich waren nicht alle Regeln und Ausführungsbedingungen der bakteriologischen Laborarbeit explizit zu benennen.[181] Die Tatsache, dass interessierte Ärzte aus aller Welt, Kochs Bakteriologiekurs in Berlin aufsuchten oder persönlich zu Pasteur fuhren, um die Produktion des Tollwutimpfstoffs kennen zu lernen, ist also keineswegs nur eine Geschichte über das Schließen internationaler Bekanntschaften und Freundschaftsbande. Das persönliche Erleben des Laborumfelds und das Erlernen der bakteriologischen Handgriffe unter der Aufsicht von erfahrenen Laborarbeitern waren vielmehr zentral, um die bakteriologische Laborpraxis beherrschen zu lernen. Die Mobilisierung bakteriologischen Wissens machte nicht nur die Bewegung von nichtinskribierten Objekten wie technischen Dingen oder Kaninchen notwendig. Auch die Praktiken konnten trotz detaillierter Beschreibungen nicht gänzlich als Inskriptionen transportiert werden. Im Unterschied zu technischen Dingen oder Kaninchen lag das Problem hier aber nicht in der Komplexität ihrer Herstellung. Vielmehr bestand die grundsätzlichere Problematik, dass Teile des bakteriologischen Arbeitens sprachlich nicht zu fassen waren, weil sie von den Bakteriologen überhaupt nicht als spezifische Elemente ihrer Laborpraxis identifiziert wurden. „We know more than we can tell", fasst Polanyi dieses Phänomen prägnant zusammen[182]: Die erfahrenen Laborarbeiter in Berlin und Paris führten ihre Techniken ‚richtig' aus, ohne sich dabei jeder Partikularität

---

zeitig betont Polanyi den handwerklichen Charakter wissenschaftlicher Arbeit, platziert Handfertigkeiten in seiner Hierarchie wissenschaftlichen Arbeitens jedoch auf einer niederen Stufe. Michael Polanyi, „The Tacit Dimension [1966]", in: Nico Stehr/Reiner Grundmann (Hgg.), *Knowledge. Critical Concepts. Bd. 2: Knowledge and Society. Forms of Knowledge*, London/New York 2005, 101–115, 103 (= Polanyi, The Tacit Dimension).

[179] Vgl. Kapitel 2.

[180] Hoyer, O mikroskopowem badaniu grzybków chorobotwórczych, 72.

[181] Axel Hüntelmann deutet solche Leerstellen in den Texten Paul Ehrlichs dahingehend, dass der Autor annahm, seine Leser hätten ein ähnliches Erfahrungswissen wie er selbst. Davon kann Henryk Hoyer in der polnischen *medical community* im Jahr 1884 aber nicht ausgegangen sein, wie in Kapitel 4.1. gezeigt wird. Hüntelmann, Ehrlich färbt am längsten, 361.

[182] Polanyi, The Tacit Dimension, 102.

ihres Tuns bewusst zu sein. Sprache konnte hier deshalb kein Medium des Wissenstransfers darstellen.

In solchen Fällen, darauf weist Harry M. Collins hin, ist die Vermittlung von Wissen und praktischen Kompetenzen sehr viel aufwendiger als bei explizitem Wissen:

> „If it [the thing to be transferred] cannot be thus [by print or talk] transferred, the process
> of raising the level of people's abilities is going to be the much harder, longer, and more ex-
> pensive process of socialization, or apprenticeship, or coaching, or the equivalent – all of which
> require that everyone be physically shifted into the same geographical space and in fairly small
> numbers."[183]

Auch in der frühen Phase der Bakteriologie durften keine Kosten und Mühen ge-
scheut werden, um sich physisch an einen anderen Ort zu begeben und hier die
bakteriologischen Arbeitstechniken mit all ihren impliziten Dimensionen zu erlernen. Neben der Zirkulation von technischen Dingen und Kaninchen waren also die
zahlreichen Personen, die sich auf Reisen machten, das bakteriologische Handwerk
vor Ort zu erlernen, ein bedeutsamer Aspekt in der Mobilisierung bakteriologischer
Laborpraxis.

Wie aber wird etwas vermittelt, dessen man sich unbewusst ist und das deshalb unsagbar bleibt? Um nicht-artikulierbares Wissen zu kommunizieren, bedarf
es keines Explizit-Machens. Polanyi verweist vielmehr auf die zentrale Bedeutung
eines „intelligenten" und „kooperativen" Gegenübers, das in der Lage ist, das Nicht-
Artikulierbare aufzugreifen. „Our message had left something behind that we could
not tell, and its reception must rely on it that the person addressed will discover that
which we have not been able to communicate."[184] Es kommt also auf den Schüler an,
die unartikulierbaren Elemente des vermittelten Wissens selbst zu entdecken.

In Kochs Bakteriologie-Kurs wurde dessen Kooperationsbereitschaft allerdings
aktiv befördert. Die Lücke zwischen artikuliertem Wissen und seinen impliziten,
nicht kommunizierbaren Dimensionen wurde dadurch geschlossen, dass die Kursteilnehmer die bakteriologischen Arbeiten möglichst selbst durchführten und mehrfach wiederholten. So schilderte ein britischer Teilnehmer des Kurses 1885:

> „[The student] is compelled to do almost everything for himself; to prepare his own gelatin
> meat infusion, bread cultivation material, blood serum, potatoes, etc., and this for the most
> part not once or twice, but over and over again until he can almost mechanically effect their
> successful preparation. With his own materials he is taught to make almost every known variety
> of cultivation, and to repeat them ad nauseam."[185]

Das praktische Üben und das häufige, offenbar eher lästige Wiederholen sollte
gewährleisten, dass die Schüler so viel Erfahrung sammelten, dass sie die impliziten
Dimensionen des bakteriologischen Arbeitens selbst zu spüren bekamen. Mit der

---

[183] Collins, Tacit and Explicit Knowledge, 8. Collins selbst hat die Bedeutung von persönlichen
Besuchen in Laboren in seiner Arbeit über TEA-Laser betont. Harry M. Collins, „The TEA Set. Tacit
Knowledge and Scientific Networks [1974]", in: Nico Stehr/Reiner Grundmann (Hgg.), Knowledge.
Critical Concepts. Bd. 2: Knowledge and Society. Forms of Knowledge, London/New York 2005, 115–
135.
[184] Polanyi, The Tacit Dimension, 102.
[185] O. A., „The New Hygienic Institute in Berlin", Medical Times and Gazette 2, 1885, 485–486,
z. n. Gossel, A Need for Standard Methods, 291.

Zeit sollten sie sich – ebenfalls auf implizitem Wege – ein eigenes Erfahrungs- und Körperwissen über das Ausführen der Techniken aneignen.[186] Die ständigen Wiederholungen waren offenbar auf diejenigen Kursteilnehmer ausgerichtet, die sich als weniger „kooperativ" oder „intelligent" gegenüber dieser Form des impliziten Wissens erweisen könnten. Während Bujwid sich sowohl in Berlin als auch in Paris diesbezüglich als mustergültiger Schüler bewies, könnte Anton von Frisch sich als weniger sensibel gegenüber der Lücke zwischen artikuliertem und implizitem Wissen bei der Herstellung von Tollwutimpfstoff gezeigt haben. Dass es eine Rolle spielte, dass die Trepanation ‚richtig' durchgeführt wurde oder dass das zu injizierende Rückenmark nur für eine bestimmte Zeit an der Luft liegen durfte, hatte von Frisch offenbar nicht registriert. Er besaß deshalb nicht ausreichend *tacit power,* um Pasteurs Labornetzwerk in Wien funktional zu erhalten. Die starke Abhängigkeit des Pasteurschen Netzwerks von implizitem Wissen, die in Wien zu Tage trat, zeigt einmal mehr, wie fragil dieses Netzwerk war. Leichteste Abweichungen, die noch nicht einmal artikulierbar waren, brachten es bereits zum zusammenbrechen.

Um diesen Gefahren zu begegnen und die impliziten Dimensionen bakteriologischer Laborarbeit auch seinen Warschauer Kollegen zu vermitteln, richtete Odo Bujwid zurück in Warschau ebenfalls einen Bakteriologiekurs ein. Die genauen Inhalte des Kurses und sein Ablauf lassen sich auf Grundlage der vorhandenen Quellen leider kaum rekonstruieren. In seinen Memoiren berichtet Bujwid, dass nach seiner Rückkehr aus Berlin diverse ältere und jüngere Kollegen auf ihn zugekommen seien und ihn um das Abhalten eines Kurses gebeten hätten. Bujwid gab diesen Bitten nach und lud die Kollegen zu einem Bakteriologiekurs in sein privates Labor ein.[187] 1887 erschien dann eine Broschüre unter dem Titel *Fünf Vorträge über Bakterien. Ein Grundriss der Bakteriologie in ihrer Anwendung bei Infektionskrankheiten, mit einem Anhang über Schutzimpfungen,* die den Kursinhalt zusammenfasste.[188] Dass Bujwid ihn in „Vorträgen" zusammenstellte, weist darauf hin, dass er seine Schüler nicht selbst aktiv bakteriologisch arbeiten ließ. Dies ist auch deshalb unwahrscheinlich, weil Bujwid in seinem kleinen Küchenlabor sicherlich nicht mehrere Laborarbeitsplätze zur Verfügung stellen konnte.

Der Inhalt von Bujwids Vorträgen verwies im Vergleich zu Robert Kochs Bakteriologiekurs stärker auf Anwendungsfragen der Bakteriologie außerhalb der Labormauern. Beispielsweise enthielt seine Broschüre zahlreiche praktische Hinweise zu Desinfektionstechniken und Bujwid referierte ausführlich zu vorhandenen Impfungen.[189] Aber Bujwid widmete sich auch den Techniken des Isolierens, Kultivierens und Identifizierens von Mikroben.[190] Wenn er dabei umständlich erklärte, wie eine Reinkultur angelegt wurde, kann durchaus angenommen werden, dass

---

[186] Diese Form impliziten Wissens, die an die Materialität des menschlichen Körper gebunden ist, hat Harry M. Collins in seinem Versuch einer Spezifizierung des Konzeptes impliziten Wissens als *somatic tacit knowledge* definiert. Harry M. Collins, „Bicycling on the Moon. Collective Tacit Knowledge and Somatic-limit Tacit Knowledge", *Organization Studies* 28, 2007, 257–262; Ders., Tacit and Explicit Knowledge, Kap. 5.

[187] Bujwid, Osamotnienie, 216 f.

[188] Bujwid, Pięć odczytów o bakteryjach.

[189] Ebd., 28–45.

[190] Ebd., 7–20.

Bujwid während seiner Vorlesungen die entsprechenden Gerätschaften zeigte oder die Technik vorführte. Auch seine ausführliche Schilderung der Morphologie von Bakterientypen könnte er mit dem Zeigen von konservierten Kulturen unterstrichen haben.[191] Bujwid berichtet beispielsweise in seinen Memoiren, dass er die zahlreichen Kulturen, die er aus Kochs Labor mitgebracht hatte, gemeinsam mit seinem Mentor Chałubiński angeschaut hätte.[192]

Eine Bekanntmachung über Bujwids Kurs, die sich im Herbst 1892 in der *Gazeta Lekarska* findet, weist Bujwids Lehrgang dann explizit als „praktische Übung" aus. Ärzte konnten sich entweder während eines ganzen Monats der „Gesamtheit bakteriologischer Anwendung in der medizinischen Untersuchung" widmen oder drei Spezialkurse von jeweils zwei Wochen besuchen, die sich mit bakteriologischen Kulturmethoden, Wasseruntersuchungen oder Mikrofotografie beschäftigten.[193] In der Zwischenzeit hatte Bujwid seine ehemalige Wohnung gänzlich in ein Labor umgewandelt und war selbst umgezogen.[194] Es bestand also nun viel mehr Raum, um Schülern die Möglichkeit zum selbständigen Arbeiten zu bieten. Wenn Bujwid den gewonnen Platz dazu nutzte, vom Vorlesungsprinzip auf das des praktischen Übens umzusteigen, dann zeigt dies, dass auch er die Ausführung bakteriologischer Arbeitstechniken unter der Aufsicht eines erfahrenen Bakteriologen als geeigneteres Instrument identifizierte, die bakteriologische Laborpraxis mitsamt ihrer impliziten Dimensionen zu vermitteln.

Die Bedeutung von *tacit knowledge* beim Erlernen der Identifizierung von Mikroben tritt auch bei den ersten Anwendungsversuchen der Bakteriologie in einem konkreten Seuchenfall im polnischen Königreich deutlich hervor. Ende August 1892 erhielt Odo Bujwid von dem Arzt Dr. Schmidt aus Biskupice bei Lublin drei Stuhlproben, die der Arzt in Gläser verpackt an den Warschauer Bakteriologen gesandt hat. Dr. Schmidt befürchtete, dass in seiner Gemeinde die Cholera ausgebrochen war und bat Bujwid, seine klinische Diagnose bakteriologisch zu bestätigen. Bujwid fertigte aus den Stuhlproben bakteriologische Präparate an und entdeckte bei ihrer mikroskopischen Untersuchung dicke, verschlungene und teilweise s-förmige Stäbchen, die ihn eher an die dem Kommabazillus[195] so ähnlichen Finkler-Bakterien erinnerten. Auch die mit den Proben angelegten Plattenkulturen wiesen Charakteristika der Finkler-Bakterien auf. Andererseits stellte Bujwid die für Cholerabakterien charakteristische Rosafärbung der Kulturen fest, nachdem diese mit Salzsäure versetzt worden waren. In Anbetracht des unsicheren definitorischen Status der Mikroben entschied sich Bujwid, selbst nach Biskupice zu fahren, um dort gemeinsam mit Dr. Schmidt weitere Proben zu sammeln. In seinem Bericht über die Epidemie in der *Gazeta Lekarska* berichtete er nach seiner Rückkehr, dass es ihm auf Grundlage dieser Proben nun gelungen sei, die angelegten Reinkulturen eindeutig als Cholera-

---

[191] Ebd., 21–27.

[192] Bujwid, Osamotnienie, 216.

[193] Wiadomości bieżące, „Ćwiczenia z bakteryologii Bujwida [Bujwids Bakteriologieübung]", *Gazeta Lekarska* 12, 1892, 1069.

[194] Bujwid, Osamotnienie, 218.

[195] Als „Kommabazillus" wurde der Choleraerreger zeitgenössisch auf Grund seiner Form – ein leicht gekrümmtes Stäbchen – bezeichnet.

erreger zu identifizieren.[196] Ganz so sicher war sich Bujwid seines Befunds aber nicht gewesen. Noch bevor er seine Mitteilung über „das erste Mal, dass wir in unserem Land einen eindeutigen Zusammenhang zwischen der Krankheit und dem von Koch entdeckten Erreger feststellen"[197] in der *Gazeta* veröffentlichte, sandte Bujwid Präparate und Kulturen des von ihm isolierten Erregers an Koch und bat ihn, die Identität zwischen „den Ihrigen" und den Keimen aus Biskupice zu bestätigen.[198] Kochs Antwortschreiben ist nicht erhalten. Entscheidend ist hier aber auch die Tatsache, dass und auf welche Weise Bujwid den Rat der bakteriologischen Autorität Koch einholte, um die Identität der von ihm isolierten Stäbchen sicher zu stellen. Obwohl vielfach morphologische Beschreibungen und Abbildungen des Cholera-Erregers – auch von Bujwid selbst – vorlagen, anhand derer man den Kommabazillus von ähnlich aussehenden Bakterien abgrenzen konnte, existierte ein Bereich von möglichen Abweichungen, der nicht artikulierbar war. So enthielt Bujwids Brief an Koch keine Beschreibung der in Biskupice gefundenen Keime, sondern Präparate und Kulturen der Keime selbst. Um die Mikrobe zu identifizieren, hielt Bujwid es für notwendig, sie Koch zu *zeigen*. Die implizite Dimension der bakteriologischen Diagnostik durch den visuellen Nachweis eines Bakteriums konnte, so wird hier deutlich, nur durch den direkten Verweis auf das Objekt eingefangen werden. Das Cholerabakterium war „ostensiv definiert", d. h. seine Benennung war nur in Zusammenhang mit seinem Zeigen wirksam. So führt wiederum Michael Polanyi aus: „Indeed, any definition of a word denoting an external thing must ultimately rely on pointing at such a thing. This naming-cum-pointing is called ‚an ostensive definition'".[199] Das „naming-cum-pointing" stellte in diesem Falle sicher, dass die Lücke zwischen den artikulierbaren visuellen Eigenschaften des Bakteriums und den impliziten Dimensionen seines Erkennens geschlossen werden konnte. Nur der direkte Blick auf das fragliche Objekt, nicht das Lesen von Bujwids Beschreibung, konnte gewährleisten, dass Koch das Cholerabakterium eindeutig identifizieren konnte.

Die Übersendung der Cholerapräparate an Koch weist noch auf einen weiteren Punkt hin. Zumindest in einer Phase, in der die Bakteriologie noch eine junge Disziplin war, konnte die bakteriologische Diagnostik nur in einem Kollektiv aus zwei oder mehr Personen erfolgen. Der Assistent am Warschauer Kindlein-Jesus-Hospital, Władysław Janowski (nicht zu verwechseln mit Hoyers Assistent Jakowski), untersuchte im anatomisch-pathologischen Labor des Krankenhauses die Ausscheidungen von zwei Cholerapatienten, die in Warschau erkrankt waren. Um die von ihm isolierten und visualisierten Mikroben zu identifizieren, stimmte er sich mit zahlreichen Kollegen ab. Zunächst zeigte er seine Präparate zwei in seinem Krankenhauslabor anwesenden Kollegen und lud daraufhin weitere Ärzte ein, die Mikroben in seinem Labor zu betrachten. Nachdem alle seinen Befund bestätigt hatten, präsentierte er seine Präparate auch noch auf einer Sitzung der Warschauer Medizinischen Gesell-

---

[196] Odo Bujwid, „Bakteryjologiczne badanie epidemii cholery w Biskupicach (w gub. Lubelskiej) [Bakteriologische Untersuchung der Choleraepidemie in Biskupice (Gouv. Lublin)]", *Gazeta Lekarska* 12, 1892, 764–765 (= Bujwid, Bakteryjologiczne badanie epidemii cholery w Biskupicach).

[197] Ebd., 764.

[198] Bujwid an Koch am 6. 9. 1892, RKI-Archiv, as/b1/263.

[199] Polanyi, The Tacit Dimension, 102.

schaft.[200] Janowski referierte in seinem Bericht über die Warschauer Choleraepidemie in der *Gazeta* den Namen eines jeden einzelnen Kollegen, der sein Präparat ebenfalls als den Kommabazillus erkannt hatte. Das Bakterium konnte also nur durch ein ganzes Kollektiv von als vertrauenswürdig geltenden Ärzten eindeutig bestimmt werden. Dieses Kollektiv befand gemeinsam, welche Abweichungen vom Idealtypus des Kommabazillus vertretbar waren und welche nicht. Der Prozess der Konsensfindung jedoch fand implizit statt. Zwar wurde das Cholerabakterium explizit in Berichten und Lehrbüchern beschrieben und abgebildet. Aber wann ein Bakterium noch zu diesem explizit beschriebenen Typ gehörte und wann es davon abwich, wurde implizit durch gemeinsames „naming-cum-pointing" ausgehandelt. Um ‚richtige' Diagnosen zu erstellen, musste man sich dem bakteriologischen Denkkollektiv anschließen und diese Fähigkeiten innerhalb einer solchen Gruppe implizit erlernen. Bakteriologisches „Gestaltsehen" beinhaltete also ‚stumme' Dimensionen und ließ sich nicht allein durch die Zirkulation von Bildern erlernen.

Die bakteriologische Laborpraxis – so können die Kapitel 2 und 3 zusammengefasst werden – war nicht einfach von A nach B zu transportieren. Ihr Netzwerk aus Personen, spezifischen Laborpraktiken, Gerätschaften, Kaninchen und implizitem Wissen machte ihre Mobilisierung zu einem komplizierten Unterfangen, das verschiedene Techniken und Medien umfasste. Das Anfertigen barocker Inskriptionen, also die detailreiche und immer stärker in die Tiefe gehende Beschreibung von Laborarbeiten auf Papier gehörte ebenso dazu wie die Zirkulation von technischen Dingen und Kaninchen. Die impliziten Dimensionen bakteriologischer Laborpraxis machten es notwendig, dass sich Bakteriologie-Eleven physisch an einen gemeinsamen Ort begaben und das nur im sozialen Kollektiv der Bakteriologen zu erlernende Körper- und Erfahrungswissen erwarben.

4. Bakteriologisches Labor und medizinische Praxis: Flexibilisierung und Fragmentierung des bakteriologischen Labornetzwerks

Die Bemühungen um eine unveränderliche Mobilisierung des bakteriologischen Labornetzwerks, die ich bis hierhin geschildert habe, stellten nicht nur die ‚Mobilisierer' vor Herausforderungen. Auch diejenigen, bei denen es ‚ankommen' sollte, mussten gewaltige Anstrengungen unternehmen, wollten sie sich in dieses Labornetzwerk einfügen: Praktisch tätige Ärzte sollten umfangreiches Material für die bakteriologische Laborarbeit anschaffen und teilweise sogar aus dem Ausland bestellen, sie mussten in ihren Praxen Platz für die neuen Instrumente schaffen, sie sollten Bakteriologiekurse besuchen – und das alles für eine Tätigkeit, die ihnen erst einmal nur Auskunft über die Krankheitsursache gab, außer der ab 1886 von Bujwid in Warschau angebotenen Tollwutimpfung an Behandlungsmaßnahmen jedoch kaum etwas zu bieten hatte. Die Tollwutimpfung stellte zudem einen präventiven ärztlichen Eingriff

---

[200] Władysław Janowski, „Badanie bakteryjologiczne pierwszych dwóch przypadków cholery w Warszawie [Bakteriologische Untersuchung der ersten beiden Cholerafälle in Warschau]", *Gazeta Lekarska* 12, 1892, 852–856, 853 f. (= Janowski, Badanie bakteryjologiczne).

dar. Er erfolgte zwar, nachdem Menschen von tollwütigen Tieren attackiert worden waren, musste als Impfung aber unbedingt vor Ausbruch der Krankheit umgesetzt werden. Therapeutische Ansätze, die ein praktisch tätiger Arzt in seiner alltäglichen Behandlung von Patienten anwenden konnte, waren aus dem bakteriologischen Labor noch nicht hervorgegangen.[201] Erst als 1895 ein Heilserum gegen Diphtherie auf den Markt kam, sollte sich dies ändern. Bakteriologie und praktische Medizin waren keineswegs automatisch Partner der ersten Stunde.

Das variierende und spannungsreiche Verhältnis zwischen Bakteriologie und Klinik ist medizinhistorisch bereits an verschiedenen Stellen aufgearbeitet worden. Insbesondere Michael Worboys hat das Postulat einer bakteriologischen Revolution in der Medizin am Ende des 19. Jahrhunderts hinterfragt und es für England klar widerlegt. Er konstatiert, dass englische Mediziner sich weder plötzlich nur noch auf Krankheitsursachen konzentrierten noch den Krankheitsprozess gänzlich auf den bakteriellen Erreger reduzierten. Auch sei in der englischen Medizin keine starke Aufwertung experimenteller Labormethoden zu beobachten. Die Einführung der aus der bakteriologischen Forschung hervorgegangenen immunologischen Produkte habe sich zudem schleppend vollzogen. Die Bakteriologie habe die englische Medizin nicht revolutioniert, so Worboys, sondern sei vielmehr langsam und je nach Bedarf in die bisherige medizinische Diskussion und Praxis integriert worden.[202] Auch für andere Länder ist die Aufnahmebereitschaft gegenüber keimtheoretischen Krankheitskonzepten und bakteriologischen Arbeitsweisen durch die jeweilige Ärzteschaft kritisch überprüft worden.[203] Worboys' Arbeit ist eine Auseinandersetzung mit dem Konzept der „Laborrevolution" in der Medizin, das von Andrew Cunningham und Perry Williams in einem Sammelband von 1992 entworfen wurde. Der Band stellte die grundlegende Verschiedenartigkeit labormedizinischer Arbeitsweisen, Evidenzstrategien und Krankheitsvorstellungen in der zweiten Hälfte des 19. Jahrhunderts bisherigen medizinischen Konzeptionen überzeugend gegenüber und konstatierte einen deutlichen Bruch zwischen „bench and bedside"-Medizin.[204] Dabei gingen

---

[201] Dies monierte auch Henryk Hoyer, „O zmianach poglądów lekarskich pod wpływem nauki o pasorzytniczem pochodzeniu chorób zakaźnych [Über den Wandel medizinischer Ansichten durch den Einfluss der Wissenschaft über den parasitären Ursprung von Infektionskrankheiten]", *Gazeta Lekarska* 7, 1887, 1–7, 26–30, 2 (= Hoyer, O zmianach poglądów lekarskich).

[202] Worboys, Was There a Bacteriological Revolution; Victoria Bates zeigt anhand gerichtsmedizinischer Untersuchungen in England, dass die klinische Feststellung von Geschlechtskrankheiten noch bis in das beginnende 20. Jahrhundert die Regel war und die bakteriologische Diagnostik sich in diesem Bereich erst sehr langsam durchsetzen sollte. Victoria Bates, „„So Far as I Can Define without a Microscopical Examination'. Veneral Disease Diagnosis in English Courts, 1850–1914", *Social History of Medicine* 26, 2012, 38–55. Eine partielle Integration bakteriologischer Techniken in der englischen Epidemiologie zeigt Anne Hardy, „On the Cusp. Epidemiology and Bacteriology at the Local Government Board, 1890–1905", *Medical History* 42, 1998, 328–436.

[203] Vgl. zu Frankreich Latour, The Pasteurization of France, 116; zu China Andrews, Tuberculosis and the Assimilation of Germ Theory. US-amerikanischen Ärzten hat Nancy Tomes eine große Aufnahmebereitschaft gegenüber der Bakteriologie attestiert, vgl. Tomes, American Attitudes toward the Germ Theory. Eine begeisterte Rezeption der Bakteriologie in den USA postuliert auch Gossel, A Need for Standard Methods, 289. Die Militärärzteschaft ließ sich ebenfalls leicht vom Nutzen bakteriologischer Diagnostik und Immunisierung überzeugen, vgl. Latour, The Pasteurization of France, 113; Berger, Bakterien in Krieg und Frieden, insbesondere Kap. 6–8.

[204] Cunningham/Williams, The Laboratory Revolution in Medicine.

Cunningham und Williams keineswegs davon aus, dass die klinisch orientierte Medizin der Labormedizin kampflos das Feld überlassen hätte. Sie beschrieben den Siegeszug des Labors vielmehr „as the outcome of a group struggle", der Kliniker bis ins 20. Jahrhundert noch „fierce opposition" entgegengesetzt hätten.[205] Sie entwarfen also Bilder eines Kampfes zwischen klar abgegrenzten Gruppen. Ein Nebeneinander oder gar ein kooperatives Miteinander von praktischer und Labormedizin kommen in diesem Konzept einer medizinischen Laborrevolution nicht vor. Die pragmatische Integration bakteriologischer Konzepte und Arbeitsweisen in die medizinische Praxis, wie sie Worboys beschrieben hat, ist diesem Bild des Kampfes fremd.

Die Interpretationsfigur des „erbitterten Widerstandes" der klinischen gegenüber der „wissenschaftlichen" Medizin ist zentraler Kritikpunkt auch der jüngsten medizinhistorischen Auseinandersetzung mit dem Konzept der Laborrevolution. Steve Sturdy attestiert der gesamten angelsächsischen Medizinhistoriographie seit den 1970er Jahren, den Konflikt zwischen „bench and bedside" deutlich überschätzt zu haben. Dies habe den historischen Blick auf Kooperation und Verschmelzung zwischen beiden Seiten versperrt.[206] Sturdy möchte keineswegs einem teleologischen Fortschrittsnarrativ das Wort reden, in dem die Labormedizin bisherige Praktiken wie selbstverständlich graduell ersetzte. Vielmehr plädiert er dafür, den Blick für Aushandlungsformen zu schärfen, die zwischen einfacher Unterwerfung und erbittertem Widerstand situiert sind. Morten Hammerborg und Rosemary Wall haben in einem von Sturdy herausgegebenen Sonderheft zum Thema überzeugende Fallbeispiele für derartige kooperative Aushandlungsprozesse präsentiert.[207] Mit einem für die Möglichkeit des Neben- und Miteinander von Bakteriologie und Klinik sensibilisierten Blick möchte ich nun versuchen, auch die polnische medizinische Landschaft und ihr Verhältnis zur Bakteriologie zu charakterisieren. Im Zentrum der Betrachtung steht das polnische Königreich, also das russische Teilungsgebiet Polens. Ich werde zunächst die allgemeine gesundheitspolitische Situation des Königreichs skizzieren, um die polnische Ärzteschaft dann darin zu verorten und zu untersuchen, welche Rolle Bujwid und das bakteriologische Labornetzwerk in ihrem Kontext spielen konnte.

4.1. Ärzte im polnischen Königreich um 1900

Im Königreich Polen herrschte im letzten Drittel des 19. Jahrhunderts gesundheitspolitische Mangelwirtschaft – so zumindest die mehrheitliche Selbstwahrnehmung durch Ärzte und Hygieniker, der auch die bisherige Geschichtsschreibung folgt. Einhellig wurde und wird festgestellt, dass das polnische Königreich seit dem Ende der 1860er Jahre von gesundheitlichem Verfall geprägt gewesen sei. Grund dafür sei die Abschaffung der bisher autonom agierenden Organe der Gesundheitsverwaltung gewe-

---

[205] Andrew Cunningham/Perry Williams, „Introduction", in: Dies. (Hgg.), *The Laboratory Revolution in Medicine*, Cambridge 1992, 1–13, 11.

[206] Sturdy, Looking for Trouble.

[207] Morten Hammerborg, „The Laboratory and the Clinic Revisited. The Introduction of Laboratory Medicine into the Bergen General Hospital, Norway", *Social History of Medicine* 24, 2011, 758–775; Rosemary Wall, „Using Bacteriology in Elite Hospital Practice. London and Cambridge, 1880–1920", *Social History of Medicine* 24, 2011, 776–795.

sen.[208] In Folge des Januaraufstandes von 1863 hatte die zarische Regierung dem Königreich seine selbstständigen Verwaltungsstrukturen Stück für Stück entzogen. Mit einem Erlass vom 20. Juli 1867 wurde die einem Ministerium äquivalente „Regierungskommission des Inneren" (Komisja Rządowa Spraw Wewnętrznych) aufgelöst. Der Innenkommission hatte auch der Bereich der öffentlichen Gesundheitspflege unterstanden, der nun direkt vom St. Petersburger Innenministerium koordiniert werden sollte.[209] Da das Zarenreich jedoch über kein starkes zentrales Organ öffentlicher Gesundheitspflege verfügte, bedeutete eine solche Kompetenzverschiebung für das Königreich, dass gesundheitspolitische Aufgaben in den Bereich kommunaler oder privater philanthropischer Initiativen verschoben wurden. In Russland selbst wurde die Gesundheitsversorgung zumindest in ländlichen Gebieten von den Zemstva und kommunal engagierten Ärzten übernommen.[210] Auch der Bereich der Krankenversicherung wurde im Zarenreich nicht zentral gesteuert oder staatlich finanziert. Während im preußischen und habsburgischen Teilungsgebiet Polens seit 1883 bzw. 1886 eine Sozialgesetzgebung mit Krankenversicherungspflicht galt, sollte für das Zarenreich und das russische Teilungsgebiet erst 1912 ein entsprechendes Gesetz diskutiert werden, das aber nie umgesetzt wurde.[211]

Gleichzeitig war das letzte Drittel des Jahrhunderts im Königreich von einer Industrialisierungswelle um Städte wie Warschau, Lodz und Zagłębie Dąbrowskie und einem massiven Bevölkerungswachstum insbesondere in den Städten geprägt.

---

[208] Podgórska-Klawe, Szpitale Warszawskie, 198; Elżbieta Więckowska, „Początki opieki zdrowotnej nad ludnością Królestwa Polskiego na przełomie XIX i XX w. [Die Anfänge gesundheitlicher Fürsorge für die Bevölkerung des Königreichs Polen an der Wende vom 19. zum 20. Jahrhundert]", *Zdrowie Publiczne*, 1985, 227–237, 228 (= Więckowska, Początki opieki zdrowotnej); Włodzimierz Berner, „Z dziejów organizacji służby zdrowia w Łodzi na przełomie XIX i XX wieku (do 1914 roku) [Zur Geschichte der Organisation des Gesundheitsdienstes in Lodz an der Wende vom 19. zum 20. Jahrhundert (bis 1914)]", *Archiwum Historii i Filozofii Medycyny* 65, 2002, 475–490, 475 f. (= Berner, Z dziejów organizacji służby zdrowia); Gawin, Rasa i nowoczesność, 42. So auch bereits Witold Chodźko, „Organizacya państwowej służby zdrowia w przeszłości i w chwili obecnej. Według referatu, wygłoszonego z polecenia P. Dyrektora Departamentu Spraw Wewnętrznych Tymcz. Rady Stanu Królestwa Polskiego na posiedzeniu Zjazdu Krajowego w Warszawie w dn. 16 marca 1917 r. [Die Organisation eines staatlichen Gesundheitsdienstes in der Vergangenheit und Gegenwart. Nach einem Referat, gehalten im Auftrag des Direktors der Abteilung für Inneres des Provisorischen Staatsrates des Königreichs Polen auf der Sitzung der Landesversammlung in Warschau am 16. März 1917]", *Gazeta Lekarska (Serya III)* 2, 1917, 257–259, 259 (= Chodźko, Organizacya państwowej służby zdrowia).

[209] Michał Hanecki, „Z dziejów warszawskiej służby zdrowia w latach 1863–1900 [Zur Geschichte des Warschauer Gesundheitsdienstes]", in: Stanisław Kalabiński/Ryszard Kołodziejczyk (Hgg.), *Warszawa Popowstaniowa. 1864–1918 [Warschau nach dem Aufstand. 1864–1918]*, Warszawa 1968, 99–158, 100 (= Hanecki, Z dziejów warszawskiej służby zdrowia).

[210] John F. Hutchinson, *Politics and Public Health in Revolutionary Russia, 1890–1918*, Baltimore/London 1990, Kap. 1 (= Hutchinson, Politics and Public Health); Angelika Strobel, „Die Gesundung Russlands. Hygienepropaganda in Russland um 1910", *Jahrbücher für Geschichte Osteuropas* 61, 2013, 531–551. Die Sanitätsgesetzgebung wurde in Russland und im Königreich durch die Polizei umgesetzt, was Polizeistrukturen zu einem mächtigen Faktor in öffentlichen Gesundheitsfragen machte. Hanecki, Z dziejów warszawskiej służby zdrowia, 103.

[211] Elżbieta Więckowska, „Formy opieki zdrowotnej na ziemiach polskich w końcu XIX wieku do lat 30 wieku XX [Formen der Gesundheitsfürsorge in den polnischen Ländern vom Ende des 19. Jahrhunderts bis in die 1930er Jahre]", *Wiadomości Lekarskie* 37, 1984, 1049–1055, 1051 (= Więckowska, Formy opieki zdrowotnej).

Zwischen 1877 und 1907 wuchs die Warschauer Stadtbevölkerung um 158 %.[212] Wie in anderen europäischen Ländern entstand in diesem Kontext ein Krisendiskurs, der die gesundheitliche Verelendung der Stadtbevölkerung beklagte und eine graduelle Degenerierung der polnischen Nation als Folge von „Zivilisationspathologien" wie Alkoholismus und Geschlechtskrankheiten prognostizierte.[213] Dieser Diskurs ist in eine spezifische positivistische Denkrichtung im Königreich nach 1863 einzuordnen, die von den Schriften John Stuart Mills und Herbert Spencers geprägt wurde und sich weniger durch eine philosophische als eine stark gesellschaftspolitische Orientierung auszeichnete. Die Warschauer Positivisten konzipierten die polnische Nation nicht mehr als eine Kampfgemeinschaft, sondern als einen Organismus, der sich durch Arbeit an sich selbst aufrechterhalten sollte. Diese Arbeit sollte orientiert sein an den Werten und Erkenntnissen der Wissenschaft und einen deutlichen Bruch mit der polnischen Romantik vollziehen.[214]

In diesem Kontext aus Krisenwahrnehmung, dem Glauben an die Möglichkeiten der Verbesserung der nationalen Gesellschaft mit Hilfe der Wissenschaft und einer in Gesundheitsfragen untätigen russischen Regierung entstand im Königreich ein gesundheitspolitisch ausgesprochen aktives und vielfältiges Milieu, das eng an nationale Zielsetzungen gebunden war. Der Schriftsteller und Publizist Bolesław Prus verschaffte dem Thema in seinen Kolumnen (*Kroniki*) im *Kurjer Warszawski (Warschauer Kurier)* und mit seinem Roman *Lalka (Die Puppe)* eine breite Öffentlichkeit und um den Warschauer Arzt Józef Polak entstand die Warschauer Hygienebewegung. Sie gab ab 1885 die Zeitschrift *Zdrowie (Gesundheit)* heraus und organisierte 1887 und 1896 große Hygieneausstellungen in Warschau. Es gelang Józef Polak jedoch erst im Jahr 1898, von den russischen Behörden die Genehmigung für die Gründung einer Warschauer Hygienegesellschaft (Warszawskie Towarzystwo Higieniczne) zu erhalten.[215] Die Bezeichnung „Warschauer" anstatt „Polnische" war ein Zugeständnis an die zarische Regierung gewesen. Mit ihrem Leitspruch „Salus Populi suprema lex esto" machte die Gesellschaft ihren Anspruch auf eine nationale Vertretung der Polen in hygienischen Belangen und auf die nationale Unabhängigkeit des Landes aber für alle deutlich.[216] Akteure aus der Hygienebewegung hatten gemeinsam mit einem sehr kooperativen und gesundheitspolitisch engagierten zarischen Stadtpräsidenten in Warschau seit Mitte der 1870er Jahre an der Einführung von Wasserfiltern und einer Kanalisation gearbeitet. Das Projekt kam 1886 zum Abschluss und war von dem englischen Ingenieur Wilhelm Lindley und seinem Sohn geleitet worden, die bereits in zahlreichen deutschen Städten Wasserversorgungs- und Entsorgungssysteme realisiert hatten.[217]

---

[212] Gawin, Rasa i nowoczesność, 55. Wobei noch im Jahr 1910 76 % der Bevölkerung des Königreiches auf dem Land lebte. Vgl. ebd., 56.

[213] Ebd., 52–61.

[214] Porter, When Nationalism Began to Hate, 44–52.

[215] Maciej Demel, *Księga Tradycji PTH. Chronologia – topografia – biografia. Bd 1: Czas Niewoli [Jahrbuch der PTH. Chronologie – Topographie – Biographie, Bd. 1: Zeit der Unfreiheit]*, Warszawa/ Łódź 1986 (= Demel, Księga Tradycji PTH); Ders., *W Służbie Hygiei i Syreny. Życie i Dzieło Dr Józefa Polaka [Im Dienste von Hygiea und der Sirene. Leben und Werk von Dr. Józef Polak]*, Warszawa 1970.

[216] Caumanns, Miasto i zdrowie, 52.

[217] Ein lokaler Erfolg, der in Lodz auf Grund mangelnder lokaler „pressure groups" nicht gelingen

Ärzte beteiligten sich nicht nur als Mitglieder der Hygienebewegung aktiv an der Diskussion um öffentliche Gesundheitsfragen. Auch die bereits 1820 gegründete Warschauer Medizinische Gesellschaft engagierte sich für Belange der öffentlichen Gesundheit und diskutierte Fragen der Trinkwasserversorgung und der Kanalisation auf ihren Sitzungen.[218] Ein Arzt im polnischen Königreich verstand sich im letzten Drittel des 19. Jahrhunderts zunehmend als *lekarz-społecznik*[219], als sozial und ehrenamtlich engagierter Mediziner, der sich insbesondere für das Wohl armer Bevölkerungsgruppen einzusetzen hatte.[220] So entstanden in Warschau neben den häufig aus privater Initiative finanzierten Krankenhäusern, die Patienten kostenlos aufnahmen, auch eine Vielzahl von privaten Ambulanzen, in denen mittellose Stadtbewohner zu niedrigen Preisen behandelt wurden.[221] Der polnische Schriftsteller und Positivist Stefan Żeromski hat diesem Typus des sich für die Armen aufopfernden Arztes mit seinem 1900 erschienen Roman *Ludzie bezdomni* und dessen Protagonisten Dr. Tomasz Judym ein literarisches Denkmal gesetzt.[222]

Im letzten Drittel des 19. Jahrhunderts wurde ein gesamtgesellschaftliches Engagement von Ärzten quasi zu einer Verpflichtung innerhalb der Berufsgruppe der Mediziner. So beklagte der Warschauer Arzt Wacław Męczkowski in einem Aufsatz in der *Gazeta Lekarska* aus dem Jahr 1900 das katastrophale Verhältnis von Einwohnerzahl und Krankenhausbetten insbesondere in ländlichen Regionen des Königreichs und schlussfolgerte: „Der Arzt hat die Verpflichtung, die lokale Gesellschaft über den dringenden Bedarf an Krankenhäusern in der Provinz aufzuklären. Wenn die Gesellschaft davon überzeugt wird, dass eine ordnungsgemäße Gesundheitsversorgung des Volkes nur im Krankenhaus möglich ist, werden für dieses Ziel auch mehr Spendengelder fließen."[223] Er führte sogleich noch das Beispiel des Dr. Karwa-

---

sollte. Caumanns, Miasto i zdrowie, 49–51. Die Warschauer Stadtassanierung ist ein weiteres Beispiel für die Kooperation zwischen zarischer Stadtverwaltung und Warschauer Bürgern, die Malte Rolf für den Bereich städtischer Sozial- und Kulturpolitik beschrieben hat. Malte Rolf, *Imperiale Herrschaft im Weichselland. Das Königreich Polen im Russischen Imperium (1864–1915)*, Berlin/München/Boston 2015, 245 (= Rolf, Imperiale Herrschaft im Weichselland).

[218] Zofia Podgórska-Klawe, „Rozwój nauk medycznych w Towarzystwie Lekarskim Warszawskim w latach 1820–1915 w świetle ‚Pamiętnika Towarzystwa Lekarskiego Warszawskiego' [Die Entwicklung der medizinischen Wissenschaft in der Warschauer Medizinischen Gesellschaft in den Jahren 1820–1915 im Spiegel des ‚Jahrbuchs der Warschauer Medizinischen Gesellschaft']", in: Dies. (Hg.), *Towarzystwo Lekarskie Warszawskie 1820–2005. Część pierwsza: 1820–1917 [Warschauer Medizinische Gesellschaft 1820–2005, Teil 1: 1820–1917]*, Warszawa 2005, 421–618, 536 (= Podgórska-Klawe, Rozwój nauk medycznych w Towarzystwie Lekarskim Warszawskim).

[219] *Lekarz* – Arzt; *społecznik* – ehrenamtlich engagierte Person, von *społeczeństwo* – Gesellschaft.

[220] Więckowska, Formy opieki zdrowotnej, 1050.

[221] In den 1880er Jahren entwickelte sich darum freilich eine Debatte, in der den Ärzten vorgeworfen wurde, sie würden die Patienten über ihre Ambulanzen anlocken, um sie dann später zu überhöhten Preisen in ihren privaten Praxen zu behandeln. Hanecki, Z dziejów warszawskiej służby zdrowia, 110 f. Zur Geschichte des Krankenhauswesens in Warschau vgl. Podgórska-Klawe, Szpitale Warszawskie. Zur zeitgenössischen sozial- und nationalpolitischen Debatte über Krankenhäuser im Königreich vgl. Caumanns, Das Krankenhaus im Königreich Polen.

[222] Stefan Żeromski, *Ludzie bezdomni*, Warszawa 1900. Für eine deutsche Übersetzung s. Ders., *Die Heimatlosen*, Berlin, 1954.

[223] Wacław Męczkowski, „O szpitalach prowincyonalnych [Über Krankenhäuser in der Provinz]", *Gazeta Lekarska* 20, 1900, 839–844, 870–879, 897–902, 921–925, 952–958, 954 (= Męczkowski, O szpitalach prowincyonalnych).

cki aus Sosnowice an, der in Ermangelung eines Krankenhauses in seiner Region einfach eines in seiner Wohnung eingerichtet hatte. Dies war der Einsatz, der von einem engagierten *lekarz-społecznik* erwartet wurde.

Die Adressaten ärztlicher Bemühungen um mehr Mittel in der Gesundheitspflege, dies wird in Męczkowskis Plädoyer deutlich, waren reiche polnische Bürger, nicht etwa der russische Staat. Krankenhäuser in der Provinz und in der Stadt wurden durch private Spendengelder finanziert.[224] Um die Jahrhundertwende entstanden mit Hilfe privater Mittel nach französischem Vorbild Milchstationen.[225] Im Jahr 1901 eröffnete in Warschau ein von der Hygienegesellschaft geleitetes Instytut Higieny Dziecięcej (Institut für Kinder-Hygiene), das der Baron Lenval finanzierte. Die Industriellen-Familie Rau ermöglichte in Warschau den Aufbau von so genannten Jordan-Gärten – ein Konzept des Krakauer Arztes Henryk Jordan, das Stadtkindern freies Spiel und die Bewegung an der frischen Luft ermöglichen sollte.[226] In immer mehr Städten des Königreichs gründeten sich Ableger der Warschauer Hygienegesellschaft und entfalteten hier gemeinsam mit lokalen Philanthropen ihre Tätigkeit.[227] Von den ca. 4,2 Millionen Rubel, die im Jahr 1912 laut amtlichen Statistiken im Königreich für Belange der öffentlichen Gesundheit ausgegeben wurden, stammten 1,16 Millionen von philanthropischen Gesellschaften oder Privatleuten. Nur ca. 200 000 Rubel wurden vom russischen Staat aufgebracht. Die restlichen Gelder stellten Städte und Gemeinden zur Verfügung.[228]

Neben der Mutter-Kind-Fürsorge waren Tuberkulose, Geschlechtskrankheiten, Prostitution und Alkoholismus wichtige Themen auf der gesundheitspolitischen Agenda dieser ärztlich-bürgerlichen Gesundheitsbewegung; ab 1905 begann sich im Königreich auch eine Eugenikbewegung zu formieren.[229] Ziel der positivistisch inspirierten gesundheitspolitischen Bemühungen war eine Sozialdisziplinierung der Bevölkerung im Sinne einer 'Modernisierung' und 'Zivilisierung' der polnischen Nation. Nur der gesunde Körper galt als ein zivilisierter Körper, ein kranker als unkultiviert und rückständig. Die organische Arbeit an der nationalen Gemeinschaft

---

[224] Die private Finanzierung auch von staatlichen Krankenhäusern wurde im Königreich kontrovers diskutiert. Da die polnischen Bürger wenig Vertrauen in die von zarischen Beamten dominierte Krankenhausverwaltung hatten, gingen Spenden an die staatlichen Einrichtungen nach 1870 zurück und wurden in private Institutionen umgeleitet. Caumanns, Das Krankenhaus im Königreich Polen, 434.

[225] Jerzy Supady, „Powstanie i działalność łódzkiej Kropli Mleka w latach 1904–1914", *Zdrowie Publiczne* 88, 1977, 411–415; Caumanns/Fehlemann, Die Hand an der Wiege. Zum österreichischen Teilungsgebiet vgl. Sylwia Kuźma-Markowska, „From 'Drop of Milk' to Schools for Mothers. Infant Care and Visions of Medical Motherhood in the Early Twentieth Century Polish Part of the Habsburg Empire", in: Teodora Daniela Sechel (Hg.), *Medicine Within and Between the Habsburg and Ottoman Empires. 18th-19th Centuries*, Bochum 2011, 131–147.

[226] Więckowska, Początki opieki zdrowotnej, 231–233.

[227] Demel, Księga Tradycji PTH, 55 ff.

[228] Więckowska, Początki opieki zdrowotnej, 235 f. Diese Finanzierungsstruktur fügt sich in einen breiteren Kontext philanthropischer Tätigkeit der (katholischen und jüdischen) Bürger des Königreichs im Feld der Sozial- und Kulturpolitik ein, die dieser Gruppe einerseits einen gewissen Grad an Partizipation in der zarischen Verwaltung ermöglichte, andererseits zur nationalpolitischen Profilierung genutzt wurde. Rolf, Imperiale Herrschaft im Weichselland, 238 f.

[229] Gawin, Rasa i nowoczesność, Kap. 2.

musste folglich auch über eine gesundheitliche Aufklärung und eine Verbesserung des körperlichen Zustands der Bevölkerung erfolgen.[230]

Dabei sollte diese gesundheitliche Aufklärung und Versorgung nicht von jedermann übernommen werden. Zum Motiv der Rückständigkeit und mangelnden Kultiviertheit insbesondere der Landbevölkerung gehörte die ständige Klage über Wunderheiler und Scharlatane, die den Ärzten auf dem Gesundheitsmarkt große Konkurrenz machten.[231] Feldschere, Heiler und die so genannten *babki*[232] boten auf dem Land ihre Dienste an und erfreuten sich in der Bevölkerung großer Beliebtheit.[233] Die zivilisatorische Funktion von Gesundheit sahen die Hygieniker und Ärzte jedoch nur gewährleistet, wenn universitär ausgebildete Mediziner Versorgung und Aufklärung vornahmen. Krankenhäuser waren eine institutionelle Garantie für diesen wissenschaftlich-medizinischen Zugriff auf die Bevölkerung und so betrachtete Wacław Męczkowski die Anzahl der Krankenhäuser in einem Land auch als ein klares Indiz für den Zivilisationsgrad einer Nation.[234]

Mit einer solchen Verbindung von wissenschaftlich-medizinischer Versorgung und zivilisatorischem Fortschritt verstanden es die Ärzte des Königreichs, ihre professionellen Interessen geschickt mit dem positivistischen Diskurs der Zeit zu verknüpfen. Denn die ständig bemängelte gesundheitliche Unterversorgung der Bevölkerung wurde von denen, die sie betraf, gar nicht zwingend so empfunden. Die hohe Nachfrage nach den Diensten von Feldscheren und *babki* zeigt vielmehr, dass viele mit ihren Diensten offenbar zufrieden waren. Es ging den gesundheitspolitisch aktiven Ärzten also nicht darum, eine mit den bisherigen Kapazitäten nicht zu befriedigende Nachfrage nach medizinischer Dienstleistung zu erfüllen. Vielmehr musste die Nachfrage nach diesem Angebot überhaupt erst geschaffen werden. Męczkowski machte dabei in seinem oben zitierten Plädoyer für mehr Krankenhäuser einen argumentativen Zirkelschluss: Erst wenn ein gut ausgestattetes und funktionierendes Krankenhaus in der Nähe und zugänglich sei, würde sich bei den Menschen auch die Gewohnheit entwickeln, es bei schweren Krankheiten aufzusuchen. Erst wenn sich ein Dr. Karwacki aufopferungsvoll in seiner Wohnung um die Kranken kümmerte, würde die Landbevölkerung Vertrauen zu den Medizinern gewinnen. Medizinische Versorgung musste also aktiv an die Menschen herangetragen werden, um eine Nachfrage zu stimulieren. Nur so konnte die gesundheitszivilisatorische Mission der Ärzte gelingen.

---

[230] Caumanns, Modernisierung unter den Bedingungen der Teilung, 382 f. Die analytische Verknüpfung von Gesundheitsmaßnahmen und verschiedenen Techniken der Disziplinierung in Anlehnung an die Arbeiten Michel Foucaults ist eines der am intensivsten behandelten Themen der Medizingeschichte und einer an Gesundheitspolitik interessierten Geschichtswissenschaft. Vgl. beispielsweise Alfons Labisch, *Homo hygienicus. Gesundheit und Medizin in der Neuzeit*, Frankfurt a. M. 1992; Philipp Sarasin, *Reizbare Maschinen. Eine Geschichte des Körpers 1765–1914*, Frankfurt a. M. 2003; Alison Bashford, *Imperial Hygiene. A Critical History of Colonialism, Nationalism and Public Health*, Basingstoke 2004; Martin Lengwiler/Jeannette Madarász (Hgg.), *Das präventive Selbst. Eine Kulturgeschichte moderner Gesundheitspolitik*, Bielefeld 2010.

[231] Caumanns, Modernisierung unter den Bedingungen der Teilung, 370 f.

[232] Wörtlich: Großmutter; heilkundige ältere Frauen.

[233] Hanecki, Z dziejów warszawskiej służby zdrowia, 107; Więckowska, Początki opieki zdrowotnej, 235; Berner, Z dziejów organizacji służby zdrowia, 481 f.

[234] Męczkowski, O szpitalach prowincyonalnych, 923.

Die medizinische Versorgung auf dem Land blieb während der Zeit des Königreichs jedoch mangelhaft – zumindest aus ärztlicher Perspektive: Für zwölf Millionen Einwohner waren im Jahr 1912 1968 Ärztinnen (50) und Ärzte tätig. Für die 75 % der Bevölkerung, die auf dem Land lebte, standen nur 357 Ärzte zur Verfügung.[235] Insbesondere für Landärzte wurde die Arbeit deshalb als eine Herausforderung betrachtet. In infrastrukturell unterentwickelten Regionen hatten sie, in der Regel ohne Unterstützung durch ein Krankenhaus, eine gegenüber ihren Diensten skeptische oder sogar widerständige Bevölkerung zu versorgen. Ihre Zuständigkeitsgebiete waren auf Grund des zahlenmäßigen Arzt-Patienten-Verhältnisses riesig, die Vielfalt der Krankheiten, denen sie begegneten, kaum zu überschauen. So forderte der in der Kleinstadt Tołoczyn (heute Weißrussland) tätige Dr. Kazimierz Dąbrowski, nur erfahrene Ärzte zum Dienst auf dem Land einzusetzen. Junge Universitätsabsolventen seien kaum in der Lage, den mannigfaltigen medizinischen Anforderungen eines Landarztes gerecht zu werden. Ländliche Regionen seien kein Ort, an dem man seine medizinischen Fähigkeiten ausprobieren könne, man müsse vielmehr in der Lage sein, in jeglichem medizinischen Bereich kompetent eingreifen zu können.[236] Der Mediziner hatte hier also als Allgemeinarzt zu fungieren und musste eine Grundversorgung in einem sehr breiten Spektrum medizinischer Gebiete abdecken. Neben dieser medizinischen Herausforderung wurde wiederholt auch die Gefahr der kulturellen Degenerierung durch eine Anpassung an das ländliche Milieu beschworen. Gewarnt wurde vor dem „moralischen" Verfall von Ärzten. Landärzte müssten hart an sich und ihrer Kultiviertheit arbeiten, wollten sie tatsächlich zur Zivilisierung der Landbevölkerung beitragen und nicht etwa auf den Stand der lokalen Bevölkerung zurückfallen – so forderte etwa der in Częstochowa tätige und auch als Medizinphilosoph bekannte Arzt Władysław Biegański.[237]

Die Ärzteschaft des polnischen Königreichs befand sich somit in einer durch den positivistischen Zivilisationsdiskurs identifizierten doppelten gesundheitspolitischen Krisensituation, in der ihr aktives Engagement als *lekarz-społecznik* von einer ärztlich-bürgerlichen Hygienebewegung gefordert wurde. Einerseits wurden eine gesundheitliche Unterversorgung und die damit einhergehende mangelnde Kultiviertheit insbesondere der Landbevölkerung betont, die das Eingreifen eines möglichst umfassend kompetenten und praktisch erfahrenen Mediziners erforderte. Andererseits musste den mit Heilern, Feldscheren und *babki* eigentlich gut versorgten Menschen erst einmal deutlich gemacht werden, dass sie tatsächlich gesundheitlich unterversorgt waren. Das heißt, die Position des Arztes als kompetenter Ansprechpartner im Krankheitsfall musste insbesondere für die Landbevölkerung erst stabilisiert werden.

---

[235] Więckowska, Początki opieki zdrowotnej, 235.

[236] Kazimierz Dąbrowski, „W kwestyi wyjazdu młodych lekarzy na prowincyę. List otwarty do Redakcyi Gazety Lekarskiej [Zur Frage des Aufenthalts junger Ärzte in der Provinz. Offener Brief an die Redaktion der Gazeta Lekarska]", *Gazeta Lekarska* 18, 1898, 245.

[237] Władysław Biegański, „O pracy naukowej lekarza prowincyonalnego [Über die wissenschaftliche Tätigkeit eines Provinzarztes]", *Przegląd Lekarski* 50, 1911, 324–328. Zu Biegański als Medizinphilosoph s. Ilana Löwy, *The Polish School of Philosophy of Medicine. From Tytus Chalubinski (1820–1889) to Ludwik Fleck (1896–1961)*, Dordrecht 1990, Kap. 4 (= Löwy, The Polish School of Philosophy of Medicine).

Welche Rolle konnten in diesem Milieu der *lekarzy-społeczników* die Entwicklungen der wissenschaftlichen Labormedizin ab Mitte des 19. Jahrhunderts einnehmen? Dieser Frage werde ich nun im zweiten Teil dieses Abschnitts nachgehen. Untersucht wird zunächst das Verhältnis der Ärzteschaft im Königreich zur Labormedizin insgesamt, um dann spezifischer auf die Bakteriologie einzugehen. Dabei werde ich zeigen, dass auch im polnischen Fall keine klare Opposition zwischen *bench* und *bedside* beobachtet werden kann. Polnische Mediziner lehnten die Labormedizin weder als Ganzes ab, noch begrüßten sie die labormedizinischen Entwicklungen vorbehaltlos. Vielmehr wurde das aus dem Labor hervorgehende medizinische Wissen differenziert beurteilt und einzelne Aspekte entsprechend der ärztlichen Notwendigkeiten angepasst. So war es der Praxisbezug von Labormethoden, das heißt ihr Potential zur Heilung von Patienten beizutragen, der für einen Großteil der polnischen Ärzte bis ins letzte Jahrhundertdrittel entscheidend blieb, wenn sie sich gegenüber der wissenschaftlichen Medizin positionierten.

Insbesondere die Warschauer Medizinische Gesellschaft, die sich in der Debatte um hygienepolitische Themen wie der Kanalisation stets beteiligt hatte, betonte immer wieder den Vorrang „praktischer Medizin" gegenüber medizinischer Laborforschung. Dies wurde bereits in frühen Positionierungen zur entstehenden Labormedizin in den 1860er Jahren deutlich. So hielt der Präsident der Gesellschaft, Ludwik Koehler, im Jahresrückblick 1861 fest:

„[Die Gesellschaft] setzt sich nicht dezidiert für die Entwicklung der heutigen und zukünftigen Wissenschaften ein, aber sie bemüht sich, deren reife Früchte zum Wohle der Gemeinschaft zu ernten [...] so [...] schreitet sie mit dem Fortschritt voran, aber ohne dabei die Vergangenheit zu verurteilen. Auf Grundlage dieser Überzeugung jagen wir nicht jeder Neuheit hinterher, sondern eignen uns all das an, was nach reifer Überlegung und Erfahrung einen praktischen Wert aufweist. Denn der praktischen Medizin haben wir immer den ersten Rang eingeräumt."[238]

Was forschende Mediziner oder Biologen in ihren Laboren oder am Sektionstisch entwickelten, war also laut Koehler für Kliniker nur relevant, wenn dieses Wissen auch in der Patientenbetreuung umzusetzen war. In einem klar hierarchischen Verhältnis hatte das Labor der Klinik zu dienen. Dies betonte ein Jahr nach Koehler auch nochmals der Warschauer Chirurg Aleksander Le Brun in seinem Jahresbericht zur Tätigkeit des Kindlein-Jesus-Hospitals, der jährlich im Jahrbuch der Medizinischen Gesellschaft erschien[239]: „Das hauptsächliche Ziel der medizinischen Wissenschaft ist praktischer Natur, ihre hauptsächliche Aufgabe ist die Heilung der Kranken."[240] Le Brun grenzte sich dabei noch deutlicher als Koehler von der Forschungsarbeit im Labor ab. Für ihn war auch die wissenschaftliche Medizin eine am Krankenbett situierte Disziplin. Das Labor war der medizinischen Praxis auch bei der Produktion neuen Wissens nachrangig. So hielt er gleich im Anschluss an die oben zitierten Sätze fest: „Dieses Ziel [die Heilung der Kranken als Ziel der medizinischen Wissenschaft] erreichen wir, indem wir uns auf unsere praktischen Erfahrungen stützten. Erst auf

---

238 Ludwik Koehler, *Pamiętnik Towarzystwa Lekarskiego Warszawskiego* 45, 1861, 43, z. n. Podgórska-Klawe, Rozwój nauk medycznych w Towarzystwie Lekarskim Warszawskim, 485.
239 Podgórska-Klawe, Szpitale Warszawskie, 184.
240 Aleksander Le Brun, *Pamiętnik Towarzystwa Lekarskiego Warszawskiego* 47, 1862, 11, z. n. Podgórska-Klawe, Rozwój nauk medycznych w Towarzystwie Lekarskim Warszawskim, 485.

dieser Grundlage können sich Theorien entwickeln."[241] Die Medizin entwickelte sich also am Krankenbett fort und nicht im Labor.

Der besondere Fokus auf die medizinische Praxis, verstanden als die Betreuung und Heilung der Patienten am Krankenbett, ist auch als das Charakteristikum einer so genannten polnischen medizinphilosophischen Schule[242] identifiziert worden, die bis zum Beginn des 20. Jahrhunderts in die polnische *medical community* wirkte. So hat Ilana Löwy in ihrer Pionierstudie zur polnischen Medizinphilosophie festgehalten, dass sie in Überlegungen zum Wesen von Krankheit und Gesundheit sowie zum medizinischen Fortschritt vom klinischen Alltag der Mediziner ausging.[243] Damit habe sie sich klar von einem vor allem in Deutschland mit Virchow und später Koch entwickelten Bild des Wissenschaftler-Arztes im Labor abgegrenzt.[244] Als Begründer dieser medizinphilosophischen Richtung wird Tytus Chałubiński genannt, der Freund und Förderer Odo Bujwids, der uns in den vorangegangenen Kapiteln bereits mehrfach begegnet ist. Chałubiński war Professor für innere Medizin an der Warschauer Szkoła Główna und auch Mitglied der Warschauer Medizinischen Gesellschaft. Im Jahr 1874 veröffentlichte er sein Hauptwerk *Metoda wynajdywania wskazań lekarskich. Plan leczenia i jego wykonanie (Methode zur Findung der medizinischen Indikation. Ein Plan zur Heilung und seine Ausführung)*, in dem er die große Komplexität und Individualität der physikalisch-chemischen Zusammenhänge eines jeden Organismus betonte. Auch die pathologischen Veränderungen dieser Zusammenhänge waren für Chałubiński individuelle Phänomene. Die Einordnung pathologischer Symptome eines Patienten in ein System aus stabilen Krankheitskategorien war deshalb in seinen Augen nur bedingt hilfreich, um einen passenden Therapieansatz zu entwickeln. Er empfahl hingegen, den Patienten und seine individuellen „Krankheitsmomente" ins Zentrum medizinischer Überlegung zu stellen.[245] Ilana Löwy attestiert Chałubiński auf Grund dieser Betonung der Individualität von Krankheiten und des Fokus auf den Einzelfall am Krankenbett eine kritische Haltung gegenüber dem Postulat der „neuen Medizin", Therapien auf allgemeingültigen und stabilen Kategorien aufzubauen. Der vermeintliche Konflikt zwischen *bench and bedside* ist laut Löwy bei Chałubiński also eindeutig zu Gunsten des letzteren zu entscheiden.

Die Besonderheit von Chałubińskis medizintheoretischen Überlegungen im Vergleich zum Diskurs einer laborwissenschaftlich fundierten Medizin soll hier keineswegs in Frage gestellt werden. Allerdings geht das Bild einer klaren Opposition zwischen Klinik und Labor bei Chałubiński nicht ganz auf. Die Kochsche Bakteriologie mit ihrer reduktionistischen Krankheitskonzeption, die den pathologischen Prozess auf die Aktivitäten eines Bakteriums begrenzte, hätte Chałubiński ein abschreckendes Beispiel für eine rein laborwissenschaftlich orientierte Medizin bieten können.

---

[241] Ebd., 485.

[242] Für eine kritische Reflektion dieses Begriffs s. Stefan Zamecki, „Kilka uwag na temat tzw. polskiej szkoły filozofii medycyny [Einige Bemerkungen zum Thema der so genannten polnischen philosophischen Schule der Medizin]", *Medycyna Nowożytna* 13, 2006, 25–34.

[243] Löwy, The Polish School of Philosophy of Medicine, 8; Dies., *Medical Acts and Medical Facts. The Polish Tradition of Practice-Grounded Reflections on Medicine and Science. From Tytus Chałubiński to Ludwik Fleck*, Kraków 2000, 5.

[244] Ebd., 18.

[245] Löwy, The Polish School of philosophy of medicine, Kap.2.

Allerdings war es Chałubiński, der Bujwid dabei unterstützte, ein Stipendium der Mianowski-Stiftung zu erwerben, um bei Koch in Berlin die bakteriologischen Arbeitsweisen zu studieren. Nach Bujwids Rückkehr kam er neugierig in dessen Wohnung, um die Bakterienkulturen zu betrachten, die Bujwid aus Berlin mitgebracht hatte. Es war auch Chałubiński, der Bujwid gedrängt hatte, in Paris die Pasteursche Tollwutimpfung zu studieren.[246] Chałubiński war also ein klarer Förderer der Einführung bakteriologischen Wissens in die polnische Medizin. Es ist zu vermuten, dass die bakteriologische Diagnostik, insbesondere aber die von Pasteur entwickelte Tollwutimpfung einen ausreichenden Praxisbezug bot, um sie in Chałubińskis Bild einer Patienten-orientierten Medizin zu integrieren. Die in den 1860er Jahren von Koehler und Le Brun formulierte Hierarchie zwischen Klinik und Labor zeigte sich in den 1880er Jahren flexibel genug, vielversprechende neue Wissensbestände aus dem Labor aufzugreifen, ohne dass die Vorreiterrolle der praktischen Medizin dabei in Frage gestellt worden wäre.

In ihrer Abhandlung zur Geschichte der Warschauer Medizinischen Gesellschaft stellt die Medizinhistorikerin Zofia Podgórska-Klawe auch eine zunehmende Öffnung gegenüber Themen der wissenschaftlichen Medizin ab Ende der 1870er Jahre fest. So wurden ab 1878 so genannte „biologische Sitzungen" eingeführt, auf denen rein wissenschaftliche Themen diskutiert wurden, teilweise unter Beisein eines geladenen Naturwissenschaftlers.[247] Bis dahin war die Diskussion einzelner Krankheitsfälle die Regel gewesen.[248] Henryk Hoyer hatte als Mitglied der Gesellschaft besonders für eine solche Einbeziehung experimenteller Themen plädiert. Doch anders als Chałubiński band er diese Forderung nicht in das vorherrschende Primat praktischer Medizin ein, sondern positionierte sich klar zu Gunsten einer Medizin als experimentelle Wissenschaft, die verallgemeinerbares Wissen – nicht nur individualisierte Therapieansätze – hervorbringen sollte. Wie sehr er mit dieser Position aber allein blieb, zeigt eine Diskussion der Gesellschaft im Jahr 1877, in der Hoyer ihr vorwarf, die Bedeutung „theoretischer" Wissensproduktion (im Gegensatz zu „praktischer" am Krankenbett) für den medizinischen Fortschritt zu unterschätzen. Seine Gegner hoben jedoch hervor, dass man sich in den gesundheitspolitischen Umständen des Königreichs einen solchen Fokus auf „Theorien" nicht erlauben könne.[249] In Anbetracht der gesellschaftlichen Aufgabe des *lekarz-społecznik* wurde der Fokus auf wissenschaftlich-experimentelle Forschung, die in keinem unmittelbaren Anwendungskontext stand, offensichtlich auch als ein unerreichbarer Luxus empfunden. Auch wenn man in der Gesellschaft dem Druck, Medizin als Wissenschaft zu konzipieren, immer mehr nachgab, blieb der Praxisbezug für die hier versammelten Ärzte deshalb oberstes Gebot. So begann die Gesellschaft 1877 einerseits Spenden zu sammeln, um ihre Räumlichkeiten um ein Labor zu erweitern, das 1884 eröffnet

---

[246] Vgl. Kapitel 1 und 3.2.

[247] Podgórska-Klawe, Rozwój nauk medycznych w Towarzystwie Lekarskim Warszawskim, 515.

[248] Wie medizinische Wissensproduktion auf Grundlage einzelner Fallbeschreibungen organisiert wurde, diskutieren Volker Hess/John A. Mendelsohn, „Case and Series. Medical Knowledge and Paper Technology, 1600–1900", *History of Science* 48, 2010, 287–314 (= Hess/Mendelsohn, Case and Series).

[249] Podgórska-Klawe, Rozwój nauk medycznych w Towarzystwie Lekarskim Warszawskim, 518.

wurde.[250] Andererseits wurde dieses Labor, das mit Henryk Hoyer von einem seiner wichtigsten Anhänger geleitet werden sollte, in den ersten vier Jahren seines Bestehens nur von 18 Mitgliedern der Gesellschaft genutzt.[251] Einer Forderung aus dem Jahr 1884, dem deutschen Beispiel zu folgen und mindestens vier Sitzungen im Jahr der Besprechung des aktuellen Stands der Wissenschaften zu widmen, wurde zwar stattgegeben. Allerdings wurde der Antrag nur unter dem Vorbehalt angenommen, dass die diskutierten Themen einen Praxisbezug aufwiesen. Ein Kompromiss fand sich im Gebiet der öffentlichen Hygiene, die als Wissenschaft mit praktischem Bezug konzipiert wurde.[252] Mit einer Vielzahl von ausgeschriebenen Wettbewerbsthemen widmete sich die Gesellschaft ab den 1890er Jahren zudem diversen wissenschaftlich-experimentellen Themen. In der Mehrheit blieben diese Ausschreibungen jedoch unbeantwortet.[253] Unter den knapp 2 000 polnischen Medizinern im Königreich gab es offensichtlich nicht genügend, die Zeit und Möglichkeit hatten, sich experimentellen Forschungen zu widmen.

Eine Laborrevolution hat in der polnischen Medizin in der zweiten Hälfte des 19. Jahrhunderts also offensichtlich nicht stattgefunden. Bei der Frage *bench or bedside* ist jedoch mit Blick auf die Debatten in der Warschauer Medizinischen Gesellschaft auch kein klarer Antagonismus auszumachen. Eine Öffnung gegenüber Labormethoden fand statt. Gleichzeitig aber wurde der Bezug zur Praxis immer wieder eingefordert und für seinen Vorrang gekämpft.

Die universitäre medizinische Ausbildung hingegen wandte sich mit der Gründung der Szkoła Główna Warszawska (1862–1869) und später der Cesarski Uniwersytet Warszawski (1870–1918) (Kaiserliche Universität Warschau) verstärkt einer naturwissenschaftlich verstandenen Medizin zu. Die Gründung der *Gazeta Lekarska* durch die Szkoła Główna im Jahr 1866, die auch einen Großteil der bakteriologischen Arbeiten Bujwids, Hoyers und Jakowskis veröffentlichte, war ein klarer Ausdruck dieser Orientierung hin zu einer als neuartig klassifizierten Medizin.[254] Während die Medizinische Gesellschaft als Gemeinschaft praktizierender Ärzte die Bedeutung der klinischen Beobachtung, des Patientenkontakts und der Therapie immer wieder betonte, entfaltete sich an der Warschauer Universität ein immer ausgeprägteres Verständnis der Medizin als Wissenschaft. Eine eindeutige Ausdifferenzierung des medizinischen Milieus mit Institutionen, Publikationsorganen und Fachgesellschaften der wissenschaftlichen Medizin auf der einen und der klinischen Medizin auf der anderen Seite fand jedoch nicht statt. Fachgesellschaften für einzelne Disziplinen mit eigenen Publikationsorganen sollten erst in der Zeit der Zweiten Polnischen Republik entstehen. Die Ärzteschaft des Königreichs war für eine solche Zergliederung schlicht zu klein. Noch im Jahr 1903 rief Henryk Hoyer Kollegen zur Vernunft, die eine solche

---

[250] Ebd., 530.
[251] Ebd., 540.
[252] Ebd., 535.
[253] Ebd., 558–560.
[254] Henryk Hoyer, „Uwagi nad piśmiennictwem lekarskim polskim [Bemerkungen zum polnischen medizinischen Publikationswesen]", *Gazeta Lekarska* 23, 1903, 833–836, 857–861, 878–882, 859. Hoyer schildert jedoch auch, dass das Erscheinen der *Gazeta Lekarska* auf Grund von Kommunikationsfehlern des Direktors die Professorenschaft zunächst entzweite und sich die Qualität der Zeitschrift erst mit der Zeit gesteigert hätte.

Ausdifferenzierung des polnischen medizinischen Zeitschriftenwesens gefordert hatten. Sie sollten sich vergegenwärtigen, dass selbst die wenigen bestehenden wissenschaftlichen Wochenzeitschriften selten mehr als 1 000 Abonnenten hätten und ständig Defizite erwirtschaften würden, die die Redakteure meist aus eigener Tasche beglichen.[255] Auf Grund ihrer geringen Anzahl blieben polnische Ärzte eine miteinander vernetzte Gruppe, die ihre Selbstverortung aushandeln musste und sie nicht durch eine Aufspaltung umgehen konnte.

1895 fühlten sich deshalb Mediziner herausgefordert, die Frage *Medycyna nauką jest czy sztuką? (Ist die Medizin Wissenschaft oder Kunst?)* explizit zu stellen. In zwei entsprechend titulierten Aufsätzen kritisierten Zygmunt Kramsztyk[256] und Henryk Nusbaum[257] die universitäre Medizinerausbildung als viel zu einseitig wissenschaftlichen Fragen zugewandt. Die Kunst des Heilens und die praktischen Seiten des Berufes würden an der Universität kaum thematisiert.[258] Weder in den handwerklichen Techniken wie Katheter-Legen oder kleinen Operationen seien die Absolventen der medizinischen Fakultät geübt noch auf den alltäglichen Umgang mit den Patienten und ihren Leiden vorbereitet.[259] Beide Autoren gaben ein klares Statement zu Gunsten einer Medizin als Kunst ab.[260] Die handwerklichen Fähigkeiten eines Chirurgen, die Begabung von Ärzten, auf Menschen mit ihren Leiden einzugehen und vor allem die Kompetenz, die richtige Therapie zu finden, dürften nicht als minderwertig gegenüber den Naturwissenschaften betrachtet werden. Dennoch grenzten beide Autoren die Medizin nicht klar von den Naturwissenschaften ab. Selbstverständlich, so Kramsztyk, seien Wissenschaft und Kunst miteinander verbunden, denn die medizi-

---

[255] Ebd., 833.

[256] Zygmunt Kramsztyk (1848–1920) gehört zu der in der Tradition Tytus Chałubińskis geformten polnischen Schule der Medizinphilosophie. Er war während seines gesamten Berufslebens als Arzt aktiv und engagierte sich zudem für ein polnisch assimiliertes Judentum, zu dem er selbst gehörte. 1897 gründete er die medizinphilosophische Zeitschrift *Krytyka Lekarska (Medizinische Kritik)*, die er während ihres gesamten Bestehens bis 1907 leitete. Löwy, The Polish School of Philosophy of Medicine, 212 f., 131.

[257] Henryk Nusbaum (1849–1937) stammt wie Kramsztyk aus einer Familie assimilierter Warschauer Juden. Er führte nach seinem Studium in Warschau, Dorpat, Wien, Bern und Paris eine neurologische Praxis in Warschau. Nachdem er 1918 zum Katholizismus konvertierte, erhielt er im wiederbegründeten polnischen Staat 1920 als 71-jähriger eine Professur für Medizinphilosophie an der Warschauer Universität, 1923 eine Honorarprofessur für Medizingeschichte. Löwy, The Polish School of Philosophy of Medicine, 166.

[258] Henryk Nusbaum, „Medycyna nauką jest, czy sztuką? [Ist die Medizin eine Wissenschaft oder Kunst?]", *Gazeta Lekarska* 15, 1895, 1044–1048, 1068–1075, 1074 f. (= Nusbaum, Medycyna nauką jest, czy sztuką).

[259] Zygmunt Kramsztyk, „Czy medycyna jest nauką, czy sztuką? [Ob die Medizin eine Wissenschaft ist oder Kunst?]", *Gazeta Lekarska* 15, 1895, 1099–1103, 1126–1129, 1128 f. (= Kramsztyk, Czy medycyna nauką).

[260] Eine Zusammenfassung der Texte von Nusbaum und Kramsztyk bietet Ryszard W. Gryglewsk, „Czy medycyna jest sztuką czy nauką? Rozważania w świetle polskiej szkoły filozofii medycyny i poglądów innych lekarzy europejskich czasów przełomu XIX w. do wybuchu drugiej wojny światowej [Ist die Medizin Kunst oder Wissenschaft? Überlegungen im Lichte der polnischen medizinphilosophischen Schule und der Ansichten anderer europäischer Ärzte von der Wende zum 19. Jahrhundert bis zum Ausbruch des Zweiten Weltkriegs]", *Medycyna Nowożytna* 13, 2006, 7–24, 7–12.

nische Praxis könne nur auf Grundlage gesicherten Wissens entwickelt werden.[261] Diese Praxis stellte aber ein ebenso wertvolles Wissensfeld dar.[262]

Auch bei den Verteidigern einer Medizin als Heilkunst findet sich also kein klarer Antagonismus zwischen *bench and bedside*. Im Jahr 1895 ist im Königreich Polen das Labor und das hier produzierte naturwissenschaftliche Wissen aus dem medizinischen Diskurs nicht mehr wegzudenken. Gleichzeitig hält sich in der medizinischen Debatte eine starke Orientierung hin zur Praxis und zur besonderen Wertschätzung von Kompetenzen am Krankenbett.[263]

In diesem komplexen Miteinander von Labor und Klinik des polnischen medizinischen Diskurses finden sich auch die Mikroben wieder. Um ihren Ort in der Debatte zu bestimmen, möchte ich einen kurzen Einblick in das medizinische Schreiben über Infektionskrankheiten in den polnischsprachigen Fachorganen der letzten 20 Jahre des 19. Jahrhunderts geben. Die Diskussion über Infektionskrankheiten war hier weit davon entfernt, sich nun allein auf Bakterien als Verursacher von Epidemien zu konzentrieren. Bakterien finden zwar Eingang in Überlegungen über die Verbreitungswege von Infektionskrankheiten, aber sie fügen sich in eine Vielzahl möglicher krankheitserregender Faktoren ein.

Polnische Ärzte dachten beispielsweise über die Verbreitung von Bakterien durch Migrationsbewegungen nach oder räsonierten darüber, ob sich bestimmte Erreger nur direkt von Mensch zu Mensch oder auch über Gebrauchsgegenstände und Wasser übertragen würden. Diese möglichen Wege der Infektion wurden jedoch in soziale Kontexte eingebettet, denen die Autoren eine herausragende Rolle bei der Entstehung von Epidemien beimaßen: gedrängte Wohnverhältnisse, Schmutz, zu wenig Krankenhausbetten, überfüllte Gefängnisse und die Unwissenheit der Bevölkerung, die entgegen sanitärer Schutzmaßnahmen handelte, trugen in ihren Augen alle zur Verbreitung von Mikroben bei.[264] Entsprechend lokalistischer Miasma-Theorien

---

[261] Kramsztyk, Czy medycyna nauką, 1099.

[262] Ebd., 1102; Nusbaum, Medycyna nauką jest, czy sztuką, 1073 f. Nusbaum betont, dass auch die Therapie eines Kranken als Beitrag zu wissenschaftlicher Wissensproduktion betrachtet werden könne, da hier neue Aufschlüsse darüber gewonnen würden, wie sich ein kranker Körper gegenüber bestimmten Substanzen verhalte. Vgl. ebd., 1072 f. Ilana Löwy betrachtet Nusbaum auf Grund dieser Einordnung der Heilkunst in den wissenschaftlichen Kanon als untypisch für die polnische medizinphilosophische Schule. Nusbaum habe nicht in der Tradition Chałubińskis gestanden, weil er die Komplexität und Individualität von Krankheit zu wenig im Blick gehabt habe. Löwy, The Polish School of Philosophy of Medicine, 166.

[263] Für die polnische Medizinphilosophie macht Ilana Löwy Edmund Biernacki (1866–1911) und Władysław Biegański (1847–1917) als Kramsztyks und Nusbaums Mitstreiter bei der Verteidigung der Medizin als Heilkunst aus. Aber auch Biernacki und Biegański lehnen die medizinische Wissenschaft nicht gänzlich ab. Löwy, The Polish School of Philosophy of Medicine, Kap. 3 und 4.

[264] Józef Merunowicz, „O epidemijach tyfusu w Galicyi w ostatnich latach [Über die Typhusepidemien in Galizien in den letzten Jahren]", *Przegląd Lekarski* 26, 1887, 221–222 (= Merunowicz, O epidemijach tyfusu w Galicyi); Ferdynand Obtułowicz, „Kilka uwag o epidemijach duru plamistego i sposobach rozwlekania tej zarazy. Wykład wypowiedziany na V. Zjeździe lekarzy i przyrodników polskich we Lwowie w sekcyi medycyny publicznej d. 20 lipca 1888 [Einige Bemerkungen über Fleckfieberepidemien und die Verbreitungswege ihres Erregers. Vortrag auf der 5. Versammlung polnischer Ärzte und Naturforscher in Lemberg in der Sektion zu öffentlicher Gesundheit, 20. 7. 1888]", *Przegląd Lekarski* 27, 1888, 453–456, 466–468 (= Obtułowicz, Kilka uwag o epidemijach duru plamistego); Ludwik Czarkowski, „Epidemia cholery azyatyckiej w miasteczku Siemiatyczach (gub. Grodzieńska) w roku 1893 [Die Epidemie der asiatischen Cholera im Städtchen Siemiatycze (Gouv. Hrodna) im

über Seuchenentstehung wurden auch klimatische Bedingungen und Bodenbeschaffenheit als krankheitserregend diskutiert.[265] Darüber hinaus spielte für die Ärzte die individuelle Konstitution eines Menschen eine entscheidende Rolle dabei, ob ein Mikroorganismus nach der Infektion auch tatsächlich pathogene Wirkung entfaltete. Schlechte Ernährung und Alkoholismus machten Personen für Infektionskrankheiten besonders anfällig.[266] Fortgeschrittenes Alter schwächte die Widerstandskraft in den Augen der Autoren ebenso.[267] Bakterien konnten in dieser Konzeption von Infektionskrankheiten also nur pathogene Wirkung entfalten, wenn sie in ein spezifisches soziales, klimatisches und physiologisches Milieu gerieten. Dass Ärzte der polnischen *medical community* das Verhältnis von Körper und Mikrobe mit Hilfe des auch bei britischen Ärzten sehr verbreiteten *seed-and-soil*-Motivs fassten, wird in einer Abhandlung über Diphtherie des Kreisarztes aus dem galizischen Buczacz, Ferdynand Obtułowicz, nochmals explizit.[268] Obtułowicz griff das von Edwin Klebs in Zürich entwickelte Konzept der Pseudo-Diphtherie kritisch auf. Klebs behaupte, so berichtete Obtułowicz, man habe es mit Pseudo-Diphtherie zu tun, wenn man bei einem Patienten zwar Diphtherie-Symptome, jedoch keine Diphtherie-Bakterien diagnostizieren könne. Die Pseudo-Diphtherie würde laut Klebs milder verlaufen. Dies sei jedoch Unsinn, konstatierte Obtułowicz. Bei jeder Infektionskrankheit habe man es schließlich mit unterschiedlichen Krankheitsverläufen zu tun. Dies könne jeder Kliniker aus seiner Erfahrung mit Sicherheit bestätigen. Die Schwere der Krankheit hänge davon ab, auf welchem „Grund" sich die Bakterien im Organismus entwickelten.[269] Je nachdem, in welcher Disposition sich der menschliche Körper befand, bereitete er Bakterien also einen Boden, auf dem sie unterschiedlich gut gedeihen konnten.

Der soziale, klimatische und individuell-konstitutionelle Boden, auf dem sich Mikroben verbreiteten und in dem sie krankheitserregend wirkten, wurde von polnischen Ärzten nicht selten einer spezifischen Bevölkerungsgruppe zugeschrieben. Armut und mangelnde Hygiene vermuteten sie häufig insbesondere bei den Juden.

Jahr 1893]", *Medycyna* 22, 1894, 113–117, 135–138 (= Czarkowski, Epidemia cholery azyatyckiej); Antoni Pietrzycki, „Spostrzeżenia nad okresem wylęgania chorób ostrych nagminnych i nad którémi ich właśnościami, a w szczególności nad przenoszeniem się tychże [Bemerkungen über die Inkubationszeit schwerer Infektionskrankheiten und über einige ihrer Eigenschaften, insbesondere ihre Verbreitungswege]", *Przegląd Lekarski* 27, 1888, 640–642, 651–654, 661–664 geht von „Erregern" einer Infektionskrankheit aus, hält aber auch eine Art spontane Entstehung von Infektionskrankheiten für möglich. Somit weicht er vom bakteriologischen Denkstil klar ab.

[265] Ferdynand Obtułowicz, „O dyfteryi, szczególniej pod względem etyjologicznym i patogenetycznym [Über die Diphtherie, insbesondere im Hinblick auf ihre Ätiologie und Pathogenese]", *Przegląd Lekarski* 25, 1886, 33–34, 49–50, 80–81, 96–98, 49 f. (= Obtułowicz, O dyfteryi); Czarkowski, Epidemia cholery azyatyckiej, 113, 137. Zu Miasmatheorien vgl. Olaf Brise, *Angst in den Zeiten der Cholera. Über kulturelle Ursprünge des Bakteriums. Seuchen-Cordon I*, Berlin 2003; Anne I. Hardy, *Ärzte, Ingenieure und städtische Gesundheit. Medizinische Theorien in der Hygienebewegung des 19. Jahrhunderts*, Frankfurt a. M./New York 2005, Kap. 3 und 4 (= Hardy, Ärzte, Ingenieure und städtische Gesundheit); Ackerknecht, Antikontagionismus; Baldwin, Contagion and the State, Kap.1.

[266] Merunowicz, O epidemijach tyfusu w Galicyi, 221.

[267] Obtułowicz, Kilka uwag o epidemijach duru plamistego, 455.

[268] Zur *seed-and-soil* Metapher im britischen Kontext vgl. Harrison, A Question of Locality; Worboys, Was There a Bacteriological Revolution, 26.

[269] Obtułowicz, O dyfteryi, 97.

So wurden Bakterien durch den Handel mit „aussätzigen" oder „schmuddeligen" Juden verbreitet, deren Geldscheine mit einer „dicken Schicht Bakterien" überzogen seien.[270] Antisemitische Motive traten insbesondere auch im medizinischen Schreiben über die Choleraepidemie im Königreich von 1892/93 auf. Hier wurde die „arme und rückständige jüdische Bevölkerung" als „günstiger Boden für die Entwicklung der Cholera" bezeichnet[271] und Juden ein besonderes „Naturell" zugeschrieben, das sie für die Krankheit anfällig mache.[272]

Die Verortung von Krankheitserregern beim sozial oder kulturell ‚Anderen' war selbstverständlich auch den medizinischen Diskursen außerhalb der polnischen *medical community*, insbesondere dem deutschen, nicht fremd.[273] Was die Texte polnischer Ärzte über Infektionskrankheiten jedoch im Unterschied gerade zum deutschen bakteriologischen Denkstil aufweisen, ist eine Verknüpfung des bakteriellen Krankheitserregers mit einer Vielzahl weiterer epidemiologischer Faktoren. Der pathologische Prozess einer Infektion wurde hier nicht allein auf das Agieren des Erregers reduziert, eine Infektionskrankheit nicht mit ihrem Erreger gleichgesetzt.[274] Der medizinische Diskurs des Königreichs, der den Erfahrungen am Krankenbett und der Individualität des Patienten einen so bedeutenden Raum beimaß, konnte die Komplexität des menschlichen Organismus nicht einfach auf die Größe einer Mikrobe zusammenschrumpfen lassen. Im Gegensatz zum Kochschen bakteriologischen Reduktionismus, der die individuelle Konstitution der Menschen und Umweltbedingungen erst zu berücksichtigen begann, als man 1893 im Nachklang zur großen Hamburger Choleraepidemie symptomfreie „Bazillenträger" ent-

---

[270] Obtułowicz, Kilka uwag o epidemijach duru plamistego, 467.

[271] Edmund Biernacki, „Cholera w Lublinie. Sprawozdanie z wycieczki, odbytej w dniu 21, 22, 23 września r. b. [Cholera in Lublin. Bericht über einen Besuch in der Stadt am 21.,22. und 23. September des Jahres]", *Gazeta Lekarska* 12, 1892, 837–850, 838 (= Biernacki, Cholera w Lublinie).

[272] Czarkowski, Epidemia cholery azyatyckiej, 137. Auch Odo Bujwid selbst verortet die Cholera insbesondere in armen jüdischen Vierteln: Odo Bujwid, „Dalszy ciąg wiadomości o epidemii cholery w Lubelskiem. Rzecz czytana w Tow. Lek. Warsz. na posiedzeniu nadzwyczajnem w d. 26 sierpnia 1892 r. [Weitere Nachrichten über die Choleraepidemie im Lubliner Gouvernement. Vortrag auf der außerordentlichen Sitzung der Warschauer Medizinischen Gesellschaft am 26. September 1892]", *Gazeta Lekarska* 12, 1892, 741–743, 742 (= Bujwid, Dalszy ciąg wiadomości o epidemii cholery w Lubelskiem). Zur medizinischen Konzeption des Jüdischen während der Choleraepidemie von 1892/93 vgl. Katharina Kreuder-Sonnen, „Grenzen ziehen und überschreiten. Ärzte und das Jüdische im Königreich Polen während der Choleraepidemie 1892/93", *Zeitschrift für Ostmitteleuropa-Forschung*, 64, 2015, 330–355.

[273] Seuchen sind in Anlehnung an Michel Foucaults „Peststadt" immer wieder als Orte von Differenzproduktion und sozialen Ordnungsversuchen analysiert worden, die soziale, ethnische, konfessionelle und nationale Trennlinien produzierten. Vgl. Michel Foucault, *Überwachen und Strafen. Die Geburt des Gefängnisses*, Frankfurt a. M. 1976, 251 (= Foucault, Überwachen und Strafen) sowie zur Cholera z. B. Asa Briggs, „Cholera and Society in the Nineteenth Century", *Past & Present* 19, 1961, 76–96; Michael Stolberg, „Gottesstrafe oder Diätsünde. Zur Mentalitätsgeschichte der Cholera", *Medizin, Geschichte und Gesellschaft* 8, 1989, 9–25; Arnold, Colonizing the Body, Kap. 4; Jeff Sahadeo, „Epidemic and Empire. Ethnicity, Class and ‚Civilization' in the 1892 Tashkent Cholera Riot", *Slavic Review* 64, 2005, 117–139; Charlotte E. Henze, *Disease, Health Care and Government in Late Imperial Russia. Life and Death on the Volga, 1823–1914*, Abingdon/New York 2011, Kap. 3; Klaus Hödl, *Die Pathologisierung des jüdischen Körpers. Antisemitismus, Geschlecht und Medizin im Fin de Siècle*, Wien 1997, 64. Zur unheilvollen Geschichte der Konzeption von Juden als Krankheitserreger in der deutschen Medizin vgl. Weindling, Epidemics and Genocide; Ders., Ansteckungsherde.

[274] Vgl. hierzu Kapitel 1.

deckte[275], spielten individuelle, soziale und klimatische Faktoren in der polnischen Debatte über Infektionskrankheiten von Beginn an eine Rolle. Mit Henryk Hoyer bezog auch einer der bakteriologischen Pioniere im Königreich die individuelle Disposition von Menschen von Anfang an in sein Konzept von Infektionskrankheiten mit ein. In einem Aufsatz von 1887 plädierte er beispielsweise für eine Restrukturierung der Krankheitskategorien nach Ursachen und nicht mehr nach Symptomen oder Organen. Die durch Bakterien determinierten Krankheitstypen würden jedoch, so führte Hoyer auch aus, entsprechend der individuellen Disposition eines Körpers verlaufen.[276]

Der individuelle Patient, die klinische Erfahrung und die Komplexität des menschlichen Organismus gingen folglich in der polnischen Debatte nicht im Labor auf. Dafür war die praktisch orientierte Medizin im Königreich zu stark verankert. Gleichzeitig ist keineswegs eine vollständige Ablehnung bakteriologischen Wissens zu beobachten. Klinik und Labor wurden hier einander angepasst und mussten eine Verbindung eingehen.

Welche Bedeutung hatte dieses komplexe Miteinander von Labor und Klinik im medizinischen Diskurs des Königreichs für die Einführung der bakteriologischen Laborpraxis in die polnische Ärzteschaft? Konnte die Strategie der unveränderlichen Mobilisierung des bakteriologischen Labornetzwerks in einem solchen Kontext aufgehen? Waren die in gesundheitspolitische Debatten eingebundenen und an der Praxis orientierten Ärzte bereit, die komplexen Techniken der Bakteriologie in ihren medizinischen Alltag zu integrieren? Um auf die Eigenschaften der polnischen *medical community* zu reagieren, treten neben die vielfältigen Versuche, das bakteriologische Labornetzwerk unveränderlich mobil zu machen, noch andere Mobilisierungsstrategien. Sie sind durch eine Flexibilisierung des Netzwerks gekennzeichnet und lassen sich mit Annemarie Mol und John Law als veränderliche Mobilisierung beschrieben.

4.2. *Improvisierte Labore: Die bakteriologische Laborpraxis wird flüssig*

Henryk Hoyers Aufsatz über die mikroskopische Untersuchung „krankheitserregender Pilze", der 1884 in der *Gazeta Lekarska* erschien, konnte bisher als ein hervorragendes Beispiel für Techniken der unveränderlichen Mobilisierung bakteriologischer Laborpraxis herangezogen werden. Er enthält lange Passagen barocker Inskriptionen bakteriologischer Laborarbeit und er fordert seine Leser auf, verschiedene technische Dinge des Labors im Ausland oder in Warschau käuflich zu erwerben.[277]

---

[275] Berger, Bakterien in Krieg und Frieden, Kap. 5. Berger beschreibt eindrücklich, wie Mediziner, die Umweltbedingungen und persönliche Disposition sowie die Bedeutung klinischer Beobachtung (im Gegensatz zum Labor) im Kontext von Infektionskrankheiten betonten, von Robert Koch aus der wissenschaftlichen Gemeinschaft als Dissidenten verdrängt wurden. Zum problematischen Konzept des „Bazillenträgers" s. auch John Andrew Mendelsohn, „‚Typhoid Mary' Strikes Again. The Social and the Scientific in the Making of Modern Public Health", Isis 86, 1995, 268–277 (= Mendelsohn, Typhoid Mary).

[276] Hoyer, O zmianach poglądów lekarskich, 27 f.

[277] S. oben Kapitel 2.1. und 3.1.

Hoyers Text umfasst aber auch Abschnitte, in denen er ein medizinisches Publikum ansprach, das er sich offensichtlich als wenig kooperativ gegenüber den komplexen Arbeitsweisen und den komplizierten Gerätschaften der Bakteriologie vorstellte. So empfahl Hoyer folgendes Vorgehen, um sich als Anfänger dem bakteriologischen Arbeiten zu nähern: Wer noch nie Bakterien gesehen habe, sollte sich zunächst diejenigen vornehmen, die leicht zugänglich seien. Bakterien würden nämlich überall in der Natur vorkommen. Wenn man trübes Wasser aus dem Rinnstein einige Tage in einer Schüssel stehen lasse oder wenn man Heu, Fisch oder Fleisch mit Brunnenwasser übergieße, dann bilde sich an der Wasseroberfläche eine dünnere oder dickere Haut, in der man alle möglichen Bakterien entdecken könne. Besonders geeignet sei allerdings Speichel oder die „weiße Substanz" auf den Zähnen, die man schlicht mit dem Fingernagel (nicht mit einem sterilisiertem Instrument) abkratzen und auf eine Glasplatte auftragen sollte, um sie dann nach Trocknung und Färbung mikroskopisch zu untersuchen.[278]

Zwischen all den Beschreibungen komplizierter Techniken und teurer im Ausland zu erwerbender Gerätschaften begegnet uns in Hoyers Text hier auf einmal eine bakteriologische Methode, die mit einfachen und simplen Mitteln zu beherrschen ist. Die Textpassage macht deutlich, dass die Bakteriologen durchaus sensibel gegenüber der Tatsache waren, dass nur wenige Ärzte bereit sein könnten, die hohen Kosten einer Implementierung bakteriologischer Arbeitsweisen in ihre Praxis aufzubringen. Henryk Hoyer konnte als Leiter des kürzlich eingerichteten Labors der Medizinischen Gesellschaft zudem am eigenen Leibe erfahren, wie zurückhaltend Ärzte die Labortechniken aufgriffen, selbst wenn alle Gerätschaften und Materialien kostenlos bereitstanden. Vor diesem Hintergrund schien es unwahrscheinlich, dass Ärzte Instrumente sogar selbst erwerben würden sowie Zeit und Geld aufwendeten, um einen Bakteriologiekurs zu besuchen.

Die Zirkulation von Inskriptionen, technischen Dingen und Kaninchen sowie das Abhalten von Bakteriologiekursen zielte darauf ab, ein Scheitern der Bakteriologie in der ärztlichen Praxis zu verhindern, indem klar definierte und eingeübte Verfahren sowie benutzerfreundliche *black boxes* zur Anwendung kamen. Hoyers Strategie der Vereinfachung nun war darauf ausgerichtet, dass die bakteriologische Praxis gerade ohne diese Techniken reiste und die Ärzte sie nicht auf Grund ihrer Komplexität von vornherein in Gänze ablehnten. Mit dem Ziel der Vereinfachung jedoch brach Hoyer das bakteriologische Labornetzwerk bewusst auf, anstatt es mit Hilfe von stabilen (technischen) Dingen und Inskriptionen fest zusammenhalten zu wollen.

Ansätze, auf dem Weg der Bakteriologie in die ärztliche Praxis bewusst in deren Netzwerk einzugreifen und es zu veränderten, finden sich noch bei weiteren Bakteriologen. Neben den Schriften der polnischen Akteure ziehe ich zur weiteren Analyse auch deutsche und französische Autoren heran, um die Möglichkeiten, das bakteriologische Labornetzwerk aufzubrechen, möglichst breit aufzuzeigen.[279] Anstatt festgelegte Verfahrensabläufe mit klar definierten Instrumentarien zu referieren,

---

[278] Hoyer, O mikroskopowem badaniu grzybków chorobotwórczych, 79.

[279] Der Umstand, dass man auch im deutschen und französischen Kontext derartige Texte findet, weist darauf hin, dass die Dominanz des bakteriologischen Denkstils auf der Ebene praktisch tätiger Ärzte auch hier kritisch überprüft werden müsste.

identifizierten diese Vertreter der Disziplin Möglichkeiten, die Zusammensetzung des bakteriologischen Labors an bestimmten Punkten zu variieren oder neu zu ordnen. Die vornehmliche Methode bei diesem Eingriff in das Laborgefüge war das Improvisieren – ein Begriff, der die Texte dieser Wissenschaftler deutlich prägte. Mit phantasievollen und erfinderischen Verfahren sollte das bakteriologische Labor in ein für jedermann händelbares Gefüge transformiert werden. Eine solche in veränderter Zusammensetzung mobilisierte Bakteriologie sollte leichter und günstiger an ihr Ziel gelangen.

Eine erste Strategie bestand dabei darin, den Ort des Labors zu demystifizieren. Das Labor wurde kurzerhand in eine Küche verwandelt. Broschüren wie Rudolf Abels 1899 herausgebrachten *Einfachen Hülfsmittel zur Ausführung bacteriologischer Untersuchungen in der ärztlichen Praxis* oder Erwin von Esmarchs Aufsatz über *Improvisieren bei bakteriologischen Arbeiten* von 1892 enthielten unzählige Vergleiche der Labortätigkeit mit Küchenarbeit. Rudolf Abel wusste fast jedes Gefäß oder Instrument des bakteriologischen Labors durch ein Küchenutensil zu ersetzen. An Stelle von Glaskolben sollte man Blechkannen oder Weinflaschen verwenden. Das Filtern von Nährlösungen unternahm man mit Hilfe eines Küchensiebs. Zur Erhärtung von Blutserum legte man die mit dem Serum gefüllten Reagenzgläschen auf ein „Blech, wie man es zum Kuchenbacken benutzt".[280]

Aber nicht nur Küchengerät fand in diesen Laboren Anwendung. Die bakteriologische Arbeitsstätte wurde vielmehr in den Raum der Küche selbst verlegt. So empfahl Abel: „Das Kochen der Nährböden besorgt man auf dem Küchenherde oder auf einem Petroleumkocher unter dem Herdabzug. […] Alle Arbeiten [zur Herstellung der Nährböden] bis auf das Neutralisieren […] kann natürlich auch die mindest intelligente Köchin ausführen."[281] Auch Erwin von Esmarch spannte Köchin und Küche des Hauses in die Laborarbeiten ein. So sollte die Küchenkraft nicht nur die Nährböden herstellen, sondern auch sämtliche Laborgefäße im Backofen sterilisieren helfen.[282]

Abel und von Esmarch stellten das Labor hier also nicht als quasi-sakralen oder der Alltagswelt enthobenen Raum vor. Vielmehr wurde es in ihren Darstellungen zu einem profanen und für alle zugänglichen Ort, an dem außerdem kein strenger Verhaltenskodex galt, sondern ausprobiert werden durfte. Das Labor wurde als das vorgestellt, was die *science studies* für diesen Ort wiederholt betont haben: Es ist ein Raum der handwerklichen Tätigkeit, in dem experimentiert, gebastelt und – offensichtlich – gekocht wird.[283] In dieser Form nun sollte die bakteriologische Laborarbeit auch für den durchschnittlichen, praktizierenden Arzt zugänglich und umsetzbar werden.

---

[280] Rudolf Abel, *Ueber einfache Hülfsmittel zur Ausführung bacteriologischer Untersuchungen in der ärztlichen Praxis*, Würzburg 1899, 15 f., 18 (= Abel, Ueber einfache Hülfsmittel).

[281] Ebd., 17.

[282] Erwin von Esmarch, „Improvisieren bei bakteriologischem Arbeiten", *Hygienische Rundschau* 2, 1892, 653–662, 658 (= Esmarch, Improvisieren bei bakteriologischem Arbeiten).

[283] Die enge historische Verbindung zwischen Küche und Labor seit der Renaissance betont Graeme Gooday, „Placing or Replacing the Laboratory in the History of Science?", *Isis* 99, 2008, 783–795, 790.

Die Verlagerung der Bakteriologie in die Küche und die Ausführung der Laborarbeiten mit Kochtopf, Sieb und Backofen hatte natürlich noch einen weiteren praktischen Vorteil, der auch immer wieder betont wurde: Sie machten die Bakteriologie billiger. Man musste hier nicht mehr teure Ausrüstungsgegenstände im medizinischen Fachhandel bestellen, sondern konnte ohnehin vorhandene Alltagsobjekte verwenden. Das Ziel der Kostenersparnis steht auch hinter den weiteren Vereinfachungsstrategien:

Eine zweite Manipulation des bakteriologischen Laborgefüges bestand darin, es klein zu machen. Nicht ein Laborumfang, der bei Koch neun Seekisten füllte, war notwendig. Abel betonte vielmehr, dass noch nicht einmal ein eigenes Laborzimmer in der Praxis gebraucht würde. Während ein Großteil der Arbeiten ja ohnehin in die Küche verlagert wurde, genügte für den Rest ein Tisch am Fenster des Sprechzimmers, auf dem das Mikroskop platziert wurde, sowie ein Schrank, in dem das Arbeitsgerät untergebracht werden sollte.[284] Auch die Instrumente an sich wurden in möglichst platzsparende und leichte Gegenstände verwandelt. Dabei hatten die Bakteriologen nicht nur den möglichen Platzmangel in der Arztpraxis im Blick, sondern insbesondere die Transportfähigkeit der Ausrüstung, wenn der Arzt Krankenbesuche machte. Im Falle eines Infektionsverdachts mussten hier Sputum-, Blut- oder Eiterproben genommen werden, die dann sofort auf einem Deckglas zu verstreichen und zu trocknen waren. Um Wattestäbchen oder Nadeln zur Entnahme von Proben vor Ort sterilisieren zu können, empfahl von Esmarch den Bau einer kleinen Spirituslampe aus Glasröhrchen, Baumwollfaden und Korken, die zum Transport mit einer Gummikappe verschlossen werden konnte. Die Instrumente wurden durch kurzes Erhitzen in der Flamme des Lämpchens desinfiziert. Auf diese Weise umging man den schweren Thermostat, in dem das sonst erledigt wurde. Auch die Glasplättchen sollten das Gepäck des Arztes nicht umfangreicher machen. Von Esmarch empfahl dafür folgendes Vorgehen, bei dem die bakteriologische Ausrüstung elegant mit der ärztlichen verschmolz:

„[…] Einige Deckgläser lassen sich unschwer in der Verbandtasche auf die Praxis mitnehmen, wenn man sie zwischen die eingeknickten Blätter einer Visitenkarte legt; ein einzelnes findet ein sicheres Plätzchen unter dem Rückendeckel der Taschenuhr."[285]

Ein dritter und entscheidender Punkt, an dem das bakteriologische Labornetzwerk aufgebrochen wurde, um es besser mobilisieren zu können, waren seine technischen Dinge oder *black boxes*, also etwa Brutschrank, Thermostat oder Dampfsterilisator.

Das Charakteristikum einer *black box* liegt, wie oben beschrieben, darin, dass sich seine einzelnen Elemente so eng miteinander verknüpft haben, dass sie als eine Einheit agieren und diese Einzelelemente unsichtbar und nicht mehr manipulierbar sind. Deshalb dienen sie als die stabilen Entitäten in wissensproduzierenden Gefügen. Maryjan Jakowski, Assistent von Henryk Hoyer an der Warschauer Universität und Verfasser der umfangreichen und bereits zitierten Studie über bakteriologisches

---

[284] Abel, Ueber einfache Hülfsmittel, 8.
[285] Esmarch, Improvisieren bei bakteriologischem Arbeiten, 655.

Arbeiten aus dem Jahr 1885, hielt aber beispielsweise den Dampfsterilisator für eine *black box*, die durchaus geöffnet werden sollte, um sie kreativ zu ersetzen. Der Apparat diente der Sterilisierung von Nährböden in Reagenzgläsern in heißem Wasserdampf. Die Sterilisierung garantierte, dass die im Nährboden angelegte Bakterienkultur nicht durch andere Keime verunreinigt wurde und war deshalb zentraler Bestandteil der bakteriologischen Laborarbeit. Jakowski setzte jedoch nicht auf das Gerät selbst, um das Gelingen einer Reinkultur sicherzustellen. Er erläuterte seinen Kollegen vielmehr die Funktion des Sterilisators und schlug ihnen dann einen Weg vor, seine Wirkweise zu ersetzen. Eine Gaslampe würde dazu völlig ausreichen. Die zu sterilisierenden Reagenzgläschen würde man so lange über dessen Flamme halten, bis die sie verschließenden Wattekorken braun würden.[286]

Ein einschlägiges Beispiel für das Öffnen von *black boxes,* die dann auf neue Art und Weise wieder zusammengesetzt wurden, ist auch der Brutapparat. Da die meisten Bakterienarten nur bei Körpertemperatur gediehen, benötigten die Labore Geräte, in denen sich ihre Reinkulturen bei einer möglichst konstanten Temperatur von ca. 37 °C entwickeln konnten. Nicht nur Abel und von Esmarch, sondern noch viele weitere Bakteriologen publizierten Ideen, wie diese auf ganz einfachem Wege zusammenzusetzen waren. Kochtöpfe mit Essignatron oder Holzkisten, in die eine mit Stoff umwickelte Glühbirne gelegt wurde, kamen hier zum Einsatz oder aber ein Holzregal, das möglichst unter der Decke über dem Stubenofen angebracht werden sollte.[287] Die französischen Mikrobiologen Maurice Nicolle und Paul Remlinger empfahlen in ihrer Variante eines „laboratoire improvisé" eine Konstruktion aus zwei ineinander gestellten Keksdosen.[288] Bakteriologen propagierten aber auch, die menschliche Körperwärme selbst zu nutzen. In einem kleinen Metalletui oder einer Zigarrenschachtel ließen sich Bakterienkulturen in der Jackeninnentasche tragen oder am Körper eines Patienten befestigen. Hierzu nochmals Abel:

„Den allereinfachsten Brutapparat endlich stellt der menschliche Körper selbst dar. Leichter erkrankten bettlägerigen Patienten kann man die Röhrchen oder Platten, welche mit dem von ihnen stammenden Untersuchungsmateriale besät worden sind, auf der Brust befestigen und ein dickes Wolltuch darüber decken. Ferner liefert die Kleidung des Arztes selbst eine Anzahl von kleinen, von – im wahren Sinne des Wortes – Taschenbrütapparaten. Namentlich die Taschen auf der Innenseite der Weste kann man als Brütapparate ausnutzen. Man lege die Culturröhrchen in lange Cigarrentaschen, auch in Blechkapseln, wie sie zur Aufbewahrung von Pflastern dienen, oder in Pennale, wie sie die Schulkinder für ihre Schieferstifte und Federhalter gebrauchen, oder in Hülsen von Pappe, und stecke sie in die innere Westentasche. Ich habe wiederholt den Versuch gemacht, Diphtheriematerial auf diese Weise zu bebrüten. Tagsüber trug ich die Röhrchen in der inneren Westentasche, nachts legte ich sie unter das Kopfkissen. Innerhalb von 24 Stunden waren die Diphtheriecolonien immer gut entwickelt."[289]

---

[286] Jakowski, Grzybki chorobotwórcze, 397.

[287] Esmarch, Improvisieren bei bakteriologischem Arbeiten, 660 f.; Abel, Ueber einfache Hülfsmittel, 28.

[288] Maurice Nicolle/Paul Remlinger, *Traité de technique microbiologique. A l'usage des médecins et des vétérinaires*, Paris 1902, 34 (= Nicolle/Remlinger, Traité de technique microbiologique).

[289] Abel, Ueber einfache Hülfsmittel, 29. Die Möglichkeit, den menschlichen Körper als Brut schrank zu nutzen, präsentieren auch: Esmarch, Improvisieren bei bakteriologischem Arbeiten, 661; Nicolle/Remlinger, Traité de technique microbiologique, 37.

Bei Abel wurde der menschliche Körper also selbst Teil des Labornetzwerks und damit eine Ressource, die immer zur Verfügung stand. Während *black boxes* den menschlichen Körper möglichst auszuschließen versuchen und ihre Funktionalität bei minimaler Manipulation durch einen Knopfdruck oder ähnliches gewährleistet sein soll, führte ihre Öffnung hier zu einem erneuten Einbringen der Physis des Untersuchenden. Technische Dinge wie Dampfsterilisator oder Brutapparat wurden in diesem Fall also nicht als die Stabilität des Labornetzwerks garantierende Einheiten betrachtet. Vielmehr wurden sie als Entitäten erneut hinterfragt und Wege und Möglichkeiten gefunden, ihre Funktionen mit variablen Elementen zu ersetzen.

Den Vorteil der Bewegung in flexibler Gestalt haben die post-ANT-Vertreter Annemarie Mol und John Law theoretisch konzeptualisiert. In Anlehnung an Bruno Latours *immutable mobiles* haben sie das Konzept der *mutable mobiles* entwickelt. Die Bewegung von veränderlichen Mobilen kreiert dabei nach Mol und Law weniger einen Netzwerkraum, der sich von einem Zentrum aus ausdehnt, sondern einen fluiden Raum, den sie wie folgt abgrenzen: „[…] in a network things that go together depend on one another. If you take one away, the consequences are likely to be disastrous. But in a fluid it isn't like that because there is no ‚obligatory point of passage'.“[290] *Fluids* ermöglichen vielmehr „variation without boundaries and transformation without discontinuity“.[291] Während unveränderlich mobile Netzwerke zusammenbrechen, wenn auch nur das kleinste Element verändert wird[292], sind derartige flüssige Gefüge weitaus robuster. Denn sie sind veränderlich mobil (*mutable mobiles*). Marianne de Laet und Annemarie Mol beschreiben die *Zimbabwe Bush Pump*, um dies nochmals deutlich zu machen. Diese Wasserpumpe zum Beispiel kann an ihren vielen Einsatzorten transformiert und den lokalen Ansprüchen angepasst werden, ohne dass sie an Funktionalität einbüßt:

„While some of its parts are essential, many can be replaced with something else. Even if many of its elements are transformed, ‚the whole' does not necessarily fall apart. And the standards that seem ready to be applied to it may stop making sense, or change. There are, to be sure, limits to the Bush Pump's flexibility and elasticity. There are points where nothing works, everything fails. But before such dead ends are reached – *if* they are reached at all – many varied things may happen to a Zimbabwe Bush Pump. As indeed they do.“[293]

---

[290] Mol/Law, Regions, Networks and Fluids, 661. Der „obligatorische Passagepunkt" ist ein wichtiger Begriff in der Akteur-Netzwerk-Theorie Bruno Latours und Michel Callons der 1980er Jahre. Er beschreibt die Schaffung von Machtausübung durch stabile Allianzen eines Akteursnetzwerks. Louis Pasteur macht sich und sein Labor in Latours *Pasteurization of France* zu einem obligatorischen Passagepunkt für alle, die Seuchen bekämpfen wollen. In Callons Analyse der Kammmuschelzucht versuchen Biologen zu einem vergleichbaren Akteur in der Muschelzucht zu werden – was ihnen allerdings nicht gelingt. In fluiden Räumen hingegen fehlt eben dieses machtvolle Zentrum. Callon, Einige Elemente einer Soziologie der Übersetzung, 149; Latour, The Pasteurization of France, 100.

[291] Mol/Law, Regions, Networks and Fluids, 658.

[292] Beispielsweise der von Madeleine Akrich 1993 eindrucksvoll beschriebene *Gazogene in Costa Rica*, der nach seinem Transport in das Dorf Buena Vista bereits aufhörte zu funktionieren, als man ihm etwas feuchteres Holz verabreichte. Madeleine Akrich, „A Gazogene in Costa Rica. An Experiment in Techno-Sociology“, in: Pierre Lemonnier (Hg.), *Technological Choices. Transformation in Material Cultures Since the Neolithic*, London/New York 1993, 289–337.

[293] Laet/Mol, The Zimbabwe Bush Pump. 247 f., Hervorhebungen im Original.

Das Aufbrechen des bakteriologischen Labornetzwerks und seiner stabilen Einzelteile machte auch die Bakteriologie veränderlich mobil. Anstatt der Ausdehnung eines starren Netzwerkes zu betreiben, schufen Bakteriologen hier ein *fluid*: Bakterien und die sie aufspürenden Ärzte mussten nicht zwingend durch Kochs neun Kisten schweres Labor und seine diversen expliziten und impliziten Arbeitstechniken gehen. Die Techniken der Isolierung und Visualisierung brachen nicht sofort zusammen, wenn man Elemente aus ihrem Netzwerk entfernte oder sie auf andere Art und Weise zusammenfügte. Mikroben waren auch in einem variablen Gefüge zu visualisieren und zu diagnostizieren.

Ein Teil des Erfolgs bei der Verbreitung der Bakteriologie außerhalb von Berlin und Paris lässt sich auf diese Robustheit der bakteriologischen Laborpraxis gegenüber Veränderungen und Anpassungsleistungen zurückführen. Als Odo Bujwid im Herbst 1885 nach seinem Bakteriologiekurs bei Robert Koch zurück nach Warschau kam, konnte er diese Qualitäten des bakteriologischen Labornetzwerks nutzen. Auch Bujwid richtete sich sein Labor zunächst in seiner Küche ein, wo Nährböden zubereitet wurden. Die Versuchstiere brachte er im Keller seiner Mietwohnung unter. Trotzdem gelang es ihm, Bakterienkulturen zu isolieren und zu kultivieren sowie Tollwutimpfstoff herzustellen.[294] Bujwid verfolgte auch die Strategie, vermeintlich einfache, handwerkliche Elemente der Labortätigkeit an ein weibliches Mitglied seines Haushalts abzugeben. Als armer Student hatte er keine Köchin. Vor seiner Abreise nach Paris jedoch hatte er, wie bereits beschrieben, um die Hand der zehn Jahre jüngeren Kazimiera Klimontowicz angehalten, der er als kleines Mädchen Nachhilfeunterricht erteilt hatte. Sein Heiratsantrag stand unter der Bedingung, dass Kazimiera ihm nach seiner Rückkehr aus Paris in seinem Labor als Hilfskraft zur Seite stehen würde.[295] Kazimiera akzeptierte und so kam es, dass sie, die später in Krakau für ihr frauenpolitisches Engagement bekannt werden sollte, gleich am zweiten Tag nach ihrer Hochzeit im Labor ihres Mannes anzutreten hatte, Kaninchen Rückenmark entnahm und verimpfte. Odo Bujwid erinnert sich in seinen Memoiren:

„Heute ist genau so ein schöner Tag wie damals am 31. Juli 1886, als wir am Tag unsere Hochzeit das Grab meiner Eltern besuchen gingen. Gleich am zweiten Tag nach unserer Hochzeit hast Du die Arbeit als meine erste Laborassistentin angetreten. Du hast Kaninchen geimpft, mir bei der Entnahme von Rückenmark geholfen und die Patientenkartei geführt. Du hast Dich sofort an die Arbeit gemacht, als hättest Du nie etwas anderes getan."[296]

Bujwid gelang es also, die bakteriologische Laborpraxis mit familiärer Unterstützung und häuslicher Ausstattung aufrecht zu erhalten. Dafür waren aber ein erhebliches Engagement und die Kollaboration mehrerer Akteure notwendig. Kazimiera Klimontowicz und er mussten auf Küche und Keller als normale Haushaltsräume verzichten und Kazimiera hatte ihre eigenen Interessen und Fähigkeiten erst einmal zu

---

[294] Dass die Flexibilisierung des Tollwutnetzwerks klare Grenzen hatte, habe ich oben gezeigt. Vgl. Kapitel 3.2.

[295] Bujwid, Osamotnienie, 40. S. auch Kapitel 3.2.

[296] Ebd., 75. Zur Geschichte der „Heiratsweisen" in der Wissenschaft vgl. Markus Krajewski, „Frauen am Rande der Datenverarbeitung. Zur Produktionsform einer Weltgeschichte der Technik", in: Bernhard Dotzler/Henning Schmidgen/Cornelia Weber (Hgg.), *Parasiten und Sirenen. Zwei ZwischenRäume*, Preprint 253 des Max-Planck-Instituts für Wissenschaftsgeschichte, Berlin 2004, 41–53.

Gunsten der Laborarbeiten ihres Mannes zurückzustellen. Auch das Improvisieren verlangte folglich einiges von Ärzten und Ihren Familien ab. Zwar war der finanzielle Aufwand für die Einrichtung eines Küchenlaboratoriums geringer, weniger Zeit und Engagement verlangte es den Ärzten jedoch nicht ab. Auch das kreative Ersetzen von Instrumenten durch Alltagsobjekte, beispielsweise der Bau eines Brutkastens aus Holzkiste und Glühbirne oder gar die Verwendung des eigenen Körpers als Wärmequelle für Mikroben, setzte eine besondere Hingabe des Arztes für bakteriologische Methoden voraus. An Odo Bujwids Einsatz für die Bakteriologie ist kaum zu zweifeln, aber brachten auch allgemein praktizierende Ärzte im Königreich ein vergleichbares Engagement auf? Zieht man die ausgeprägte Praxisorientierung der polnischen Ärzteschaft im Königreich in Betracht, so scheint es besonders fraglich, ob die noch kaum zur medizinischen Therapie beitragende Bakteriologie hier eine entsprechende Einsatzbereitschaft hervorbrachte.

Um dieser Frage nachzugehen, analysiere ich im Folgenden die Reaktionen der breiteren medizinischen Öffentlichkeit auf zwei Ereignisse der Bakteriologiegeschichte, die genau dieses Defizit aufzuheben suchten: Die Einführung von Robert Kochs vermeintlichem Heilmittel gegen Tuberkulose, „Tuberkulin", um den Jahreswechsel 1890/91 und die Entwicklung eines Therapeutikums gegen Diphtherie 1894/95. Diese beiden Produkte des bakteriologischen Labors sollten erstmals explizit den Kern ärztlicher Tätigkeit, die Heilung von Kranken, unterstützten. Anders als die Tollwutimpfung waren Tuberkulin und Diphtherieserum zudem Mittel, die nicht nur von einem Bakteriologen im Labor appliziert werden konnten, sondern die die Ärzte selbst verabreichten. Tuberkulin und Heilserum riefen – abgesehen davon, dass sie weltweit als große Attraktionen gefeiert wurden – auch deshalb ein großes publizistisches Echo bei polnischen Ärzten hervor. Die Besprechungen und Anwendungsberichte, die in den medizinischen Fachzeitschriften erschienen, bieten die Möglichkeit, erstmals auch eine größere Anzahl von Stimmen praktisch tätiger Ärzte zu hören, die die bakteriologische Laborpraxis kommentierten. Ihre Texte bieten Aufschluss über den Grad der Akzeptanz anwendungsbezogener Produkte der Bakteriologie. Sie lassen aber auch einen Schluss darüber zu, inwiefern die ‚flüssige' Form der bakteriologischen Diagnostik Einzug in ihren Alltag erhielt.

Tuberkulin: Ein epistemisches Ding auf Reisen

Nach einer längeren Schaffenskrise verkündete Robert Koch im August 1890 auf dem 10. Internationalen Medizinerkongress in Berlin, dass er an einem Heilmittel gegen Tuberkulose arbeite und die bisherigen Tierversuche ausgesprochen günstige Resultate aufwiesen. Am 13. November des Jahres folgte ein Aufsatz in der Deutschen Medizinischen Wochenschrift, in dem Koch die erfolgreiche Erprobungen seines Mittels an Menschen mitteilte. Obwohl seine Versuche noch keineswegs abgeschlossen und erst ca. 50 Personen[297] mit dem Mittel behandelt worden waren, war Koch davon überzeugt, dass es bei äußerlicher Tuberkulose wie Lupus, Drüsen-, Knochen- und

---

[297] Diese Schätzung macht Gradmann, Krankheit im Labor, 184. Hier auch eine genaue Schilderung der Versuchsabläufe in Berliner Kliniken. Ebd., 179–186.

Gelenktuberkulose im frühen Stadium sicher heile, in fortgeschrittenen Fällen langsame Besserung eintrete. Auch für die Lungentuberkulose ging Koch davon aus, „daß beginnende Phthisis durch das Mittel mit Sicherheit zu heilen ist. Teilweise mag dies auch noch für die nicht zu weit fortgeschrittenen Fälle gelten.“[298] Zwar schränkte er diese Aussage in einer Fußnote leicht ein. Es seien noch längere Beobachtungen notwendig, um sicherzustellen, dass die behandelten Fälle tatsächlich geheilt wären und keine Rezidive auftreten würden – bei der Tuberkulose handelte es sich immerhin um eine chronische Krankheit.[299] Der Grundtenor seiner Publikation war jedoch eindeutig positiv. Erstmals, so schien es, war der deutschen bakteriologischen Schule gelungen, das bakteriologische Labornetzwerk bis ans Krankenbett auszudehnen. Damit verhieß Koch ein Heilmittel gegen die epidemiologisch bedeutsamste Krankheit des 19. Jahrhunderts.[300]

Entsprechend gestalteten sich die Reaktionen der medizinischen und breiteren Öffentlichkeit, die die medizinhistorische Forschung als einen wahren „Tuberkulinrausch“ beschrieben hat.[301] Scharen von Kranken strömten nach Berlin, um sich Kochs Mittel injizieren zu lassen. Der große Zustrom tuberkulöser Patienten wurde von Beobachtern gar als eine „ernsthafte Bedrohung der öffentlichen Gesundheit der Stadt“ bezeichnet.[302]

Auch in der breiteren polnischen Öffentlichkeit fanden Kochs Verlautbarungen große Resonanz. Genau wie Zeitungen in den USA[303] oder England[304] berichtete die polnische Tagespresse über die Neuigkeiten aus Berlin. Eine genaue Analyse der Reaktionen der polnischsprachigen Zeitungslandschaft soll hier nicht geleistet werden. Aber einen Eindruck von der Bedeutung des Heilmittels für die breitere Öffentlichkeit gibt ein kleiner Skandal, den die Warschauer Tageszeitung *Kurjer Warszawski* zu entfachen versuchte.[305] Sie behauptete, Koch habe sein Mittel auf Grundlage einer

---

[298] Robert Koch, „Weitere Mitteilungen über ein Heilmittel gegen Tuberkulose [1890]“, in: J. Schwalbe (Hg.), *Gesammelte Werke von Robert Koch*, Bd. 1, Leipzig 1912, 661–668, 666 (= Koch, Weitere Mitteilungen über ein Heilmittel gegen Tuberkulose).

[299] Ebd., 666 f.

[300] Gradmann, Krankheit im Labor, 105.

[301] Eine umfassende Darstellung der Entstehungsgeschichte des Tuberkulins und seiner öffentlichen Diskussion in Deutschland bietet Gradmann, Krankheit im Labor, Kap. III und IV. 2. Vgl. auch Barbara Elkeles, „Der ‚Tuberkulinrausch‘ von 1890“, *Deutsche Medizinische Wochenschrift* 115, 1990, 1729–1732. Zur öffentlichen Wahrnehmung in den USA s. David Leibowitz, „Scientific Failure in an Age of Optimism. Public Reaction to Robert Koch's Tuberculin Cure“, *New York State Journal of Medicine* 93, 1993, 41–48 (= Leibowitz, Scientific Failure in an Age of Optimism) und Bert Hansen, „New Images of a New Medicine. Visual Evidence for the Widespread Popularity of Therapeutic Discoveries in America after 1885“, *Bulletin of the History of Medicine* 74, 1999, 629–678 (= Hansen, New Images of a New Medicine). Zur eher gemäßigten Reaktion der Fachpresse vor allem in England s. Donald S. Burke, „Of Postulates and Peccadilloes. Robert Koch and Vaccine (Tuberculin) Therapy for Tuberculosis“, *Vaccine* 11, 1993, 795–804 (= Burke, Of Postulates and Peccadilloes).

[302] J. Lister: Professor Koch's Remedy for Tuberculosis, in: BMJ 1890 (13. Dec.), 1372–1382, z. n.: Burke, Of Postulates and Peccadilloes, 799.

[303] Leibowitz, Scientific Failure in an Age of Optimism; Hansen, New Images of a New Medicine.

[304] Burke, Of Postulates and Peccadilloes.

[305] Über diesen Skandal informiert die *Gazeta Lekarska*. Vgl. Redakcja Gazety Lekarskiej, „Koch czy Nencki? [Koch oder Nencki?]“, *Gazeta Lekarska* 10, 1890, 987–988 (= Redakcja Gazety Lekarskiej, Koch czy Nencki).

Entdeckung von Marcel Nencki[306] entwickelt, 1890 als Professor der Bakteriologie in Bern tätig. Die Forschungen Nenckis habe Ludwig Brieger Koch zugespielt. Brieger war Leiter einer privaten Poliklinik in Berlin und hatte aus früherer Tätigkeit Verbindungen nach Bern.[307] Marcel Nencki stammte aus dem Dorf Boczki in der Nähe von Lodz, hatte im Januaraufstand von 1863 mitgekämpft und nach dessen Niederschlagung emigrieren müssen. Er hatte dann in Jena und Berlin Medizin studiert und arbeitete seit 1872 in Bern. Bis auf die Tatsache, dass er zum Calvinismus übergetreten war, galt er als waschechter Pole. Mit seiner Geschichte versuchte der *Kurjer* folglich, die bahnbrechenden Entwicklungen auf dem Weg der Bakteriologie vom Labor ans Krankenbett einem Polen zuzuschreiben.

Die Redaktion der *Gazeta Lekarska* reagierte scharf auf diese „Lügen" eines „Boulevardblattes". Selbstverständlich könne es sein, dass Koch von den Publikationen Nenckis profitiert habe. Aber Nencki selbst habe verneint, bestohlen worden zu sein. Die Geschichte bot der *Gazeta* dann Gelegenheit, sich tief vor der „deutschen" Wissenschaft zu verbeugen und Kochs Heilmittel gegen Tuberkulose als nationale Errungenschaft der Deutschen hervorzuheben:

> „Seien wir gerecht. Prof. Nencki ist Pole; aber wer beurteilte seine wissenschaftliche Begabung, wer vermittelte ihm Wissenschaft und eine Position, wer ermöglichte ihm die Umgebung, in der er sich frei seiner Arbeit widmen konnte und wer hat ihm für seine vielfältigen Verdienste keinen Ruhm vorenthalten? Selbst wenn Prof. Nencki in dieser so unbedacht gestellten Frage [Koch oder Nencki? – lautete die Überschrift des Artikels im *Kurjer*] als Sieger hervorgehen würde, so hätten doch die Landsleute von Koch ein größeres Recht als wir, auf die Entdeckung stolz zu sein. Wir verfolgen aufmerksam all unsere Verdienste zur Wissenschaft, wir ermutigen zur Arbeit, wir belohnen sie mit Anerkennung. Aber seien wir nicht ungerecht, seien wir vor allem nicht kindisch und lächerlich."[308]

Die Nachrichten über das Kochsche Heilmittel konnten also in Warschau Grundsatzfragen nationaler Verdienste in der Wissenschaft aktivieren. Ein Mittel gegen Tuberkulose war so verheißungsvoll, dass sich sein Entwickler nationalen Ruhmes gewiss sein konnte. Der *Kurjer* wollte der polnischen Nation ein wenig davon sichern, die *Gazeta* überließ ihn ganz dem „verehrten Koch".[309]

Aber nicht nur die nicht-medizinische Öffentlichkeit sah in Kochs Mittel eine ruhmreiche nationale Errungenschaft der Deutschen. Auch für die internationale *medical community* waren Kochs Nachrichten verheißungsvoll. Denn wenn ein Robert Koch ankündigte, er habe ein Heilmittel gegen Tuberkulose entwickelt, dann musste das eine Bedeutung haben. Koch galt in der internationalen medizinischen

---

[306] Nencki (1847–1901) arbeitete im Jahr 1890 noch als Professor für Bakteriologie an der Universität in Bern. Im darauffolgenden Jahr wurde er Leiter des bakteriologisch-chemischen Labors am Institut für experimentelle Medizin in St. Petersburg. Kazimierz Sarnecki, „Wilhelm Marceli Nencki", in: Polska Akademia Nauk (Hg.), *Polski Słownik Biograficzny*, Bd. 22, Warszawa 1935–2014, 671–674.

[307] Maximilian Watzka, „Brieger, Ludwig", *Neue Deutsche Biographie* 2, 1955, 612 [Onlinefassung].

[308] Redakcja Gazety Lekarskiej, Koch czy Nencki, 988.

[309] Diese Formulierung findet sich in einer Verteidigungsschrift Kochs im Frühjahr 1891, in der die Laienpresse für den Skandal um das Tuberkulin verantwortlich gemacht wird. N., „Z dziedziny etyki lekarskiej [Aus dem Feld der medizinischen Ethik]", *Gazeta Lekarska* 11, 1891, 313–321, 320 (= N. Z dziedziny etyki lekarskiej).

Öffentlichkeit spätestens seit seiner ‚Entdeckung' des Tuberkulose-Erregers 1882 als Berühmtheit[310] und verfügte über eine gute Portion Vertrauensvorschuss. Henryk Hoyer kommentierte in Warschau, eine vergleichbare Ankündigung eines polnischen Wissenschaftlers hätte wohl kaum die Aufmerksamkeit der ganzen Welt auf sich gezogen. Wenn aber Robert Koch spreche, so werde jedes Wort sofort aufgegriffen.[311] Im Falle von Kochs *Weitere[n] Mitteilungen über ein Heilmittel gegen Tuberkulose* vom 13. November 1890 ist dies wortwörtlich zu nehmen. Die Redaktionen sowohl der *Gazeta Lekarska* als auch des *Przegląd Lekarski* präsentierten Kochs Artikel nicht in der sonst für ausländische Publikationen üblichen Form der Zusammenfassung, sondern ließen ihn „auf Grund der Wichtigkeit der Angelegenheit" vollständig übersetzen. Kurz nach seinem Erscheinen in der Deutschen Medizinischen Wochenschrift wurde er in beiden Zeitschriften in polnischer Sprache abgedruckt.[312] Dies war eine vielfältige Praxis der internationalen medizinischen Fachpresse im Umgang mit Kochs Verlautbarung. Englische Übersetzungen der *Mitteilungen* erschienen zum Beispiel im *British Medical Journal*[313] und sogar in der *New York Times*, was die besondere Wirksamkeit von Kochs Artikel auch in der nicht-medizinischen Öffentlichkeit nochmals belegt.[314]

Kochs Artikel berichtete über die Dosierung des Mittels und schilderte ausführlich die Symptome, die bei gesunden und kranken hauttuberkulösen Patienten nach Verabreichung der so genannten „Lymphe" auftraten. Er verlor hingegen kein Wort über deren Zusammensetzung. Es hieß schlicht, es handele sich um eine „bräunliche klare Flüssigkeit", deren „Herkunft" und „Bereitung" Koch erst nach weiteren Forschungen bekannt geben könne.[315]

Aber nicht nur die Zusammensetzung des Mittels blieb zunächst unbekannt, auch seine Effektivität galt in der internationalen Ärzteschaft noch als ungesichert. War die Lymphe auch bei Lungentuberkulose wirksam und wie agierte sie bei fortgeschrittenen Fällen der Haut- und Gelenktuberkulose? Für diese Fragen hatte Koch in seiner November-Publikation zwar positive Antworten vermutet, klare Ergebnisse konnte er aber nicht präsentieren. Auch wenn die allgemeine Stimmung ausgesprochen zuversichtlich war, so verblieb das Mittel für die internationale Ärzteschaft dennoch im Status eines „epistemischen Dings": Seine genaue Definition war zunächst ungeklärt und seine Wirkweise erst unscharf bestimmt.[316] Da Kochs ersten Verlautbarungen über das Mittel aber so verheißungsvoll waren, schalteten sich Scharen von Ärzten in die weiteren Erprobungen der „bräunlichen klaren Flüssigkeit" ein.

---

[310] Gradmann, Krankheit im Labor, 105.

[311] Henryk Hoyer, „Pogląd teoretyczny na przeciwgruźliczy środek Koch'a [Theoretische Ansichten über das Mittel gegen Tuberkulose von Koch]", *Gazeta Lekarska* 11, 1891, 25–30, 44–49, 59–68, 29 (= Hoyer, Pogląd teoretyczny na przeciwgruźliczy środek Koch'a).

[312] B. Gepner, „Prof. Robert Koch. O środku leczniczym przeciw gruźlicy [Prof. Robert Koch. Über ein Heilmittel gegen Tuberkulose]", *Gazeta Lekarska* 10, 1890, 940–945, Zitat: 940, O. A., „Roberta Kocha wiadomość dalsza o leku przeciw gruźlicy [Weitere Mitteilung über Robert Kochs Heilmittel gegen Tuberkulose]", *Przegląd Lekarski* 29, 1890, unpag. (= O. A., Roberta Kocha wiadomość dalsza).

[313] Leibowitz, Scientific Failure in an Age of Optimism, 42.

[314] Hansen, New Images of a New Medicine, 657.

[315] Koch, Weitere Mitteilungen über ein Heilmittel gegen Tuberkulose, 662.

[316] Rheinberger, Experimentalsysteme und epistemische Dinge, 27.

Zu den zahlreichen Tuberkulosekranken gesellten sich in Berlin tausende Ärzte, die die weiteren Entwicklungen um das Mittel verfolgen wollten. Die Vossische Zeitung kommentierte, Berlin sei „zum Wallfahrtsort für Ärzte aller Länder" geworden.[317] Die offene Frage, die die Ärzte im November und Dezember 1890 in erster Linie beschäftigte, war die nach der Wirkweise der „braunen Flüssigkeit". Ihre Zusammensetzung und Herstellung wurde erst zu einem späteren Zeitpunkt thematisiert. Zunächst beobachteten Ärzte den Einsatz des Mittels vor Ort in Berlin und kommunizierten ihre Erkenntnisse von hier aus nach Hause. Zahlreiche öffentliche Demonstrationen der Mittel-Verabreichung in Berliner Kliniken boten hierzu Gelegenheit.

Es war erneut Odo Bujwid, der als erster Warschauer Arzt über die Ereignisse in Berlin berichten sollte. Noch vor der Veröffentlichung Kochs war Bujwid nach Berlin gereist. Die genauen Umstände seiner Reise lassen sich nicht mehr rekonstruieren. Allerdings war er von Koch in einem Brief vom 2. November 1890 (vermutlich als Reaktion auf Bujwids Nachfrage über das Tuberkulose-Heilmittel) darauf verwiesen worden, dass eine Publikation zum Thema kurz bevorstünde.[318] Ob Bujwid nach dieser Nachricht die Ereignisse vorausahnte und deshalb nach Berlin reiste oder ob er unabhängig davon nach Deutschland gekommen war, ist unklar.[319] Auf jeden Fall konnte Bujwid von Beginn an als Korrespondent und Kommentator der Berliner Ereignisse fungieren. Seine Briefe wurden zum gleichen Zeitpunkt wie die übersetzten Artikel Kochs in der *Gazeta Lekarska* veröffentlicht.

Noch bevor Bujwid Kochs Artikel in der *Deutschen Medizinischen Wochenschrift* gelesen hatte, informierte er hier am 13. November 1890 über einen Besuch bei Georg Cornet, der in seiner Privatklinik Tuberkulose-Patienten mit Kochs Mittel behandelte.[320] Bujwid beschrieb das Verfahren der Verdünnung und der langsamen Steigerung der verabreichten Dosis und schilderte die bald als üblich geltenden lokalen wie allgemeinen Reaktionen: starkes Fieber und Mattigkeit gingen bei Lupus-Patienten einher mit einem schnellen Rückgang des Ekzems. Gesunde Menschen hingegen zeigten selbst bei hohen Dosen kaum Reaktionen.[321] Am darauffolgenden Tag berichtete Bujwid der *Gazeta* über die Publikation Kochs in der *Deutschen Medizinischen Wochenschrift* und verkündete, dass er versuchen wolle, von der kleinen bei Dr. Libbertz verkauften Menge der Lymphe etwas zu ergattern, damit es in Warschauer Kliniken erprobt werden könne.[322] Zwei Tage später, am 16. November 1890 referierte Bujwid den Inhalt eines Vortrags des Chirurgen Ernst von Bergmann. In

---

[317] Z. n. Gradmann, Krankheit im Labor, 189.

[318] Koch an Bujwid, 2. 11. 1890, Museum Odona Bujwida.

[319] 1889 war Bujwid gemeinsam mit seiner Ehefrau nochmals mit Mitteln der Mianowski-Stiftung auf Forschungsreise gegangen und hatte zahlreiche bakteriologische Institute besucht. Unter anderem hatte er auch Koch nochmals aufgesucht. Odo Bujwid, „Sprawozdanie z wycieczki odbytej kosztem Kasy Pomocy imienia Mianowskiego w październiku i listopadzie roku 1888 [Bericht über eine Reise, finanziert durch die Mianowski-Stiftung im Oktober und November des Jahres 1888]", *Gazeta Lekarska* 9, 1889, 329–337. Eine weitere Reise, um die neu geknüpften Kontakte zu pflegen, ist also auch nicht ausgeschlossen.

[320] Cornet war Tuberkulosearzt und Assistent Robert Kochs. Gradmann, Krankheit im Labor, 183.

[321] Odo Bujwid, „Z Berlina [Aus Berlin]", *Gazeta Lekarska* 10, 1890, 946–947, 946 (= Bujwid, Z Berlina).

[322] Ebd., 947.

seiner Klinik fand der Höhepunkt der öffentlichkeitswirksamen Einführung des Kochschen Heilmittels statt.[323] In Anwesenheit des preußischen Kultusministers, des Generalstabsarztes der preußischen Armee, Friedrich Althoffs und einem großen Publikum – unter ihnen Bujwid – wurde Patienten mit Hauttuberkulose das Mittel verabreicht. An Patienten, denen das Mittel am Morgen injiziert worden war, konnte das Publikum die heftigen Fieber-Reaktionen sowie Schwellungen und Rötungen der tuberkulösen Hautstellen beobachten. Patienten, deren Behandlung zehn Tage vorher begonnen hatte, dienten als Beleg für die Heilwirkung des Mittels. Hier waren an Stelle des tuberkulösen Ekzems nur noch „glatte Narben" zu sehen.[324]

Am 19. November gesellte sich mit Dr. Teodor Heryng ein weiterer Warschauer zu den, wie er schätzte, 2000 Ärzten, die mittlerweile nach Berlin gekommen waren. Er war jedoch kein Bakteriologe, sondern Hals-Nasen-Ohrenarzt am Warschauer St. Rochus-Krankenhaus. Auch Kliniker machten sich für Kochs anwendbar gemachte Bakteriologie also auf den Weg. Wie Bujwid wohnte Heryng den zahlreichen öffentlichen Demonstrationen des Mittels in verschiedenen Kliniken bei. So präsentierte Dr. William Levy, der Koch bereits in einem sehr frühen Erprobungsstadium des Mittels Patienten seiner chirurgischen Privatklinik zu Versuchen zur Verfügung gestellt hatte, die Behandlung von Patienten mit Hauttuberkulose. Auch in den Kliniken von Dr. Krause und Dr. Bergmann konnte Heryng die Verabreichung und den therapeutischen Verlauf von Kochs Mittel verfolgen und das alles im Verlauf nur eines Tages.[325]

Aus Lemberg reiste Dr. Opolski nach Berlin und berichtet im *Przegląd Lekarski* ausführlich über die Sitzung der Berliner Medizinischen Gesellschaft am 27. November 1890, auf der Ergebnisse verschiedener klinischer Erprobungen des Mittels vorgetragen wurden.[326] Mit dem Ziel, die Heilwirkung bei Lungentuberkulösen zu beobachten, reiste der an der Klinik für Innere Medizin tätige Dr. Mikołaj Buzdygan aus Krakau in die Brehmer'schen Anstalten und in das Sanatorium eines Dr. Römpler in Görbersdorf und verfolgte die dortige Anwendung des Mittels. Sein Bericht erschien am 2. Dezember 1890 im *Przegląd Lekarski*.[327]

Welche Antworten auf die offenen Fragen über das Tuberkulin reisten aus Berlin und Görbersdorf nach Warschau und Krakau? Der Tenor der Berichte von Bujwid und seinen in der klinischen Praxis tätigen Kollegen war eher nüchtern, die Frage nach der Effektivität des Mittels für andere Fälle als die der Hauttuberkulose im Anfangsstadium blieb weitestgehend offen.

Bujwid zeigte sich in seinen Briefen zwar sehr zuversichtlich, dass Kochs Mittel heilend wirke. Aber er verwies auch darauf, dass der weitere Verlauf der Erprobungen

---

[323] Gradmann, Krankheit im Labor, 187.

[324] Bujwid, Z Berlina, 947.

[325] Teodor Heryng, „Z Berlina [Aus Berlin]", *Gazeta Lekarska* 10, 1890, 965–966 (= Heryng, Z Berlina).

[326] Opolski, „W sprawie leczenia gruźlicy [Zur Heilung der Tuberkulose]", *Przegląd Lekarski* 29, 1890, 715–717 (= Opolski, W sprawie leczenia gruźlicy).

[327] Mikołaj Buzdygan, „Metoda Kocha w stacyjach klimatycznych [Die Methode Kochs in Luftheilanstalten]", *Przegląd Lekarski* 29, 1890, 700–701 (= Buzdygan, Metoda Kocha w stacyjach klimatycznych).

abzuwarten sei.[328] Dr. Opolski betonte ebenfalls, dass bisher noch keine eindeutigen Aussagen über die Wirksamkeit des Mittels gemacht werden könnten.[329] Dr. Heryng referierte in seinem Brief vom 19. Dezember zwar die Aussagen einiger behandelnder Ärzte, dass erste Erfolge bei Fällen im Frühstadium, auch der Lungentuberkulose, erzielt worden seien. Fett drucken ließ er die *Gazeta* jedoch, dass er weder bei Dr. Levy noch in der Klinik von Dr. Bergmann einen vollständig geheilten Lupus-Fall gesehen hätte. Außerdem habe es bei Dr. Levy schon einen Todesfall auf Grund einer zu hohen Dosierung gegeben.[330] Heryng kam deshalb zu dem Schluss, dass Koch seine Forschungen zu früh veröffentlicht habe. Eine längere Beobachtung der Wirkweise des Mittels wäre notwendig gewesen, der therapeutische Wert des Mittels sei mit größter Vorsicht zu betrachten. Zudem bemerkte er, dass „die Ärzte ihren Patienten mit schwerer Lungentuberkulose abraten sollten, nach Berlin zu kommen. Sie haben davon keinerlei Nutzen, sondern riskieren nur einen Verlust von Zeit und Geld."[331] Dr. Buzdygan warnte gar, dass die Behandlung fortgeschrittener Fälle ausgesprochen gefährlich sei. Ein Temperaturanstieg könne bei diesen Personen zum Tode führen. Zudem hatte er mehrere Behandlungen erlebt, die vor der Verwendung des Mittels „abschreckten". Insbesondere die schwere Atemnot, in die Kochs Lymphe die Kranken versetzte und die in manchen Fällen Luftröhrenschnitte notwendig machte, erschien Buzdygan alarmierend.[332] Eine „blinde Euphorie", die Christoph Gradmann in der deutschen Debatte über Tuberkulin im November 1890 beobachtet hat[333], ist in der polnischsprachigen Fachpresse also nicht festzustellen.[334] Vielleicht lassen sich die Reaktionen der Ärzte aus Warschau, Krakau und Lemberg eher als eine ‚sehende Euphorie' bezeichnen. Denn obwohl man sich im November 1890 der Unsicherheit der Therapie und ihrer Gefährlichkeit wohl bewusst war und darüber berichtet wurde, waren sich auch die Kliniker einig, dass das Mittel weiter erprobt werden sollte. So schloss Buzdygan seine Ausführungen zu den lebensgefährlichen Versuchen an Lungentuberkulösen in Görbersdorf mit der Hoffnung, dass „die negativen und bedrohlichen Ergebnisse weitere Versuche nicht aufhalten."[335]

Eine anwendungsbezogene Bakteriologie, die mit einem Heilmittel versprach, auch den Kernbestand ärztlicher Tätigkeit wirkmächtiger zu machen, hatte also auch bei praktisch tätigen polnischen Ärzten eine so große Anziehungskraft, dass sie die bekannten Gefahren der Lymphe zunächst ignorierten. Wie ihre internationalen Kollegen setzten sie vielmehr alles daran, das Mittel auch selbst zu erproben. Von Berlin aus breitete sich ein internationales Experimentalsystem (Hans-Jörg Rheinberger) zur Erforschung der Tuberkulinwirkung aus.

Da die Herstellung des Mittels auf Grund einer fehlenden Anleitung nicht selbst vorgenommen werden konnte, mussten die Ärzte die Lymphe kaufen, um sich in

---

[328] Bujwid, Pięć odczytów o bakteryjach, 21–27.

[329] Opolski, W sprawie leczenia gruźlicy.

[330] Heryng, Z Berlina, 965.

[331] Ebd., 966.

[332] Buzdygan, Metoda Kocha w stacyjach klimatycznych, 700 f.

[333] Gradmann, Krankheit im Labor, 189–197.

[334] Eine eher nüchterne Reaktion attestiert Donald S. Burke auch der britischen Fachpresse. Burke, Of Postulates and Peccadilloes, 799.

[335] Buzdygan, Metoda Kocha w stacyjach klimatycznych, 701.

dieses Experimentalsystem einzubinden. Koch hatte durchaus dafür gesorgt, dass das Mittel in Berlin zugänglich war – wenn auch nur in kleinen Mengen. So konnte es bei Kochs Assistenten, Dr. Arnold Libbertz, in der Lüneburger Straße 28 in Berlin erworben werden.[336] An ausgewählte Kollegen verteilte Koch seine Fläschchen auch selbst – so wie Pasteur seinerzeit Tollwutkaninchen verschenkt hatte. Odo Bujwid erhielt etwas von dem Mittel und reiste damit zurück nach Warschau. Die „braune Flüssigkeit" wurde auch verschickt. In Krakau war es dem Leiter der chirurgischen Klinik der Jagiellonen Universität, Ludwik Rydygier, auf diesem Wege gelungen, etwas von Kochs Lymphe zu erhalten.[337] Aus einem Bericht von S. Bulikowski im *Przegląd* kann man erfahren, wie ein solcher Postversand funktionierte. Der galizische Pole lebte in Wien und hatte sich an die Abteilung für Hautkrankheiten im Allgemeinen Krankenhaus unter Professor Moritz Kaposi gewendet, um hier die Behandlung von Patienten mit Hauttuberkulose zu verfolgen:

„Endlich kam aus Berlin das sehnlich erwartete Päckchen, das sich durch keinerlei spezifische oder besonders sorgfältige Verpackung auszeichnete. Das Kästchen aus weichem Holz mit Wänden so dick wie die einer Zigarrenschachtel enthielt ein Fläschchen mit Glaskorken, das sich durch nichts von einer Flasche für chemische Reagentien unterschied. Das Paket enthielt 5.0 der Kochschen Lymphe und kostete 25 Mark. Der Preis für einen Gramm beträgt also in unserer Währung derzeit 3 Gulden."[338]

Die wertvolle Flüssigkeit konnte also ohne größere Anstrengungen in ein Paket gesteckt und in alle Welt verschickt werden. Die Übersetzungen des Aufsatzes von Koch über Dosierung und Ort der Injektion in *Gazeta* und *Przegląd* sorgten dafür, dass die polnischen Mediziner wussten, wie mit der Flüssigkeit zu verfahren war. In seinem ersten Artikel hatte Koch angegeben, dass das Mittel mit Phenollösung zu verdünnen sei und die Behandlung mit 0,01 ccm bei äußerer Tuberkulose und 0,001 ccm bei Lungentuberkulose zu beginnen habe. Die Injektionsstelle befand sich zwischen den Schulterblättern oder im Lendenbereich. Die Dosen waren langsam zu steigern. Notwendig für die Verabreichung des Mittels war, wie Koch in seinem Artikel betonte, eine spezifische von ihm entwickelte Spritze mit Gummiballon.[339] Diese Spritze hatte Bujwid bereits in seinem ersten Bericht aus Berlin 1885 beschrieben.[340] Für diejenigen, die sie nicht kannten, hatte der *Przegląd Lekarski* eine Zeichnung anfertigen lassen und sie unter die Übersetzung von Kochs Artikel platziert. Außerdem wurden die Leser hier informiert, dass die Spritze beim Fabrikanten Kraus in der Kommandantenstraße 55 bestellt werden könne.[341]

Kochs Mittel war also selbst transportabel und wurde zudem von den notwendigen Inskriptionen und technischen Dingen begleitet. Auf diese Weise konnte das

---

[336] Koch, Weitere Mitteilungen über ein Heilmittel gegen Tuberkulose, 661.

[337] J. Surzycki, „Przyczynek do zachowania się płuc przy leczeniu gruźlicy metodą Kocha [Beitrag zum Verhalten der Lunge bei Behandlung der Tuberkulose nach der Methode Kochs]", *Przegląd Lekarski* 29, 1890, 723–725, 725 (= Surzycki, Przyczynek do zachowania się płuc).

[338] S. Bulikowski, „Limfa Dra Kocha a szkoła wiedeńska [Die Lymphe von Dr. Koch und die Wiener Schule]", *Przegląd Lekarski* 29, 1890, 701–702, 702.

[339] Koch, Weitere Mitteilungen über ein Heilmittel gegen Tuberkulose, 662.

[340] Bujwid, Z pracowni Prof. Roberta Koch'a, 698. Vgl. auch Kapitel 2.

[341] O. A., Roberta Kocha wiadomość dalsza.

Kochsche Experimentalsystem vielerorts erfolgreich reproduziert und Tuberkulin international erprobt werden. Robert Koch hatte in dieser Konstellation den entscheidenden Vorteil, das Rezept seines Mittelchens nicht preisgeben zu müssen. Im Falle eines Erfolges – von dem er selbst wohl fest überzeugt war – erhoffte er sich von der Geheimhaltung der Zusammensetzung große finanzielle Vorteile.[342]

Bujwid begann am 23. November die Lymphe an Patienten in verschiedenen Warschauer Krankenhäusern zu testen.[343] In Krakau setzte die Erprobung in der Klinik Ludwik Rydygiers ebenfalls im November ein. Prof. Korczyński, dessen Mitarbeiter Buzdygan aus Deutschland über die Lymphe berichtete, behandelte hier gemeinsam mit seinem Assistenten Surzycki ab dem 24. November 1890 zwei lungentuberkulöse Patienten.[344] Weitere Patienten von Rydygier mussten für Versuche mit dem Mittel herhalten: Ab dem 1. Dezember des Jahres begann auch Dr. Gluziński einige zehn Lungentuberkulöse mit der Lymphe von Koch zu behandeln.[345] Rydygier selbst injizierte das Mittel einem achtjährigen Mädchen und einem wenige Jahre alten Jungen, die beide an Gelenktuberkulose litten und ließ seinen Assistenten Tadeusz Browicz histologische Untersuchungen ihres Gewebes vornehmen.[346]

Eindeutige Ergebnisse brachten jedoch auch die Erprobungen in Warschau und Krakau nicht. In der deutschen Debatte mehrten sich im Dezember 1890 uneindeutige und widersprüchliche Ergebnisse und Sorgen über die Gefährlichkeit des Mittels wurden lauter. Die unbestimmbare Wirkweise wurde dabei zunehmend mit der geheim gehaltenen Zusammensetzung in Verbindung gebracht. Zwar plädierte Teodor Dunin Anfang 1891 in der *Gazeta* eindeutig dafür, Kochs Mittel trotz Unkenntnis seiner Zusammensetzung weiter einzusetzen. So wie man Arzneimittel vom Apotheker seines Vertrauens ohne Prüfung der Einzelbestandteile kaufe, so könne man auch von Koch nur das Beste erwarten.[347] Dennoch wurde die Geheimhaltung der Rezeptur durch Koch auch in der polnischen *medical community* immer stärker debattiert. Hinzu kam, dass die weitere Erprobung der Substanz dadurch begrenzt wurde, dass sie nur in sehr knapper Menge zur Verfügung stand. Nicht nur die Effektivität, sondern auch die Herstellung des Wissensobjekts Tuberkulin wurde deshalb vermehrt problematisiert.

---

[342] Gradmann, Krankheit im Labor, 151 f.

[343] Odo Bujwid, „Tuberkulina i jej przygotowanie. Z pracowni własnej [Tuberkulin und seine Herstellung. Aus dem eigenen Labor]", *Gazeta Lekarska* 11, 1891, 68–70, 68 (= Bujwid, Tuberkulina i jej przygotowanie].

[344] Surzycki, Przyczynek do zachowania się płuc.

[345] Antoni Gluziński, „Kilka spostrzeżeń nad działaniem środka Kocha szczególnie u dotkniętych gruźlicą płuc. Wykład miany na posiedzeniu Tow. lekarskiego krak. [Einige Bemerkungen über die Wirkung des Kochschen Mittels, insbesondere bei der Lungentuberkulose. Vortrag auf der Sitzung der Krakauer Medizinischen Gesellschaft]", *Przegląd Lekarski* 29, 1890, 708–710.

[346] Tadeusz Browicz, „Przyczynek do histologii zmian w tkankach gruźliczych pod wpływem szczepionki Kocha [Beitrag über die histologischen Veränderungen im tuberkulösen Gewebe unter Einfluss des Kochschen Impfstoffes]", *Przegląd Lekarski* 29, 1890, 707–708.

[347] Teodor Dunin, „Czy tajemniczy skład płynu Koch'a (Kochiny) powienien nas powstrzymać od stosowania go w praktyce? [Sollte uns die geheime Zusammensetzung der Kochschen Flüssigkeit (Kochin) davon abhalten, es in der Praxis anzuwenden?]", *Gazeta Lekarska* 11, 1891, 42–47, 45. Dass man dem Mittel vertrauen sollte, weil es von Koch stammte, war ein Argument, das auch im britischen *Lancet* zu lesen war. Burke, Of Postulates and Peccadilloes, 799.

So machte sich Odo Bujwid daran, das Produkt selbst produzieren. Seine Sorgen über die Knappheit des Mittels waren nochmals gesteigert worden, als das preußische Kultusministerium die Geheimhaltung der Rezeptur für die Lymphe zum Staatsakt machte.[348] Im vierten Heft der *Gazeta Lekarska* des Jahres 1891 publizierte Bujwid seine Ergebnisse. Auch ohne eine Anleitung sei ihm die Reproduktion des Produkts, wie er berichtete, nicht allzu schwer gefallen. Denn er sei davon ausgegangen, dass die braune Flüssigkeit aus einer Mischung von Tuberkulosebakterien bestehe.[349] Eine derartige Zusammensetzung hatten auch schon andere vermutet.[350] Bujwid beschreibt in seinen Memoiren, dass es der Geruch gewesen sei, der ihn und seine mittlerweile bakteriologisch ebenso versierte Ehefrau Kazimiera Bujwidowa auf diese Idee gebracht habe: „Als ich von Koch die von ihm entdeckte Flüssigkeit mit nach Hause brachte und Dich [Kazimiera] fragte, nach was sie rieche, da sagtest du sofort, dass es sich um den Geruch von Tuberkulosekulturen handele."[351] Dieser Geruch war offensichtlich sehr spezifisch. Bujwid beschrieb ihn als eine Mischung von „persischem Holunder und der Blüte des Buchweizen."[352] Er versuchte zunächst eine Reinkultur der Tuberkelbazillen auf Agar anzulegen und diese in Glycerin zu lösen. Das blieb erfolglos, denn das Endprodukt sei zwar farbig und duftend gewesen, aber von viel stärkerem Geruch als das Kochsche Mittel. Auch die Dichte hätte nicht mit Kochs Flüssigkeit übereingestimmt.[353]

In Ermangelung genauerer Angaben über seine Bestandteile orientierte sich Bujwid bei der Reproduktion des Mittels also an dessen äußeren Merkmalen: Geruch, Farbe und Flüssigkeitsgrad waren entscheidende Faktoren, anhand derer Bujwid eine Übereinstimmung seines und Kochs Produkts festmachte. Im *trial-and-error*-Verfahren versuchte sich Bujwid dem äußeren Idealbild des Mittels dann weiter zu nähern. Als er in einem zweiten Anlauf probierte, die Lymphe mit Reinkulturen aus glycerinierter Bouillon an Stelle von Agar herzustellen, war sein Versuch – in seiner Auffassung – erfolgreich. Nach Filtrieren und Andicken der Flüssigkeit entstand ein dicker Sirup. Nachdem man diesen geklärt hatte, „sah die Flüssigkeit genauso aus wie die von Koch; sie war etwas weniger braun und wässriger."[354]

Ein weiterer Schritt, der die Identität von Kochs und Bujwids Mittel feststellen sollte, war der Tierversuch. Bujwid erprobte seine Lymphe bei einem gesunden und einem vorher mit Tuberkelbazillen infizierten Meerschweinchen. Das kranke Tier bekam hohes Fieber und die Injektionsstellen schwollen stark an. Das gesunde Tier hin-

---

348 Der preußische Staat hatte sich in eine Debatte eingeschaltet, in der Koch vermehrt vorgeworfen wurde, er würde das Rezept des Mittels aus finanziellen Interessen geheim halten – was durchaus stimmte. Da Preußen selbst an den Einkünften aus dem Tuberkulin-Verkauf interessiert war, sprang das Land Koch in dieser Situation bei und verkündete, die Geheimhaltung sei auf staatliche Order hin erfolgt. Gradmann, Krankheit im Labor, 144.
349 Bujwid, Tuberkulina i jej przygotowanie, 68.
350 Gradmann, Krankheit im Labor, 202 f.
351 Bujwid, Osamotnienie, 43.
352 Odo Bujwid, „Doświadczenia na zwierzętach z tuberkuliną. Rzecz czytana na posiedzeniu Warsz. Tow. Lek. w d. 5 Maja 1851r. [sic] [Tierversuche mit Tuberkulin. Vortrag auf der Sitzung der Warschauer Medizinischen Gesellschaft am 5. Mai 1851 (sic)]", *Gazeta Lekarska* 11, 1891, 582–588, 583 (= Bujwid, Doświadczenia na zwierzętach z tuberkuliną).
353 Bujwid, Tuberkulina i jej przygotowanie, 68.
354 Ebd., 69.

gegen zeigte keine Reaktionen und wies bei seiner Sektion auch keinerlei pathogene Veränderungen auf. Das Mittel konnte also, so Bujwid, als ungefährlich gelten und deshalb nun am Menschen getestet werden. Genauso wie Koch und die klinischen Erprober des Mittels problematisierte Bujwid weder die epistemologischen noch die ethischen Implikationen eines aus heutiger Perspektive erstaunlich schnellen Übergangs vom tierischen zum menschlichen Organismus.[355] Ein Patient mit Hauttuberkulose in der Klinik von Dr. Puławski sowie eine weitere hauttuberkulöse Patientin von Dr. Srebrny wurden mit Bujwids Substanz behandelt. Bei der Patientin testete Bujwid zudem, inwiefern sich ihre Reaktionen auf sein Mittel und auf die Originallymphe von Koch unterschieden. Er stellte fest, dass die Kochsche Lymphe ungefähr doppelt so wirksam sei wie die eigene. Das hatte er auf Grund der geringeren Dichte seiner Flüssigkeit schon erwartet.[356] Über den weiteren Verlauf der Reaktionen der zwei Patienten oder das Ergebnis der Behandlung ließ Bujwid jedoch nichts verlauten. Die Erprobung seines Mittels an zwei Menschen hatte offensichtlich keinerlei therapeutische Absicht, sondern diente ausschließlich der Feststellung der Identität mit der Flüssigkeit von Koch. Als Name für seine Lymphe schlug Bujwid „Tuberkulin" vor, um so die Herkunft des Mittels aus abgeschwächten Tuberkulosebakterien offen zu legen.[357]

Mit dieser Benennung kam Bujwid Koch zuvor – so zumindest seine eigene Angabe. Am 15. Januar 1891 veröffentlichte Koch auf Grund des wachsenden Drucks der Öffentlichkeit erstmals selbst eine allgemein und knapp gehaltene Beschreibung der Zusammensetzung des Mittels. Es handele sich um ein Glycerinextrakt aus Reinkulturen der Tuberkulosebakterien.[358] Erst nach dieser Veröffentlichung sollte sich der Name „Tuberkulin", der ausdrücklich auf Tuberkelbazillen als zentraler Bestandteil rekurrierte, international etablieren. Kochs Artikel erschien im Heft Nr. 3 der *Deutschen Medizinischen Wochenschrift* des Jahres 1891. Eine polnische Übersetzung wurde im Heft Nr. 4 der *Gazeta Lekarska* publiziert und zwar im unmittelbaren Anschluss an Bujwids Aufsatz über sein Tuberkulin.[359] Bujwid betonte jedoch, dass er seine Forschungen bereits zwei Wochen vor Kochs Veröffentlichung abgeschlossen habe. Dies könnten diverse Kollegen bestätigen, unter anderem Pasteur, dem er ein Probefläschchen seines Mittels habe zukommen lassen.[360] Deshalb beanspruchte Bujwid auch die Autorschaft für den Namen „Tuberkulin". Auch später sollte er immer wieder betonen, dass der Name und somit auch die Kenntnis über die Zusammen-

---

[355] Vgl. hierzu weiterführend Volker Roelcke, „Tiermodell und Menschenbild. Konfigurationen der epistemologischen und ethischen Mensch-Tier-Grenzziehung in der Humanmedizin zwischen 1880 und 1945", in: Birgit Griesecke/Markus Krause/Nicolas Pethes/Katja Sabisch (Hgg.), *Kulturgeschichte des Menschenversuchs im 20. Jahrhundert*, Frankfurt a. M. 2009, 16–47 (= Roelcke, Tiermodell und Menschenbild). Vgl. auch Kapitel 8 und 9.

[356] Bujwid, Tuberkulina i jej przygotowanie, 69.

[357] Ebd., 70.

[358] Robert Koch, „Fortsetzung der Mitteilungen über ein Heilmittel gegen Tuberkulose [1891]", in: J. Schwalbe (Hg.), *Gesammelte Werke von Robert Koch*, Bd. 1, Leipzig 1912, 669–672, 671.

[359] B. Gepner, „Prof. R. Koch. Dalszy ciąg doniesienia o środku leczniczym przeciwko gruźlicy [Prof. R. Koch. Weitere Nachrichten über ein Heilmittel gegen Tuberkulose]", *Gazeta Lekarska* 11, 1891, 70–73.

[360] Bujwid, Tuberkulina i jej przygotowanie, 70.

setzung von Kochs Lymphe zuerst in „Polen" entwickelt worden sei.[361] Während in Deutschland der Rausch über das Heilmittel zu Beginn des Jahres 1891 langsam dem Kater wich und immer mehr kritische Stimmen verlauten ließen, das Mittel sei nicht wirksam oder gar gefährlich, stellte es für Bujwid offensichtlich nach wie vor eine persönliche Errungenschaft dar, Kochs Lymphe erfolgreich reproduziert zu haben. Er hatte zumindest einen Teil des Rätsels um das epistemische Ding gelöst.

Die Frage nach der Wirkweise des Mittels sollte in der ersten Jahreshälfte 1891 ebenfalls langsam eine abschließende Klärung finden. Allerdings fiel die Antwort keineswegs so aus wie erhofft. Waren im Dezember 1890 unerwartete und uneindeutige Behandlungsverläufe kommuniziert worden, wendete sich die Debatte in Deutschland im Januar 1891. Rudolf Virchow hatte am 7. Januar mitgeteilt, dass er bei der Sektion eines mit Kochs Mittel behandelten Patienten frische Tuberkel am Rande des nekrotischen Gewebes entdeckt habe. Tuberkulin hatte hier also krankheitserregend gewirkt.[362] Zudem wurde Anfang des Jahres erstmals eine offizielle Statistik über eine große Anzahl von behandelten Patienten an preußischen Universitätskliniken veröffentlicht. Diese machtvolle Inskriptionsform, die für den Tollwutimpfstoff eine so bedeutende Rolle gespielt hatte, war bisher weder von Koch noch von seinen Kollegen eingesetzt worden. Koch selbst hatte in seinem ersten Aufsatz angekündigt, die erprobenden Kliniker würden sie publizieren.[363] Nun waren die Zahlen alles andere als überzeugend: 28 geheilte Patienten standen 1686 offenen Prognosen gegenüber.[364] Auch Kochs Januarveröffentlichung wurde allgemein als enttäuschend wahrgenommen. Die Kritik wurde lauter und lauter und das verheißungsvolle Heilmittel verwandelte sich in eine gefährliche Substanz. Aus einem vielversprechenden epistemischen Ding wurde ein unbestimmbares und riskantes Mittel, dessen Fragen abschließend negativ beantwortet werden mussten. Mit diesem Wandel wurde der vielfältige Einsatz der Lymphe am Menschen auch als Menschenexperiment diskutiert – ein Aspekt, der bei der angenommenen Wirksamkeit des Tuberkulins keinerlei Rolle gespielt hatte. Höhepunkt der Kritik in Deutschland bildete ein Kongress für Innere Medizin am 7. April 1891 in Wiesbaden. Die Delegierten erkannten zwar die diagnostische Wirkung des Mittels an, hoben aber dessen drastischen und teilweise lebensgefährlichen Nebenwirkungen hervor.[365]

Die Debatte in der polnischen Fachpresse blieb dem Tuberkulin gegenüber sachlich-nüchtern und verebbte dann in der zweiten Jahreshälfte 1891 weitestgehend. Stimmen in der *Gazeta Lekarska* schoben die Verantwortung für das ganze Schlamassel auf die Presse, die zu hohe Erwartungen geweckt habe.[366] Bujwid führte noch im Mai 1891 Ergebnisse von Tierversuchen mit dem von ihm entwickelten Tuberkulin vor der Warschauer Medizinischen Gesellschaft vor, die er unter anderem als Gast des Zar-Cousins Graf Oldenburg am Institut für experimentelle Medizin in St. Petersburg

---

[361] Bujwid, Powstanie zakładów szczepień przeciwko wściekliźnie, 276; Ders., Osamotnienie, 43.
[362] Gradmann, Krankheit im Labor, 153.
[363] Koch, Weitere Mitteilungen über ein Heilmittel gegen Tuberkulose, 668.
[364] Gradmann, Krankheit im Labor, 206.
[365] Ebd., 217 f.
[366] Hoyer, Pogląd teoretyczny na przeciwgruźliczy środek Koch'a; N., Z dziedziny etyki lekarskiej.

hatte durchführen können.[367] Tests an Menschen wagte er nicht mehr. Aber noch im Oktober 1891, als Koch detailliertere Angaben über die Zubereitung des Tuberkulins veröffentlichte, betonte Bujwid in der *Gazeta* ausdrücklich, dass Kochs Darstellung nur zeige, dass das von Bujwid selbst hergestellte Tuberkulin mit Kochs Mittel identisch sei. Er wies außerdem nochmals darauf hin, dass er den Namen „Tuberkulin" vor Koch entwickelt habe.[368] Bujwid sah zudem nach wie vor Anlass zur Hoffnung, weitere Forschungen würden den erwarteten Erfolg noch erbringen. Auch Henryk Hoyer plädierte ausdrücklich dafür, weiter zu forschen und sah darin wie Bujwid eine Gelegenheit nationalen wissenschaftlichen Ruhms: „Wir sollten nicht mit verschränkten Armen wie sonst auf das Heil aus dem Ausland warten, sondern sollten uns tatkräftig selbständig an die Arbeit machen."[369] Nachdem die verheißungsvolle Aussicht, die bakteriologische Laborpraxis mit dem Tuberkulin schnell und problemlos in Form eines Heilsmittels ans Krankenbett transportieren zu können, jedoch enttäuscht worden war, verebbte Bujwids Forschungselan. Weitere Publikationen blieben aus. Das internationale Experimentalsystem zur Erprobung des Tuberkulins war nicht an den Grenzen der geographischen Mobilisierung von Substanzen und Arbeitstechniken gescheitert. Dieser Transfer hatte problemlos funktioniert. Was den Stoff grundlegend destabilisiert hatte, war der Übergang vom Meerschweinchenmodell auf den Menschen, der Transfer vom Labor in die Klinik. Tierischer und menschlicher Organismus reagierten nicht auf die gleiche Art und Weise auf das Mittel. Menschen zeigten heftige Nebenwirkungen oder starben in Folge seiner Anwendung. Diese Dysfunktionalität außerhalb des geschützten Laborraums und seiner Meerschweinchen konnten weder Koch noch Bujwid beseitigen. Koch arbeitete bis zu seinem Lebensende an einem wirksamen Heilmittel gegen Tuberkulose. Christoph Gradmann jedoch hat überzeugend dargestellt, dass er auf Grund seiner Reduktion des Krankheitsprozesses auf den bakteriellen Erreger nicht in der Lage war, die Kluft zwischen Labor und Krankenbett zu überwinden.[370]

Die Tuberkulin-Erfahrung führte bei praktisch tätigen polnischen Medizinern jedoch nicht dazu, dass sie die Hoffnung auf das bakteriologische Labor gänzlich aufgaben. Als im Herbst 1894 neue Nachrichten über ein bakteriologisches Heilmittel zirkulierten, gewährten sie ihm eine weitere Chance. Dieses Mal sollte es sich lohnen.

Diphtherieserum: Ein Teil des bakteriologischen Labors gelangt in die medizinische Praxis

Seit 1890 hatten Émile Roux vom Pariser Institut Pasteur und Emil von Behring in Robert Kochs Institut für Infektionskrankheiten parallel und teilweise im Austausch miteinander an der Entwicklung eines Therapeutikums gegen die Kinderkrankheit

---

[367] Bujwid, Doświadczenia na zwierzętach z tuberkuliną. Auch für die Erforschung des Tuberkulins stellte das Zarenreich für Bujwid also einen ergiebigen „Möglichkeitsraum" dar.
[368] Odo Bujwid, „R. Koch. Dalsze doniesienie o tuberkulinie (Zusammenfassung des Originalbeitrags von Koch) [Weitere Nachrichten über Tuberkulin]", *Gazeta Lekarska* 11, 1891, 919–920, 920.
[369] Hoyer, Pogląd teoretyczny na przeciwgruźliczy środek Koch'a, 61.
[370] Gradmann, Krankheit im Labor, 163.

Diphtherie gearbeitet.[371] Die polnische Ärzteschaft rezipierte die Forschungen Behrings und Roux' ab 1893 zunächst über Zusammenfassungen der relevanten Publikationen in den polnischsprachigen medizinischen Fachorganen.[372] Im September 1894 präsentierte Roux sein Mittel auf dem Budapester Hygienekongress. Obwohl die internationale medizinische Öffentlichkeit sich nach den schlechten Erfahrungen mit Kochs Tuberkulin zunächst zurückhaltend verhielt, war man nach Roux' Auftritt doch zuversichtlich, dass hier tatsächlich ein wirksames Therapeutikum gegen Diphtherie vorliegen könnte. Ärzte aus dem Königreich und Galizien reisten daraufhin erneut zu den Produktionsstätten nach Paris und Berlin, um das Mittel vor Ort bei Roux und Behring kennen zu lernen und publizierten nach ihrer Rückkehr ausgesprochen positive Berichte über das Heilserum. Im Gegensatz zum Tuberkulin konnten hier von Beginn an klare Heilerfolge vorgewiesen werden.[373] Das Mittel wurde gewonnen, indem man Pferden den von Diphtheriebakterien abgegebenen Giftstoff, das Diphtherietoxin, vermischt mit Jod injizierte. Die Giftdosis wurde langsam über mehrere Monate gesteigert und die Pferde auf diese Weise immunisiert. Das nun gegen Diphtherietoxin widerstandsfähige Blut dieser Pferde wurde abgenommen und Blutserum[374] daraus hergestellt, das dann einige Tage an einem kühlen Ort ruhen musste und abschließend mit Phenol oder Chloroform versetzt wurde. Das Immunserum der Pferde wurde dann den Patienten injiziert und die Widerstandsfähigkeit abhängig vom Fortschritt der Diphtherieerkrankung zumeist erfolgreich übertragen.[375] Dieses Verfahren war aufwendig und langwierig und zunächst war das Mittel ein ausgesprochen knappes und teures Gut.

Odo Bujwid war 1893 nach einem langwierigen Verfahren auf den Lehrstuhl für Hygiene der Jagiellonen Universität in Krakau berufen worden und mit seiner Familie nach Galizien gezogen.[376] Sein Warschauer Pasteur-Institut unterhielt er weiterhin, übergab die Leitung aber seinem langjährigen Assistenten Władysław Palmirski.[377] Sowohl in seiner neuen Heimat Krakau als auch in Warschau gelang es Bujwid, die

---

[371] Ulrike Klöppel, „Enacting Cultural Boundaries in French and German Diphtheria Serum Research", *Science in Context* 21, 2008, 161–180.

[372] Tadeusz Brzeziński, „O recepcji odkryć Emila Behringa w polskim środowisku lekarskim [Über die Rezeption der Entdeckungen Emil Behrings bei polnischen Ärzten]", in: Michael Sachs/ Bożena Płonka-Syroka/Fritz Dross (Hgg.), *Współpraca na polu medycyny między niemcami i polakami = Austausch in der Medizin zwischen Deutschen und Polen*, Wrocław 2008, 179–196, 181.

[373] Jan Bączkiewicz, „O surowicy antydyfterycznej. List z Paryża [Über das Antidiphtherieserum. Brief aus Paris]", *Gazeta Lekarska* 14, 1894, 1196–1199; Edward Flatau, „O surowicy antydyfterycznej [Über das Antidiphtherieserum]. Brief aus Berlin", *Gazeta Lekarska* 14, 1894, 1199–1201; Ders., „O surowicy antydyfterycznej [Über das Antidiphtherieserum]. Brief aus Berlin vom 5.11.1894", *Gazeta Lekarska* 14, 1894, 1253–1256; Ders., „O surowicy antydyfterycznej [Über das Antidiphtherieserum]. Brief aus Berlin vom 28.11.1894", *Gazeta Lekarska* 14, 1894, 1334–1338; Ders., „O surowicy antydyfterycznej [Über das Antidiphtherieserum]. Brief aus Berlin vom 4.12.1894", *Gazeta Lekarska* 14, 1894, 1361–1364.

[374] Blutserum ist der flüssige Bestandteil des Blutes, der sich beim Zentrifugieren von den zellulären Elementen abtrennt.

[375] Odo Bujwid, „Spostrzeżenia nad zarazkiem błonicy. Wytwarzanie toksyn. Otrzymywanie surowicy przeciwbłoniczej w Krakowie [Überlegungen über den Erreger der Diphtherie. Die Gewinnung des Toxins und die Herstellung eines Diphtherieserums in Krakau]", *Przegląd Lekarski* 34, 1895, 217–219, 236–238, 278–280 (= Bujwid, Spostrzeżenia nad zarazkiem błonicy).

[376] Personalakte Odo Bujwid, Uniwersytet Jagielloński, Archiwum UJ, S II 619.

[377] Bujwid, Osamotnienie, 55.

an öffentlichen Gesundheitsfragen interessierte städtische Elite zu mobilisieren und Spenden für eine eigene „polnische" Serumproduktion in Krakau und Warschau zu sammeln. Die Gerberei-Industriellen Temler und Pfeiffer aus dem Königreich und Graf Ludwik Krasiński aus Krakau ermöglichten Bujwid den Erwerb von Pferden und Stallungen, die für die Serumproduktion unabdingbar waren. Mit Hilfe dieser finanziellen Unterstützung und als geübte Bakteriologen, die auch den Gang in den Pferdestall nicht scheuten, konnten Bujwid und Palmirski an beiden Standorten eine eigene Diphtherieserumproduktion aufnehmen.[378] Sowohl im Königreich als auch in Galizien konnte das Heilserum von Ärzten nun kostengünstig erworben werden. In den Jahren 1895 und 1896 lässt sich auf den Seiten der *Gazeta Lekarska* eine wahre Explosion von Erfahrungsberichten privater und in Krankenhäusern tätiger Ärzte über ihre Verwendung des Diphtherieserums beobachten. Es meldeten sich insbesondere auch in der „Provinz" praktizierende Ärzte zu Wort. Die Berichte stellen einen Kommentar allgemein praktizierender Ärzte zu einem bakteriologischen Heilmittel, aber auch zu den Techniken der bakteriologischen Diagnostik dar.

Zunächst lässt sich anhand dieser Berichte erkennen, dass die Ärzte keine Kosten scheuten, um das Diphtherieserum von Roux, Behring oder dem in Berlin ebenfalls vertreibenden Aronson im Ausland zu erwerben. Neben dem Serum von Bujwid und Palmirski, das viel günstiger angeboten wurde, schilderten die Ärzte immer auch den Einsatz des Mittels aus Paris und Berlin. Erneut wurde eine praktische Anwendungsmöglichkeit der Bakteriologie also aktiv aufgegriffen und dieses Mal mit großem Erfolg.

Diese Beobachtung für den polnischen Fall deckt sich mit anderen bakteriologiegeschichtlichen Erzählungen. So kommt auch eine als historische Arbeit gelesene *Pasteurization of France* zu der Überzeugung, dass französische Ärzte insbesondere mit der Einführung des Diphtherieserums begonnen hätten, die Bakteriologie als eine Verbündete zu akzeptieren. Erst mit einem wirksamen Heilserum habe sie sich in den Interessenbereich der Ärzte „übersetzen" lassen. Latour identifiziert dieses Interesse als Notwendigkeit, die konkurrierenden „Scharlatane" und „Heiler" mit erfolgreichen Therapeutika ausstechen zu können.[379] Auch Georges Canguilhem argumentiert, wenn auch auf theoretisch gänzlich anderer Grundlage, dass es die tatsächlichen therapeutischen Errungenschaften der Bakteriologie waren, die am Ende des 19. Jahrhunderts zum Untergang der nicht experimentell begründeten medizinischen Theorien beigetragen hätten.[380] Ein genauer Blick auf den polnischen Fall lässt uns diesen vermeintlichen Triumph der Bakteriologie mit Hilfe des Diphtherieserums jedoch relativieren. Auch hier bietet sich erneut weniger die antagonistische

---

[378] Zum Beginn der Produktionen in Warschau und Krakau vgl. ebd., 117. Zu den Techniken der Herstellung in Krakau vgl. Bujwid, Spostrzeżenia nad zarazkiem błonicy; zum Verfahren in Warschau vgl. Ders./Władysław Palmirski, „O otrzymywaniu surowicy przeciwbłoniczej [Über die Gewinnung des Diphtherieserums]", *Medycyna* 23, 1895, 351–354. Die Verbindung bakteriologischer Labore mit dem Bauernhof, die ja schon bei Louis Pasteurs Anthrax-Impfstoff eine Rolle gespielt hatte, diskutiert auch Axel C. Hüntelmann, *Hygiene im Namen des Staates. Das Reichsgesundheitsamt, 1876–1933*, Göttingen 2008, 185–188 (= Hüntelmann, Hygiene im Namen des Staates).

[379] Latour, The Pasteurization of France, 127.

[380] Canguilhem, Der Beitrag der Bakteriologie.

bench vs. bedside-Perspektive an, sondern eine, die Kooperation und Pragmatismus sichtbar werden lässt.

Im Spätherbst des Jahres 1894 hatte Maryjan Jakowski in der *Gazeta Lekarska* darauf hingewiesen, dass für die Verabreichung des Serums eine vorherige eindeutige Diagnose der Diphtherie unabdingbar sei. Ärzte sollten also vor der Injektion eine bakteriologische Diagnostik auf den Diphtherie-Erreger (nach seinem ‚Entdecker' auch Löffler-Bazillus genannt) durchführen.[381] Jakowski referierte die besten Diagnosemethoden und formulierte auch einige „praktische Hinweise" für den Kliniker, der das Verfahren schnell und sicher durchführen wollte.[382]

Die Ärzte in der Provinz beherzigten Jakowskis Ratschläge allerdings kaum. So berichtete Doktor B. Czepurkowski aus Zabłudów im Kreis Białystok, dass er das Serum in 17 Fällen mit positiven Resultaten angewendet habe. In nur einem Fall hatte Czepurkowski allerdings eine bakteriologische Diagnostik durchgeführt.[383] Der Arzt K. Lidmanowski aus Zagorów, einem Örtchen in der Nähe der Stadt Konin, teilte in der *Gazeta* mit, auch er habe keine bakteriologische Diagnostik bei den drei von ihm mit Serum behandelten Kindern durchführen können. Da die klinischen Symptome eindeutig gewesen seien, könne man jedoch mit Sicherheit davon ausgehen, dass es sich um Diphtherie gehandelt habe.[384] Ein weiterer Bericht aus dem Jahr 1898 konstatierte kurz und bündig, warum bakteriologische Diagnostik für Ärzte auf dem Land Nebensache war, selbst wenn die Krankheitsfeststellung durch mögliche Mischinfektionen erschwert wurde. So hielt Piotr Borsukiewicz aus dem ganz im Osten des Königreichs gelegenen Poryck fest:

„Über einige Zeit grassierte eine Diphtherieepidemie gemeinsam mit einer Ruhrepidemie. Es war unklar, ob die Diphtherieinfektion der Ruhr folgte, insbesondere weil ich eine mikroskopische Untersuchung der Schleimhäute nicht durchgeführt habe, da dies für mich unter den Bedingungen hier in der Provinz zu schwierig war. Ich habe die Diphtherie auf Grundlage der üblichen physischen Untersuchungen festgestellt."[385]

Piotr Borsukiewicz hatte in seiner Provinzpraxis also keinen Brutkasten gezimmert oder Nährböden in seiner Küche hergestellt. Auch die „praktischen" Tipps von Jakowski zur Züchtung und Färbung der Löffler-Bakterien waren ihm keine ausreichende Hilfestellung gewesen. Obwohl sich das bakteriologische Laborgefüge mit einfachsten und kostengünstigen Mitteln reproduzieren ließ, erschienen die „Bedingungen in der Provinz" immer noch als zu „schwierig", um das Labornetzwerk der bakteriologischen Diagnostik hierhin auszudehnen. Dazu war es offensichtlich nicht flexibel oder ‚flüssig' genug.[386]

---

[381] Maryjan Jakowski, „Kilka uwag w kwestyi badania bakteryologicznego błon dyfterycznych [Einige Bemerkungen zur bakteriologischen Untersuchung der Schleimhäute von Diphtheriepatienten]", *Gazeta Lekarska* 14, 1894, 1178–1179, 1178.

[382] Ebd., 1179.

[383] B. Czepurkowski, „Przyczynek do leczenia błonicy surowicą [Beitrag zur Serumbehandlung der Diphtherie]", *Gazeta Lekarska* 15, 1895, 1385–1388.

[384] K. Lidmanowski, „Trzy przypadki błonicy, wyleczonej surowicą Behring'a [Drei mit dem Behring-Serum geheilte Diphtheriefälle]", *Gazeta Lekarska* 15, 1895, 1337–1339.

[385] Piotr Borsukiewicz, „Przyczynek do leczenia błonicy surowicą swoistą [Beitrag zur Serumbehandlung der Diphtherie]", *Gazeta Lekarska* 18, 1898, 1204–1207, 1204.

[386] Dass die Techniken der bakteriologischen Diagnostik in ländlichen Regionen nicht oder

Für die Diphtheriediagnose reichte die bakteriologische Diagnostik so weit wie die Krankenhausinfrastruktur im Königreich. Es waren allein Ärzte, die in Spitälern tätig waren, die über den Einsatz bakteriologischer Diagnosemethoden für die Diphtherie berichteten. So referierte Dr. Henryk Fidler vom jüdischen Krankenhaus in Radom in der *Gazeta Lekarska* über die Behandlung von 38 Kindern mit dem Diphtherieserum. In fast jedem dieser Fälle wurde eine bakteriologische Diagnostik durchgeführt. Hier war lediglich der Widerstand eines Kindes zu überwinden, das sich der Probenentnahme verweigerte.[387] Fidler gibt leider keine genaueren Informationen über seine Laborräumlichkeiten. Aber es ist davon auszugehen, dass ihm das Krankenhaus Möglichkeiten bot, vorhandene Geräte und Instrumentarien für die bakteriologische Arbeit zu nutzen. Die Bindung der bakteriologischen Diagnostik an ein Krankenhaus wird auch deutlich, wenn wir den Schilderungen des im Warschauer Szpital dla Dzieci (Kinderkrankenhaus) tätigen Arztes Alfons Malinowskis folgen. In einem ersten Bericht über die Verwendung des Serums in seinem Krankenhaus notierte er eine bakteriologische Diagnostik bei 14 von insgesamt 15 behandelten Kindern. Im Szpital dla Dzieci hatte man zur Erprobung des Heilserums ein offizielles Komitee gegründet, in dem drei Ärzte dazu bestimmt wurden, die bakteriologischen Untersuchungen zu übernehmen. Leon Nencki, Władysław Palmirski und Wacław Orłowski hatten sich dazu bereit erklärt.[388] Der Grund für das Ausbleiben der Laboruntersuchung in einem einzigen Fall lag darin, dass der nur zehn Monate alte Patient ambulant behandelt worden war.[389] Wer eine bakteriologische Diagnose der Diphtherie wünschte, musste sich also ins Krankenhaus begeben. Über die Krankenhausmauern gelangte deren Labornetzwerk nicht hinaus.

Allerdings hielt man die bakteriologische Diagnostik vor Verabreichung des Serums auch innerhalb dieser Mauern nicht für zwingend notwendig. Im Szpital dla Dzieci hatte man alle Fälle sofort mit Heilserum behandelt, wenn man eindeutige klinische Symptome festgestellt hatte. Insbesondere der Belag im Rachenraum war entscheidend. Die bakteriologische Untersuchung war allein als nachträgliche Bestätigung der klinischen Diagnose eingesetzt worden. Da bekannt war, dass das Serum umso besser wirkte, je früher im Krankheitsverlauf es verabreicht wurde, wollte man im Warschauer Kinderkrankenhaus nicht abwarten, bis das Löffler-Bazillus auf seinem Nährboden im Labor gediehen war. Nur in zwei sehr leichten Fällen hatte man sich entschieden, auf das Laborergebnis zu warten, bevor man mit der Behandlung begann. Den Wert der bakteriologischen Diagnostik sah Alfons Malinowski deshalb vor allem darin, solche Fälle anzuzeigen, die klinisch nicht zu erkennen gewesen

---

fehlerhaft umgesetzt wurden, hat Calin Cotoi auch für die Choleraepidemie von 1893 in Rumänien beschrieben. Calin Cotoi, „Cholera, Health for All, Nation-Building, and Racial Degeneration in Nineteenth-Century Romania", *East Central Europe* 43, 2016, 161–187, 181 (= Cotoi, Cholera).

[387] Henryk Fidler, „Trzydzieści ósm przypadków błonicy, leczonych surowicą [38 mit dem Serum behandelte Diphtheriefälle]", in: *Gazeta Lekarska* 15, 1895, 1112–1120, 1138–1145, 1170–1177, 1217–1222, 1247–1252, 1278–1281, 1300–1304, 1326–1333, 1118 (= Fidler, Trzydzieści ósm przypadków błonicy).

[388] Alfons Malinowski, „Leczenie chorych na błonicę surowicą [Die Serumbehandlung von Diphtheriekranken]", *Gazeta Lekarska* 15, 1895, 397–403, 425–432, 462–471, 492–498, 517–523, 397 (= Malinowski, Leczenie chorych na błonicę surowicą).

[389] Ebd., 465.

wären. So konnte man auch hier gleich energisch behandeln.[390] Dazu jedoch war es gegebenenfalls notwendig, den Patienten täglich bakteriologisch zu untersuchen, auch wenn die Symptome bereits abgeklungen waren. Denn die Abwesenheit der Löffler-Bakterien konnte aus Malinowskis Perspektive nicht als ausreichende Grundlage dafür dienen, dass keine Diphtherie-Erkrankung vorlag. Wenn sie an einem Tag nicht detektierbar waren, konnte es durchaus sein, dass man sie am nächsten fand.[391] Auch auf Grund dieser Volatilität der bakteriologischen Diagnose galten klinische Symptome nach wie vor als stärkerer Indikator für die Feststellung der Diphtherie.[392] Im Warschauer Kinderkrankenhaus hatte man zudem festgestellt, dass das Serum auch in Fällen mit nachträglich negativer bakteriologischer Diagnostik heilende Wirkung gehabt hatte. Es war also ungefährlich, das Mittel auch bei diagnostisch uneindeutigen Fällen zu verabreichen. Dies war ein weiterer Grund, der die komplizierte und langwierige Labordiagnostik in den Hintergrund rücken ließ. Insbesondere wenn ein Labor nicht in der Nähe war, konnte man auf seine Dienste deshalb verzichten. Seinen in der Provinz tätigen Kollegen empfahl Malinowski entsprechend:

„Da das Serum nicht nur bei denjenigen Formen der Hals- und Kehlkopfdiphtherie wirksam ist, bei denen die mikroskopische Untersuchung der Schleimhäute oder, bei deren Fehlen, des Speichels Löffler-Stäbchen entdeckt hat, sondern, wie wir aus dem klinischen Teil unserer Arbeit ersehen können, auch dort, wo die Halsdiphtherie nur klinisch erkannt werden kann und die mikroskopische Untersuchung nicht über die Natur der Kehlkopfentzündung entscheidet, denke ich, dass diejenigen Kollegen, die ihre klinische Diagnose nicht durch eine mikroskopische Untersuchung von Schleimhaut oder Speichel ihrer Kranken bestätigen können, was normalerweise in der Provinz der Fall ist, dennoch in jedem klinisch festgestellten Fall der Halsdiphtherie und in jedem Fall einer Kehlkopfentzündung das Serum anwenden sollten, selbst wenn die Natur der Krankheit zweifelhaft ist. Die Betrachtung unserer Fälle Nr. II, IV, X und XIII aus der Gruppe ‚Laryngitis' zeigt, dass die Kranken trotz Abwesenheit von Stäbchen im Sputum nach der Injektion des Serums gesundeten."[393]

Die Verwendung bakteriologischer Therapeutika, dies wird hier ganz deutlich, bedeutete folglich keineswegs die automatische Adaption weiterer bakteriologischer Labortechniken in die ärztliche Praxis. Wenn ein Labor in der Nähe und leicht zugänglich war, wie im Falle des jüdischen Krankenhauses in Radom und des Kinderkrankenhauses in Warschau, so wurde auf bakteriologische Techniken durchaus zurückgegriffen. Wenn dies nicht der Fall war, so wurde auf sie schlicht und ergreifend verzichtet. Provinzärzte bauten sich kein *laboratoire improvisé* oder trugen Diphtheriebazillen in ihrer Westentasche umher. Den „schwierigen Bedingungen" der Provinz, in der die Ärzte sich mit einer der Medikalisierung entziehenden Bevölkerung herumzuschlagen hatten, für riesige Gebiete und eine unendliche Anzahl von Krankheitstypen zuständig waren und in der Regel ohne ein Krankenhaus in der Nähe auskommen mussten, war das bakteriologische Labornetzwerk offensichtlich nicht gewachsen. Es verflüssigte sich nicht, sondern brach zusammen.

---

[390] Ebd., 492.
[391] Alfons Malinowski, „Leczenie chorych na błonicę surowicą. Serya Druga [Die Serumbehandlung von Diphtheriekranken. Zweite Serie]" *Gazeta Lekarska* 15, 1895, 687–696, 715–723, 720.
[392] Malinowski, Leczenie chorych na błonicę surowicą, 493.
[393] Ebd., 498.

Allerdings verlor es seine Funktionalität nicht in Gänze. Denn mit dem Diphtherieserum kam durchaus ein Teil des bakteriologischen Laborgefüges hier an, das den Erfolg der Bakteriologie eindrücklich vorführte. Das Labor musste dazu gar nicht mitreisen. Das Diphtherieserum konnte sich in Glasfläschchen ‚ins Feld‘ begeben, ohne von Mikroskop, Nährboden und Labortechnikern begleitet zu werden.[394] Das bakteriologische Labornetzwerk wurde hier folglich nicht verflüssigt, sondern fragmentiert. Nur Teile dieses Gefüges wurden mobilisiert.

Gänzlich unproblematisch war diese teilweise Mobilisierung des bakteriologischen Labors jedoch nicht. Bis das Diphtherieserum ein „immutable mobile im Glas"[395] wurde, waren einige Hürden zu überwinden. So blieb die Dosierung des Mittels ein ständig debattiertes Problem. Insbesondere bei den ersten Einsätzen des Serums durch Provinzärzte war eine Wirkung teilweise ausgeblieben, weil sie aus Angst vor möglichen Nebenwirkungen zu wenig verabreicht hatten.[396] Zudem musste sich das Mittel als kompatibel mit diversen anderen Therapeutika gegen Diphtherie erweisen. Die Mediziner sahen durchaus nicht davon ab, auch ihre bisherigen Therapieansätze weiterzuführen. In schweren Fällen wurde das Heilserum meistens mit einer Tracheotomie (Luftröhrenschnitt) oder einer Intubation des Patienten kombiniert.[397] Wincenty Puławski aus Radziejów empfahl zudem Gurgeln und schleimlösende Mittel.[398] Auch war der Transport der Serumfläschchen nicht völlig unproblematisch. So hatte Henryk Fidler in Radom im Juli 1895 ein Fläschchen des Serums von Behring erhalten, das durchsichtig geworden war und einen leichten Karbol-Geruch angenommen hatte. Fidler injizierte es trotzdem, es rief jedoch keinerlei Wirkung hervor.[399] Eine Entität des bakteriologischen Labornetzwerks über seinen Transport hinweg stabil zu halten, konnte also eine Herausforderung sein. Das Diphtherieserum erwies sich in den meisten Fällen als ausreichend robust, um auch in variablen Dosierungen und in Kombination mit anderen Medikamenten zu wirken. Veränderungen des Serums während des Transports traten zudem nicht gehäuft auf. Fidlers Bericht scheint hier ein Einzelfall zu sein.

Das Auftrennen des bakteriologischen Laborgefüges war jedoch, das lässt sich hier bereits erahnen, kein gänzlich unproblematisches Unterfangen. In Anbetracht der Zurückhaltung allgemein praktizierender Ärzte, insbesondere auf dem Land, gegen-

---

[394] Anderer Auffassung ist Latour, The Pasteurization of France, 129, der argumentiert, für die Verwendung des Serums hätten die Ärzte ihre Praxen in Annexe des Instituts Pasteur verwandeln und sich Gerätschaften und Techniken aneignen müssen.

[395] Espahangizi, Immutable Mobiles im Glas.

[396] Henryk Kowalski, „Pierwzy przypadek błonicy gardła i krtani leczony surowicą Behring'a w Tarnowie [Der erste Fall der Hals- und Kehlkopfdiphtherie in Tarnów, der mit dem Behring'schen Serum behandelt wurde]", *Przegląd Lekarski* 34, 1895, 36–37, 53–54.

[397] Ebd., 53; Malinowski, Leczenie chorych na błonicę surowicą, 425.

[398] Wincenty Puławski, „Przyczynek do leczenia błonicy surowicą swoistą [Beitrag zur Serumbehandlung der Diphtherie]", *Gazeta Lekarska* 18, 1898, 259–261, 261.

[399] Fidler, Trzydzieści ósm przypadków błonicy, 1118. Zur Geschichte der komplexen Standardisierung des Diphtherieserums vgl. Axel C. Hüntelmann, „Evaluation as a Practical Technique of Administration. The Regulation and Standardization of Diphtheria Serum", in: Christoph Gradmann/ Jonathan Simon (Hgg.), *Evaluating and Standardizing Therapeutic Agents, 1890–1950*, Basingstoke 2010, 31–51; Anne I. Hardy, „From Diphtheria to Tetanus. The Development of Evaluation Methods for Sera in Imperial Germany", in: ebd., 52–70.

über den Methoden der bakteriologischen Labordiagnostik und der Tatsache, dass auch die improvisierten Formen des bakteriologischen Labors viele Ärzte nicht zu erreichen vermochten, kann die fragmentierte Mobilisierung des bakteriologischen Labors jedoch als eine weitere und weitverbreitete Strategie seiner Zirkulation identifiziert werden.

4.3. Das bakteriologische Labor auseinandernehmen

Schauen wir noch einmal in Henryk Hoyers Artikel zu „krankheitserregenden Pilzen": In einer langatmigen Passage erläuterte Hoyer hier komplizierte Färbemethoden, die nicht nur spezifische Farbstoffe, sondern auch besondere handwerkliche Fähigkeiten erforderten. Für diese Arbeitsschritte konnte Hoyer kein leicht gemachtes Ersatzverfahren empfehlen. Dennoch präsentierte er seinen in der Praxis tätigen Medizinerkollegen eine Strategie, diese Komplexitäten des bakteriologischen Labors zu umgehen. Anstatt die Arbeit des Färbens selbst vorzunehmen, sollten sie einen Tropfen der zu untersuchenden Flüssigkeit auf einen Objektträger geben und mit einem zweiten Glasplättchen ausstreichen, so dass auf beiden eine sehr dünne Schicht der Flüssigkeit zurückblieb. Die Substanz sollte dann getrocknet werden. „So hergestellte Glasplättchen mit einer dünnen Schicht Blut, Sputum, Eiter oder anderen Flüssigkeiten können einige Wochen oder sogar jahrelang aufbewahrt werden. Sie stellen einen praktischen Weg dar, um Proben zu versenden und sie von einem erfahrenen Mikroskopisten, wie beispielsweise Dr. Przewoski in Warschau, untersuchen zu lassen. Denn die dünnen Glasplättchen können ganz einfach in ein wenig Karton gewickelt und in einen Umschlag gesteckt werden."[400]

Das bakteriologische Labornetzwerk wurde hier nicht durch variierte Praktiken oder ausgetauschte Elemente verändert. Vielmehr löste Hoyer einen ganzen Bestandteil aus dem Laborgefüge heraus. Ein „Provinzarzt", der fern ab von Warschau, Krakau oder einem Krankenhaus praktizierte, keine Apotheke in der Nähe hatte, die ihm Farbstoffe mischte und auch nicht über die Zeit verfügte, einen Brutapparat zu zimmern, musste die Laborarbeiten nicht vollständig selbst ausführen. Wenn die Sache zu kompliziert wurde, konnte er die Arbeit an einen erfahrenen und gut ausgerüsteten Kollegen delegieren. Dieses Auseinandernehmen des bakteriologischen Laborgefüges[401] entlastete einen Arzt noch deutlicher als das *laboratoire improvisé*. Im Vergleich zum Basteln bakteriologischer Gerätschaften oder dem Ausbrüten von Bakterienkulturen in der Westentasche stellte das Verpacken von zwei Glasplättchen eine simple Aufgabe dar.

Aus bakteriologischer Perspektive war der Vorteil eines solchen arbeitsteiligen Arrangements des Laborgefüges klar: Die bakteriologischen Techniken wurden auf diese Weise von ausgebildetem und verlässlichem Personal in gut ausgestatteten Laboren durchgeführt. Die Veränderungen im Labornetzwerk, die hier vorgenom-

---

[400] Hoyer, O mikroskopowem badaniu grzybków chorobotwórczych, 91.

[401] Eine „Desintegration" einer spezifischen Assoziation als Voraussetzung für ihren Transport beschreibt am Beispiel eines Korallenriffs auch Manuela Bauche, „Assoziationen von Politik und Natur. Kubanische Korallen in Ost-Berlin, 1964–1974", *Berichte zur Wissenschaftsgeschichte* 39, 2016, 311–330, 317.

men wurden, dienten keineswegs seiner Flexibilisierung. Indem nur die Probenentnahme an die Allgemeinärzte ausgelagert wurde, sollten die wesentlichen Teile des
Labornetzwerks in einem Zentrum zusammengehalten werden, wo sie nach allen Regeln der Kunst ausgeführt wurden, nicht mit Küchenutensilien. Der „obligatorische
Passagepunkt", der den *fluids* fehlt, war hier klar gegeben. Stabilität sollte in diesen
Arrangements nicht durch Flexibilität, sondern durch Zentralisierung erreicht werden.

In einer solchen Organisation des bakteriologischen Labornetzwerks waren
die Bakteriologen in seinem Zentrum dringend auf die Kooperation von Ärzten
angewiesen, die ihnen Material zur Diagnose zuschickten. In Hoyers Vorstellung war
dieser Versand von Proben simpel. Es galt lediglich ein wenig Flüssigkeit zu trocknen
und ein Glasplättchen in einen Briefumschlag zu stecken. Allerdings stellte sich der
Versand von Blut- und Stuhlproben nicht ganz so unproblematisch dar, wie Hoyer es
sich vorgestellt hatte.

Während der Choleraepidemie von 1892/93 hatte Doktor Schmidt aus Biskupice
Odo Bujwid drei in kleinen Gläschen verpackte Stuhlproben von verdächtigen Patienten zukommen lassen. Die Bakterien, die Bujwid aus den Proben isolierte, wichen
so stark vom Idealtypus des Kommabazillus ab, dass er seine Präparate nach Berlin
schickte, um sie von Koch einwandfrei diagnostizieren zu lassen. Dieser bestätigte
Bujwid, dass es sich um den Choleraerreger handelte.[402] Der Umstand, dass die
Mikroorganismen in der von Schmidt eingesandten Probe so viel dicker ausgesehen
hatten, rasch wuchsen und die Nährgelatine schneller verflüssigten, als es von einem
Kommabazillus eigentlich zu erwarten war, führte Bujwid nun zu einer neuen Erkenntnis. Das Cholerabakterium reagierte auf seine Umwelt: „[…] Bakterien, die dem
Organismus frisch entnommen sind, wachsen auf Gelatine schneller und verflüssigen
sie auch schneller als Bakterien, die auf Agar kultiviert werden. Ich habe schon früher
bemerkt, dass Cholerabakterien, die auf Agar gezüchtet werden, langsam ihre Fähigkeit verlieren, Gelatine zu verflüssigen."[403] Zeit und Umgebung waren also von
Bedeutung, wenn Bakterien identifiziert werden sollten, denn sie interagierten auf
vielfältige Art und Weise mit ihrer Umgebung.

Was bedeutete dieser Befund für den Versand von bakteriologischen Proben,
die die Zwischenräume des fragmentierten Labornetzwerks überwinden sollten?
In einem Vortrag vor der Warschauer Medizinischen Gesellschaft im August 1892
informierte Bujwid seine Kollegen über die Unterschiede, die sie beobachten würden,
wenn sie Stuhlproben direkt nach Entnahme untersuchten oder aber, nachdem sie
sie per Post erhalten hatten.[404] Cholerabakterien, die aus eingesandten Proben isoliert würden, seien kürzer, dicker und weniger gebogen. Manchmal würden sie den
Finkler-Bakterien ähneln[405], manchmal wiesen sie Flimmerhärchen auf. Dass die

---

[402] Vgl. Kapitel 3.3.

[403] Bujwid, Bakteryjologiczne badanie epidemii cholery w Biskupicach, 765.

[404] Wie genau die Untersuchung durchzuführen war, bot Bujwid an, in einem speziellen Kurs bei
ihm zu erlernen. Odo Bujwid, „Kilka słów o poszukiwaniu zarazka cholery [Einige Worte über das
Fahnden nach dem Choleraerreger]", *Medycyna* 20, 1892, 493–494, 494.

[405] Vgl. dazu Kapitel 2.

Mikroorganismen voluminöser wurden, erklärte Bujwid damit, dass sie länger als üblich in den menschlichen Ausscheidungen verblieben waren.[406]

Bujwids Beobachtungen wurden von Władysław Janowski bestätigt, der die Ausscheidungen eines Cholerapatienten im anatomisch-pathologischen Labor des Kindlein-Jesus-Hospitals in Warschau untersuchte. Die Stuhlprobe hatte einige Stunden nach Entnahme gestanden, bevor Janowski zur bakteriologischen Diagnostik schritt. Er konnte darin die typischen „Komma-förmigen Mikroorganismen" ausfindig machen. Allerdings waren sie viel dicker als solche, die als „künstliche Kulturen" angelegt worden waren.[407] Wie Bujwid hatte Janowski also die Gebundenheit mikrobieller Formen an zeitliche und Umweltfaktoren kennen gelernt. Wenn die Cholerabakterien in künstlichen Nährböden wuchsen, entwickelten sich dünnere Formen. Verblieben sie für längere Zeit in den menschlichen Ausscheidungen, wuchsen sie zu dicken runden Stäbchen heran. Da dieses abweichende Verhalten für Janowski ebenso neu war, holte er wie Bujwid Rat von außen ein. Erst nachdem zahlreiche Kollegen seinen Befund bestätigt hatten, informierte er die städtische Verwaltung über einen Cholerafall in Warschau und publizierte einen Bericht in der *Gazeta*.[408]

Die Erkenntnisse über das umweltbedingte Verhalten von Cholerabazillen bedeuteten, dass die Art und Weise der Probenentnahme und -versendung im fragmentierten Labornetzwerk nicht vernachlässigt werden durfte. So betonte Janowski, dass Ärzte unbedingt darauf zu achten hatten, dass die Reagenzgläser oder sonstige Glasbehälter, die sie zum Postversand verwendeten, steril waren.[409] Bujwid empfahl, nicht nur die Ausscheidungen selbst zu verschicken, sondern ein Stück des Stoffes (Bettlaken oder Kleidung) herauszuschneiden, der damit beschmutzt worden war. Es sollte noch im feuchten Zustand in ein Reagenzglas gesteckt und mit einem Korken versiegelt werden. Der Bakteriologe könne den Stoff dann in sterilem Wasser auswaschen und ein Tropfen dieser Flüssigkeit auf einen Objektträger gebracht unter dem Mikroskop untersuchen.[410]

Anders als Hoyer in seinem Artikel von 1884 hielten Bujwid und Janowski die Frage des Transports von Laborproben also für nicht ganz so banal. Sensibilisiert für ihre Milieubedingtheit wurde der Weg der Bakterien von ihrer ‚natürlichen' Umgebung, dem menschlichen Körper, zum Labor vielmehr zu einer riskanten Passage. Die Frage, wie sie unbeschadet überwunden werden konnte, führte zur Produktion neuen Transportwissens in der Bakteriologie. Es zielte darauf ab, Bakterien als physische Entität auch in der Bewegung möglichst stabil zu halten, damit Abweichungen in Form und Verhalten minimiert wurden.

---

[406] Bujwid, Dalszy ciąg wiadomości o epidemii cholery w Lubelskiem, 741. Zwei Jahre später hatte Bujwid eine ganze Typologie über das Aussehen der Kommabazillen unter dem Mikroskop in Abhängig von ihrem Nährboden und der Zeit der Probenentnahme entwickelt. Ders., „Kilka uwag i spostrzeżeń dotyczących cholery w Królestwie Polskiem i w Warszawie w r. 1892/3 [Einige Bemerkungen und Überlegungen bezüglich der Cholera im Königreich Polen und in Warschau in den Jahren 1892/3]", *Medycyna* 22, 1894, 811–814, 813 f.

[407] Janowski, Badanie bakteryjologiczne, 853.

[408] Vgl. dazu Kapitel 3.3.

[409] Janowski, Badanie bakteryjologiczne, 852 f.

[410] Bujwid, Dalszy ciąg wiadomości o epidemii cholery w Lubelskiem, 741.

Dies spielte insbesondere beim Versand von Wasserproben eine große Rolle. Die Reinheit von Trinkwasser hatte Hygieniker in Europa seit langer Zeit beschäftigt[411] und die Keimtheorie der Cholera hatte die kausale Verknüpfung von schmutzigem Wasser und Krankheit noch verstärkt.[412] In Warschau hatte die Hygienebewegung die Sauberkeit des Weichselwassers auf die Agenda städtischer Politik gesetzt und die zarische Regierung erfolgreich dazu gebracht, 1886 den Bau einer Kanalisation und die Einführung von Sandfiltern abzuschließen.[413] Als neu installierter Bakteriologe der Stadt hatte Bujwid sich sogleich daran gemacht, die Qualität des gefilterten Wassers bakteriologisch zu überprüfen. Er fand in ungefiltertem Weichselwasser zwischen 300 und 50 000 Bakterien pro Kubikzentimeter. Das gefilterte Wasser enthielt nur 30 bis 40 Bakterien pro ccm, womit er den Nutzen der Sandfilter nochmals unterstreichen konnte.[414] Denn für Bakteriologen zählte nicht nur die An- oder Abwesenheit pathogener Bakterien im Wasser. Von Bedeutung war auch die Quantität der Bakterien (krankheitserregend oder nicht) insgesamt. So betonte Bujwid, dass selbst ungefährliche Keime nicht in zu großer Zahl im Trinkwasser vorhanden sein dürften. Mehr als 100 pro Kubikzentimeter würden dem menschlichen Organismus mit Sicherheit schaden.[415]

Für den Versand von Wasserproben bedeutete dies, dass die darin enthaltenen Bakterien in Qualität *und* Quantität stabil gehalten werden mussten. Gerade letzteres aber war keine leichte Aufgabe. In ihrer *Anleitung zu hygienischen Untersuchungen* empfahlen Rudolf Emmerich und Heinrich Trillich vom Hygieneinstitut in München dringend, die bakteriologische Analyse von Wasserproben sofort nach Entnahme oder spätestens zwei Stunden später durchzuführen. „Da bei gewöhnlicher Temperatur in den Wasserproben eine so rapide Vermehrung der Bakterien eintritt, dass beispielsweise ein Wasser, welches sofort nach der Entnahme 100 Keime enthielt, nach

---

[411] Hardy, Ärzte, Ingenieure und städtische Gesundheit, Kap. 9.

[412] S. z. B. Robert Koch, „Erste Konferenz zur Erörterung der Cholerafrage am 26. Juli 1884 in Berlin", in: J. Schwalbe (Hg.), *Gesammelte Werke von Robert Koch*, Bd. 2.1., Leipzig 1912, 20–60, 41. Während der Choleraepidemie in Hamburg 1892 war Max von Pettenkofer der prominenteste Gegner der Theorie, Cholerakeime würden über das Trinkwasser verbreitet. Richard J. Evans, *Tod in Hamburg. Stadt, Gesellschaft und Politik in den Cholera-Jahren 1830–1910*, Reinbek bei Hamburg 1990, 618.

[413] Caumanns, Miasto i zdrowie, 49–51. Es hatten allerdings nicht alle Warschauer Zugang zu gefiltertem Wasser. Janowskis Bericht über die Cholera in Warschau macht deutlich, dass viele Einwohner der Stadt ihr Trinkwasser nach wie vor direkt aus der Weichsel schöpfen mussten. Władysław Janowski, „Przebieg epidemii cholery azyatyckiej w Warszawie w ciągu pierwszych dziesięciu dni po jej ukazaniu się [Der Verlauf der asiatischen Cholera in Warschau in den ersten zehn Tagen nach ihrem Auftreten]", *Gazeta Lekarska* 12, 1892, 869–874, 871 (= Janowski, Przebieg epidemii cholery).

[414] Odo Bujwid, „Wyniki poszukiwań bakteryjologicznych nad wodą i powietrzem miasta Warszawy. Rzecz czytana na V. Zjeździe przyrodników i lekarzy polskich we Lwowie [Ergebnisse der bakteriologischen Untersuchung von Wasser und Luft der Stadt Warschau. Vortrag auf dem 5. Kongress polnischer Ärzte und Naturforscher in Lemberg]", *Przegląd Lekarski* 27, 1888, 561–562, 562 (= Bujwid, Wyniki poszukiwań bakteryjologicznych).

[415] Odo Bujwid, „O przymiotach dobrej wody oraz metodach badania ze stanowiska współczesnej higieny. Odczyt miany na posiedzeniu Towarzystwa Lekarskiego Krakowskiego w dniu 27. czerwca 1894 [Über die Merkmale guten Wassers und die Methoden seiner Untersuchung aus der Perspektive der modernen Hygiene. Vortrag auf der Sitzung der Krakauer Medizinischen Gesellschaft am 27. Juni 1894]", *Przegląd Lekarski* 33, 1894, 418–419, 448–450, 419, 449.

24 Stunden 5 000 und nach 36 Stunden 15 000 und mehr Bakterien aufweist."[416] Um eine solch kritische Destabilisierung der Bakterienentitäten zu vermeiden, legte Odo Bujwid seinen Kollegen nahe, eine Technik Kochs anzuwenden, und das zu testende Wasser sofort nach Entnahme in Gelatine zu injizieren[417] – ein Verfahren, das auch mehrere bakteriologische Lehrbücher anführten.[418]

Während der Choleraepidemie im Königreich wurden in einigen Fällen bakteriologische Untersuchungen von Flussläufen und Trinkwasserquellen durchgeführt. In Warschau entnahm Janowski Wasserproben der Weichsel, konnte aber keine Cholerakeime darin entdecken.[419] Erfolgreicher war er bei einer Probe, die Edmund Biernacki ihm aus Lublin mitbrachte. Biernacki hatte das Wasser aus einem kleinen Fluss im jüdischen Viertel der Stadt entnommen und es, Bujwids Empfehlungen entsprechend, sofort nach Entnahme in ein Reagenzglas mit Gelatine gebracht. Am folgenden Tag war er nach Warschau zurückgereist und hatte seine Probe Janowski übergeben, der daraus Reinkulturen züchten konnte.[420] In diesem Falle hatte das fragmentierte bakteriologische Labornetzwerk also einwandfrei funktioniert. Biernacki hatte seine Probe wie geheißen entnommen, verpackt und in das Zentrum des Netzwerks transportiert, wo sie in den Händen des erfahrenen Janowskis und seines Labors Cholerakeime hervorbrachte.

Wie aber sollte verfahren werden, wenn keine Gelatinenährboden zur Hand war? In einem solchen, in Anbetracht der Komplexität der Herstellung dieser Nährböden wohl recht häufigen Fall[421] wurden Ärzte angehalten, Wasserbehälter auf Eis zu legen, um die Temperatur möglichst niedrig zu halten und so eine Vermehrung der Keime zu verhindern.[422] Emmerich und Trillich hatten darüber hinaus eine spezielle Verpackung ersonnen, um eine auf Eis gelagerte Wasserprobe per Post verschicken zu können. In eine Metallkiste hatten sie vier runde Halterungen gelötet, in die jeweils eine speziell angepasste Blechbüchse gestellt werden konnten. Glaskolben mit Wasserproben sollten mit Watte umhüllt in diesen Büchsen platziert werden. Die Metallkiste wurde dann bis oben hin mit Eisstückchen gefüllt und der Deckel mit einem Gummiring abgedichtet. „Darauf wird das Gefäss in ein wollenes Tuch eingeschlagen und, in eine Kiste mit Stroh verpackt, zur Post gegeben. Das Eis ist auch nach 24stündigem Transport nicht ganz geschmolzen und deshalb noch eine Temperatur von 0 Grad C im Gefäss vorhanden."[423]

Die zahlreichen Schichten aus Glas, Watte, Blech, Eis, Wolle, Stroh und Holz, in die Emmerich und Trillich die Mikroben in der Wasserprobe hier einhüllten, dienten

---

[416] Rudolf Emmerich/Heinrich Trillich, *Anleitung zu Hygienischen Untersuchungen. Nach den im hygienischen Institut der königl. Ludwig-Maximilians-Universität zu München üblichen Methoden zusammengestellt*, München 1892, 211 f. (= Emmerich/Trillich, Anleitung zu Hygienischen Untersuchungen).

[417] Bujwid, Wyniki poszukiwań bakteryjologicznych, 562.

[418] Hueppe, Die Methoden der Bakterien-Forschung, 163; Carl Günther, *Einführung in das Studium der Bakteriologie mit besonderer Berücksichtigung der mikroskopischen Technik*, Leipzig 1890, 123.

[419] Janowski, Przebieg epidemii cholery, 870.

[420] Biernacki, Cholera w Lublinie, 842.

[421] Vgl. dazu Kapitel 2.

[422] Rudolf Abel, *Taschenbuch für den bakteriologischen Praktikanten. Enthaltend die wichtigsten technischen Detailvorschriften zur bakteriologischen Laboratoriumsarbeit*, Würzburg 1901, 95.

[423] Emmerich/Trillich, Anleitung zu Hygienischen Untersuchungen, 206.

dazu, die porösen Grenzen reisender Mikroorganismen stabil zu halten. Um die Zwischenräume des fragmentierten Labornetzwerks unbeschadet zu überwinden, mussten die äußeren Grenzen der Entität Bakterie mit verschiedenen Techniken verstärkt werden, damit es in seiner Zahl nicht explodierte oder seine Formen in ungekanntem Maße transformierte. Das Auseinandernehmen des bakteriologischen Labornetzwerks hatte die Bakteriologen also vor neue Herausforderungen gestellt: Die Entität des Bakteriums musste nicht innerhalb eines sich ausdehnenden Netzwerks unveränderter und stabiler Allianzen erhalten werden. Es sollte auch nicht in einem bakteriologischen *fluid* schweben. Vielmehr musste es für einen gewissen Zeitraum außerhalb von Labornetzwerk oder *fluid* als diskretes physisches Objekt erhalten bleiben.

Die Problematik derartiger expliziter Grenzziehungen entlang eines einzelnen Objekts ist sowohl in Bruno Latours Akteursnetzwerken als auch in Annemarie Mols und John Laws *fluids* wenig berücksichtigt worden. Latours theoretischen Konzepten sind von der Idee unendlich verwobener Netze geprägt. Diese Netze formen Hybride und niemals scharf voneinander getrennte Kategorien. Latour geht es gerade darum, Grenzziehungen – zwischen Natur und Gesellschaft, zwischen Objekt und Sprache – in Frage zu stellen und „Kollektive" jenseits klarer Trennlinien zu analysieren.[424] Die Vorstellung einer „world of the seamless web, a world in which everything is connected to everything else" bot früh Anstoß für Kritik. Steven Shapin beklagte, dass „even the discrete existence of things and the categorization of processes cannot be used to interpret or to explain the actions of those who are said to produce them."[425]

Im Anschluss an Shapin hat Kijan Espahangizi argumentiert, dass Latours „Ontologie der Übertragung, Übersetzung und Beziehungen" in einer semantisch-symbolischen Differenzierung von Dingen begründet liege. Das im Labor hervorgebrachte pathogene Bakterium transformiert sich bei Latour in ein inskribiertes Zeichen. Das Hybrid aus heterogenen menschlichen und nicht-menschlichen Elementen wird „drawn together" und erst auf diese Weise als ein *immutable mobile* stabilisiert. Auf Grund dieser Papierorientierung erweisen sich räumlich-materielle Grenzen für Latour als wenig bedeutsam.[426]

In einem auseinandergenommenen bakteriologischen Labornetzwerk aber sollten es genau diese räumlich-materiellen Grenzen sein, die über dessen Stabilität entscheiden sollten. Nur wenn ein in Blut- oder Wasserprobe versandtes Bakterium auch als Entität in einem Diagnostiklabor eintraf, konnte die Bakteriologie weiterhin ihre Funktionalität unter Beweis stellen. Erneut zeigen sich hier die Grenzen des Mediums Papier in der Zirkulation bakteriologischen Wissens. Wenn das bakteriologische Labornetzwerk über größere Distanzen hinweg und in den Alltag allgemein prakti-

---

[424] Latour, Wir sind nie modern gewesen.

[425] Steven Shapin, „Following Scientists Around. Essay Review", *Social Studies of Science* 18, 1988, 533–550, 547.

[426] Espahangizi, Immutable Mobiles im Glas, 109 f. Dass es Latour nicht um „materielle Kultur" geht, sondern gerade um „Schwellenwesen" zwischen Ding und Wort betont auch Schmidgen, Die Materialität der Dinge, 42. Zum materiellen Rahmen als Ermöglichung und nicht als Beschränkung vgl. Thomas Brandstetter/Christina Wessely, „Einleitung. Mobilis in mobili", *Berichte zur Wissenschaftsgeschichte* 36, 2013, 119–127.

zierender Mediziner gelangen wollte, mussten Mikroorganismen beim Transport in ihrer dreidimensionalen Form stabil gehalten werden, nicht allein auf Papier.

Von den beiden Wegen, das bakteriologische Labornetzwerk nicht unverändert, sondern verändert zu mobilisieren – das Flexibilisieren und das Auseinandernehmen – sollte sich das arbeitsteilige Arrangement langfristig in der polnischen *medical community* als bedeutungsvoller erweisen. In der Zweiten Polnischen Republik versuchte das Staatliche Hygieneinstitut sich als Zentrum eines fragmentierten nationalen bakteriologischen Labornetzwerks zu etablieren. Die Überwindung der riskanten Passage zwischen ‚Feld‘ und Labor blieb deshalb ein brisantes Thema für die Stabilisierung der Bakteriologie. Die Aufrechterhaltung der räumlich-materiellen Grenzen von Mikroorganismen durch spezielle Techniken der Probenentnahme und -versendung wurden weiterhin intensiv diskutiert. Nach 1918 jedoch verknüpfte sich das Projekt der Bakteriologen mit dem Aufbau eines neuen polnischen Staates und erhielt deshalb eine neue Dynamik.

II. Mikroben und Staatsbildung

Der Erste Weltkrieg führte zum Zusammenbruch des Teilungsregimes durch Deutschland, Österreich-Ungarn und Russland und bereitete den polnischen Nationalbewegungen die Möglichkeit zur Gründung eines unabhängigen polnischen Staates. Die Frage, ob sich dieses neue Staatsgefüge stabilisieren würde, sollte sich nach 1918 auf vielen Schauplätzen entscheiden. Einer davon, so werde ich im Folgenden argumentieren, war der Kampf gegen Mikroben. Gleich zu Beginn seiner Existenz sah sich der polnische Staat mit einer seuchenpolitischen Herausforderung konfrontiert: Von 1919 bis 1921 grassierte im Land eine Fleckfieberepidemie, die national wie international als große Bedrohung wahrgenommen wurde. Mit dieser Fleckfieberepidemie gerieten Mikroben auf die Agenda des jungen Landes. Die Bakteriologie und insbesondere die bakteriologische Diagnostik wurden deshalb, so werde ich zeigen, in neue Gefüge eingebunden. Hatten bisher einige wenige Bakteriologen versucht, sie mit dem gesundheitspolitischen Modernisierungsprojekt der polnischen Ärzteschaft und den Möglichkeiten imperialer Herrschaftsstrukturen zu verknüpfen, wurde sie nun zu einer von Staats wegen betriebenen Praxis. Wie die Verbindung von Bakteriologie und polnischem *state-building* in der Zwischenkriegszeit entstand und aufrechterhalten wurde, ist Gegenstand des folgenden zweiten Teils des Buches. Er zeigt, wie im Kontext der Fleckfieberepidemie in Polen eine zentralstaatliche und bakteriologisch fundierte Seuchenpolitik entstand und wie diese während der gesamten Zeit des Bestehens der Zweiten Republik um ihre Funktionalität rang. So versuchte Warschau, ein umfassendes System zur papiernen Erfassung von Seuchenfällen zu etablieren, dem jedoch von verschiedenen Seiten Widerstände entgegengebracht wurden. Die bakteriologische Fundierung des Warschauer Seuchenregimes sollte ein Staatliches Hygieneinstitut leisten, das 1918 als staatliches Institut für bakteriologische Diagnostik ins Leben gerufen wurde. Aber auch bei einer expliziten staatlichen Förderung der bakteriologischen Laborpraxis blieb ihr Transfer in ärztliche Alltagspraktiken ein schwieriges Unterfangen.

5. Krieg, Fleckfieber und die Entstehung einer staatlichen Seuchenbekämpfung in Polen

Eine von Warschau aus betriebene zentralstaatliche Mikrobenjagd entstand 1918 aus einer materiell, politisch, militärisch und gesundheitlich höchst prekären Situation heraus. Die Bevölkerung Ostmitteleuropas hatte erheblich unter den Kriegsgeschehnissen gelitten.[1] Bis zum Sommer 1915 kämpften Russland und die Mittelmächte

---

[1] Das Territorium der Zweiten Polnischen Republik gehörte lange zu den Gebieten der zumindest

auf zentralpolnischem Territorium gegeneinander. Viele Ortschaften erlebten ein ständiges Hin- und Her der Besatzung. Das galizische Brody beispielsweise hatte 16 Invasionen zu erdulden. Die Nahrungsmittel- und Industrieproduktion kam zum Erliegen. Im August 1915 schlugen Deutschland und Österreich-Ungarn die russische Armee zurück und die Front verlagerte sich in den Osten. Danach fanden in den zentralpolnischen Gebieten keine unmittelbaren Kriegshandlungen mehr statt. Allerdings richteten Feldgerichte der k. u. k. Armee im wiedercroberten Galizien tausende ukrainische und ostslawische Bauern, aber auch polnische Adlige und Beamte wegen ihrer vermeintlichen Kollaboration mit den Russen hin. Die zarischen Truppen wiederum wendeten auf ihrem Rückzug die Taktik der „verbrannten Erde" an: Felder und Gärten wurden zerstört, Fabriken nach Russland abtransportiert, Pferde für den eigenen Bedarf entwendet und Verkehrsinfrastruktur vernichtet. Zudem ordnete das russische Militär die Zwangsevakuierung insbesondere von Deutschen und Juden in den zentralpolnischen Gebieten an, die nach Osten ziehen mussten. Die Bevölkerungszahl östlich der Weichsel fiel mindestens um ein Drittel. Unter deutscher und österreichischer Besatzung wurden Demontage und wirtschaftliche Auspressung fortgesetzt.[2] In Anbetracht dieser Kriegsgeschehnisse auf polnischem Boden kann man mit Andrzej Chwalba festhalten: „Polen erlangte seine Unabhängigkeit ausgehungert und ruiniert."[3]

Aber nicht nur die Lebensumstände und die Versorgungslage der Bevölkerung waren katastrophal, auch die politische Situation des jungen Staates war ausgesprochen prekär. Die Zweite Polnische Republik entstand aus einer Verdichtung vielfältiger und unkoordinierter Aktivitäten von Akteuren verschiedener politischer Couleur aus allen Teilungsgebieten und dem Exil, die im November 1918 in der Übergabe der Macht der deutschen Besatzer an Józef Piłsudski kulminierten. Piłsudski, zu diesem Zeitpunkt noch Sozialist, sorgte dafür, dass die Warschauer Staatsgründung unter dem Zeichen der roten Fahne der Polnischen Sozialistischen Partei stand. In Posen hingegen waren es die Nationaldemokraten, also das rechte politische Lager, die nach einem erfolgreichen polnischen Aufstand im ehemaligen preußischen Teilungsgebiet die Verwaltungsgeschäfte im Rahmen eines Obersten Volksrats übernahmen. In Galizien setzte sich innerhalb der Polska Komisja Likwidacyjna (Polnische Liquidierungskommission), die die galizischen Verwaltungsgeschäfte nach Zerfall der Donaumonarchie in polnische Hand überführen sollte, wiederum die Linke durch. Die politischen Lager hatten unterschiedliche Vorstellungen über die Neugestaltung des Staates und standen sich ausgesprochen konfrontativ und unversöhnlich gegenüber.[4]

---

von der westlichen Historiographie „vergessenen Front" im Osten. Gerhard P. Groß (Hg.), *Die vergessene Front. Der Osten 1914/15. Ereignis, Wirkung, Nachwirkung*, Paderborn 2006. In der jüngeren Zeit sind jedoch zahlreiche neue Studien entstanden. Vgl. z. B. Bernhard Bachinger/Wolfram Dornik (Hgg.), *Jenseits des Schützengrabens. Der Erste Weltkrieg im Osten: Erfahrung – Wahrnehmung – Kontext*, Innsbruck 2013 und die Einträge zu Polen in der *International Encyclopedia of the First World War*, http://encyclopedia.1914-1918-online.net/regions/Poland, zuletzt geprüft am 17.8.2015.

[2] Andrzej Chwalba, *Historia Polski 1795–1918 [Geschichte Polens 1795–1918]*, Kraków 2000, Kap. 15 (= Chwalba, Historia Polski); Włodzimierz Borodziej, *Geschichte Polens im 20. Jahrhundert*, München 2010, 79 f. (= Borodziej, Geschichte Polens im 20. Jahrhundert).

[3] Chwalba, Historia Polski, 592.

[4] Borodziej, Geschichte Polens im 20. Jahrhundert, 91–95.

Zudem war die Pluralität von religiösen, ethnischen und nationalen Loyalitäten der Bevölkerung auf dem neuen Staatsterritorium von Beginn an ein Problem. Im Osten des ehemaligen habsburgischen Teilungsgebiets brach sofort nach Auflösung der Donaumonarchie der polnisch-ukrainische Krieg aus. Die ukrainische National-bewegung beanspruchte Ostgalizien für sich und polnische und Truppen der West-ukrainischen Volksrepublik kämpften bis zum Sommer 1919 um die Vorherrschaft in diesem Gebiet. Die Polen gingen schlussendlich zumindest militärisch als Sieger aus dieser Auseinandersetzung hervor.[5] Zwischen 1918 und 1920 kam es in Galizien mehrfach zu Pogromen gegen die jüdische Bevölkerung, die von Angehörigen pol-nischer Militärverbände initiiert wurden.[6]

Diese angespannte Situation im Inneren des Landes wurde durch äußere Kon-flikte weiter verschärft. Mit allen Nachbarstaaten bis auf Lettland und Rumänien focht die polnische Armee die Grenzen des neuen Staates militärisch aus: Mit der Tschechoslowakei kam es zu einem Grenzkonflikt um das Teschener Schlesien, mit Litauen wurde bis zum Herbst 1920 erbittert um Wilna und das Wilnaer Gebiet ge-rungen; die Angliederung des Territoriums an den polnischen Staat wurde erst im Februar 1922 auf Grundlage einer – von der Mehrheit der litauischen, weißrussischen und jüdischen Bevölkerung boykottierten – Volksabstimmung beschlossen. Zu na-tionalmythischer Bedeutung gelangte die Auseinandersetzung mit der Roten Armee um die polnische Ostgrenze, die erst im März 1921 beendet wurde[7]: Ostgalizien und Wolhynien gingen an Polen, der Großteil der Ukraine hingegen an die Sowjet-union. Bei all diesen Konflikten spielten auch Interessen der Großmächte eine Rolle, die sich unter anderem im Rahmen der Pariser Friedensverhandlungen oder über den Völkerbund in die Auseinandersetzungen einschalteten. Besondere Aufmerk-samkeit auf internationalem Parkett erhielt die Frage der polnischen Westgrenze mit Deutschland. Der Versailler Vertrag war den polnischen Forderungen hier kaum nachgekommen. In Posen wurden die territorialen Errungenschaften des großpol-nischen Aufstands anerkannt, für Oberschlesien sowie Masuren und das Ermland sollten Plebiszite entscheiden, Danzig wurde nicht polnisch, sondern zu einer freien Stadt erklärt. Die Abstimmung in Masuren und Ermland fiel eindeutig zu Gunsten Deutschlands aus. In Oberschlesien fand das Plebiszit im März 1921 im Kontext ge-waltsamer Ausschreitungen der Deutschen und zweier polnischer Aufstände statt. Das knappe Ergebnis der Abstimmung führte zu einem dritten. Schlussendlich teilten die Großmächte das Gebiet zwischen Deutschland und Polen auf.[8]

---

[5] Czesław Brzoza/Andrzej Leon Sowa, *Historia Polski 1918–1945 [Geschichte Polens 1918–1945]*, Kraków 2006, 28 f. (= Brzoza/Sowa, Historia Polski).

[6] Christoph Mick, *Kriegserfahrungen in einer multiethnischen Stadt. Lemberg 1914–1947*, Wies-baden 2010, Kap. 4.2.; Eva Reder, „Pogrome in Lemberg (1918 und 1941)", in: Wolfgang Benz (Hg.), *Handbuch Antisemitismus. Judenfeindschaft in Geschichte und Gegenwart, Bd. 4: Ereignisse, Dekrete, Kontroversen*, Berlin/Boston 2011, 284–287.

[7] Stephanie Zloch, *Polnischer Nationalismus. Politik und Gesellschaft zwischen den beiden Welt-kriegen*, Köln/Weimar/Wien 2010, Kap. 2.4. (= Zloch, Polnischer Nationalismus). Zloch betont aller-dings, dass die Gedenkpraxis um die Schlacht von Warschau zwischen polnischen Truppen und Roter Armee im August 1920 durchaus Trennlinien in der polnischen Gesellschaft produzierte. Denn wie und wem anlässlich der Schlacht gedacht werden sollte, war insbesondere zwischen Nationaldemo-kraten und Piłsudski-Anhängern umstritten.

[8] Brzoza/Sowa, Historia Polski, 29–49.

In einer Situation schärfster politischer Auseinandersetzungen, militärischer Grenzkonflikte, starker Spannungen zwischen Minderheits- und Mehrheitsgesellschaft sowie großer sozialer und wirtschaftlicher Not nahm das Projekt des Aufbaus einer polnischen Staatlichkeit also seinen Ausgangspunkt. In einem solch prekären Kontext war eine staatliche Verwaltung zu etablieren, die all die politisch, sozial und national konfligierenden Gruppen dem staatlich-polnischen Herrschaftsraum unterwarf und es zudem schaffte, das Erbe der Teilungsmächte in den Verwaltungs- und Rechtsstrukturen zu vereinheitlichen.

Dass es sich bei diesem zu schaffenden Staat um einen polnischen Nationalstaat handeln sollte, der sich von den multiethnischen Großreichen, aus denen er hervorgegangen war, deutlich zu unterscheiden hatte, war allen Beteiligten klar – sowohl der Mehrheitsgesellschaft als auch den Gruppen der Minderheiten, die aus gutem Grund um ihre Rechte in einem solchen homogenisierenden Staatsgefüge fürchteten und sich im Falle der Ukrainer eben auch gewaltsam zur Wehr setzten. Staatsbildung und Nationalstaatsbildung sind keinesfalls gleichzusetzen. Das hat die Nationalismusforschung wiederholt betont.[9] Die Entstehung des polnischen Staats im 20. Jahrhundert war jedoch von Beginn an an die Schaffung eines Nationalstaats geknüpft. Die Herausbildung politischer Institutionen, die vom Zentrum aus Herrschaft über ein klar abgegrenztes Territorium ausüben konnten, war hier Teil der Bemühungen zur Herausbildung eines Staatsvolks, das die polnische Nation als „Letztwert" (Dieter Langewiesche) anerkannte. Die Zweite Republik ist deshalb auch als ein *nationalizing state* im Sinne Roger Brubakers bezeichnet worden.[10]

Charles Maier identifiziert die Überlappung von Herrschaftsraum und Identitätsraum als ein Charakteristikum effektiver territorialer Herrschaftsausübung: „Effective territories were units where *decision space*, the writ of effective legislation, shared the same boundaries with *identity space*, the extended turf that claimed citizens' loyalty."[11] An der Herstellung einer solchen Übereinkunft von *decision* und *identity space* sollte die Zweite Polnische Republik während der gesamten Zeit ihres Bestehens arbeiten, um einen regierbaren modernen Nationalstaat zu schaffen. Insbesondere für die mit starken eigenständigen Nationalbewegungen ausgestatteten nicht-polnischen Bevölkerungsgruppen galt jedoch, dass die eingeforderte Loyalität für den polnischen Nationalstaat nicht durch einen Appell an ein gemeinsames ethno-natio-

---

[9] Mit Blick auf die frühe Neuzeit ist vielmehr festgestellt worden, dass der Entstehung nationaler Gemeinschaftsformen politisch-staatliche Herrschaftskerne vorausgingen und dass die Nationsbildung keineswegs eine notwendige kausale Folge von Staatsbildungsprozessen darstellte. Dieter Langewiesche, *Nation, Nationalismus, Nationalstaat in Deutschland und Europa*, München 2000, 24 f.; Charles Tilly, „Reflections on the History of European State-Making", in: Ders. (Hg.), *The Formation of National States in Western Europe*, Princeton 1975, 3–83, 71.

[10] Christhardt Henschel/Stephan Stach, „Einführung. Nationalisierung und Pragmatismus. Staatliche Institutionen und Minderheiten in Polen 1918–1939", *Zeitschrift für Ostmitteleuropa-Forschung* 62, 2013, 164–186 (= Henschel/Stach, Nationalisierung). Henschel und Stach betonen allerdings, dass mit der ‚nationalisierenden' Funktion staatlicher Institutionen auf lokaler Ebene durchaus pragmatisch umgegangen wurde und ethnisch-polnische und jüdische Vertreter in den Kommunen auch gut zusammenarbeiten konnten.

[11] Charles S. Maier, „Transformations of Territoriality 1600–2000", in: Gunilla Budde/Sebastian Conrad/Oliver Janz (Hgg.), *Transnationale Geschichte. Themen, Tendenzen und Theorien. Jürgen Kocka zum 65. Geburtstag*, Göttingen 2006, 32–55, 35, Hervorhebung im Original.

nales Fundament gewonnen werden konnte. So war zu Beginn der Republik durchaus noch offen, ob Nation als eine ethnische oder als eine politische Entität zu verstehen war.[12] Entsprechend gab es unterschiedliche Auffassungen darüber, ob der Umgang mit den nicht-polnischen Bevölkerungsgruppen auf Inkorporation oder eine Autonomielösung hinauslaufen sollte. Während die Nationaldemokratie für eine integrativ-assimilierende Strategie plädierte, die national-kulturelle Eigenheiten mit der Zeit innerhalb der polnischen Mehrheitskultur auflösen sollte, sprachen sich ein Teil der Linken und auch einige Konservative für eine territoriale und national-kulturelle Autonomie aus, die Minderheitengruppen auf freiwilliger Basis an den polnischen Nationalstaat binden wollte. Auch die Anhänger einer Autonomielösung gingen hier allerdings von einer Art natürlichen Überlegenheit der polnischen Nation aus, der sich andere Nationalitäten wie selbstverständlich angliedern würden.[13]

In die Bemühungen um eine Stabilisierung eines polnischen *decision* und *identity space* stieß 1919 eine Fleckfieberepidemie, die insbesondere im Osten und Südosten des Landes grassierte und die Tausenden von Menschen das Leben kostete. Das Staatliche Epidemiologische Zentralinstitut in Warschau (Państwowy Centralny Zakład Epidemjologiczny) berichtete 1922 retrospektiv für das Jahr 1919 von 231 138 Fleckfieberfällen in den ehemaligen russischen und österreichischen Teilungsgebieten. Im darauffolgenden Jahr sei es zu 157 612 Fällen gekommen. In der ersten Hälfte des Jahres 1921 waren nur noch 36 962 Fälle gemeldet worden. Dies waren aber immer noch 23 Mal so viele wie vor Ausbruch des Weltkriegs 1914.[14] Den Höhepunkt der Epidemie verorteten die zentralen Stellen der Seuchenbekämpfung in Polen im Januar 1920. Hier hatten sie in nur einem Monat 40 000 Fälle zu verzeichnen.[15] Diese Zahlen – darauf wiesen die Verfasserinnen und Verfasser der Berichte ausdrücklich hin – waren nur als Annäherung zu betrachten. Die Verfahren der Diagnose und der Meldung des Fleckfiebers waren in den Berichtsjahren äußerst instabil. Staatliche Behörden der Gesundheitspflege befanden sich in diesem Zeitraum erst im Aufbau. Darüber hinaus konnte sich die statistische Erfassung zwischen 1918 und 1921 in Anbetracht der sich in Aushandlung oder Ausfechtung befindlichen polnischen Grenzlinien noch nicht einmal auf ein einheitliches staatliches Territorium beziehen. Trotz oder vielleicht gerade auf Grund dieser Unsicherheit wurde die Fleckfieberepidemie

---

[12] Zloch, Polnischer Nationalismus, 191.

[13] Ebd., 171–178; Henschel und Stach heben zudem hervor, dass die üblicherweise getroffene Unterscheidung zwischen dem Sanacja-Konzept der „staatlichen Assimilierung" und der nationaldemokratischen Idee einer „nationalen Assimilierung" der Minderheitenbevölkerung nicht gänzlich zutreffend ist. In der Umsetzung der Regierungspolitik brachten beide Konzepte ähnliche Ergebnisse und verfolgten die Zielsetzung einer Polonisierung der Minderheiten. Henschel/Stach, Nationalisierung, 169 ff.

[14] Stanisława Adamowicz, „Z przebiegu epidemji duru plamistego na obszarze b. Królestwa Kongresowego i Galicji od 1905–1921 roku [Über den Verlauf des Fleckfiebers auf dem Gebiet des ehemaligen Kongresspolen und Galiziens von 1905–1921]", *Przegląd Epidemjologiczny* 1, 1921/22, 509–512, 510 f.

[15] Emil Godlewski/Zygmunt Schinzel, „Działalność Naczelnego Nadzwyczajnego Komisarjatu do spraw walki z epidemjami w roku 1920 i w pierwszem półroczu 1921 r. [Die Tätigkeit des Oberen Außerordentlichen Komisariats zur Bekämpfung von Epidemien im Jahr 1920 und im ersten Halbjahr 1921]", *Przegląd Epidemjologiczny* 1, 1921/22, 669–786, 671 f. (= Godlewski/Schinzel, Działalność).

in Warschau und auch auf internationaler Ebene zu einem Bedrohungsszenario, das große Wirkmächtigkeit entfaltete.

Das Fleckfieber wurde als Kriegsseuche konzipiert. Die Diskurse um die Krankheit verknüpften sie zudem mit als fremd und feindlich wahrgenommenen Akteuren, die als Gegensatz zu Moderne und Zivilisation gefasst wurden und die den jungen polnischen Nationalstaat und die gesamte westliche Welt zu gefährden schienen. Als diese Akteure galten zunächst die jüdische Bevölkerung des Königreichs, dann insbesondere die Sowjetunion und die vorrückende Rote Armee. Dabei verstärkte die diskursive Verbindung des unzivilisierten Fremden mit der Krankheit wiederum die Abgrenzung zu diesen konfessionell, politisch oder national ‚anderen' Gruppen. Sein Bedrohungspotential für die Existenz des polnischen Staats konnte die Epidemie erst in einer solchen diskursiven Einbettung entwickeln. Sie war eine zentrale Voraussetzung dafür, dass sich Seuchenbekämpfung und Staatsbildung miteinander verbanden.

5.1. *Fleckfieberdiskurse unter deutscher Besatzung und zu Beginn der Republik*

Dass die mit Kriegsende einsetzende Bewegung von sich zurückziehenden Truppenverbänden, heimkehrenden Soldaten, Kriegsgefangenen und Flüchtlingen mit dem Ausbruch von Seuchen einhergehen würde, war für die polnischen Zeitgenossen ein ausgesprochen plausibles Szenario. Denn eine diskursive Verknüpfung von Krieg und Seuchen, die die Bakteriologie in Deutschland zu einer kriegsentscheidenden Wissenschaft hatte werden lassen[16], war auch im polnischen Kontext während des Ersten Weltkriegs aktiviert worden.[17] So hatte die Warschauer Hygienegesellschaft im Juli 1913 mit dem Bau eines eigenen Gebäudes begonnen, das sie trotz des Kriegsausbruchs fertigzustellen schaffte und am 16. Dezember 1915 feierlich einweihte.[18] Zur Eröffnung hatte die Gesellschaft eine Ausstellung konzipiert und zwar zu keinem geringeren Thema als dem der Bekämpfung von Infektionskrankheiten. Der Rezensent der Ausstellung befand die Ausstellung genau deshalb für ausgesprochen aktuell und „am Puls der Zeit".[19] Von anderer Seite wurde zu Beginn des Jahres 1915 die Einrichtung eines städtischen bakteriologischen Labors in Warschau gefordert, da die Seuchenbekämpfung insbesondere „in dieser Zeit" von so herausragender Bedeutung sei.[20] Seuchen wurden in solchen Formulierungen als selbstverständlicher Begleiter kriegerischer Auseinandersetzungen konzipiert.

---

[16] Berger, Bakterien in Krieg und Frieden, Kap. 6.1.

[17] Zur grundlegenden Forderung die Idee einer Verknüpfung von Krieg und Epidemien zu historisieren vgl. Roger Cooter, „Of War and Epidemics. Unnatural Couplings, Problematic Conceptions", *Social History of Medicine* 16, 2003, 283–302. Cooter zeigt für den britischen Diskurs, dass diese Verbindung erst am Ende des 19. Jahrhunderts prominent wird und in unterschiedliche politische Argumentationen oder Professionalisierungsbestrebungen eingebunden wird.

[18] Demel, Księga Tradycji PTH, 70.

[19] A. Puławski, „Wystawa pod hasłem: ‚Walka z chorobami zakaźnemi' [Die Ausstellung unter dem Motto: ‚Die Bekämpfung der Infektionskrankheiten']", *Gazeta Lekarska* 35, 1915, 215–218, 215.

[20] Józef Jaworski, „Pracownia bakteryologiczna i dom izolacyjno-dezynfekcyjny [Das bakteriologische Labor und das Isolations- und Desinfektionshaus]", *Gazeta Lekarska* 35, 1915, 99–101, 101.

Fleckfieber gehörte allerdings weder zu den prominenten Inhalten der Ausstellung noch bildete es die Motivation für die Forderung nach einem städtischen Labor. Das Thema Fleckfieber kam erst mit der deutschen Besatzung nach Polen. In der deutschen Debatte hatte sich die „bakteriologische Kriegsführung" (Silvia Berger) seit Beginn des Jahres 1915 auf das Fleckfieber fokussiert und damit auf die Vernichtung der Kleiderlaus, die von Charles Nicolle kurz zuvor als ein Vektor der Krankheit identifiziert worden war.[21] Diese deutsche Konstruktion des Fleckfiebers als Kriegsseuche Nr. 1 schlug sich im besetzten Polen nicht nur diskursiv, sondern insbesondere in der Praxis mit aller Wucht nieder. Denn eine Ansteckungsgefahr für ihre Truppen fürchteten die deutschen Bakteriologen vor allem in den östlichen Besatzungsgebieten, wo die Bevölkerung als besonders verschmutzt und von Ungeziefer befallen galt.[22] Die zivile Medizinalverwaltung des im August 1915 errichteten Generalgouvernements Warschau führte eine rigide Sanitätspolitik ein, die insbesondere auf die jüdische Bevölkerung abzielte. Damit setzte sie das bereits seit Ende des 19. Jahrhunderts an der deutschen Ostgrenze erprobte Desinfektionsregime fort, das die in die USA auswandernden Juden aus Russland und Polen als potentielle Infektionsträger aufgefasst hatte. Bei systematischen Zwangsentlausungen wurden orthodoxen Juden unter deutscher Besatzung die Bärte geschoren und Frauen durch Haareschneiden entehrt. Die Deutschen beanstandeten die rituellen Bäder ebenso wie die jüdischen Bestattungsriten. Jüdische Schulen und Synagogen wurden aus hygienischen Gründen geschlossen, Läden und Märkte in jüdischen Vierteln wurden inspiziert und der Handel gegebenenfalls unterbunden. Zwar versuchte die Medizinalverwaltung des Generalgouvernements durchaus, mit den jüdischen Gemeinden zusammenzuarbeiten. Doch griff man bei mangelnder „Kooperationsbereitschaft" bereitwillig zu Zwangsmaßnahmen. Dass das Vorgehen der deutschen Medizinalverwaltung ausgesprochen konfrontativ war, zeigt sich auch daran, dass einige Entlausungseinrichtungen in lokalen Aufständen niedergebrannt wurden.[23] Trotz der rigiden Maßnahmen kam es zwischen 1915 und 1917 zu Fleckfieberepidemien in Lodz, Warschau und weiteren Orten Zentralpolens.[24] In Warschau beispielsweise wurden für das erste Halbjahr 1916 2 319 Fleckfieberfälle gemeldet[25], in den ersten vier Monaten des Jahres 1917 waren es bereits 2 354 Fälle.[26]

Die sanitätspolizeilichen Praktiken der deutschen Besatzer und das akute Auftreten von Fällen vor den Augen der polnischen Ärzte ließen das Fleckfieber nun auch innerhalb der polnischen medizinischen und gesundheitspolitischen Debatte zu

---

[21] Vgl. dazu Kapitel 8.

[22] Berger, Bakterien in Krieg und Frieden, 212 f.

[23] Weindling, Purity and Epidemic Danger, 830.

[24] Ebd., 831. Zum breiteren Themenkomplex des gegen Juden gerichteten deutschen Hygieneregimes um 1900 vgl. Weindling, Ansteckungsherde.

[25] A. Puławski, „Recencja: Sprawozdanie z działalności Wydziału Zdrowia Publicznego i Urzędu Zdrowia Zarządu m. stol. Warszawy [Rezension: Tätigkeitsbericht der Abteilung für öffentliche Gesundheit und des Gesundheitsamtes der Stadt Warschau]", *Gazeta Lekarska (Serya III)* 1, 1916, 256–257 (= Puławski, Recencja).

[26] Henryk Ruppert, „W sprawie walki z epidemią duru plamistego w Warszawie [Zur Bekämpfung des Fleckfiebers in Warschau]", *Gazeta Lekarska (Serya III)* 2, 1917, 253–257, 255 (= Ruppert, W sprawie walki z epidemią).

einem Thema werden. So entwickelte Stefan Sterling bereits 1915 eine neue Form der Fleckfieberdiagnose. Sie beruhte darauf, den für das Fleckfieber spezifischen Hautausschlag durch temporäres Abbinden der Blutzirkulation deutlicher hervortreten zu lassen und spezifische Hautblutungen auszulösen. Sterling war Leiter des städtischen Labors in Lodz und konnte während Fleckfieberwellen in der Stadt und Umgebung auf Patienten zugreifen.[27] Sein *odczyn opaskowy* (Druckreaktion) wurde von weiteren Lodzer Ärzten erprobt, insbesondere um zu untersuchen, ob damit das Fleckfieber von Typhus abgegrenzt werden konnte.[28] Auch die von Edmund Weil und Arthur Felix 1916 entwickelte Agglutinationsreaktion für Fleckfieber wurde von polnischen Medizinern sogleich getestet. Stanisław Sierakowski überprüfte im bakteriologischen Labor der Stadt Warschau ihre Spezifizität[29] und Stefan Sterling erkannte gemeinsam mit Kazimiera Sterliżanka die Überlegenheit der serologischen Diagnostik gegenüber seinem Bluthemmungsverfahren an.[30] Kazimierz Szokalski erprobte den Test bei seinen Patienten im Szpital Św. Stanisława.[31] Zu einem Thema der breiteren Gesundheitspolitik wurde das Fleckfieber auf der Versammlung Polnischer Ärzte (Stowarzyszenie Lekarzy Polskich) im Mai 1917. Hier referierte Henryk Ruppert über die Fleckfieberepidemie in Warschau und forderte ein strikteres Meldewesen, ein weiteres Infektionsspital, weitere Pferdefuhrwerke, um Kranke und Verdachtsfälle in Krankenhäuser und Isolationshäuser zu transportieren sowie eine noch durchgreifendere Zwangsentlausung, um die Epidemie in Zukunft eindämmen zu können.

Mit seinen Vorschlägen griff Ruppert die bisherigen Maßnahmen der deutschen Besatzungsmacht auf. Allerdings erwähnte er mit keinem Wort, dass seine Forderungen eigentlich eine Fortsetzung und Intensivierung der unter Fremdherrschaft installierten Regelungen bedeutete. Die öffentliche Gesundheitsverwaltung war mit dem Einsatz eines Provisorischen Staatsrates (Tymczasowa Rada Stanu) für das Königreich im Januar 1917 in polnische Hand übergegangen. Rupperts Schweigen über den deutschen Ursprung seiner Ideen zur Fleckfieberbekämpfung kann in diesem Kontext als eine Geste der Unabhängigkeit und Selbständigkeit gegenüber der deutschen Besatzungsmacht gewertet werden. Öffentliche Distanzierung gegenüber der deutschen Seuchenpolitik lässt sich auch in der polnischen Übersetzung des Vortrags eines Herrn Mamlock in Berlin über die Sanitätsverwaltung in Polen erkennen. Der Übersetzer, Kazimierz Rzętkowski, bemerkte zur Einleitung lakonisch, er präsentiere das Referat „ohne Kommentar". Die Leserinnen und Leser der *Gazeta Lekarska* mussten sich dann Ausführungen über ihre unhygienische Lebensführung

---

[27] Stefan Sterling, „Jeszcze o odczynie opaskowym [Neues zur Druckreaktion]", *Gazeta Lekarska* 36, 1916, 299–301.

[28] Aleksander Margolis, „Odczyn opaskowy w tyfusie plamistym i brzusznym [Die Druckreaktion bei Fleckfieber und bei Typhus]", *Gazeta Lekarska* 36, 1916, 301–303; Józef Rosiewicz, „Odczyn opaskowy w tyfusie wysypkowym [Die Druckreaktion beim Fleckfieber]", *Gazeta Lekarska* 36, 1916, 366–371.

[29] Stanisław Sierakowski, „Kilka uwag o odczynie Weil-Felixa w durze plamistym [Einige Bemerkungen zur Weil-Felix-Reaktion beim Fleckfieber]", *Gazeta Lekarska (Serya III)* 2, 1917, 535–537.

[30] Stefan Sterling/Kazimiera Sterliżanka, „O odczynie Weil-Felixa w durze plamistym [Über die Weil-Felix-Reaktion beim Fleckfieber]", *Gazeta Lekarska (Serya III)* 2, 1917, 129–134.

[31] Kazimierz Szokalski, „Odczyn Weil-Felix'a w durze plamistym [Die Weil-Felix-Reaktion bei Fleckfieber]", *Gazeta Lekarska (Serya III)* 2, 1917, 417–418, 425–427.

zu Gemüte führen, die Mamlock als Charakteristikum nicht nur der jüdischen Bevölkerung, sondern „Russisch-Polens" insgesamt vorstellte.[32]

Ein expliziter und positiv konnotierter Rückgriff auf die seuchenpolitischen Strukturen unter deutscher Besatzung findet sich in den polnischen Debatten über die Fleckfieberbekämpfung kaum.[33] Es ist aber dennoch davon auszugehen, dass die deutschen Praktiken der Seuchenbekämpfung ein entstehendes polnisches Gesundheitssystem informierten. So hatte die Zivilverwaltung im Königreich auch auf polnische Ärzte, Feldschere und bald sogar Medizinstudierende zurückgegriffen, um die Posten in seinem Medizinalwesen zu besetzen. Insgesamt zählte die deutsche Verwaltung 115 Polen auf medizinischen Positionen. Für die Aufgaben der Desinfektion war polnisches Personal extra ausgebildet worden. Kurz vor der Übergabe der öffentlichen Gesundheitsfragen an den Provisorischen Staatsrat hatte die deutsche Besatzungsherrschaft zudem einen Lehrgang für polnische Kreisärzte an der Warschauer Universität geplant.[34] Zahlreiche Ärzte und angehende Mediziner hatten die Arbeitsweisen der deutschen Sanitätsverwaltung also aus nächster Nähe kennen gelernt. Anleihen aus der deutschen Seuchenpolitik finden sich dann auch nicht nur bei Henryk Ruppert, sondern sollten sich, wie wir im Laufe dieses Kapitels sehen werden, in diskursiver wie praktischer Hinsicht an verschiedenen Stellen einer entstehenden staatlichen Seuchenbekämpfung niederschlagen.

So lässt sich auch die Verengung der Fleckfieberbekämpfung auf den jüdischen Bevölkerungsanteil in der polnischen medizinischen Debatte beobachten.[35] Die Verbindung von Judentum und Fleckfieber wurde dabei vor allem von einer Konzeption des Fiebers als Krankheit von Schmutz und Unkultiviertheit getragen.[36] So betrachtete Henryk Ruppert das Fleckfieber als Folge von mangelnder Hygiene, Unsauberkeit und Hunger und sah in einer Epidemie den Ausdruck völligen gesell-

---

[32] Kazimierz Rzętkowski, „Mamlock: Niemiecki zarząd lekarski w Polsce [Mamlock: Die deutsche Medizinalverwaltung in Polen]", *Gazeta Lekarska (Serya III)* 2, 1917, 277; Mamlock, „Die deutsche Medizinalverwaltung in Polen. Vortrag vor der Berliner Medizinischen Gesellschaft", in: *Berliner Klinische Wochenschrift* 54, 1917, 492–493.

[33] Witold Szumlański bewertet die deutschen Maßnahmen zur Seuchenbekämpfung hingegen durchaus positiv. Allerdings galt auch bei ihm, dass die beste Gesundheitsverwaltung selbstverständlich nur unter den Bedingungen eines unabhängigen polnischen Staates geleistet werden könne. Vgl. Witold Szumlański, „Stan sanitarny kraju. Referat, wygłoszony na posiedzeniu plenarnem II Zjazdu Higienistów Polskich 30 czerwca 1917 r. [Der sanitäre Zustand des Landes. Referat auf der Plenarsitzung der II. Versammlung Polnischer Hygieniker am 30. Juni 1917]", *Gazeta Lekarska (Serya III)* 2, 1917, 335–337, 336 (= Szumlański, Stan sanitarny kraju).

[34] O. A., „Zweiter Ergänzungsbericht zum 1. VjB vom 21.5.–20.6.1915", *Vierteljahresberichte der Zivilverwaltung für Russisch-Polen 1915–1916*, 12; O. A., „2. Vierteljahresbericht der Kaiserlich Deutschen Zivilverwaltung für Polen links der Weichsel für die Zeit vom 26. April 1915 bis zum 20. Juli 1915", *Vierteljahresberichte der Zivilverwaltung für Russisch-Polen 1915–1916*, 21; O. A. „8. Vierteljahresbericht des Verwaltungschefs bei dem General-Gouvernement Warschau für die Zeit vom 1. Oktober 1916 bis zum 31. Dezember 1916", *Vierteljahresberichte der Zivilverwaltung für Russisch-Polen 1915–1916*, 18 (= O. A., 8. Vierteljahresbericht). Eine detaillierte Studie zum alltäglichen Austausch zwischen polnischen und deutschen Medizinern unter deutscher Besatzung im Ersten Weltkrieg steht noch aus.

[35] Vgl. zur Verbindung von Juden und Seuchen auch Kapitel 4.1.

[36] Fleckfieber als Krankheit der Unzivilisierten findet sich als Motiv in den internationalen Fleckfieberdiskursen seit Beginn des 20. Jahrhunderts. Vgl. dazu Kapitel 8.

schaftlichen Versagens (klęska społeczna).[37] Einen expliziten Bezug dieser unhygienischen und somit auch als amodern verstandenen Krankheit zum Judentum baute der Krankenhausarzt Antoni Żółtowski aus Kutno auf. Er vertrat die Auffassung, dass die Krankheit in erster Linie ein jüdisches Phänomen sei, weil jüdische Religion und Kultur generell zu mangelnder Hygiene, Schmutz und „Schludrigkeit" (niechlujstwo) anleiten würden. Ob die jüdische „Rasse" hier eine Rolle spiele, könne jedoch erst in Zukunft auf Grundlage breiterer statistischer Untersuchungen eruiert werden.[38] Witold Szumlański, Warschauer Arzt und gesundheitspolitisch aktiv, führte den schweren Verlauf der Epidemie im Königreich in einem Vortrag vom Juni 1917 auf die jüdische Bevölkerung zurück. Eine „kultivierte" Seuchenbekämpfung würde im Königreich durch die „Verschiedenartigkeit der Bevölkerung" (różnorodność zaludnienia) erschwert. Sogar in einer so hervorragend kanalisierten und modernen Stadt wie Warschau führe diese „Verschiedenartigkeit" dazu, dass öffentliche Gesundheitsmaßnahmen nur teilweise umgesetzt würden. Szumlański suggerierte also, dass die jüdische Bevölkerung seuchenpolitische Vorschriften umging und dadurch zur Verbreitung des Fleckfiebers besonders beitrug.[39] Zumindest implizit wurden jüdische Bevölkerung und Fleckfieber verknüpft, wenn Józef Jaworski in seinen Überlegungen zur besseren Registrierung von Infektionskrankheiten in Warschau darauf hinwies, dass insbesondere in Straßen wie der ulica Grzybowska Bazillenträger zu regelmäßigen Fleckfieberepidemien beitragen würden. Es war vermutlich allen Warschauern klar, dass es sich hier um eine Straße des jüdischen Viertels handelte.[40] Die Erfassung der Erkrankten durch das städtische Gesundheitswesen in Warschau, das unter der staatlichen deutschen Sanitätsverwaltung funktionierte, registrierte dann Infizierte nicht nur mit Angabe von Alter und Geschlecht, sondern nahm auch die Religion mit auf.[41]

Die Äußerungen von Ruppert, Żółtowski, Szumlański und Jaworski machen deutlich, dass Fleckfieber und Juden in der polnischen Debatte gleichermaßen zum Gegensatz von Moderne und Zivilisation erklärt wurden. Die Seuche grassierte in den Auffassungen der Autoren in Räumen der (hygienischen) Rückständigkeit und war deshalb nicht nur ein gesundheitliches Problem, sondern eine Frage des gesellschaftlichen Fortschritts.

Mit dieser Verbindung von Fleckfieber, Juden und Rückständigkeit sowie mit dem diskursiven Verwachsen von Seuche und Krieg sind wesentliche Themen benannt, die auch die Diskurse und Praktiken um das Fleckfieber während der großen Epidemie von 1919–1921 charakterisieren sollten. Mit dem Ende des Weltkriegs und den beginnenden polnischen Grenzkonflikten begann sich der Statthalter für den

---

[37] Ruppert, W sprawie walki z epidemią, 253–255.

[38] Für Żółtowski stand darüber hinaus fest, dass das Fleckfieber mit dem Krieg ins Land gekommen war, womit er die diskursive Verknüpfung von Seuchen und Krieg erneut verstärkte. Antoni Żółtowski, „Epidemia duru plamistego w Kutnowiskiem [Die Fleckfieberepidemie im Kreis Kutno]", Gazeta Lekarska (Serya III) 2, 1917, 20–22, Zitate: 20.

[39] Szumlański, Stan sanitarny kraju, 336.

[40] Józef Jaworski, „Przyczynek do regestracyi chorób zakaźnych i do statystyki sanitarnej [Beitrag zur Registrierung von Infektionskrankheiten und zur Sanitätsstatistik]", Gazeta Lekarska 35, 1915, 59–61, 60.

[41] Puławski, Recencja; vgl. dazu auch Kapitel 6.1.

Gegenpol zu Modernität und Zivilisation jedoch zu verschieben. Der unzivilisierte Ursprung der Infektion wurde nun zunehmend aus dem Inneren des Landes heraus getragen und von den Juden auf die Armeen, Kriegsgefangenen und Flüchtlingen übertragen, die das Land durchzogen hatten oder es noch taten.

Emil Godlewski und Zygmunt Schinzel, beide maßgeblich verantwortlich für die Seuchenbekämpfung im jungen Polen, betteten die Fleckfieberepidemie 1922 wie folgt ein:

„Polen, von drei Staaten geteilt, war ab August 1914 Schauplatz des Ringens von Millionen von Armeen, die neben anderen Kriegskatastrophen auch Hunger und Seuchen mit sich brachten. Ein Kreuz von brennenden Schlachtfeldern und heranrückenden Armeen brandmarkte das Land von den Karpaten bis zu den masurischen Seen, von den polesischen Sümpfen bis zur Warthe. Es brachte ein dichtes Netz von Seuchen hervor, die das Land nun von einem bis zum anderen Ende erfassen."[42]

In dieser Konzeption der Fleckfieberepidemie rückte die Seuche mit den feindlichen Armeen nach Polen ein. Die Mobilisierung von Soldaten mobilisierte auch Mikroben. Das Bild des Polen durchziehenden Kreuzes von Schlacht und Seuchen, das Godlewski und Schinzel entwarfen, implizierte dabei eine beidseitige Bedrohung des polnischen Territoriums. Sowohl von Westen als auch von Osten drohten Militär und Infektion. Dieses Szenario einer doppelten Bedrohungssituation von außen wurde noch einmal verstärkt, als die „Spanische Grippe" in Polen zu einem Thema wurde.[43] So beschwor der polnische Delegierte, Witold Chodźko, auf einer Sitzung des Office International d'Hygiène Publique die politisch wie epidemiologisch riskante geographische Lage des polnischen Staates. Nicht nur politisch sei man „an zwei Fronten" bedroht – und gemeint waren hier Deutschland und Russland. Auch epidemiologisch habe man sich „an zwei Fronten zu verteidigen". Aus dem Osten kämen die großen Epidemien wie Fleckfieber und Cholera. Aus dem Westen aber „fielen" die Grippe, Gehirnhautentzündung, epidemische Genickstarre und Scharlach in das Land „ein".[44] Mit dieser epidemiologischen Einordnung Polens hatte Chodźko

---

[42] „Polska, rozdzielona między trzy państwa zaborcze była od sierpnia 1914 roku terenem zmagań się miljonowych armij, niosących jej, wraz z innemi klęskami wojny, głód i zarazę. Zgliszcza pobojowisk i szlaki wojsk najeżdżających, znaczące kraj krzyżami od Karpat do jeziora Mazurskie i od bagien Poleskich po Wartę, stworzyły gęstą sieć zarazy, obejmującą tę ziemię od jednego jej krańca po drugi." Godlewski/Schinzel, Działalność, 669.

[43] Kazimierz Rzętkowski, „W sprawie t. zw. ‚grypy hiszpańskiej‘, grasującej obecnie w Warszawie [Zur so genannten ‚Spanischen Grippe‘, die derzeit in Warschau grassiert]", *Gazeta Lekarska (Serya III)* 5, 1920, 75–79; Karol Rozenfeld, „Walka z epidemią grypy. Jej najważniejsze zadania i środki [Der Kampf gegen die Grippeepidemie. Seine wichtigsten Aufgaben und Mittel]", *Gazeta Lekarska (Serya III)* 5, 1920, 122–124, 130–136.

[44] „Przy tej sposobności pozwolę sobie na przykładzie śpiączki epidemicznej, która wtargnęła do nas z zachodu, wskazać, że położenie geograficzne Polski wytwarza dla niej wielkie trudności nietylko pod względem politycznym, ale również i epidemjologicznym. Można z całą stanowczością stwierdzić, że od ile wielkie epidemje cholery, duru plamistego, duru powrotnego, ospy napadają na nas od strony wschodniej, o tyle inne nieraz niemniej ciężkie, jak epidemja grypy 1918–1919 r., epidemje zapalenia opon mózgowych, śpiączki epidemicznej płonicy nawiedzają nas stale z zachodu. Konieczność stałej i czujnej obrony przed epidemjami na dwa fronty wymaga niewątpliwie skoncentrowanej jednolitej i sprężystej państwowej organizacji sanitarnej i odpowiednio fachowo wyszkolonych dla tego celu organów, [...]." Witold Chodźko, „Aktualne sprawy sanitarne na terenie międzynarodowym i w Polsce na tle obrad sesji majowej 1923 r. Międzynarodowego Urzędu do spraw Higjeny Publicznej

gesundheitspolitische Fragestellungen an die (geo-)politischen und diplomatischen Debatten der Zeit geknüpft: Deutschland und das postrevolutionäre Russland waren nach 1917/18 die Außenseiter der internationalen Gemeinschaft; Polen lag direkt in ihrer Mitte und lieferte sich mit beiden heftige Grenzkonflikte.

Das Hauptaugenmerkt der Polen in der unmittelbaren Nachkriegszeit lag jedoch nicht auf der Spanischen Grippe oder der Genickstarre, sondern auf dem Fleckfieber. Dessen Herkunft wurde nun nicht mehr im jüdischen Viertel Warschaus, sondern – wie wir bei Chodźko ebenfalls lesen können – im sowjetischen Russland verortet. Das Fleckfieber entstand nicht mehr aus dem kulturell, sozial oder gar biologisch Anderen der jüdischen Bevölkerung im Inneren des Landes, sondern unternahm von Osten her eine „feindliche Invasion" gegen den polnischen Staat.[45] Die Personalisierung von Erreger oder Krankheit und das militärische Vokabular, das hier zum Einsatz kam, weisen große Parallelen zur metaphorischen Struktur der bakteriologischen Sprache auf, die für Deutschland analysiert worden ist.[46]

In der polnischen Fleckfieberdebatte wurde die Kopplung von militärischem und epidemiologischen „Feind" im Osten dann besonders im Kontext des polnisch-sowjetischen Krieges verstärkt eingesetzt: Mit dem Abzug der deutschen Armee aus den Gebieten östlich des Bug hatten im Februar 1919 erste Gefechte zwischen polnischen und sowjetischen Einheiten begonnen. Die Polen trafen zunächst auf eine geschwächte Rote Armee und konnten Teile Ostgaliziens, Wolhyniens und Weißrusslands erobern. Nach einer längeren Gefechtspause zogen sie im Mai 1920 in Kiew ein. Nun schlug die Rote Armee aber erfolgreich zurück und stand im August 1920 vor Warschau, wo sie in einer mythisierten Schlacht von den Polen unter den Generälen Piłsudski, Haller und Sikorski aufgehalten wurde. Die Gefechte wurden im Oktober 1920 beendet.[47]

Ein Ansteigen der Fleckfieberfälle wurde nun tatsächlich insbesondere in den umkämpften Gebieten im Osten und Südosten des Landes festgestellt.[48] Zudem galt es in den durch die Polen in Weißrussland und der Ukraine eroberten Gebieten als endemisch. Im ehemaligen preußischen Teilungsgebiet hingegen waren kaum Fälle zu verzeichnen. Die Visualisierungen der Epidemie führten die Verknüpfung zwi-

---

[Die aktuellen sanitären Verhältnisse im internationalen Bereich und in Polen vor Hintergrund der Beratungen während der Maisitzung des Office International d'Hygiène Publique 1923]", *Medycyna Doświadczalna i Społeczna* 1, 1923, 129–171, 146 (= Chodźko, Aktualne sprawy sanitarne).

[45] „Rząd Polski, jako też i Sejm, zrobił co było w jego mocy, ażeby stawić czoło temu nieprzyjacielowi, jakim jest epidemja, a którego inwazja do naszego kraju groziła klęską powszechną." Godlewski/Schinzel, Działalność, 677.

[46] Gradmann, Auf Collegen zum fröhlichen Krieg; Marianne Hänseler, *Metaphern unter dem Mikroskop. Epistemisch-konstitutive Metaphorik und die Bakteriologie Robert Kochs*, Zürich 2007; Berger, Bakterien in Krieg und Frieden, Kap. 3.5. Dabei ist auch auf die starke Präsenz von Militärärzten in der deutschen Bakteriologie verwiesen worden. Allerdings gibt es auch in der personell weniger militärisch geprägten französischen Bakteriologie eine „Ausrottungsmetaphorik". Berger, Bakterien in Krieg und Frieden, 70 f. Die hier zitierten polnischen Gesundheitspolitiker Chodźko und Godlewski weisen keine einschlägige militärische Vergangenheit auf. Insofern ist die Militarisierung des bakteriologischen Sprechens in Polen vermutlich auf die Wirkmächtigkeit bellizistischer Metaphern in einer Kriegsgesellschaft zurückzuführen, die auch in Deutschland so erfolgreich eingesetzt worden war. Eine explizite Verbindung zum militärischen Sanitätswesen musste nicht gegeben sein.

[47] Brzoza/Sowa, Historia Polski, 30–36.

[48] Godlewski/Schinzel, Działalność, 670.

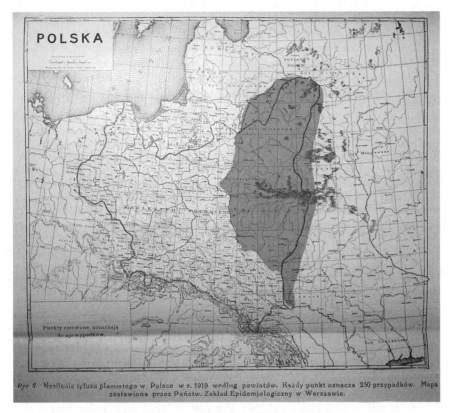

Abb. 4: „Die Ausbreitung des Fleckfiebers in Polen 1919"
(Quelle: Godlewski/Schinzel, Działalność, Anhang).

schen der epidemiologischen und militärischen Bedrohung aus dem Osten zusätzlich vor Augen. Auf den epidemiologischen Karten, die das Staatliche Epidemiologische Institut herstellte und 1922 publizierte, wurden Fleckfieberfälle ab einer Anzahl von 250 mit einem roten Punkt gekennzeichnet. Im gleichen Rotton (hier dunkelgrau) war als breite Fläche das Gebiet markiert, in dem das Fieber endemisch war und das zudem auch mit den zwischen Polen und Sowjets umkämpften Gebieten in den Kresy[49] korrespondierte (Abb. 4).

In dieser Darstellungsform erschienen die roten Fleckfieberpunkte als aus diesem Gebiet hervorgehende Erscheinungen. Aus der dichten roten Fläche quollen die Einzelpunkte insbesondere im Südosten quasi hervor, bildeten zunächst ein dichtes Netz und kamen dann in Richtung Westen immer vereinzelter vor. Hier wurde also

---

[49] „Kresy" bedeutet wörtlich „Ende" oder „Grenze" und bezeichnete die östlichen Grenzgebiete der Zweiten Republik, die sich entlang der Staatsgrenze zu Litauen, Lettland, der Sowjetunion und Rumänien befanden.

deutlich gemacht, dass das Fleckfieber ein Phänomen des Ostens darstellte und es zudem untrennbar mit den Kriegshandlungen in den *Kresy* verbunden war.

Für Gustaw Sztolcman, der in Warschau für einige Zeit an der Spitze der staatlichen Fleckfieberbekämpfung stand, lagen die Gründe für eine solche geographische Verteilung des Fiebers klar auf der Hand. Nicht der Krieg allein brachte die Krankheit ins Land. Vielmehr spielte der ,Zivilisationsgrad' der einfallenden Armeen eine Rolle:

„[…] Der Krieg [von 1914–1918] verwandelte sich schnell zu einer gedankenlosen und wilden Orgie des Zerstörens, wurde zu einer großen und tragischen Wanderung der Nationen, die ihr Elend und ihre Krankheiten in riesigen Gebieten in der halben Welt verteilten. […] In den westeuropäischen Staaten, die besser organisiert und auf den Krieg vorbereitet waren, die zivilisierter sind und bessere Mittel zur Eindämmung von Epidemien besitzen, musste die Ausweitung [der Seuchen] kleiner und schwächer ausfallen als im riesigen, dunklen und halbwilden Russland, das sich mit seiner Zehn-Millionen-Mann-Armee und einem unendlichen Strom an Flüchtlingen von den Ufern der Memel, der Weichsel und des San bis in die Tiefen der Pinsker Sümpfe am Prypjat, zum Dniepr und zur Düna zurückzog. […] Diese schreckliche Welle einer wütenden, zerschlagenen und desorganisierten russischen Armee durchzog ganz Polen und bezog erst in seinen jetzigen Randgebieten wieder Stellung, wo heftige Kämpfe folgten. Sie dauerten ganze Jahre und hinterließen nur Ruinen. Das Jahr 1918 brachte den Frieden für Europa, aber nicht für Polen, denn in seinen östlichen Kresy dauern die Kämpfe nach wie vor an und schreiben diese Geschichte der Zerstörung fort."[50]

Das unzivilisierte Andere verortete Sztolcman nun also bei den „halbwilden" Russen und ihrer Armee. Die zur Verfügung stehenden polnischen Deutungsmuster über Russland boten hierfür ausreichend Material. So war das Bild eines barbarischen Russlands in Polen bereits seit dem 16. Jahrhundert ein Topos, der in der polnischen Romantik und später bei Warschauer Positivisten und Krakauer Konservativen in unterschiedlicher Form ausgestaltet wurde. Die russische Orthodoxie, der despotische Zar oder ein rückständiges Volk boten dabei religiöse, moralisch-politische, soziale oder ethno-nationale Abgrenzungsmöglichkeiten gegenüber dem russischen Anderen, das einer zivilisierten, demokratischen, freiheitlichen und oft auch katholischen Sphäre gegenübergestellt wurde.[51] Die Unzivilisiertheit, die das russische Ter-

---

[50] „[…] wojna zmieniła się rychło w jakąś dziką i bezmyślną orgię zniszczenia, w jakąś wielką i tragiczną wędrówkę narodów, roznoszących swą nędzę i choroby po olbrzymich przestrzeniach niemal połowy świata. […] W państwach zachodnio-europejskich lepiej zorganizowanych, lepiej przygotowanych do wojny, bardziej cywilizowanych i bardziej wyposażonych w środki niezbędne do tłumienia epidemii, nasilenie takowych musiało być bezwzględnie mniejsze i słabsze aniżeli w olbrzymiej, ciemnej i półdzikiej Rosji, cofającej się z swoją dziesięciomilionową armią i nieskończonym tłumem uchodźców z nad brzegów Niemna, Wisły i Sanu, aż w głąb błot Pińskich na Prypeć, Dniepr i Dźwinę. […] Ta straszna fala rozbitej, zdezorganizowanej i rozszalałej armii rosyjskiej przeszła […] Polskę całą i oparła się dopiero na obecnych jej kresach, gdzie walki były najzaciętsze. Trwały całe lata i pozostawiły po sobie zupełną ruinę. Rok 1918 przyniósł pokój Europie, lecz nie przyniósł go Polsce, bo na wschodnich jej kresach walki nadal trwały, potęgując coraz bardziej dzieło zniszczenia." Gustaw Sztolcman, „Rola państwowej służby sanitarnej w walce z epidemiami [Die Rolle des staatlichen Sanitätsdienstes bei der Bekämpfung von Epidemien]", in: *O zdrowie publiczne [Über die öffentliche Gesundheit]*, Warszawa 1923, 26–27, z. n. Więckowska, Walka z ostrymi chorobami, 7.

[51] Diese Sphäre konnte je nach den an der Debatte beteiligten Akteuren der mit Frankreich assoziierte ,Westen' sein, aber auch durch das Bild eines freiheitsliebenden und demokratischen Slawentums gefüllt werden. Włodzimierz Borodziej/Błażej Brzosek/Maciej Górny, „Polnische Europa-Pläne des 19. und 20. Jahrhunderts", in: Włodzimierz Borodziej/Heinz Duchhardt/Małgorzata Morawiec/ Ignác Romsics (Hgg.), *Option Europa. Deutsche, polnische und ungarische Europapläne des 19. und*

ritorium und seine Armee zu einem Seuchenherd machte, war aus einer polnischen Perspektive folglich nicht erst mit der russischen Revolution entstanden. Vielmehr setzte der Bolschewismus die barbarische Tradition des Zarenreichs in den Augen vieler Polen einfach fort.[52] Witold Chodźko ging von einer solchen Kontinuität russischer Unzivilisiertheit und Pathogenität aus, wenn er zur Stärkung des Bildes eines epidemiologisch bedrohlichen Russlands 1923 darauf hinwies, dass die Polen bereits während der Teilungszeit für die „Inhaftierung im russischen Völkergefängnis" den Preis von 200 000 Cholera-Todesopfern hätten bezahlen müssen. Die Epidemie sei stets aus dem Zarenreich ins polnische Königreich gelangt.[53]

Die Krankheitsursache von der jüdischen Bevölkerung im Inneren des Landes auf die von außen eindringende russische Armee zu übertragen, war zudem unter Rückgriff auf die bereits im 19. Jahrhundert entstandene spezifische Verbindung zwischen einem ‚unzivilisierten' Russland mit einem ebenso ‚unzivilisierten' Judentum im polnischen Diskurs möglich. So wurde den im späten 19. Jahrhundert aus den Ansiedlungsrayons ins Königreich eingewanderten Juden eine besondere Nähe zum Zarenreich zugeschrieben. Die so genannten „Litwaken" standen unter dem Verdacht, das Königreich russifizieren zu wollen.[54] Eine solche Gleichsetzung von Russland und Juden gewann nach der Oktoberrevolution eine noch größere Brisanz. Bereits im 19. Jahrhundert entstand das Stereotyp des sozialistischen Juden.[55] Während des polnisch-sowjetischen Krieges wurde es insbesondere von kirchlicher und nationaldemokratischer Seite propagiert. Unter dem Schlagwort *żydokomuna* wurden die Juden zu Verbündeten der Sowjets gemacht und somit zu Feinden der polnischen Nation und des polnischen Staats erklärt.[56] Die Idee eines „jüdischen Bolschewismus" gehörte auch zum Bündel von Ursachen für die gewaltsamen antisemitischen Ausschreitungen in vielen polnischen Städten nach Abzug der Roten Armee im Sommer 1920.[57]

Die Verknüpfung der Fleckfieberepidemie mit dem vor der polnischen Grenze stehenden ‚unzivilisierten' Russland machte die Krankheit zu mehr als einem gesundheitlichen Problem. Fleckfieber wurde vielmehr in eine politische und militärische Bedrohung transformiert, das die Existenz des jungen polnischen Staats gefähr-

---

20. *Jahrhunderts*, Bd. 1: *Essays*, Göttingen u. a. 2005, 43–134; Jerzy Jedlicki, *A Suburb of Europe. Nineteenth-Century Polish Approaches to Western Civilization*, Budapest 1999.

[52] Zloch, Polnischer Nationalismus, 150, 157.

[53] Chodźko, Aktualne sprawy sanitarne, 148 f.

[54] Theodore R. Weeks, *From Assimilation to Antisemitism. The „Jewish Question" in Poland, 1850–1914*, DeKalb 2006, 89; François Guesnet, *Polnische Juden im 19. Jahrhundert. Lebensbedingungen, Rechtsnormen und Organisation im Wandel*, Köln 1998, 61–70.

[55] Klaus-Peter Friedrich, „Von der *żydokomuna* zur Lösung einer ‚jüdischen Frage' durch Auswanderung. Die politische Instrumentalisierung ethnischer und kultureller Differenzen in Polen 1917/18 bis 1939", in: Dittmar Dahlmann/Anke Hilbrenner (Hgg.), *Zwischen großen Erwartungen und bösem Erwachen. Juden, Politik und Antisemitismus in Ost- und Südosteuropa 1918–1945*, Paderborn 2007, 53–75, 62.

[56] Agnieszka Pufelska, *Die „Judäo-Kommune". Ein Feindbild in Polen. Das polnische Selbstverständnis im Schatten des Antisemitismus, 1939–1948*, Paderborn 2007, 46–58; Zloch, Polnischer Nationalismus, 140–152.

[57] Eva Reder, „Pogrome in Polen (1918–1921)", in: Wolfgang Benz (Hg.), *Handbuch Antisemitismus. Judenfeindschaft in Geschichte und Gegenwart*, Bd. 4: *Ereignisse, Dekrete, Kontroversen*, Berlin/Boston 2011, 294–296.

dete. Rote Armee und Seuche konnten in ihrer diskursiven Verbindung beide das Projekt, einen modernen und zivilisierten polnischen Nationalstaat zu schaffen, zum Scheitern bringen. Polen musste sich in dieser Konzeption des Fleckfiebers folglich nicht nur militärisch als neuer Staat behaupten, sondern sich ebenso seuchenpolitisch gegen seine „Feinde" zur Wehr setzen. Dies tat es mit aller Kraft und zwar sowohl auf nationaler wie auf internationaler Ebene.

Auf dem internationalen politischen Parkett bot die Verschränkung der militärischen und epidemiologischen Bedrohung durch das sowjetischen Russland dem jungen Staat eine Möglichkeit, sein Existenzrecht zu demonstrieren und internationale Unterstützung einzufordern. Die verbreitete Metapher des Bolschewismus als ansteckendes Fieber hatte nach Ende des Ersten Weltkriegs international große Wirksamkeit entfaltet. Churchill beispielsweise betrachtete das postrevolutionäre Russland als „devoured by vermin [and] racked by pestilence".[58] Die diskursive Verknüpfung von Fleckfieber und sowjetischer Bedrohung konnte deshalb an vielen Orten eingesetzt werden. In der internationalen Staatengemeinschaft inszenierte sich Polen erfolgreich als ein Schutzwall des kultivierten und gesunden Europas gegen die militärische und epidemiologische Gefährdung durch die Sowjets.[59] Dabei konnten die Vertreter des jungen Staats an das Motiv von Polen als *antemurale christianitatis* anknüpfen. Dieses insbesondere mit dem romantischen Nationalismus im 19. Jahrhundert in der polnischen Nationalmythologie verankerte Bild entwarf Polen als eine Nation, die seit dem Mittelalter als katholisch-christliches Bollwerk Europas gegen osmanische und russisch-orthodoxe Barbarei gleichermaßen gewirkt hatte.[60]

Die Angst vor „the social and national danger for the entire world" durch Fleckfieber und Rote Armee waren international so groß, dass das polnische „Bollwerk" erfolgreich Unterstützung einwerben konnte. Im Laufe des Jahres 1919 wurde es durch zahlreiche internationale Organisationen verstärkt.[61] Das Lister-Institut entsandte ein Team nach Warschau, das American Red Cross schickte drei Anti-Fleckfieber-Einheiten, eine American-Polish Typhus Relief Expedition mit 500 Mitarbeitern unter Colonel Harry L. Gilchrist wurde auf polnischem Territorium aktiv und auch von der League of Red Cross Societies kamen Mitarbeiter ins Land.[62] Herbert Hoovers American Relief Administration leistete in Polen Ernährungshilfe.[63] Die Hilfsaktionen verknüpften sich dabei häufig ganz konkret mit der militärischen Absicherung des neuen Staats gegenüber den feindlichen Nachbarn. So begleiteten Sanitätseinheiten der US-Army im Oktober 1920 den Einzug der polnischen Armee unter General Haller in Wilna und unterstützten die Polen auch beim Aufbau einer Infrastruktur in der Stadt.[64] Im polnisch-sowjetischen Konflikt konnte die durchaus

---

[58] Weindling, Epidemics and Genocide, 149.

[59] Ebd., 140 f.

[60] Zloch, Polnischer Nationalismus, 156.

[61] Weindling, Epidemics and Genocide, 146. Das Zitat stammt laut Weindling von der International Health Conference, die vom 13.–17. April 1920 in London stattfand.

[62] Ebd., 143 f.

[63] Marta A. Balińska, „Assistance and Not Mere Relief. The Epidemic Commision of the League of Nations, 1920–1923", in: Paul J. Weindling (Hg.), *International Health Organisations and Movements, 1918–1939*, Cambridge 1995, 81–108, 82 (= Balińska, Assistance and Not Mere Relief).

[64] Weindling, Epidemics and Genocide, 144.

aggressiv agierende polnische Seite auf Grund der epidemiologischen Bedrohung aus dem Osten Unterstützer gewinnen. So legitimierte die League of Red Cross Societies das Vorrücken der polnischen Armee nach Kiew mit den Worten: „The Polish army is undoubtedly acting as the first barrier against the further invasion of the country by epidemic diseases." Kritiker des polnischen Vorstoßes nach Osten hingegen griffen dieses Argumentationsmuster eher sarkastisch auf. Der Labour-Abgeordnete im britischen House of Commons John J. Lawson fragte im Mai 1920, „whether the Polish attack on Russia is the international action recommended for the suppression of the typhus epidemic."[65] Auf Grund dieser engen Verknüpfung humanitärer und politisch-militärischer Zielsetzungen in Polen lehnte die Rockefeller Foundation ein Engagement in der Region zunächst ab.[66]

Grundsätzlich beförderte diese Verknüpfung jedoch die Bedeutung des polnischen Staats auf der internationalen politischen Agenda. Dies zeigt auch die Entstehung einer Gesundheitsorganisation im Rahmen des Völkerbunds, die aus der Fleckfieber-krise heraus gegründet wurde und die polnische Akteure maßgeblich mitgestalteten. Bei einer ersten Konferenz des Völkerbunds zum Thema Gesundheit im April 1920 in London stand die Seuche im Zentrum der Verhandlungen. Auch hier wurde das Fleckfieber mit der bolschewistischen Bedrohung verknüpft und das Engagement der Staatengemeinschaft in Polen als Beitrag zum Aufbau eines *cordon sanitaire* gegen den Bolschewismus konzipiert.[67] Der Völkerbund gründete auf seiner Londoner Konferenz eine Fleckfieber-Kommission und beschloss die Einrichtung von Quarantäne-Stationen an der polnisch-russischen Grenze, die Errichtung von stationären und mobilen Krankenhäusern sowie Maßnahmen zur Desinfektion und Entlausung. Als Vertreter Polens hatten sich der Gesundheitsminister Witold Chodźko und der im Gesundheitsministerium für epidemiologische Fragen zuständige Ludwik Rajchman in London besonders für den Ausbau des internationalen Engagements in Polen eingesetzt. Ihre Mission schien zunächst erfolgreich, es dauerte allerdings ein Jahr, bis die Staaten auch Geld für die Verwirklichung der geplanten Maßnahmen zur Verfügung stellten. Im Dezember 1920 hatte eine Fact-Finding-Commission des Völkerbunds den dringenden Hilfsbedarf des Landes nochmals festgestellt, konkrete Hilfsleistungen durch Spenden von Kleidung, Nahrungsmitteln, Medikamenten und Hygieneartikeln sowie durch die Ausrüstung für Infektionsspitäler und Quarantäne-stationen begannen aber erst im Februar 1921.[68]

Als wichtigster Verbindungsmann zwischen den internationalen Organisationen und den staatlichen polnischen Stellen erwies sich der Arzt und Mikrobiologe Ludwik Rajchman. Er war auch Mitglied der Epidemic Commission des Völkerbunds, die auf der Londoner Konferenz gegründet worden war und ab Februar 1921 in Warschau ein Büro unterhielt, um die Aktivitäten des Völkerbunds vor Ort zu koordinieren.[69]

---

[65] Ebd., 146 f.

[66] Balińska, For the Good of Humanity, 48.

[67] Iris Borowy, *Coming to Terms with World Health. The League of Nations Health Organisation 1921–1946*, Frankfurt a. M. 2009, 52 (= Borowy, Coming to Terms with World Health).

[68] Ebd, 49–51.

[69] Ebd., 50. Als weitere Mitglieder der Kommission fungierten zunächst die beiden britischen Militärärzte Kenyon Vaughan-Morgan und Norman White. Vaughan-Morgan trat im Julie 1920 aus

Rajchman gehört zu den zahlreichen Wissenschaftlern, die in einem polnischen Teilungsgebiet geboren und aufgewachsen waren, ihre wissenschaftliche Karriere dann
im Ausland verfolgt hatten und 1918 dem Ruf der polnischen Regierung gefolgt waren, den Aufbau des polnischen Staats zu unterstützen.[70] Rajchman war 1881 in Warschau in eine assimilierte polnisch-jüdische Familie geboren worden, hatte in Krakau
sein Examen als Mediziner erworben und seine Anfänge im bakteriologischen Labor
bei Odo Bujwid gemacht. Von Bujwid lernte er nicht nur das bakteriologische Handwerk, sondern er bewegte sich auch im sozialistischen Umfeld von dessen Familie in
Krakau. Nach seinem Studium kehrte er 1906 nach Warschau zurück und wurde in
der Polska Partia Socjalistyczna (Polnische Sozialistische Partei) aktiv. Dafür musste
er mit einer Gefängnisstrafe bezahlen, aus der ihn nur die finanzielle Hilfe seiner
Schwiegereltern wieder befreien konnte. Nach dieser Erfahrung verließ Rajchman
Warschau und ging nach Paris, um hier am Institut Pasteur den *cours supérieur de
microbiologie* zu besuchen. Nach einem Zwischenstopp in Krakau wechselte er 1911
an das Royal Institute of Public Health in London, wo er als Bakteriologe tätig war
und die Zeitschrift des Instituts betreute.[71] Seine Erfahrungen und Kontakte in Institutionen von internationalem Rang machten ihn für die polnische Regierung zu
einem wertvollen ‚Experten‘, dessen Wissen und Verbindungen als Ressource für
den Aufbau eines modernen Nationalstaats genutzt werden sollten.[72] Die Regierung
machte Rajchman zum Leiter des Departament Epidemjologiczny im Gesundheitsministerium.[73] Von dieser Position aus wurde er bei der Organisation der Seuchenbekämpfung in Polen in nationaler wie internationaler Hinsicht aktiv. Seine Expertise
sowie seine sprachliche und interkulturelle Gewandtheit machten ihn für die internationalen Organisationen zu einem wichtigen Gesprächspartner bei Planung und Koordination ihrer Aktivitäten in Polen. Amerikanische Beobachter priesen ihn als „the
most competent public health worker we have met in this part of Europe.“[74] Gleichzeitig gelang es Rajchman erfolgreich, den polnischen Staat zu einem anerkannten
Akteur in der Arena internationaler Gesundheitspolitik zu machen. So wählte ihn
der Völkerbund im Juli 1921 zum medizinischen Direktor der Hygienesektion des
Völkerbundes, die zusammen mit dem Hygienekomitee die League of Nations Health
Organisation (LNHO) bildete. Während der gesamten Zwischenkriegszeit und auch
darüber hinaus sollte Rajchman als zentrale Figur internationaler Kooperation im
Gesundheitsbereich agieren.[75]

Protest gegen die ausbleibenden Finanzmittel durch die Mitgliedsstaaten zurück. Er wurde durch den
Franzosen Colonel Aimé Gauthier ersetzt.

[70] Steffen, Experts and the Modernization of the Nation; Dies.,Wissenschaftler in Bewegung.

[71] Balińska, For the Good of Humanity, 16–30.

[72] Steffen, Experts and the Modernization of the Nation, 580.

[73] Balińska, For the Good of Humanity, 43.

[74] Weindling, Epidemics and Genocide, 146 f.

[75] Borowy, Coming to Terms with World Health, 63. Vgl. hier auch zur komplexen institutionellen Entstehungsgeschichte der Gesundheitsorganisation des Völkerbundes und der Frage des
Verhältnisses zum 1907 im Rahmen der internationalen Sanitätskonferenzen gegründeten Office International d'Hygiène Publique. Im Sommer 1921 stabilisierte sich die Gesundheitsorganisation des
Völkerbundes in seiner Struktur aus Hygienesektion als Sekretariat unter der Leitung von Rajchman
und einem achtköpfigen Hygienekomitee, das aus unpolitischen Experten bestehen sollte. Die Mitglieder konsultierten vor den Treffen jedoch durchaus ihre Regierungen und nutzten das Komitee

Die besondere Bedeutung, die Polen im Kontext der diskursiven Verknüpfung von epidemiologischer und bolschewistischer Bedrohung in der internationalen (Gesundheits)Politik gewinnen konnte, zeigte sich auch darin, dass eine erste große internationale Gesundheitskonferenz, an der auch Nichtmitglieder des Völkerbunds teilnahmen, im März 1922 in Warschau stattfand. Hier debattierte man über die große Hungersnot in der Sowjetunion, die eine Flüchtlingswelle gen Westen ausgelöst hatte und Warschau und das westliche Europa ein erneutes Erstarken des Fleckfiebers fürchten ließen. Man beschloss die Einrichtung einer Sanitätszone entlang der polnisch-russischen Grenze – ein Vorhaben, das allerdings nur zum Teil umgesetzt wurde.[76] Die Aktivitäten der internationalen Hilfsorganisationen verlagerten sich nun zunehmend nach Russland selbst. Auch hier wurden sie als ein Beitrag zur Erhöhung der Widerstandsfähigkeit der Bevölkerung nicht nur gegen Infektionen, sondern insbesondere gegen den Kommunismus konzipiert.[77]

Die diskursive Verknüpfung von Seuche und bolschewistischer Bedrohung hatte das Fleckfieber in Polen und international zu einem politisch-militärischen Problem gemacht und den jungen polnischen Staat als Schutzwall des ‚Westens‘ gegen Sozialismus und Fieber etabliert. Aber Polen verließ sich zum Schutz seiner Existenz vor Seuche und Roter Armee nicht allein auf die internationale Gemeinschaft. Auf nationaler Ebene sollte es seuchenpolitisch mit großer Verve gegen das Fleckfieber vorgehen. Seuchenbekämpfung und Staatsbildung verschränkten sich hier eng miteinander.

5.2. Zentralisiert und hierarchisch:
Staatliche Institutionen der öffentlichen Gesundheit entstehen

Die Konzeption der Fleckfieberepidemie als Bedrohung für das polnische Staatswesen wirkte als Katalysator für den schnellen Ausbau einer polnischen öffentlichen Gesundheitspflege. Mit bemerkenswerter Dynamik wurde in Warschau eine staatliche Gesundheitsbürokratie geschaffen. Bereits am 4. April 1918 entstand das Ministerium für öffentliche Gesundheit, Wohlfahrt und Arbeitsschutz (Ministerstwo Zdrowia Publicznego, Opieki Społecznej i Ochrony Pracy, MZP), das als erstes Gesundheitsministerium in Europa gilt.[78] Das Ministerium ging aus einer Abteilung für

---

als politisches Forum. Witold Chodźko agierte hier als Vertreter der polnischen Regierung. Borowy, Coming to Terms with World Health, 55–69.

[76] Weindling, Epidemics and Genocide, 168.

[77] Ebd., 164. Paul Weindling argumentiert auf Grund dieser engen Verknüpfung von Seuchenbekämpfung und Politik, dass es sich bei der Fleckfieberepidemie in Polen um eine „epidemic bubble" gehandelt habe. Das massive Engagement der westlichen Staaten in Polen sei durch die eigentlichen Fallzahlen keineswegs zu begründen. Vielmehr sei eine Gefahr bewusst inszeniert worden, um das politische und militärische Eingreifen in der Region zu begründen. Vgl. ebd., 147. Marta Balińska hingegen folgt in ihrer Interpretation der Fleckfieberepidemie den Darstellungen Ludwik Rajchmans und geht von einem verheerenden Gesundheitszustand im Osten Polens aus. Balińska, Assistance and Not Mere Relief, 98; Balińska, For the Good of Humanity, 43. Zusammenfassend zu dieser Frage und eine Mittelposition einnehmend Borowy, Coming to Terms with World Health, 52–54.

[78] Janusz Górny, „Pierwsze Ministerstwo Zdrowia Publicznego w Rzeczypospolitej Polskiej 1919–1923 [Das erste Ministerium für öffentliche Gesundheit in der Polnischen Republik 1919–1923]", *Zdrowie Publiczne* 87, 1976, 485–493, 486 (= Górny, Pierwsze Ministerstwo Zdrowia Publicznego).

öffentliche Gesundheit des Warschauer Regentschaftsrates hervor, der ab Oktober 1917 den Provisorischen Staatsrat abgelöst und Teile der Verwaltung unter deutscher Besatzung übernommen hatte. Als die Deutschen im November 1918 aus Polen abzogen und der Regentschaftsrat Józef Piłsudski zum Tymczasowy Naczelnik Państwa (Provisorischer Staatsführer) erklärte, benannte dieser zunächst keinen Gesundheitsminister. Im Dezember 1918 fiel jedoch die Entscheidung, das Ministerium beizubehalten und der Psychiater Witold Chodźko wurde auf der Position eines Unterstaatssekretärs zum Leiter des Hauses ernannt. Als Ignacy Paderewski im Januar 1919 die Regierungsgeschäfte übernahm, schuf er den Posten eines ordentlichen Ministers und übertrug das Amt dem bisherigen Stadtarzt von Krakau, Tomasz Janiszewski. Mit einem erneuten Regierungswechsel im Dezember 1919 wurde die Position im Januar 1920 wieder an Witold Chodźko vergeben, der sie bis 1923 innehaben sollte.[79]

Die Gründung eines Ministeriums für öffentliche Gesundheit fügte sich in ein technokratisches Staatsverständnis in Polen, das in ganz Ostmitteleuropa nach dem Ersten Weltkrieg erstarkte und staatliches Handeln anleitete. Es knüpfte die Modernität eines Nationalstaats an eine ‚Experten‘-geleitete Regierung, die nicht nach ideologischen, sondern nach vermeintlich sachlichen Kriterien entschied. Auf diese Weise glaubte man, den Übergang des agrarisch geprägten Polens in die industrielle Moderne leisten zu können. Dabei kam den Ingenieurswissenschaften eine herausragende Stellung zu.[80] Im Geiste einer technokratischen Planbarkeit gesellschaftlicher Entwicklung ermöglichte das Konzept aber ebenso, den staatlichen Zugriff auf die Körper seiner Bevölkerung zu legitimieren. Ärzte zählten deshalb wie die Ingenieure zu den Experten, die die polnische Gesellschaft formen und modernisieren sollten.[81] Denn das Wohl der Nation hing in den Augen der Technokraten auch von der Qualität seines „menschlichen Materials" ab, das es mit Hilfe eines eigenen Ministeriums gesundheits- und bevölkerungspolitisch zu optimieren galt.[82] Polnische biopolitische Konzepte wurden dabei vor allem in einem sozialistisch geprägten Milieu entworfen,

---

Das Ministerium wurde am 30. Oktober 1918 in ein Ministerium für öffentliche Gesundheit und Wohlfahrt und eines für Arbeitsschutz geteilt. Am 16.1.1919 wurde die Zuständigkeit nochmals allein auf die öffentliche Gesundheit konzentriert und es entstand das Ministerium für öffentliche Gesundheit. Eine gesetzliche Rahmenregelung zu Aufgaben und Kompetenzen des Ministeriums wurde freilich erst mit dem allgemeinen Sanitätsgesetz vom 19. Juli 1919 verabschiedet. Ebd., 487.

[79] Witold Chodźko amtierte vom 13.12.1918 bis 15.1.1919 und erneut vom 31.1.1920 bis 21.6.1923. Tomasz Janiszewski hatte den Posten vom 16.1.1919 bis zum 30.1.1920 inne. Vom 22.6.1923 bis zum 3.3.1924 amtierte Dr. Jerzy Bujalski. Abgewickelt wurde das Ministerium im März 1924 unter der Leitung von Rechtsanwalt Władysław Soltan, der das Haus dann als Generalna Dyrekcja Służby Zdrowia (Generaldirektion Gesundheit) in das Innenministerium übernahm. Więckowska, Walka z ostrymi chorobami, 30 f.

[80] Martin Kohlrausch/Katrin Steffen/Stefan Wiederkehr, „Expert Cultures in Central Eastern Europe. The Internationalization of Knowledge and the Transformation of Nation States since World War I – Introduction", in: Dies. (Hgg.), *Expert Cultures in Central Eastern Europe. The Internationalization of Knowledge and the Transformation of Nation States since World War I*, Osnarbrück 2010, 9–30.

[81] Steffen, Experts and the Modernization of the Nation.

[82] Tomasz Janiszewski, *Polskie Ministerstwo Zdrowia Publicznego. Zadania, zasady, organizacyi i zakres działania zarządu spraw zdrowotnych w państwie polskiem [Das polnische Ministerium für öffentliche Gesundheit. Aufgaben, Grundsätze, Organisation und Kompetenzen der Gesundheitsverwaltung im polnischen Staat]*, Kraków 1917, 7 (= Janiszewski, Zadania).

das einen interventionistischen Wohlfahrtsstaat entwarf und einen polnischen *identity space* auch über soziale Kohäsion zu stärken suchte.[83]

Diese technokratische Staatskonzeption, die die Gesundheit der Bevölkerung zu einem von Experten zu organisierenden öffentlichen Tätigkeitsfeld machte, verband sich nun mit dem Szenario einer epidemiologischen Bedrohung des polnischen Nationalstaats. So entfaltete sich das Projekt eines staatlichen Zugriffs auf die Körper seiner Untertanen zunächst im Rahmen der Fleckfieberbekämpfung. Von hier ausgehend wurde die öffentliche Gesundheit in Polen zu einer Arena, auf der die Ausweitung und Stabilisierung des Warschauer *decision* und *identitiy space* vorangetrieben wurde. Mit Hilfe gesundheitspolitischer Institutionen sollte ein Herrschaftsraum geschaffen werden, der die gesundheitliche Lage der Bevölkerung kontrollier- und steuerbar machte und gleichzeitig die Reichweite der Warschauer Regierung bis in alle Ecken des staatlichen Territoriums demonstrierte.

Zur Bekämpfung des Fleckfiebers richtete das Ministerium für öffentliche Gesundheit Sondergremien ein. Seuchenbekämpfung wurde strikt hierarchisch organisiert und in quasi-militärische Strukturen überführt. Im August 1919 entstand zunächst das Centralny Komitet do walki z durem plamistym (Zentralkomitee zur Bekämpfung des Fleckfiebers) als Unterabteilung des MZP. Es wurde mit gewisser Ironie *Cekadur* genannt. Das Zentralkomitee vereinte die unterschiedlichen von epidemiologischen Fragen betroffenen Ministerien sowie Vertreter der amerikanischen und englischen Sanitätskommissionen im Land. Mit Ironie wurde es bedacht, weil es weitestgehend untätig blieb.[84] Zeitgenössische Beobachter führten dies in erster Linie auf eine fehlende Führungsperson und umständliche bürokratische Entscheidungsprozesse zurück.[85] In der ersten Hälfte des Jahres 1920 wurde die Fleckfieberbekämpfung deshalb neu geordnet und zu einer hierarchisch organisierten Struktur von militärischem Rang. Es konnten nun weitreichende Entscheidungen gefällt und lokale Maßnahmen getroffen werden, ohne mit anderen Ministerien Rücksprache zu halten. Darüber hinaus wurde der Seuchenbekämpfung gesetzlich die gleiche Bedeutung zugeschrieben wie der Militäraktion gegen die Rote Armee. Im März 1920 wurde der Krakauer Mediziner und Professor der Jagiellonen Universität Emil Godlewski jr. zum Außerordentlichen Hauptkommissar für die Seuchenbekämpfung (Naczelny Nadzwyczajny Komisarz do walki z epidemiami, NNK) ernannt. Im Juni des Jahres wurde dem Kommissar ein eigenes Amt unterstellt und die Seuchenbekämpfung aus dem Zuständigkeitsbereich des MZP herausgelöst. Der NNK und sein Amt saßen in Warschau. Ihm wurden Exposituren in Ost- und Südostpolen untergeordnet, deren territorialer Zuschnitt sich entsprechend den Verschiebungen der polnischen Ostgrenze im polnisch-sowjetischen Krieg wandelte. Wie ein Krieg wurden auch die konkreten Maßnahmen zur Eindämmung des Fleckfiebers organisiert – in hierarchischen Befehlsstrukturen und mit unmittelbarer Umsetzung getroffener Entscheidungen.[86] Nach einem Jahr seiner Tätigkeit als NNK übergab Emil Godlewski

---

[83] Gawin, Rasa i nowoczesność, 99; Borodziej, Geschichte Polens im 20. Jahrhundert, 95 f.

[84] Więckowska, Walka z ostrymi chorobami, 41 f.

[85] Godlewski/Schinzel, Działalność, 673; Więckowska, Walka z ostrymi chorobami, 44.

[86] Więckowska, Walka z ostrymi chorobami, 51 f. Elżbieta Więckowska vertritt die Auffassung, dass mit dem NNK das Prinzip der Dezentralisierung in die Gesundheitsverwaltung Einzug erhalten

im September 1921 sein Amt an den Gesundheitsminister Witold Chodźko. Bis zur Auflösung des Kommissariats Ende März 1924 waren die Ämter des Kommissars und des Gesundheitsministers in Personalunion vereint.[87]

Die Fleckfieberepidemie und ihre Verknüpfung mit der ‚barbarischen‘ und militärischen Bedrohung aus dem Osten hatte die polnische Seuchenpolitik also zu einem von Warschau aus betriebenen, quasi-militärischen Unterfangen von nationaler Bedeutung gemacht. Der junge polnische Staat konstituierte seinen *decision space* hier in aller Deutlichkeit auch im ‚Kampf‘ mit dem Fleckfieber.

Die zentralisierte und hierarchische Struktur der Fleckfieberbekämpfung schlug sich auch im Aufbau der regulären Institutionen der Seuchenbekämpfung in Polen nieder. Auch hier wollte Warschau das Heft in der Hand halten und Maßnahmen vor Ort zentral steuern. Das MZP bemühte sich seit Beginn des Jahres 1919, seine Regulierungskompetenzen in die Fläche des neuen Staatsterritoriums auszudehnen. Da die epidemiologische Bedrohung in erster Linie im Osten verortet wurde, beschränkte sich die Schaffung neuer gesundheitspolitischer Verwaltungsstrukturen zunächst ausschließlich auf die Gebiete des ehemaligen russischen und habsburgischen Teilungsgebiets.[88] Im Januar 1919 trafen sich Vertreter des MZP mit der polnischen Übergangsregierung in Galizien (Polska Komisja Likwidacyjna) und vereinbarten, die Gesundheitsabteilung der Liquidationskommission in ein Regionales Gesundheitsamt (Okręgowy Urząd Zdrowia) zu transformieren. Bei dem Treffen war auch der leitende Arzt der Stadt Lemberg zugegen, der einwilligte, das MZP wöchentlich telegraphisch über den Stand der Infektionskrankheiten in seinem Zuständigkeitsgebiet zu unterrichten. Regionale Gesundheitsämter wurden bis September 1919 auch in Warschau, Lodz, Kielce, Lublin, Łomża, Lemberg und Krakau geschaffen. Das MZP wollte sie als Mittler zwischen der Ebene der Kreisärzte und Warschau etablieren. Die Position des Kreisarztes, die im Königreich erst unter deutscher Besatzung eingeführt worden war, wurde nach Abzug der deutschen Armee beibehalten. Auch hier kann also eine Übernahme deutscher Strukturen der Seuchenbekämpfung festgestellt werden. Die polnischen Ärzte, die von der deutschen Zivilverwaltung und auch von den Österreichern bereits vor 1918 eingesetzt worden waren, übernahmen die Stellen nun nach und nach von ihren deutschen und österreichischen Kollegen. Viele hatten kreisärztliche Arbeit bereits als Stellvertreter dieses Postens kennen gelernt.[89]

---

habe, da auch die Exposituren vor Ort Maßnahmen ergreifen konnten. Ebd., 56. Die militärische Struktur, in die die Seuchenbekämpfung überführt wurde und die klare hierarchische Ordnung von Hauptamt und Hauptkommissar in Warschau mit untergeordneten Exposituren im Land lässt dieses Prinzip aber nicht erkennen.

[87] Ebd., 57.

[88] Die Angelegenheiten des ehemaligen preußischen Teilungsgebiets wurden ab August 1919 sogar in einem eigens dafür eingerichteten „Ministerium für das ehemalige preußische Teilungsgebiet" (Ministerstwo dla byłej dzielnicy pruskiej) geregelt. Die hier bestehende Abteilung für öffentliche Gesundheit wurde 1922 dem MZP eingegliedert, funktionierte aber auch hier weiterhin als explizit nur auf das ehemalige preußische Teilungsgebiet bezogene Abteilung, die ihren Sitz zudem in Posen hatte. Ebd., 35 f.

[89] Ebd., 34 f. Vgl. auch Kapitel 5.1.

Die Regularien, nach denen die Kreisärzte in Galizien und im ehemaligen Königreich tätig waren und die Verwaltungsstrukturen, in denen sie sich bewegten, waren völlig heterogen. Erst ein Dekret des Naczelnik Państwa vom 8. Februar 1919[90] und das Sanitätsgesetz, das im Juli 1919 erlassen wurde, sollten die russischen und österreichischen Regelungen und die Formen der Gesundheitsverwaltung, die sich während des Weltkriegs unter deutscher Besatzung ausgebildet hatten, in einem ersten Schritt harmonisieren.

Das Sanitätsgesetz etablierte ein polnisches Gesundheitswesen, in dem die territoriale Selbstverwaltung (*samorząd*) zwar eine zentrale Rolle spielte, das aber de facto eine hierarchische über drei Instanzen laufende Verwaltungsstruktur darstellte. Dem Ministerium wurde die Gesamtleitung und Aufsicht über das polnische Gesundheitswesen übertragen. Die Selbstverwaltung war in gewissen Bereichen weisungsbefugt, hatte aber auch die Bestimmungen des MZP umzusetzen, eine sanitäre und medizinische Infrastruktur zu unterhalten und das Ganze auch zu bezahlen. Darüber hinaus war sie gegenüber dem MZP zur Berichterstattung verpflichtet. Die Bekämpfung von Infektionskrankheiten wurde bei der Aufzählung der Kompetenzen des MZP an allererster Stelle genannt. Es wurde auch verfügt, dass sich die Staatskasse zumindest in diesem Bereich teilweise an den Kosten der Durchführung beteiligte. Hier, ebenso wie im Umgang mit Prostitution und Geschlechtskrankheiten sowie bei der Kontrolle von Lebensmitteln, wurde der Selbstverwaltung auch nur eine unterstützende Funktion bei der Maßnahmendurchführung zugewiesen. Das Gesetz sicherte Warschau in diesem Bereich also weitreichende Eingriffsmöglichkeiten zu und schrieb eine zentralisierte, auf Warschau hin ausgerichtete Seuchenbürokratie in der Zweiten Republik fest.[91]

Die territoriale Selbstverwaltung, die die Gesundheitsfürsorge finanzieren, praktisch ausgestalten und als Exekutivorgan für Warschauer Vorgaben fungieren sollte, wurde den allgemeinen polnischen Verwaltungseinheiten angepasst, die ab 1919 in Polen entstanden: Wojewodschaften, Kreise (*powiat*) sowie Stadt- und Landgemeinden (*gmina*). Zwar gestalteten sich Regelungen und Realitäten der Selbstverwaltungseinheiten in den ehemaligen Teilungsgebieten über die gesamte Zeit der Republik sehr heterogen. Insgesamt kann man aber folgende Struktur für die Gesundheitsverwaltung festhalten: Die Regionalen Gesundheitsämter wurden in den Jahren 1919 und 1920 als Abteilungen für öffentliche Gesundheit in die Wojewodschaftsämter integriert. Für die Verwaltung der Kreise entstanden so genannte Starosteien, in denen ebenfalls Abteilungen für öffentliche Gesundheit geschaffen wurden. Die ländlichen Gemeinden verfügten in der Regel nicht über eigenständige Verwaltungseinheiten für Gesundheitsfragen.[92] Die städtischen Kommunen leisteten sich meist einen

---

[90] Państwowa Zasadnicza Ustawa Sanitarna [Staatliches Sanitätsgrundgesetz], Dziennik Praw. Nr. 15, Poz. 207, 8.2.1919. Das Dekret enthält im Wesentlichen die Regelungen, die dann im Sanitätsgesetz vom Juli 1919 nochmals genauer ausdifferenziert wurden. Es wird hier deshalb nicht näher erläutert.

[91] Art. 3 Abs. 5, 8 und 11 formulierte die Verpflichtung der Selbstverwaltung zur „Zusammenarbeit" (*współdziałanie*) mit dem MZP in den Bereichen Seuchenbekämpfung, Bekämpfung von Geschlechtskrankheiten und Prostitution sowie Lebensmittelaufsicht. Zasadnicza Ustawa Sanitarna z dnia 19 lipca 1919 r. [Sanitätsgrundgesetz vom 19. Juli 1919], Dziennik Praw. Nr. 63, Poz. 371.

[92] Więckowska, Walka z ostrymi chorobami, 37–39.

Stadtarzt. Auf Ebene der Kreise fungierten die Kreisärzte (*lekarz powiatowy*), denen meist einige Regionalärzte (*lekarz rejonowy*) sowie so genannte *kolumne epidemiczne* (Epidemie-Einheiten) unterstellt waren. Den Kreisärzten kam eine Schlüsselrolle in der Vermittlung zwischen den Ebenen. Sie wurden einerseits als medizinische Vertreter des Staates in den Gemeinden konzipiert, die die Umsetzung der Warschauer Vorgaben durch die Verwaltung vorantreiben, anleiten und sicherstellen sollten. Andererseits waren sie für den Informationsfluss in Richtung Warschau zuständig und hatten in diversen Formaten Bericht über den Gesundheitszustand ihres Kreises abzuliefern.

Das Gesetz über die Bekämpfung von Infektionskrankheiten, das kurz nach dem Sanitätsgesetz am 25. Juli 1919 verabschiedet wurde, führte die zentralisierte, auf Warschau hin ausgerichtete Seuchenbürokratie und die besondere Funktion des Kreisarztes nochmals genauer aus. Es konkretisierte insbesondere das Berichtssystem, das Warschau Kenntnisse über jeden einzelnen Infektionsfall im Land garantieren sollte. So hatten Allgemeinärzte und Pflegepersonal, Personen des öffentlichen Lebens, Lehrer, Geistliche, Verwaltungsmitarbeiter und Personen in ähnlichen Funktionen die Verpflichtung, Infektionsfälle an den für ihren Kreis zuständigen Amtsarzt zu melden, der die Informationen dann nach Warschau weiterzuleiten hatte. Als Vertreter des Staates oblag dem Kreisarzt nach dem Gesetz dann die Aufsicht über alle vor Ort getroffenen Maßnahmen zur Identifikation des Seuchenherdes und zur Eindämmung der Epidemie. Das Gesetz machte zudem einmal mehr deutlich, dass Warschau zwar das Heft in der Hand halten wollte, dafür aber kaum zu bezahlen bereit war.[93]

Mit der gesetzlichen Verankerung eines zentral gesteuerten Gesundheitswesens hatten sich jene polnischen Gesundheitspolitiker durchgesetzt, die schon früh die Einrichtung einer zentralen Institution der Gesundheitspflege unter ärztlicher Leitung gefordert hatten. Der altehrwürdige Initiator der Warschauer Hygienebewegung, Józef Polak, hatte die Einrichtung eines Gesundheitsministeriums abgelehnt. In seinen Augen erinnerte eine solch zentralisierende Organisation viel zu sehr an die Verwaltungsstrukturen im Zarenreich, als das Gesundheitswesen des russischen Teilungsgebiets dem weit entfernten St. Petersburger Innenministerium unterstand, das lokale Sorgen und Nöte wenig interessierte. Positive Erfahrungen habe man unter zarischer Regierung hingegen mit der Zemstvo-Medizin[94] gemacht. Nach diesem Vorbild wollte Polak Gesundheitsangelegenheiten auch im polnischen Staat auf lokaler Ebene ansiedeln und eine Koordination und Harmonisierung lokaler Tätigkeiten durch eine Gesundheitsabteilung in einem Ministerium der Selbstverwaltungen gewährleisten.[95] Tomasz Janiszewski und Witold Chodźko hingegen forderten schon vor Wiederbegründung des polnischen Staats, dass Sanitätsgesetzgebung und -aufsicht unbedingt von zentraler Hand und mit ärztlicher Kompetenz gestaltet werden

---

[93] Vgl. Ustawa z dnia 25 lipca 1919 roku w przedmiocie zwalczania chorób zakaźnych oraz innych chorób występujących nagminnie [Gesetz vom 25. Juli 1919 zur Bekämpfung von Infektionskrankheiten und anderen massenhaft auftretenden Krankheiten], Dziennik Ustaw Nr. 67, Poz. 402 (= Ustawa z dnia 25 lipca 1919).

[94] Hutchinson, Politics and Public Health, Kap. 1.

[95] Górny, Pierwsze Ministerstwo Zdrowia Publicznego, 485 f.

müssten.[96] Sie argumentierten im Sinne eines technokratischen Staates, der seine Regierungsaufgaben Fachleuten übertrug und gesundheits- und bevölkerungspolitisch langfristig plante. Dabei kann auch hier eine Anlehnung an deutsche Strukturen vermutet werden, in denen seit Ende des 19. Jahrhunderts Fragen der Seuchenbekämpfung verstärkt im Reichsgesundheitsamt und im Preußischen Kultusministerium zusammengeführt und mit dem Reichsseuchengesetz von 1900 einheitliche Regelungen geschaffen worden waren.[97] Für die föderalen und liberalen Gesundheitssysteme in den USA und der Schweiz hatte ein Witold Chodźko hingegen nur Spott übrig. Sie seien ineffizient und böten der Ausbreitung von Seuchen Tür und Tor.[98]

In der Debatte um eine zentralisierte oder subsidiäre Verwaltungsstruktur im Gesundheitswesen schlugen sich allgemeinere Überlegungen über die Ausgestaltung des polnischen Staatswesens nieder. Die Regulierung der Seuchenbekämpfung griff dabei einem breiteren Trend zur Zentralisierung der polnischen Regierungsstruktur vor. Eine solche strikte und von Warschau aus zusammengehaltene Verwaltung sollte sich im Laufe der Republik als gängiges Mittel gegen eine Destabilisierung des staatlichen *decision* und *identity space* erweisen.

Der praktische Schwerpunkt im Aufbau einer polnischen nationalstaatlichen Verwaltung hatte zunächst auf der Einrichtung der Zentralinstanzen gelegen. Ihnen kam im gerade erst entstandenen Staat der größte symbolische Wert zu.[99] Gleichzeitig assoziierten viele Polen, wie Józef Polak, einen starken Zentralstaat mit den autoritären Regimen der Teilungsmächte, in denen die Polen im Sinne nationaler Selbstbestimmung immer eine starke territoriale Selbstverwaltung gefordert und im Falle Galiziens auch realisiert hatten.[100] In diesem Kontext bedeutete eine Verlagerung von Kompetenzen auf die territoriale Selbstverwaltung in der Zweiten Republik einerseits ein demokratisches Moment, durch das sich die neuen Polen zu aktiven Staatsbürgern ausbilden konnten. Darüber hinaus wurde die Selbstverwaltung auch als eine Möglichkeit gesehen, die Multiethnizität des Staats in den Griff zu bekommen.

---

[96] Chodźko, Organizacya państwowej służby zdrowia; Janiszewski, Zadania; Ders., *Polskie Ministerstwo Zdrowia Publicznego. Uwagi z powodu artykułu d-ra J. Polaka p. n. „W sprawie administracji państwowej zdrowia publicznego"*, Odbitka ze „Zdrowia" [*Das polnische Ministerium für öffentliche Gesundheit. Bemerkungen zu dem Artikel von Dr. J. Polak „Zur staatlichen Verwaltung der öffentlichen Gesundheit"*, Sonderdruck aus „Zdrowie"], Warszawa 1918; Steffen, Experts and the Modernization of the Nation, 578.

[97] Die deutschen Strukturen erstreckten sich dabei ähnlich wie die polnischen vom „Kreisphysikus" über den Regierungsbezirk und den Einzelstaat bis hin zum Reichsgesundheitsamt. Vgl. Hüntelmann, Hygiene im Namen des Staates, 194–196; Lutz Sauerteig, *Krankheit, Sexualität, Gesellschaft. Geschlechtskrankheiten und Gesundheitspolitik in Deutschland im 19. und frühen 20. Jahrhundert*, Stuttgart 1999, 321–327 (= Sauerteig, Krankheit, Sexualität, Gesellschaft); Malte Thießen zeigt, dass eine zentralstaatlich regulierte Gesundheitspolitik im Bereich des Impfens gerade auch nach der Gründung der Weimarer Republik aufrechterhalten wurde, um die „Interventionskompetenz" des republikanischen Sozialstaats unter Beweis zu stellen. Malte Thießen, „Vom immunisierten Volkskörper zum ‚präventiven Selbst'. Impfen als Biopolitik und soziale Praxis vom Kaiserreich zur Bundesrepublik", *Vierteljahreshefte für Zeitgeschichte* 61, 2013, 35–64, 42 (= Thießen, Vom immunisierten Volkskörper zum präventiven Selbst).

[98] Chodźko, Aktualne sprawy sanitarne, 136, 139.

[99] Zloch, Polnischer Nationalismus, 97.

[100] Ebd., 100; Marta Grzybowska, *Decentralizacja i samorząd w II Rzeczypospolitej. Aspekty ustrojowo-polityczne [Dezentralisierung und Selbstverwaltung in der Zweiten Republik. Struktur-politische Aspekte]*, Kraków 2003, 27 (= Grzybowska, Decentralizacja i samorząd).

Nationale Minderheiten könnten im Rahmen von Gemeinde- oder Kreisräten zumindest auf lokaler Ebene und in gewissen Grenzen ihre Angelegenheiten regeln.[101] Der Begriff des *samorząd* selbst war dabei ein schillernder. Er umfasste sowohl das Prinzip der Subsidiarität, nach dem lokale Angelegenheiten auch von lokalen Behörden geregelt werden, als auch die Einrichtung von gewählten Versammlungen auf den niederen Verwaltungsebenen. Darüber hinaus bezeichnete Selbstverwaltung die Ausführung zentralstaatlicher Beschlüsse in Bereichen, in denen die Zentralbehörden kein eigenes Personal zur Verfügung hatten.[102] Die verschiedenen Dimensionen des Begriffs spiegelten unterschiedliche Vorstellungen über das Verhältnis von lokaler Ebene und Staat wider. Während die ländliche oder städtische Gemeinde einerseits als Grundeinheit des Staates angesehen wurde, aus der dieser erst hervorging und die deshalb über gewählte Gremien und möglichst weitreichende Kompetenzen gestärkt werden musste, wurde sie andererseits lediglich als die lokale Ebene der Staatsverwaltung konzipiert.[103] Diese unterschiedlichen Auffassungen waren in sich nicht immer kohärent und ließen sich auch nicht eindeutig politischen Lagern zuordnen. Grundsätzlich stand die Linke für einen starken, gewählten und auch mit regulativen Kompetenzen ausgestatteten *samorząd*, was insbesondere für die Lösung des ‚Minderheitenproblems‘ als Chance erachtet wurde. Die Rechte hingegen plädierte eher für eine enge Bindung der Selbstverwaltungen an den Staat.[104] Die eindeutig dem rechten Lager zuzuordnende Nationaldemokratie sah die Gemeinde aber dennoch als eine Grundeinheit des polnischen Nationalstaats. Hier bettete sich diese Idee allerdings in eine paternalistische und organische Vorstellung von Nation ein. Eine partizipatorische Funktion maßen die Nationaldemokraten der territorialen Selbstverwaltung deshalb auch nicht bei. Insbesondere sahen sie die *sejmiki* (Landtage) keineswegs als Möglichkeit, nationalen Minderheiten ein Mitspracherecht zu gewähren und sie auf diese Weise für den polnischen Staat zu gewinnen.[105] Das Lager Piłsudskis hingegen, das meist mit einer toleranten Politik gegenüber Minderheiten assoziiert wird, stand gleichzeitig für eine Form der Selbstverwaltung, die in erster Linie die verlängerte Hand der Zentralregierung darstellte.[106]

Die verschiedenen Möglichkeiten der Ausgestaltung des *samorząd* kamen im Laufe der Zweiten Republik unterschiedlich stark zum Ausdruck. In der Märzverfassung von 1921 wurde zunächst ein *szeroki samorząd*, also eine breit verstandene Selbstverwaltung als grundlegende Staatsstruktur garantiert. Seine Funktionsweise wurde

---

[101] Monika Sidor, *Samorząd terytorialny w myśli politycznej II Rzeczypospolitej Polskiej [Die territoriale Selbstverwaltung im politischen Denken der Zweiten Polnischen Republik]*, Toruń 2010, 7 f. (= Sidor, Samorząd terytorialny).

[102] Werner Benecke, *Die Ostgebiete der Zweiten Polnischen Republik. Staatsmacht und öffentliche Ordnung in einer Minderheitenregion 1918–1939*, Köln/Weimar/Wien 1999, 165 f. (= Benecke, Die Ostgebiete der Zweiten Polnischen Republik).

[103] Grzybowska, Decentralizacja i samorząd, 33–35.

[104] Sidor, Samorząd terytorialny, 8.

[105] Die Nationaldemokraten sprachen sich klar für eine ethnisch-polnische Dominanz im Staat und seiner Verwaltung aus. Zloch, Polnischer Nationalismus, 102,174.

[106] Sidor, Samorząd terytorialny, 279 f. Neuere Forschungen weisen zudem darauf hin, dass auch das staatsnationale Konzept der „staatlichen Assimilation" des Piłsudski-Lagers im Gegensatz zur „nationalen Assimilation" eine Nationalisierungsstrategie beinhaltete, wenngleich sie die ethnokonfessionelle Definition der polnischen Nation auflockerte. Henschel/Stach, Nationalisierung, 169–171.

jedoch bereits an dieser Stelle beschränkt. Zunächst wurden die Exekutivorgane der Selbstverwaltung mit der staatlichen Verwaltung zusammengeführt. Wojewodschaftsämter, Starosteien und Gemeindeverwaltungen wurden von einem Regierungsbeamten aus Warschau geleitet. Die von Gemeinden und Kreisen gewählten Abgeordneten waren ihm untergeordnet.[107] Das konkrete Handeln der Selbstverwaltungen wurde folglich von Beginn an unter Warschauer Ägide gestellt. Hinzu kam, dass die Finanzierung der Selbstverwaltung in der Verfassung nicht gesichert wurde und während der gesamten Zwischenkriegszeit ein maßgebliches Problem darstellen sollte. Zu Beginn der Republik bestand die Möglichkeit der Erhebung einer Gemeindesteuer auf Grund und Boden. Mit der Einführung eines Gemeindefinanzierungsgesetzes im Juli 1923 wurden die lokalen Einnahmen jedoch an staatlich erhobene Grundsteuern gekoppelt, auf die prozentuale Zuschläge errechnet wurden, die dann von Warschau an die Selbstverwaltungen zurückverteilt wurden. Diese Regelung führte zu einer dauerhaften Unterfinanzierung von Gemeinden, Kreisen und Wojewodschaften, die ihre Handlungsmöglichkeiten erheblich einschränkte.[108] Auch deshalb blieben die Handlungsspielräume des *samorząd* im Gesundheitsbereich weitestgehend ungenutzt.[109]

Eine weitere Beschneidung lokaler Kompetenzen, die auf gesetzlicher Ebene stattfand, stellte die Aprilverfassung des Jahres 1935 dar, die das autoritäre Regime des Piłsudski-Lagers in der Zweiten Republik nach dem Putsch von 1926 verfassungsrechtlich verankerte. Hier wurde die „Selbstregierung" – die wörtliche Übersetzung von *samorząd* aus *samo*/selbst und *rząd*/Regierung – nun nicht mehr der „Regierung", dem *rząd* gegenüber gestellt. Warschau und die territoriale Selbstverwaltung galten nun vielmehr beide als Teil einer Staatsverwaltung.[110] Die lokale Ebene war vollends zur Exekutive Warschauer Vorgaben verkommen.

In der Seuchenbekämpfung war eine solche in Warschau zusammenlaufende Verwaltungsstruktur seit den Anfängen der Republik eingeübt worden. Das epidemiologische Bedrohungsszenario im ‚Osten' hatte die Zentralisierung und hierarchische Gestaltung der polnischen Seuchenpolitik dabei stark befördert. Dass die Existenzsicherung des polnischen Staats mit Hilfe von strikten und von Warschau aus gesteuerten Institutionen betrieben werden musste, hatte sich hier bereits 1919/20 als Praxis etabliert.

Die Zentralisierung seuchenpolitischer Maßnahmen zu Beginn der Republik ging mit einer bakteriologischen Fundierung der polnischen Seuchenbekämpfung einher. Der Warschauer *decision space* sollte nicht nur Menschen, sondern auch Mikroben unterwerfen. Diese Rückbindung der staatlichen polnischen Seuchenpolitik an die Bakteriologie materialisierte sich in der Institution des Państwowy Zakład Higieny, dem Staatlichen Hygieneinstitut, das meist unter seinem Akronym PZH firmierte. Es entstand im November 1918 zunächst als Unterabteilung des Hygieneinstituts der Warschauer Universität als Staatliches Epidemiologisches Zentralinstitut (Państwowy

---

[107] Grzybowska, Decentralizacja i samorząd, 63, 71.

[108] Benecke, Die Ostgebiete der Zweiten Polnischen Republik, 179–194.

[109] Für eine Diskussion des Geldmangels der Selbstverwaltungen im Gesundheitsbereich vgl. z. B. Henryk Rudziński, „Zagadnienie sanitarne Samorządów na wsi w woj. wileńskim", in: *Zdrowie* 45, 1930, 76–83, 78 f.

[110] Grzybowska, Decentralizacja i samorząd, 80.

Centralny Zakład Epidemjologiczny).[111] Zum Juni 1919 wurde es in eine eigenständige staatliche Institution verwandelt, die dem Gesundheitsministerium unterstand. Als zentrale Aufgaben des Instituts definierte Gesundheitsminister Janiszewski die „Erforschung und Bekämpfung von Infektionskrankheiten" und die „Untersuchung von infektiösem Material". Darüber hinaus sollte es für die Produktion von Impfstoffen zuständig sein und das Zentrallabor für die serologische Diagnostik der Syphilis bereitstellen.[112] Die Initiative für das Institut war von Ludwik Rajchman ausgegangen, der auch sein erster Direktor wurde. Bei seiner Einrichtung erhielt er tatkräftige Unterstützung von Witold Chodźko und Tomasz Janiszewski.[113] Das Institut wurde zunächst in einem kleinen Gebäude in der ulica Langnerowska untergebracht. Die bedeutende Stellung, die es in der polnischen Seuchenbürokratie und Gesundheitspolitik einnehmen sollte, wurde jedoch durch den Ankauf eines neu errichteten Gebäudes in der ulica Chocimska 24 unterstrichen, in das das Institut 1920 umzog und wo es auch heute noch seinen Sitz hat (Abb. 5).[114]

Von der Chocimska aus stabilisierte das Institut seine Strukturen und wurde zum Kopf einer staatlichen Struktur von Diagnostiklaboren sowie von Einrichtungen zur Herstellung und Prüfung von Seren und Impfstoffen. Warschau hatte die im Land bestehenden städtischen und privaten Laboratorien seit 1918 verstaatlicht und unterstellte sie mit Beschluss des Ministerrats vom 6. Juli 1921 alle dem Warschauer Epidemiologischen Institut. Damit vereinte das Institut die bisherigen Warschauer Stellen zur Serumproduktion und das ehemals Bujwidsche Labor zur Herstellung von Tollwutimpfstoff. Die verstaatlichten (Lodz, Lemberg, Plock) und teilweise neu gegründeten (Krakau, Lublin) städtischen Laboratorien im Land wurden zu Filialen des Staatlichen Epidemiologischen Instituts umfunktioniert. Die Krakauer Filiale verfügte über eine Abteilung zur Serumproduktion, zum Lemberger Institut gehörte auch ein Labor zur Produktion von Tollwutimpfstoff. Bei den restlichen Instituten im Land handelte es sich um reine Diagnostiklabore. Die Plocker Filiale zog noch 1920 nach Toruń um. Ende des Jahres 1923 wurde in Wilna eine *eksposytura* gegründet, so dass das Warschauer Mutterinstitut nun über sechs Filialen im Land verfügte.[115]

---

[111] Balińska, The National Institute of Hygiene 430; Elżbieta Więckowska, „Państwowy Zakład Higieny w Warszawie w latach 1918–1954. Organizacja, cele, zadania [Das Staatliche Hygieneinstitut Warschau in den Jahren 1918–1954. Organisation, Ziele und Aufgaben]", *Medycyna Nowożytna* 8, 2001 (= Więckowska, Państwowy Zakład Higieny), 131–152, 131 f.

[112] Rozporządzenie Ministra Zdrowia Publicznego w przedmiocie reorganizacji państwowych zakładów epidemjologicznych, 28. 3. 1919 [Verordnung des Ministers für öffentliche Gesundheit zur Reorganisation der staatlichen epidemiologischen Einrichtungen], Monitor Polski Nr. 78, 5. 4. 1919.

[113] Balińska, The National Institute of Hygiene, 430. Rajchman war sofort nach Erlangung der polnischen Unabhängigkeit nach Warschau zurückgekehrt. Gemeinsam mit dem späteren Direktor des polnischen Gesundheitsdienstes, Czesław Wroczyński, reiste er den abziehenden deutschen Truppen hinterher und kaufte ihnen mehrere Militärlaboratorien ab. Ob diese die Startausrüstung für das PZH bildeten oder bei der Fleckfieberbekämpfung an der polnischen Ostgrenze eingesetzt wurden, ist leider nicht bekannt. Vgl. Ludwik Hirszfeld, *The Story of One Life*, hg. v. Marta A. Balińska und William H. Schneider, übersetzt von Marta A. Balińska, Rochester 2010 [1946], 66 (= Hirszfeld, The Story of One Life).

[114] Państwowy Zakład Higieny w Warszawie, *Sprawozdanie z działalności za lata 1919–1923 [Tätigkeitsbericht 1919–1923]*, Warszawa 1924, 7 f. (= Państwowy Zakład Higieny w Warszawie, Sprawozdanie 1919–1923).

[115] Więckowska, Państwowy Zakład Higieny, 132–134.

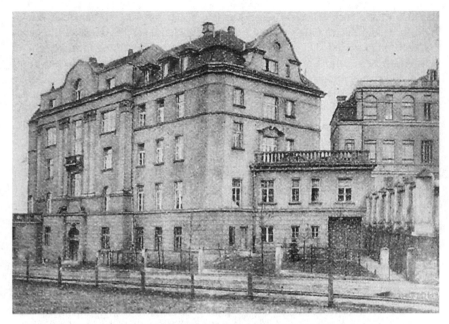

Abb. 5: Das staatliche Hygieneinstitut in Polen
(Quelle: Hirszfeld, Das Staatliche hygienische Institut, 4).

Ludwik Rajchman oblag als Direktor die Besetzung der weiteren Positionen im Warschauer Institut. Bis 1926 wuchs das Personal auf 165 Personen an.[116] Es strukturierte sich zunächst in eine bakteriologisch-diagnostische Abteilung (Leitung: Dr. Jerzy Brunner), eine Abteilung zur Herstellung von Seren (Leitung: Dr. Józef Celarek) sowie eine zur Herstellung von Impfstoffen (Leitung: Dr. Stanisław Sierakowski), in eine Abteilung speziell zur Produktion von Pockenimpfstoff (Leitung: Dr. Stanisław Zdanowicz), eine „Pasteur-Abteilung" zur Impfung gegen Tollwut (Leitung: Dr. Zenon Karłowski) und in eine epidemiologische Abteilung (Leitung: Stanisława Adamowicz). Für die Haltung der Tiere, die für die Serumproduktion notwendig waren, kaufte das Institut einen Bauernhof im nahen Służew an (heute ein Teil des Warschauer Stadtgebiets). Die Kälber, die für die Produktion der Pockenlymphe genutzt wurden, brachte man in den ersten Jahren noch auf dem Gelände in der Chocimska selbst unter.[117] Zunächst noch als eigenständige Einheit wurde im Gebäude des Instituts auch das Staatliche Institut für Serumkontrolle (Państwowy Zakład Kontroli Surowic) einquartiert.[118] Für dessen Leitung gelang es Rajchman seinen Cousin, den bekannten Mikrobiologen und Serologen Ludwik Hirszfeld, zu gewinnen. Wie

---

[116] Państwowy Zakład Higieny w Warszawie, *Sprawozdanie z działalności za rok 1924 i 1925 [Tätigkeitsbericht 1924 und 1925]*, Warszawa 1926, 13 (= Państwowy Zakład Higieny w Warszawie, Sprawozdanie 1924 i 1925).
[117] Państwowy Zakład Higieny w Warszawie, Sprawozdanie 1919–1923, 8.
[118] Ebd., 19.

Rajchman hatte auch Hirszfeld seine Karriere bisher im Ausland gemacht, war in Heidelberg und Zürich tätig gewesen und schließlich mit seiner Arbeit zu Blutgruppen bekannt geworden. Die auch heute noch verwendete Einteilung in A, B, AB und 0 gehen auf die von ihm und seiner Frau Hanna Hirszfeldowa an der serbischen Front durchgeführten serologischen Untersuchungen an Soldaten zurück. Wie Rajchman ließ sich auch Hirszfeld von der Idee begeistern, seine Expertise für den Aufbau des jungen polnischen Staates zu nutzen. Er wollte seine Einrichtung nach dem Vorbild des Instituts für experimentelle Therapie in Frankfurt gestalten und erwarb in Deutschland auch das notwendige Material für sein serologisches Labor. Nachdem Rajchman 1921 zum Direktor der Hygienesektion des Völkerbundes berufen worden war und sein Engagement nach Genf verlagerte, übernahm Hirszfeld mehr und mehr die Aufgabe des eigentlichen Direktors des Epidemiologischen Instituts.[119]

Das Jahr 1923 bedeutete für die Strukturen der Seuchenbekämpfung und der öffentlichen Gesundheitspflege insgesamt in Polen einen deutlichen Schnitt. Die Fleckfieberepidemie im Osten des Landes war abgeklungen und die unmittelbare Brisanz seuchenpolitischer Fragen für die staatliche Existenz Polens hatte nachgelassen. Gleichzeitig wurde der Staatshaushalt durch eine Hyperinflation stark belastet. In dieser Situation geriet das zentralisierte und mit einem eigenen Ministerium ausgestattete polnische Gesundheitssystem unter Druck. Der Finanzminister des Kabinetts von Wincenty Witos initiierte die Abschaffung des Ministeriums für öffentliche Gesundheit. Am 7. Oktober 1923 verschafften sich die Anhänger einer dezentralen Organisation des Gesundheitswesens in einer Sejm-Debatte dazu erneut Gehör. Das rechte Lager im Sejm, unter anderem vertreten durch den ehemaligen Fleckfieberkommissar Emil Godlewski und seinen Związek Ludowo-Narodowy (Volksnationaler Verband), befürworteten klar die Auflösung des Ministeriums und plädierten für eine stärkere Verlagerung von Kompetenzen auf die samorządy. Die Anhänger des Ministeriums aus dem linken Lager konnten sich mit ihren Gegenargumenten nicht durchsetzen. Die Gefahr, die Gesundheitspolitik aus fachkompetenter Hand zu geben oder aber ohne spezielles Ministerium internationale Hilfsgelder für den Gesundheitsbereich einzubüßen, befanden die Abgeordneten nicht als ausreichendes Argument für das MZP.[120] Auch Witold Chodźkos Warnung, eine dezentrale Gesundheitsverwaltung würde den Seuchenschutz völlig entkräften und zu „Sanitätsverhältnissen" wie in der Schweiz, England, Italien oder den USA führen, zeigte keine Wirkung.[121] Das MZP wurde zum 28. November 1923 aufgelöst und die Kompetenzen einer Generaldirektion des Gesundheitsdienstes (Generalna Dyrekcja Służby Zdrowia, hier kurz: Generaldirektion Gesundheit), ab Juli 1926 Departament Służby Zdrowia (Abteilung für Gesundheitsdienst) im Innenministerium übertragen.[122] Die Abwicklung des MZP

---

[119] Hirszfeld, The Story of One Life, 66; Steffen, Experts and the Modernization of the Nation, 580. Für den Zeitraum bis 1924 nennt der Rechenschaftsbericht des PZH noch den Leiter der Serumabteilung, Dr. Józef Celarek, als stellvertretenden Direktor. Państwowy Zakład Higieny w Warszawie, Sprawozdanie 1919–1923, 5.

[120] Górny, Pierwsze Ministerstwo Zdrowia Publicznego, 490–492.

[121] Chodźko, Aktualne sprawy sanitarne, 136–139.

[122] Waldemar Kozyra, *Polityka administracyjna ministrów spraw wewnętrznych Rzeczypospolitej Polskiej w latach 1918–1939 [Die Verwaltungspolitik der Innenminister der Polnischen Republik von 1918 bis 1939]*, Lublin 2009, 299 f. (= Kozyra, Polityka administracyjna).

und die Verlagerung der Aufgaben ins Innenministerium erfolgten im März 1924.[123] Eine Übertragung von Kompetenzen auf die *samorządy* ging mit der Auflösung des MZP jedoch in keiner Weise einher, so kann zumindest für die Seuchenbekämpfung festgehalten werden. Hier blieb Warschau, nun in Form des Innenministeriums in Zusammenarbeit mit dem PZH, der Fluchtpunkt epidemiologischer Information und bakteriologischer Diagnostik.

Die Stimmung einer relativen Entspannung im gesundheitspolitischen Sektor machte sich auch in der Ausrichtung des Staatlichen Epidemiologischen Zentralinstituts bemerkbar. Mit Beschluss vom 7. September 1923 hatte der Ministerrat den Namen des Instituts in Państwowy Zakład Higieny (Staatliches Hygieneinstut, PZH) geändert.[124] Mit der Umbenennung sollte deutlich gemacht werden, dass das Institut nun nicht mehr für Seuchenbekämpfung allein zuständig war, sondern sich einem breiten Spektrum gesundheitspolitischer Tätigkeiten widmete.[125]

Die Erweiterung des Betätigungsfeldes des Instituts über die Seuchenbekämpfung hinaus vollzog sich vor allem im Rahmen der entstehenden Staatlichen Hygieneschule (Państwowa Szkoła Higieny, PSH). 1922 war es Ludwik Rajchman gelungen, die Rockefeller Foundation für ein längerfristiges Engagement in Polen zu gewinnen und die Stiftung stimmte zu, 215 000 Dollar für den Bau eines Schulgebäudes bereitzustellen.[126] Das Jewish Joint Distribution Committee spendete weitere 40 000 für den Ankauf eines zusätzlichen Grundstücks neben dem Institutshauptgebäude in der ulica Chocimska.[127] Das Joint Distribution Committee stiftete außerdem eine Summe von 12 000 Dollar, von deren Zinsertrag jährlich fünf jüdische Schüler der PSH ein Stipendium erhalten sollten.[128]

Schon vor Fertigstellung des Gebäudes entstanden im Rahmen der PSH die Abteilungen Biochemie und Ernährung, Statistik und Epidemiologie sowie Sanitärtechnik und Sozialhygiene und es wurden einige Kurse für angehendes staatliches Sanitätspersonal durchgeführt.[129] Die Abteilung für Biochemie und Ernährung leitete bis 1927 Kazimierz Funk, der 1911 den Begriff ‚Vitamin' geprägt hatte.[130] Mit der Fertigstellung des Gebäudes wurde die Schule am 20. April 1926 feierlich und unter der

---

[123] Więckowska, Walka z ostrymi chorobami, 31.

[124] Rozporządzenie Rady Ministrów z dnia 7 września 1923r. w sprawie zmiany nazwy „Państwowy Zakład Epidemjologiczny" na „Państwowy Zakład Higieny" [Verordnung des Ministerrats vom 7.9.1923 zur Änderung des Namens „Staatliches Epidemiologisches Institut" in „Staatliches Hygieneinstitut"], Monitor Polski Nr. 208, poz. 276.

[125] Państwowy Zakład Higieny w Warszawie, Sprawozdanie 1924 i 1925, 8.

[126] Vgl. zum Engagement der Rockefeller Foundation in Ostmitteleuropa Paul J. Weindling, „Introduction. Constructing International Health Between the Wars", in: Ders. (Hg.), *International Health Organisations and Movements, 1918–1939*, Cambridge 1995, 1–16.

[127] Balińska, The National Institute of Hygiene, 433. Das Joint Distribution Committee ließ sich dabei versichern, dass Schüler unabhängig von ihrer Religion an der PSH aufgenommen würden.

[128] Memorandum of Agreement between the Republic of Poland and the American Joint Distribution Committee, 27.2.1923, LNA R. 866/26533/26533.

[129] Państwowy Zakład Higieny w Warszawie, Sprawozdanie 1924 i 1925, 8, 22.

[130] Bernhard Schulz, *Casimir Funk und der Vitaminbegriff*, Med. Diss., Düsseldorf 1997. Funk gehört ebenfalls zu den vielen ‚Experten', die ihre Karriere im Ausland abbrachen, um beim Aufbau des neuen polnischen Staates mitzuwirken. Er gab eine Stellung am College of Physicians and Surgeons der Columbia Universität auf, nachdem ihn Ludwik Rajchman 1923 überzeugen konnte, mit Geldern der Rockefeller Foundation am PZH mitzuarbeiten.

Anwesenheit des polnischen Ministerpräsidenten Aleksander Skrzyński, dem Leiter der Generaldirektion Gesundheit Czesław Wroczyński sowie zahlreicher internationaler Vertreter eröffnet. Zum Direktor der Schule wurde Witold Chodźko ernannt.[131]

Zu den internationalen Gästen zählte auch Gottfried Frey, der die Medizinalverwaltung unter deutscher Besatzung geleitet hatte.[132] Dass die deutsche Gesundheitspolitik in Polen teilweise als Vorbild herangezogen oder zumindest nicht grundsätzlich negativ bewertet wurde, lässt sich auch daran nochmals erkennen. Bei der Ausarbeitung seines Kursprogramms hatte sich die Schule jedoch an Großbritannien orientiert und war den Vorgaben des General Medical Council für die Ausbildung staatlichen medizinischen Personals gefolgt. Die PSH sollte für eine Ausbildung aller in der öffentlichen Gesundheitspflege Beschäftigten im Bereich der Hygiene sorgen. Neben dem ärztlichen Personal gehörten dabei auch Desinfektoren, Sanitätskontrolleure, Lehrer, *hygienistki* (Hygienikerinnen), Hebammen und Verwaltungsbeamte aus dem Gesundheitssektor zur Zielgruppe von PSH-Kursen. Darüber hinaus bot die Schule populärwissenschaftlichen Unterricht für engagierte Laien aus Vereinen der Hygienebewegung an.[133] Dass die PSH eine staatliche Institution war, machte sich in der Ausrichtung des Unterrichts klar bemerkbar. So verpflichtete sich die Schule zu einer expliziten Verbindung der medizinischen, hygienischen und sozialpolitischen Unterrichtsinhalte mit den Erfordernissen der staatlichen Verwaltung. Im Gegensatz zur universitären Lehre sollte die öffentliche Hygiene hier weniger in einen medizinisch-wissenschaftlichen Kontext gestellt, sondern mit den Realitäten der polnischen Verwaltungsstrukturen verknüpft werden.[134] Für die Seuchenbekämpfung bedeutete dies, wie ich später zeigen werde, das Einüben der notwendigen Verfahrensschritte zur Aufrechterhaltung der in Warschau zentrierten und bakteriologisch fundierten Seuchenpolitik.

Mit der Eröffnung der Schule im April 1926 war auch ihr Tätigkeitsspektrum erweitert worden. So entstand eine Abteilung für Hygiene am Arbeitsplatz und das Aufgabenfeld der epidemiologisch-statistischen Abteilung wurde um Hygienepropaganda und die Organisation eines Hygienemuseums erweitert.[135] Das PZH insgesamt erfuhr 1926 eine Neustrukturierung. So wurde das von Hirszfeld geleitete Institut für Serumkontrolle in das Hygieneinstitut eingegliedert. Es hatte von Beginn an auf dem gleichen Stockwerk wie die bakteriologische Abteilung des PZH seine Räumlichkeiten gehabt und wurde nun zu einer Unterabteilung des Dział Bakterjologji i Medycyny Doświadczalnej (Abteilung für Bakteriologie und experimentelle

---

[131] Balińska, The National Institute of Hygiene, 434.

[132] Państwowy Zakład Higieny w Warszawie, *Sprawozdanie z działalności Państwowego Zakładu Higjeny 1926–27 [Tätigkeitsbericht 1926–27]*, Warszawa 1929, 19 (= Państwowy Zakład Higieny w Warszawie, Sprawozdanie 1926–27).

[133] Le programme de travail de l'École d'Hygiène de l'État Polonais. Note presentée par Dr. W. Chodźko, membre du Comité d'Hygiène de la Société des Nations, directeur de l'École, ohne Datum, ca. 1927, APAN, Materiały Witolda Chodźki, III-77/112.

[134] Witold Chodźko, *Program i zakres nauczania w Państwowej Szkole Higjeny w Warszawie. Odbitka z „Medycyny Doświadczalnej i Społecznej" 4, 1926 [Programm und Unterrichtsspektrum der Staatlichen Hygieneschule in Warschau. Sonderdruck aus „Medycyna Doświadczalna i Społeczna" 4, 1926]*, Warszawa 1926, 2; Państwowy Zakład Higieny w Warszawie, Sprawozdanie 1926–27, 19–23.

[135] Ebd., 20.

Medizin). Diese Abteilung umfasste zudem die bakteriologische Diagnostik, die Parasitologie sowie die Abteilung für Impfstoffe. Neben dem Dział Bakterjologji i Medycyny Doświadczalnej entstand das Dział Chemji, das aus der Integrierung des Staatlichen Pharmazeutischen Instituts in das PZH hervorging. Die Produktion von Seren, Tollwutimpfstoff, Pockenlymphe und weiteren Impfstoffen wurde in einem Dział Produkcji zusammengefasst. Als Dział Nauczania (Lehrabteilung) bildete die PSH die vierte Abteilung des PZH.[136]

Das PZH war 1926 zu einer staatlichen Institution geworden, die im Auftrag der Generaldirektion Gesundheit des Innenministeriums die zentralen gesundheitspolitischen Aufgaben des Landes koordinierte und teilweise auch ausführte: Hier wurden Impfstoffe, Seren und Pharmazeutika hergestellt und die Produkte anderer Labore kontrolliert und zertifiziert. Seuchenfälle wurden im Warschauer Labor oder in einer der Filialen bakteriologisch verifiziert. Die statistisch-epidemiologische Abteilung der PSH beschrieb und analysierte die epidemiologische Situation im Land und die Hygieneschule forschte und lehrte in den sozialhygienisch relevanten Themen der Zeit: Ernährung, Sanitätstechnik, Arbeitshygiene und Sozialmedizin.

Im Laufe der Zwischenkriegszeit schaffte es das PZH, sich weitere Stellen der Gesundheitspflege einzuverleiben. Die Staatswerdung im Gesundheitsbereich materialisierte sich in der fortwährenden Ausweitung des staatlichen Hygieneinstituts in immer mehr Sektoren der öffentlichen Gesundheitspflege. 1934 wurden die polnischen Lebensmittelkontrollinstitute an das PZH und seine Filialen angeschlossen. 1935 entstand mit Hilfe der Rockefeller Foundation als weitere Abteilung des PZH ein Institut für psychische Hygiene (Instytut Higieny Psychicznej), das die wissenschaftliche und klinische Arbeit mit psychisch Kranken im Land zusammenführen sollte. 1936 wurde mit der Gründung eines Dział Wodny (Wasserabteilung) die Untersuchung von Trinkwasser im PZH zentralisiert.[137] Die PSH baute ihr Unterrichtsangebot stetig aus. Ab 1931 bot sie unter anderem auch Kurse zur eugenischen Eheberatung an. Zudem expandierte das Hygienemuseum im Haus des PZH stetig und zog nach Angaben des Instituts zahlreiche Besucher an.[138]

Die Seuchenbekämpfung war seit 1923 nicht mehr die alleinige Daseinsberechtigung des Instituts, sie behielt jedoch einen zentralen Platz in seinem Aufgabenspektrum und somit im gesundheitspolitischen *state-building*. So legte das Statut des gerade neu benannten Staatlichen Hygieneinstituts in Paragraph 1 die Erkennung und Erforschung von Infektionskrankheiten sowie die Herstellung von Seren und Impfstoffen als seine primäre Aufgabe fest.[139] Im Juni 1927 wurden die Kompetenzen des PZH nochmals neu gesetzlich geregelt. Hier nun wurden die bakteriologische Diagnostik und die Epidemiologie an zweite Stelle hinter die allgemeine wissenschaftliche Erforschung von Problemen der öffentlichen Hygiene gerückt. Die Pro-

---

[136] Ebd.

[137] Więckowska, Państwowy Zakład Higieny, 135–138.

[138] Sprawozdanie z czynności Państwowej Szkoły Higieny w r. 1932 [Tätigkeitsbericht der Staatlichen Hygieneschule 1932], APAN, Materiały Witolda Chodźki, III-77/136; Państwowy Zakład Higieny w Warszawie, *Przewodnik po Muzeum Higieny [Führer durch das Hygienemuseum]*, Warszawa 1938; Balińska, The National Institute of Hygiene, 443.

[139] Państwowy Zakład Higieny w Warszawie, Sprawozdanie 1924 i 1925, 10.

duktion von Seren und Impfstoffen fand man an dritter Stelle des insgesamt fünf Punkte umfassenden Aufgabenkatalogs.[140] Trotz ihrer Unterordnung unter die Zielsetzungen einer allgemeinen Hygiene behielt die Seuchenbekämpfung folglich eine besondere Stellung in der polnischen Gesundheitspolitik. Die Fleckfieberepidemie als Gründungskrise der Republik wirkte nach.

Das PZH und die ministeriale Gesundheitsverwaltung sollten während der gesamten Zweiten Republik darum ringen, Menschen und Mikroben einer zentralisierten und bakteriologisch fundierten Seuchenpolitik zu unterwerfen. Der Drang zur Konzentration und Vereinheitlichung gesundheitspolitisch relevanter Tätigkeiten in Warschau wurde von Seiten der betroffenen Institutionen und Menschen – kommunale Stellen der Gesundheitspflege, das vor Ort tätige medizinische Personal und die Erkrankten – nicht immer widerstandslos hingenommen. In den folgenden zwei Kapiteln werde ich die Techniken darstellen, mit denen die hier beschriebenen staatlichen Strukturen versuchten, ihren Kompetenzbereich zu stabilisieren und die diversen involvierten Akteure in ihrem Sinne zu disziplinieren. Dabei wird es immer auch darum gehen, inwiefern sich die Akteure in das Warschauer Seuchenregime einbinden ließen, welche Form des Widerstands sie leisteten und warum. Zunächst werde ich die Papiertechniken zur Erfassung von Seuchenfällen beschreiben. Danach untersuche ich, wie Warschau versuchte, den Mikroben selbst auf den Leib zu rücken.

6. Infektionsfälle sichtbar machen: Seuchenbekämpfung als Papierschlacht

Als ein zentrales Instrument für die Unterwerfung infizierter Menschen und Mikroben unter den Warschauer *decision space* galt den Gesundheitspolitikern der Hauptstadt die epidemiologische Statistik. In der ersten *Epidemiologischen Chronik*, die der Chefstatistiker des Staatlichen Hygieneinstituts, Marcin Kacprzak, 1926 veröffentlichte, verkündete er:

> „Die Krankheitsstatistik muss für die Vertreter der öffentlichen Gesundheit das sein, was für den Kliniker der Pulsschlag ist – Regulator und Indikator für die herauszugebenden Verordnungen, eine wichtige und manchmal die einzige Anzeige über den Gesundheitszustand der Gesellschaft und gleichzeitig ein Gradmesser für den Erfolg der Arbeit, mit der das Gesundheitsniveau angehoben werden soll."[141]

Die Statistik also konnte in den Augen der Warschauer Seuchenbürokraten das staatliche Zentrum über den epidemiologischen Zustand im Land aufklären, Maßnahmen begründen und gleichzeitig ihre Effektivität bestimmen. Damit war sie eine maßgebliche Bedingung für eine zentral gesteuerte staatliche Seuchenpolitik.

---

[140] Rozporządzenie Prezydenta Rzeczypospolitej z dnia 10 czerwca 1927 r. o Państwowym Zakładzie Higjeny [Verordnung des Präsidenten der Republik vom 10. Juni 1927 über das Staatliche Hygieneinstitut], Dziennik Ustaw Nr. 54, Poz. 477.

[141] Marcin Kacprzak, „Kronika Epidemjologiczna Nr. 1. Z oddziału statystyczno-epidemjologicznego Państwowej Szkoły Higjeny. Kierownik oddziału Dr. M. Kacprzak [Epidemiologische Kronik Nr. 1. Aus der statistisch-epidemiologischen Abteilung der Staatlichen Hygieneschule. Leiter der Abteilung: Dr. M. Kacprzak]", *Medycyna Doświadczalna i Społeczna* 6, 1926, 144–160, Zitat: 145 (= Kacprzak, Kronika Epidemjologiczna Nr. 1).

Techniken der Erfassung und Sichtbarmachung von Landschaften, Orten und Menschen sind in der historischen Forschung schon vielfach als konstitutive Praktiken des *state-building* beschrieben worden. Einen Auftakt hierfür bot sicherlich James C. Scotts Studie zur Entstehung der Idee des *social engineering* seit dem 18. Jahrhundert in Europa und den USA.[142] In der historischen Nationalismusforschung werden seit den Arbeiten von Benedict Anderson zudem Volkszählungen und Bevölkerungsstatistiken als produktive Verfahren der Konstruktion von Ethnie oder Nation untersucht.[143] Dabei waren es insbesondere Michel Foucaults Studien zur Disziplin, die Erfassungstechniken als derartige produktive Machttechniken erkennbar gemacht haben. Foucault analysierte Techniken der Erfassung und Visualisierung unter anderem als Praktiken der Raumorganisation. In Institutionen wie der Kaserne, der Schule oder der Fabrik beobachtete er die Abschließung und Parzellierung von Raum: Körper werden gemäß ihrer Funktion an einem solch klar abgegrenzten Ort auf Parzellen verteilt. Auf diese Weise wird aus einer sich unkontrolliert bewegenden und undurchschaubaren Menge von Körpern ein „lebendiges Tableau" geformt, das Ordnung, Sichtbarkeit und somit kontrollierenden Zugriff erlaubt. Das Tableau ist Wissensverfahren und Machttechnik gleichermaßen. Analyse und Macht, so stellt Foucault heraus, sind eng miteinander verzahnt.[144] Als eine ideale Verwirklichung dieser analytischen Macht beschreibt Foucault die ‚Peststadt'. Die Seuche bietet Anlass, die Körper der Bewohner vollständig zu registrieren und ihre Bewegungen zu kontrollieren:

„Dieser geschlossene, parzellierte, lückenlos überwachte Raum, innerhalb dessen die Individuen in feste Plätze eingespannt sind, die geringsten Bewegungen kontrolliert und sämtliche Ereignisse registriert werden, eine ununterbrochene Schreibarbeit das Zentrum mit der Peripherie verbindet, die Gewalt ohne Teilung in einer bruchlosen Hierarchie ausgeübt wird, jedes Individuum ständig erfaßt, geprüft und unter die Lebenden, die Kranken und die Toten aufgeteilt wird – dies ist das kompakte Modell einer Disziplinierungsanlage."[145]

Die Erfassung von Individuen im Raum und die Verfolgung oder Lenkung all ihrer Schritte stellt also eine Technik dar, Menschen einem hierarchischen Disziplinarregime zu unterwerfen. Die Schule, die Kaserne oder die Fabrik schaffen „lebende Tableaus", die die unmittelbare Betrachtung von wohl geordneten und analysierbaren

---

[142] James C. Scott, *Seeing Like a State. How Certain Schemes to Improve the Human Condition Have Failed*, New Haven/London 1998 (= Scott, Seeing Like a State).
[143] Benedict Anderson, *Die Erfindung der Nation. Zur Karriere eines folgenreichen Konzepts*, Frankfurt a. M./New York 1996 [1983], 163–172 und z. B. Mitchell Hart, „Moses the Microbiologist. Judaism and Social Hygiene in the Work of Alfred Nossig", in: *Jewish Social Studies. New Series* 2, 1995, 72–97 (= Hart, Moses the Microbiologist); Sybilla Nikolow, „Die Nation als statistisches Kollektiv. Bevölkerungskonstruktionen im Kaiserreich und in der Weimarer Republik", in: Ralph Jessen/Jakob Vogel (Hgg.), *Wissenschaft und Nation in der europäischen Geschichte*, Frankfurt a. M. 2002, 235–259 (= Nikolow, Die Nation als statistisches Kollektiv); Pieter M. Judson, *Guardians of the Nation. Activists on the Language Frontiers of Imperial Austria*, Cambridge/London 2006; Tatjana Lichtenstein, „Racializing Jewishness. Zionist Responses to National Indifference in Interwar Czechoslovakia", *Austrian History Yearbook* 43, 2012, 75–97. Die Macht der Statistik zu relativieren, unternimmt für den polnischen Fall Morgane Labbé, „La statistique d'une minorité sans nom. Les ‚Tutejsi' dans la Pologne de l'entre-deux-guerres", in: Paul Bauer/Cristian Jacques/Mathieu Plésiat/Máté Zombory (Hgg.), *Minorités nationales en Europe centrale. Démocratie, savoirs scientifiques et enjeux de représantation*, Praha 2011, 131–153.
[144] Foucault, Überwachen und Strafen, 181–190, Zitat: 190.
[145] Ebd., 253.

Individuen ermöglichen. Im Falle der von der Pest heimgesuchten Stadt hingegen ist Schreibarbeit nötig, um dem beobachtendem Zentrum die Gesellschaft im Tableau vor Augen zu führen. Hier muss die Ordnung aus dem dreidimensionalen Raum auf die zweidimensionale Papierfläche übertragen werden.

Auch ein Staatsterritorium stellt einen zu großen physischen Raum dar, als dass eine zentrale Beobachterin ihn als lebendes Tableau betrachten könnte. James Scott hat beschrieben, dass die Erfassung und Analyse von Staatsbürgern im Hinblick auf ihre Wehrfähigkeit, ihren Besitz, ihre Produktivität oder ihren Gesundheitszustand seit dem 18. Jahrhundert über die Rationalisierung und Standardisierung von Wohn- und Lebensverhältnissen erfolgte, die diese Verhältnisse für den Staat überhaupt erst „lesbar" machten. Der Wille eines staatlichen Zentrums, seine materiellen und humanen ‚Ressourcen' zu ergründen, ging einher mit der Einführung von Nachnamen, Straßennamen und Hausnummern, der Schaffung von quadratisch angelegten Stadtvierteln, von Standardmaßen und Nationalsprachen. Die auf diese Weise homogenisierten und standardisierten Informationen konnten dann in Katasterkarten, Landkarten oder in Sozialstatistiken auf Papier verzeichnet und zur Grundlage staatlicher Politik gemacht werden: Menschen und Dinge wurden ihrer komplexen lokalen Verflechtungen enthoben und traten dem staatlichen Blick als aggregiertes Datum auf einer zweidimensionalen Fläche entgegen.[146]

Im 18. Jahrhundert waren solche Daten noch nicht notwendigerweise numerisch. Die Société Royale de Médecine in Paris beispielsweise begann 1775 im Auftrag der französischen Regierung über Fragebögen den Gesundheitszustand der Menschen in der Provinz zu erfassen und extrahierte ihre Informationen aus tausenden Seiten schriftlicher Berichte, um als Ergebnis wiederum einen Text zu präsentieren.[147] Im deutschsprachigen Raum war die Vorstellung, ein Staatskollektiv quantitativ zu fassen, im romantischen Denken des 18. Jahrhunderts völlig abwegig, denn dieses Kollektiv wurde als lebendiges Wesen imaginiert.[148] Das vorindustrielle Zeitalter war ein qualitatives und kein quantitatives.[149] Seit dem späten 18. Jahrhundert aber setzte sich im Kontext des Positivismus und der Vorstellung einer rein beschreibenden und deshalb objektiven Mathematik die Zahl als *technology of trust* (Theodore M. Porter) in Wissenschaften und öffentlicher Verwaltung durch. So wurde die quantitative Statistik bei der Produktion eines sichtbaren und manipulierbaren staatlichen Gefüges im 19. Jahrhundert und insbesondere in der zweiten Jahrhunderthälfte zu einem zentralen Instrument. Zu Beginn des 19. Jahrhunderts entstanden in Frankreich und den deutschen Staaten erste statistische Büros, die sich ab der Jahrhundertmitte auch in anderen Ländern etablierten.[150] Etwa zur gleichen Zeit wurde auch langsam begonnen, statistische Daten über den Gesundheitszustand der Menschen zu erheben.

---

[146] Scott, Seeing Like a State, Teil 1.

[147] John Andrew Mendelsohn, „The World on a Page. Making a General Observation in the Eighteenth Century", in: Lorraine Daston/Elizabeth Lunbeck (Hgg.), *Histories of Scientific Observation*, Chicago/London 2011, 396–420.

[148] Nikolow, Die Nation als statistisches Kollektiv, 240.

[149] So stellt Theodore M. Porter in Anlehnung an Witold Kula fest. Vgl. Theodore M. Porter, *Trust in Numbers. The Pursuit of Objectivity in Science and Public Life*, Princeton 1995, 25.

[150] Thomas Etzemüller, *Ein ewigwährender Untergang. Der apokalyptische Bevölkerungsdiskurs im 20. Jahrhundert*, Bielefeld 2007, 22.

In England veröffentlichten medizinische Zeitschriften seit den späten 1830er Jahren *vital statistics* und John Snow erhob seine Daten über Choleramortalität und Wasserversorgung im Jahr 1854. In Frankreich führte der Mediziner Charles Louis 1835 quantitative Vergleichsstudien über den Erfolg der Aderlasstherapie bei Lungenentzündung durch.[151] In Preußen wurde im gleichen Jahr ein Gesetz über die Meldung von Geschlechtskrankheiten verabschiedet, das aber kaum Anwendung fand. Eine Erfassung von Infektionskrankheiten wurde gesetzlich hier erst 1900 verankert.[152] Seit der Jahrhundertmitte wurden Todesursachenstatistiken erstellt.[153]

Die historische Forschung zur Geschichte der Epidemiologie und medizinischen Statistik hat jedoch gezeigt, dass diese quantifizierenden Wissensgebiete innerhalb der Medizin lange randständig blieben. So musste sich auch die von Karl Pearson um 1900 um mathematische Finesse erweiterte medizinische Statistik lange damit abfinden, dass sie von Ärzten nur teilweise wahrgenommen wurde. Für England wurde festgestellt, dass eine stärkere Einbeziehung medizinischer Statistik in das universitäre Curriculum erst in den 1930er Jahren erfolgte. Erste Lehrstühle für Epidemiologie entstanden in Großbritannien und den USA ebenfalls in dieser Zeit.[154]

Marcin Kacprzaks Postulat aus dem Jahr 1926, die medizinische Statistik zu einem Grundpfeiler öffentlicher Gesundheitspflege zu machen, fällt also just in den Zeitraum, als sich die Epidemiologie auch in anderen Ländern erst einen Platz innerhalb der Medizin erkämpfte. Die medizinische Statistik war der ‚natürliche Partner‘ des Warschauer *state-building*, nicht aber der medizinischen Praxis. Entsprechende Konfliktlinien sollten sich bei der Erstellung epidemiologischer Statistiken in der Zweiten Polnischen Republik denn auch auftun. Bis Amtsärzte und staatliches Sanitätspersonal die Erhebung epidemiologischer Daten und ihre Versendung nach Warschau wie die Messung des Pulsschlags in ihr Alltagsgeschäft integrierten, mussten Gesundheitsministerium und Staatliches Hygieneinstitut einiges an Arbeit investieren.

Das polnische Gesetz zur Seuchenbekämpfung von 1919 hatte eine Liste von 23 Infektionskrankheiten festgelegt, die der Meldepflicht unterstanden. Es differenzierte „schwere Infektionskrankheiten" wie Pest, Pocken, Cholera, Typhus, Fleckfieber, Scharlach oder Diphtherie, „chronische Infektionskrankheiten" wie Tuberkulose und Trachom, ansteckende Krankheiten beim Tier sowie als einzige nicht infektiöse Krankheit massenhaft auftretende Vergiftungserscheinungen.[155]

Auf Grundlage dieser gesetzlich geregelten Meldepflicht setzte Warschau eine umfassende Berichtsmaschinerie in Gang, die einen steten Zufluss von Daten in die

---

[151] Eileen Magnello, „The Introduction of Mathematical Statistics into Medical Research. The Role of Karl Pearson, Major Greenwood and Austin Bradford Hill", in: Dies./Anne Hardy, *The Road to Medical Statistics*, Amsterdam/New York 2002, 95–123, 99 (= Magnello, The Introduction of Mathematical Statistics); Alfredo Morabia, „Epidemiology. An Epistemological Perspective", in: Ders., *A History of Epidemiologic Methods and Concepts*, Basel/Boston/Berlin 2004, 3–125, 38–40.

[152] Sauerteig, Krankheit, Sexualität, Gesellschaft, 320, 327.

[153] Michael C. Schneider, „Medizinalstatistik im Spannungsfeld divergierender Interessen. Kooperationsformen zwischen statistischen Ämtern und dem Kaiserlichen Gesundheitsamt/Reichsgesundheitsamt", in: Axel C. Hüntelmann/Johannes Vossen/Herwig Czech (Hgg.), *Gesundheit und Staat. Studien zur Geschichte der Gesundheitsämter in Deutschland, 1870–1950*, Husum 2006, 49–62.

[154] Magnello, The Introduction of Mathematical Statistics, 111–116; J. Rosser Matthews, *Quantification and the Quest for Medical Certainty*, Princeton 1995, Kap. 5.

[155] Art. 3, Ustawa z dnia 25 lipca 1919.

seuchenpolitische Zentrale des Landes gewährleisten sollte. Auf diese Weise sollten die Infektionsfälle unter den ca. 30 Millionen polnischen Staatsbürgerinnen und Staatsbürgern, die auf einer Fläche von ungefähr 388 000 Quadratkilometern verteilt lebten, für Warschauer Augen sichtbar und in eine für die Zentrale kontrollierbare Ordnung überführt werden. Um den unübersichtlichen und undurchdringlichen Raum infizierter und nicht infizierter Menschen auf die zweidimensionale Papierfläche zu bannen, sie in ein lesbares Datum und dann in eine statistische Ordnungsform zu überführen, bediente man sich in Warschau vor allem zweier Formatierungen von Beobachtungen: der Tabelle und dem Fragebogen. Beiden Formen möchte ich nun im Folgenden genauer nachgehen und ihre epistemische und performative Funktion in der Produktion einer staatlichen epidemiologischen Ordnung beleuchten.

6.1. Epidemiologische Ordnung schaffen: Tabellarische Wochenberichte

Vermutlich zeitgleich mit den ersten staatlichen Gesundheitsstrukturen außerhalb Warschaus, den Regionalen Gesundheitsämtern, führte das Gesundheitsministerium im Sommer/Herbst 1919 den epidemiologischen Wochenbericht ein. Erste Wochenberichte liegen mir für das Regionale Gesundheitsamt Lemberg vom April 1920 vor.[156] Die Berichte entstanden in einem Zusammenspiel aller Ebenen der zentralistisch organisierten polnischen Seuchenbürokratie. Auf der lokalen Ebene waren Hausärzte (und in wenigen Fällen und das vor allem im städtischen Raum auch Hausärztinnen)[157], Mediziner in Kranken- oder Geburtshäusern, Desinfektoren und Sanitätsaufseher, Krankenschwestern und Hebammen, aber auch Familienoberhäupter, Arbeitgeber, Lehrer oder sonstige Autoritätspersonen dazu verpflichtet, Infektionsfälle oder Personen, bei denen Verdacht auf eine ansteckende Krankheit bestand, sofort der kommunalen Verwaltung zu melden. Diese hatte den Fall dann umgehend, gegebenenfalls über den Regionalarzt, an den Kreisarzt weiterzuleiten.[158] Verantwortlich für den Wochenbericht war nun der Kreisarzt, dessen Position in allen mir aus den Quellen bekannten Fällen von einem Mann besetzt war. Er hatte wöchentlich die an ihn gemeldeten Fälle zweifach in ein vorgefertigtes Formblatt einzutragen und dieses sowohl an das Gesundheitsministerium, später das Innenministerium, in Warschau als auch an die Gesundheitsabteilung des übergeordneten Wojewodschaftsamts zu senden. Den Wochenbericht werde ich im Folgenden als Beispiel für die Funktionsweise der tabellarischen Ordnungsform in der staatlichen Seuchenpolitik diskutieren:

Der Bericht war als Tabelle angelegt und füllte eine etwas größer als DIN A-4 geschnittene Seite im Querformat (Abb. 6).[159] Er verzeichnete in der linken oberen Ecke zunächst den Kreis (*powiat*), so dass die Tabelle in Warschau sofort geogra-

---

[156] Wykazy zachorowań i zgonów na choroby zakaźne i inne, wystepujące nagmiennie, TsDIAL, Okręgowy Urząd Zdrowia we Lwowie, 567/1/106, Bl. 20–35.

[157] Nach Erhebungen aus dem Jahr 1938 praktizierten in Polen in diesem Jahr 2001 Ärztinnen. Zwei Drittel davon lebten und arbeiteten in den großen polnischen Städten. Im urbanen Raum machten sie 20 % der Ärzteschaft aus, im ländlichen waren nur 10 % der Ärzte Frauen. Vgl. Więckowska, Lekarze jako grupa zawodowa, 48.

[158] Art. 2, 5, 8, Ustawa z dnia 25 lipca 1919.

[159] Abb. 6 zeigt bereits eine Zusammenführung des Wochenberichts für die Wojewodschafts-

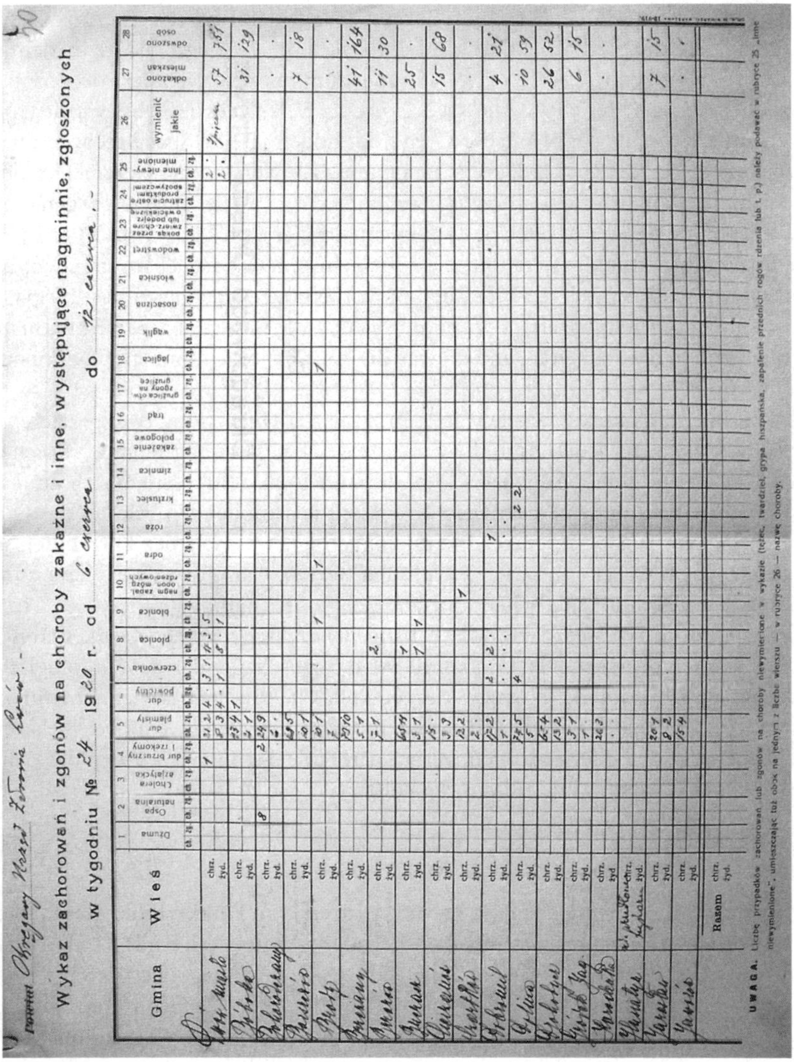
Wykaz zachorowań i zgonów na choroby zakaźne i inne, występujące nagminnie, zgłoszonych w tygodniu № 24 1920 r. od 6 czerwca do 12 czerwca

Abb. 6: Epidemiologischer Wochenbericht der Lemberger Wojewodschaft (Quelle: TsDIAL 567/1/106, Bl. 30).

phisch eingeordnet werden konnte. In der fett gedruckten Überschrift „Anzeige über Erkrankungen und Sterbefälle durch Infektionskrankheiten und andere epidemisch auftretende Krankheiten" waren die Ordnungsnummer der Kalenderwoche und die genauen Daten der Berichtswoche zu ergänzen. In der Tabelle selbst wurde in der linken äußeren Spalte der Name der Gemeinde abgefragt, die Spalte rechts daneben verzeichnete die Namen der Dörfer, in denen Fälle aufgetreten waren. Die obere Querzeile gab dann in durchnummerierter Reihe die 23 im Seuchengesetz genannten Krankheiten an, deren Auftreten in Zahlen einzutragen war. Dabei wurde bei Tollwut eine Spalte für erkrankte Tiere und eine für gebissene Menschen vorgesehen. Eine Spalte wurde zudem „anderen Krankheiten" vorbehalten. So ergaben sich 25 Spalten, in denen Krankheiten abgefragt wurden. Spalte 26 ließ die „anderen Krankheiten" spezifizieren, in die Spalten 27 und 28 war die Anzahl vorgenommener Desinfektionen und Entlausungen einzutragen.

Die Zahlen für Infektionsfälle waren in zweierlei Hinsicht zu konkretisieren. In der Längsspalte einer jeden Krankheit musste der Kreisarzt angeben, ob es sich um einen Krankheits- oder um einen Todesfall handelte. Dadurch ergab sich zunächst eine vertikale Trennlinie in jedem pro Krankheit auszufüllenden Feld. In der Querzeile wiederum wurde für jede Gemeinde abgefragt, wie viele der Erkrankten und Verstorbenen „Christen" und wie viele „Juden" waren. Damit wurde das Erfassungsquadrat nochmals horizontal geteilt. Andere Religionen, pathologische Mischformen, Geschlecht, Alter, sozialer Status oder sonstige Charakteristika der Kranken und Todesfälle wurden nicht erhoben und somit aus der zu schaffenden epidemiologischen Ordnung ausgeklammert. In einem viergeteilten Quadrat galt es vielmehr für jede Gemeinde festzuhalten, wie viele Christen und Juden in Woche X an, beispielsweise, Fleckfieber erkrankt oder gestorben waren. Am Fuße der Tabelle wurden die Zahlen dann in einer „Gesamt-Zeile" zusammengeführt.

Funktionen des tabellarischen Formulars

Bei der Schaffung einer epidemiologischen Ordnung im Land erfüllte diese tabellarische Formatierung eine epistemische und eine machtgenerierende Funktion. Als „slot- and filler"-Text reduzierte die Tabelle das nach Warschau übermittelte Wissen auf bestimmte Themen und Parameter. Sie erfüllte eine „Filterfunktion", die das komplexe lokale Geschehen beim Ausbrechen einer Seuche nach bestimmten Kriterien ordnete und auf diese Weise überschaubar machte.[160] Das Prinzip der Tabelle, so betont Markus Krajewski, ist das der Diskontinuität. Erst durch die Zerlegung eines Phänomens nach vorher festgelegten Kriterien kann der mediale Wechsel vom Objekt – hier einem Infektionsfall – zum Datentyp Schrift oder Zahl vollzogen werden. Die Tabelle ermöglicht es, die Daten dann in einer weiteren medialen Transformation in eine Datenstruktur zu überführen. Die einzelnen Bestandteile des Objekts können in dieser tabellarischen Datenstruktur auf neue Art und Weise miteinander in Bezie-

---

ebene. Unter „gmina" wurden hier die Namen der Kreise aufgeführt. Das Formblatt ist aber das gleiche, das ein Kreisarzt auszufüllen hatte, das ich im Archiv jedoch nicht abfotografieren konnte.

[160] Rainer Paris, „Soziologie des Formulars", in: Ders. (Hg.), *Normale Macht. Soziologische Essays*, Konstanz 2005, 189–192, 190f.

hung gesetzt werden. Sie werden „In-Formation" gebracht.[161] Erst in einer zerlegten und neu zusammengesetzten Formatierung also können Daten entstehen und eine wissensgenerierende Funktion erfüllen, sprich ‚Informationen' darstellen.

Die ‚Information' über Seuchen wurden in den Wochenberichten zusätzlich über das klein gehaltene Feld, in das der Kreisarzt seine Eintragungen zu machen hatte, strukturiert. Das kleine Quadrat ließ keine andere Notationsform zu als die der Zahl. Es blieb kein Platz für eine Randbemerkung, zusätzliche Notizen oder die Äußerung von Zweifeln an einer Diagnose. Die Reduktion auf eine quantitative Angabe bot dabei aus Warschauer Perspektive die eindeutigste Form der Wissensübermittlung.[162] Sie ermöglichte es Warschau, zu einem wahren *center of calculation* der Epidemien im Sinne Bruno Latours zu werden. Nach bestimmten Parametern strukturiert und in das Korsett einer quantitativen Angabe gezwängt wurde eine Seuche hier auf die zweidimensionale Papierfläche *inskribiert* und konnte im Zahlenformat per Post nach Warschau geschickt werden.[163]

Die Strukturierung und Reduzierung des lokalen Seuchengeschehens machte dort den Vergleich mit anderen lokalen Situationen möglich, wenn diese nach eben den gleichen Bestandteilen zergliedert worden waren. Die Versendung des epidemiologischen Wochenberichts als *Vordruck* in alle Kreise des Landes war deshalb zentral, um sicherzustellen, dass gleichförmige epidemiologische ‚Informationen' aus der Peripherie ins Zentrum gelangten. Nur dann konnten diese Daten weiter prozessiert und zu Synthesen für die Wojewodschafts- und die nationale Ebene zusammengeführt werden. Dabei wurde eine konkrete Vorstellung über den epidemiologischen Zustand *der* polnischen Bevölkerung oder *des* polnischen Territoriums produziert. Ein nationaler epidemiologischer Raum wurde geschaffen, der zu überschauen und zu kontrollieren war. „Weit entfernte Domänen rücken in unmittelbare Nähe, verschlungene und versteckte Domänen werden flach, Tausende von Vorkommnissen können synoptisch betrachtet werden." Diese Form des *Drawing Things Together* ist laut Bruno Latour die zentrale Möglichkeitsbedingungen, über viele Macht auszuüben.[164] Nur auf Grundlage dieser synthetisierten und lesbaren Formatierung eines Staatsraums ist der Zugriff des Zentrums auf lokale Situationen überhaupt möglich.[165] Die epidemiologische Statistik, so auch eingangs Marcin Kacprzak, bot die zentrale Grundlage für das staatliche Eingreifen in ein lokales Seuchengeschehen.

Darüber hinaus hatten die epidemiologischen Wochenberichte performative Effekte, die ebenso zur Ausbildung des staatlichen *decision* und *identity space* beitrugen.[166] Die Wochenberichtsformulare agierten als papierne Vertreter staatlicher

---

[161] Markus Krajewski, „In Formation. Aufstieg und Fall der Tabelle als Paradigma der Datenverarbeitung", *Nach Feierabend. Zürcher Jahrbuch für Wissensgeschichte* 3, 2007, 37–55, 37 f. (= Krajewski, In Formation).

[162] Theodore M. Porter, „Objectivity as Standardization. The Rhetoric of Impersonality in Measurement, Statistics, and Cost-Benefit Analysis", *Annals of Scholarship* 9, 1992, 19–59, 32.

[163] Die epidemiologischen Wochenberichte stellen also ebenfalls eine spezifische Form von Inskriptionen dar, wie ich sie für das bakteriologische Labor in Kapitel 2.2. beschrieben habe. Hier wurden Seuchen inskribiert.

[164] Latour, Drawing Things Together, 296–298, Zitat: 296.

[165] Scott, Seeing Like a State.

[166] Zum Begriff der Performativität vgl. Uwe Wirth, „Der Performanzbegriff im Spannungsfeld

Autorität in einer weit von Warschau entfernten Region.[167] Das vorgedruckte Formular materialisierte den polnischen Staat in den Händen der Kreisärzte, indem es als offizielles und von der staatlichen Druckerei zentral ausgegebenes Schriftstück physisch von dessen Existenz zeugen konnte. Das Zirkulieren der Wochenberichte zwischen Warschau und den Kreisen brachte Zentrum und Peripherie zudem im Akt des Verschickens miteinander in Verbindung. In einem Netz von regelmäßig aus- und eingesandten Formblättern wurde der polnische Staat hier produziert und immer wieder aktualisiert. Das epidemiologische Berichtswesen brachte zudem die Figur des Kreisarztes überhaupt erst hervor. Indem sich ein Arzt dem wöchentlichen Rhythmus des Ausfüllens und Verschickens der staatlichen Dokumente unterwarf, wurde er von einem frei praktizierenden Mediziner zu einem staatlichen Beamten des polnischen Gesundheitswesens.[168] Die Praxis des Wochenberichts also machte Staat.[169]

Wochenberichte in der Praxis

Damit die epistemische und performative Funktion des Wochenberichts zur vollen Entfaltung kam und erfolgreich zur Stabilisierung des polnischen Staats beitrug, war es zentral, dass die vorgedruckten Tabellen korrekt ausgefüllt sowie regelmäßig und pünktlich an Wojewodschaftsamt und Warschau versendet wurden. Die „genaue und schnelle" Übermittlung der epidemiologischen Daten sei unabdingbar, so das Innenministerium in einem Rundschreiben vom November 1929, hänge davon doch ab, ob sich das Gesundheitsdepartement ein Bild über den Verlauf der Infektionskrankheiten im Land machen könne und welche Verordnungen es erlassen müsse. Unter anderem aus diesem Grund verlegte es das Ende der Woche von bisher Samstag 24 Uhr auf Samstag 12 Uhr. So könnten die Berichte noch vor Schließung der Postämter am Samstag verschickt werden und dem Innenministerium bereits am Montag vorliegen.[170] In den 1920er Jahren hatte es Wojewodschaften und Warschau noch genügt, die Berichte erst am Dienstag der Folgewoche in den Händen zu halten.[171]

---

von Illokution, Iteration und Indexikalität", in: Ders. (Hg.), *Performanz. Zwischen Sprachphilosophie und Kulturwissenschaften*, Frankfurt a M. 2002, 9–60.

[167] Arndt Brendecke, „Tabellen und Formulare als Regulative der Wissenserfassung und Wissenspräsentation", in: Wulf Oesterreicher/Gerhard Regn/Winfried Schulze (Hgg.), *Autorität der Form – Autorisierung – Institutionelle Autorität*, Münster 2003, 37–53, 46 f.

[168] Zur Transformation von Identitäten durch den Akt des Schreibens vgl. Bernhard Siegert, „Fictious Identities. On the interrogatorios and registros de pasajeros a indias in the Archivo General de Indias (Seville) (16th century)", in: Wolfram Nitsch/Matei Chihaia/Alejandra Torres (Hgg.), *Ficciones de los medios en la periferia. Técnicas de comunicación en la ficción hispanoamericana moderna*, Köln 2008, 19–30, 25.

[169] Zur Agentur von formalisierten Aufschreibesystemen wie Akten vgl. Cornelia Vismann, *Akten. Medientechnik und Recht*, Frankfurt a. M. 2000; Jakob Tanner, „Akteure, Akten und Archive", in: Claudia Kaufmann/Walter Leimgruber (Hgg.), *Was Akten bewirken können. Integrations- und Ausschlussprozesse eines Verwaltungsvorgangs*, Zürich 2008, 150–160; Zur Bedeutung von Papiertechnologien in der Medizin allgemein vgl. Volker Hess, „Formalisierte Beobachtung. Die Genese der modernen Krankenakte am Beispiel der Berliner und Pariser Medizin (1725–1830)", *Medizinhistorisches Journal* 45, 2010, 293–340; Ders./Mendelsohn, Case and Series.

[170] Okólnik Nr. 270 vom 21.11.1929, AP w Łodzi, Urząd Wojewódzki Łódzki. Wydział Zdrowia, 3136 f.

[171] Okręgowy Urząd Zdrowia w Toruniu an Kreisärzte des Województwo Pomorskie, 30.1.1920,

Sowohl die Genauigkeit als auch die Schnelligkeit der epidemiologischen Daten-übermittlung ließen bei der Umsetzung dieses Warschauer Erfassungs- und Steue-rungsprojektes jedoch zu wünschen übrig. Denn die papierne Tabelle allein konnte ihre epistemische und performative Funktion nicht erfüllen. Sie war auf die Mit-arbeit zahlreicher menschlicher und nicht-menschlicher Akteure angewiesen, die ihre Kooperation nicht selten verweigerten. Das strikte Formularwesen und die Kategorisierung und Disziplinierung, die es mit sich brachte, rief auch Widerstände hervor.

In den archivalischen Aktenbeständen der Gesundheitsabteilungen von Wojewod-schaftsämtern in West-, Zentral- und Ostpolen finden sich zahlreiche Schriftwechsel, in denen darüber geklagt wurde, dass Wochenberichte zu spät oder überhaupt nicht gesendet wurden. Kreisärzte wurden höflich gebeten oder aber streng ermahnt, ihre ausgefüllten Tabellen einzuschicken. Um den nach Warschau fließenden Datenstrom zum Laufen zu bringen, war eine große Menge an Parallelkorrespondenz notwen-dig.[172]

Wenn die Wochenberichte eingingen, so taten sie das häufig nicht in der Form, in der man sich das in Wojewodschaftsämtern und Warschau wünschte. Das vor-gedruckte Tabellenformular konnte trotz seiner Strenge und Autorität bis zu einem gewissen Grad flexibel von den Kreisärzten angepasst werden. So wurden immer wieder Zeilen oder Spalten freigelassen, manchmal mit der Begründung, dass aus der entsprechenden Gemeinde keine Anzeigen eingegangen seien.[173] Der Kreisarzt aus dem westpolnischen Grudziądz hingegen vergaß, in der obersten Zeile des Berichts die Daten des Berichtszeitraums einzutragen und auch die Orte, in denen die Infek-tionsfälle aufgetreten waren, ließ er hin und wieder aus. Für das Regionale Gesund-heitsamt in Toruń wurden seine Zusendungen damit statistisch völlig wertlos. Der Arzt wurde zur erneuten Übersendung einer Reihe von Berichten aufgefordert – mit Angabe von Daten und Orten.[174] Eine ebensolche ‚Verfehlung' wie das Freilassen von Zeilen und Spalten stellte es dar, wenn Ärzte gar kein Formblatt verwendeten, sondern die Nachricht über einen Infektionsfall in einem kurzen Fließtext auf einer Postkarte notierten. Dann passierte noch viel leichter, was die Formautorität des Formulars zu

---

AP w Bydgoszczy, Urząd Wojewódzki Pomorski w Toruniu, 11860. Das Województwo Pomorskie lag im ehemaligen preußischen Teilungsgebiet, dessen Fragen der öffentlichen Gesundheit wie auch andere Politikbereiche von einem eigenständigen Ministerium für dieses Teilungsgebiet geregelt wurden (vgl. Kapitel 5.2.). Die hier zitierte Anweisung des Regionalen Gesundheitsamtes Toruń kann also nicht problemlos auf das gesamte polnische Staatsgebiet übertragen werden. Für die übrigen Landesteile liegen mir aber keine Verordnungen vor. Auf Grund der Folgeverordnungen kann man zudem davon ausgehen, dass die Wojewodschaft Pomerellen hier den Vorgaben für den Gesamtstaat gefolgt ist.

[172] Vgl. z. B. Okręgowy Urząd Zdrowia w Toruniu an den Kreisarzt von Gniewno, 20.5.1920, AP w Bydgoszczy, Urząd Wojewódzki Pomorski w Toruniu, 11860; Okręgowy Urząd Zdrowia w Toruniu an den Kreisarzt von Weijherowo, 20.2.1920, ebd.; Państwowy Centralny Zakład Epidemjologiczny an den Magistrat der Stadt Lodz, 23.1.1922 und 31.8.1922, AP w Łodzi, Magistrat M. Łodzi. Wydział Zdrowotności Publicznej, Akta M. Łodzi 19269, Bl. 2, 8; Województwo Krakowskie an Starostwo Powiatowe w Żywcu, 20.2.1923, AP w Krakowie, Starostwo Powiatowe w Żywcu, StŻ II 334, Bl. 261.

[173] Vgl. die Wochenberichte in: TsDIAL, Okręgowy Urząd Zdrowia we Lwowie, 567/1/106.

[174] Okręgowy Urząd Zdrowia w Toruniu an Kreisarzt von Grudziądz, 26.3.1920, AP w Bydgosz-czy, Urząd Wojewódzki Pomorski w Toruniu, 11860.

verhindern suchte: Daten, die aus Warschauer Perspektive für die Homogenisierung und Zusammenführung lokaler Seuchenausbrüche auf nationaler Ebene zentral waren, blieben aus. So tadelte das Wojewodschaftsamt in Toruń den Kreisarzt aus Wąbrzeźno im Mai 1920, er habe bei seiner Angabe von Infektionsfällen auf einer Postkarte nicht vermerkt, in welchen Ortschaften diese aufgetreten seien. Dies sei, wie der Herr Doktor doch wissen sollte, aber eine unabdingbare Information, um die entsprechenden Schutzmaßnahmen ergreifen zu können.[175]

Dass die Kreisärzte die Formblätter nicht verwendeten, muss nicht zwingend auf eine Ablehnung der im Formular materialisierten staatlichen Autorität im Gesundheitsbereich zurückgeführt werden. Die langsame Herausbildung staatlicher Strukturen zu Beginn der 1920er Jahre machte sich auch darin bemerkbar, dass in staatlichen Druckereien angefertigte Formulare erst langsam in die Amtsgeschäfte aller Landesteile Eingang fanden. Der Stadtarzt in Lodz beispielsweise fertigte seine Wochenberichte bis 1923 in fein säuberlich, mit Lineal und Bleistift von Hand gezeichneten Tabellen oder mit Schreibmaschine an, die den Vordruck aus Warschau nachahmten.[176] Hier bemühte sich der zuständige Amtsarzt also, im staatlichen Spiel mitzuwirken, obwohl die dafür notwendigen Requisiten aus Warschau nicht zur Verfügung gestellt wurden.

Im ehemals preußischen Teilungsgebiet gesellte sich zu der Materialknappheit noch ein weiteres Problem für einen ungehinderten Datenflusses ins Warschauer *center of calculation*. Ein Großteil der hier tätigen Ärzte war deutschsprachig und konnte nur mit Mühe an der polonisierten Gesundheitsverwaltung teilhaben. Dies wird in der folgenden Szenerie deutlich: In der Wojewodschaft Pommerellen wurde auch für die Mitteilung des Hausarztes, der bei einem Patienten eine Infektion vermutete oder diagnostiziert hatte, ein Formblatt eingeführt. Es war an den Kreisarzt zu schicken, der die Information wiederum im Wochenbericht zu verzeichnen hatte. Die Pommersche Verwaltung hatte dafür schlicht die preußische Vorlage verwendet und diese ins Polnische übersetzt. Dabei hatte sie einige neue Krankheiten, die ein Hausarzt durch Unterstreichen anzeigen konnte, entsprechend des polnischen Seuchengesetzes aufgenommen und dafür andere aus der Liste entfernt. Die Übernahme des deutschen Formblatts durch die polnische Verwaltung verweist einmal mehr auf die Anlehnung der entstehenden polnischen Seuchenbürokratie an die deutsche/preußische Medizinalverwaltung.[177] Sie zeigt aber auch das für den Verwaltungsapparat eines homogenisierenden Nationalstaats problematische Erbe von Vielsprachigkeit und Multiethnizität. So forderte die Starostei in Sępólno im Februar 1921 vom Wojewodschaftsamt in Toruń, die polnischsprachigen Vordrucke wieder ins Deutsche zu übersetzen, da die im Kreis tätigen Ärzte allesamt deutschsprachig seien und die neuen Vordrucke nicht verstehen würden. Der Ausgang des Amtes verzeichnet einen

---

[175]   Wojewódzki Urząd Zdrowia w Toruniu an Kreisarzt in Wąbrzeźno, 21.5.1920, ebd.

[176]   AP w Łodzi, Magistrat M. Łodzi. Wydział Zdrowotności Publicznej, Akta M. Łodzi 19267.

[177]   Vgl. dazu für die staatlichen Verwaltungsgeschäfte insgesamt in Posen und zum Sprachproblem Ingo Loose, „How to Run a State. The Question of Knowhow in Public Administration in the First Years after Poland's Rebirth in 1918", in: Martin Kohlrausch/Katrin Steffen/Stefan Wiederkehr (Hgg.), *Expert Cultures in Central Eastern Europe. The Internationalization of Knowledge and the Transformation of Nation States since World War I*, Osnabrück 2010, 145–159.

Monat später die Versendung eines übersetzten Formblatts.[178] Wie genau diese Übersetzung aussah, ist den erhaltenen Wojewodschaftsakten nicht zu entnehmen. Offenbar aber kamen im ehemaligen preußischen Teilungsgebiet vielfach zweisprachige Formblätter in Gebrauch, die bis in die 1930er Jahre hinein Verwendung fanden. So klagte die ministeriale Warschauer Gesundheitsverwaltung 1933 gegenüber Toruń darüber, dass der Kreis Wąbrzeźno deutsch-polnische Wochenberichte einsende und auch der Kreis Starogard seine Daten in zweisprachigen Formularen erfassen würde. Warschau lehnte diese Formulare als unzulässig ab. Ganz grundsätzlich hatte die Warschauer Zentrale auch im Herbst 1933 immer noch damit zu kämpfen, dass teilweise überhaupt keine Vordrucke für die Versendung des wöchentlichen epidemiologischen Berichts verwendet wurden.[179]

Eine weitere Herausforderung für das Funktionieren des Wochenberichtssystems ergab sich bei der Erstmeldung von Fällen. Hier waren die Kreisärzte auf die Kooperation der Hausärztinnen und -ärzte oder sonstigen vor Ort tätigen Personen der Krankenversorgung oder des öffentlichen Lebens angewiesen. Zunächst einmal aber kam es darauf an, dass sich die Kranken oder deren Angehörigen überhaupt erst an einen Arzt oder eine meldepflichtige Autoritätsperson wandten. Dies war jedoch keineswegs selbstverständlich. Vielmehr war die „Verheimlichung" von Infektionsfällen ein wiederkehrendes Thema für die polnische Seuchenbürokratie.[180] Die Umstände für das Nicht-Anzeigen einer Erkrankung werde ich weiter unten noch genauer diskutieren. Aber es kann schon hier darauf verwiesen werden, dass Infektionskranken Arbeits- oder Schulausschluss, die Isolation außerhalb der eigenen Wohnung und fernab der Familie sowie die deutlich sichtbare Markierung des Wohnhauses als infiziert drohte. Hinzu kamen Desinfektionsprozeduren durch staatliche Stellen in den eigenen vier Wänden. Diese Verfahren mussten für viele Menschen abschreckend wirken. Auch die Erinnerung an die rigiden Verfahren der Fleckfieberbekämpfung durch die deutsche Besatzung während des Ersten Weltkriegs kann ein tiefes Misstrauen gegenüber den Maßnahmen einer staatlichen Seuchenbürokratie bewirkt haben. Bereits in diesem Zeitraum war das Nichtanzeigen von Krankheitsfällen ein Thema gewesen.[181] Aber nicht nur die Kranken selbst gaben ihren Zustand dem Warschauer Blick nicht selbstverständlich preis. Auch Hausärztinnen und -ärzte unterließen es bisweilen, einen Fall an den Kreisarzt zu melden.[182]

---

[178] Staroste von Sępólno an Wojewódzki Urząd Zdrowia w Toruniu, 22.2.1921, AP w Bydgoszczy, Urząd Wojewódzki Pomorski w Toruniu, 11860.

[179] MOS an Wojewódzki Urząd Zdrowia w Toruniu, Okt. 1933, AP w Bydgoszczy, Urząd Wojewódzki Pomorski w Toruniu, 11604.

[180] Okręgowy Urząd Zdrowia in Toruń an Kreisärzte des Województwo Pomorskie, 11.3.1920, AP w Bydgoszczy, Urząd Wojewódzki Pomorski w Toruniu, 11860; Protokoll der Versammlung der Kreisärzte des Województwo Pomorskie, 21.–22.2.1930 in Grudziądz, AP Gdańsk Oddział w Gdyni, Starostwo Grodzkie w Gdyni. Referat Sanitarny, 682/539, Bl. 609 ff.; MZP an Wojewódzki Urząd Zdrowia we Lwowie, 19.1.1924, DALO, Wojewódzki Urząd Zdrowia we Lwowie, 1/9/352, Bl. 5.

[181] O. A., 8. Vierteljahresbericht, 20; Ruppert, W sprawie walki z epidemią, 255.

[182] Kreisarzt von Puck an Wojewódzki Urząd Zdrowia w Toruniu, 2.6.1922, AP w Bydgoszczy, Urząd Wojewódzki Pomorski w Toruniu, 11860. Für die USA ist gezeigt worden, dass ein Ressourcenkonflikt um den Zugang zu Patienten und ärztliche Autorität zwischen staatlichem und privatem medizinischem Personal zu solchen Nicht-Meldungen durch Hausärzte führte. Ob es eine solche Debatte auch in Polen gegeben hat, müsste weitere Forschung untersuchen. Amy L. Fairchild/Ronald

Auch wenn die eingesandten Daten also lückenhaft waren und die Homogenität der Informationen auf Grund von nicht verwendeten oder falsch ausgefüllten Vordrucken nicht sicher gestellt war, so wurden sie in Warschau dennoch weiter prozessiert und zur Produktion einer Synopsis des polnischen Infektionsstandes genutzt. In Warschau gingen die Daten zunächst in der statistischen Abteilung der obersten ministerialen Gesundheitsbehörde ein. Dies war bis 1923 das Ministerium für öffentliche Gesundheit und nach dessen Auflösung der Gesundheitsdienst des Innenministeriums. Im Juni 1932 zog das Departament Służby Zdrowia (Abteilung für Gesundheitsdienst) nochmals um und wurde nun im Wohlfahrtsministerium (Ministerstwo Opieki Społecznej, MOS) angesiedelt.[183] Die statistische Abteilung des ministerialen Gesundheitsdiensts wurde seit 1929 vom Leiter der epidemiologischen Abteilung der PSH, Marcin Kacprzak, in Personalunion geführt wurde.[184] Staatliches Hygieneinstitut und Ministerium waren hier also aufs engste vernetzt. Kacprzak hatte die Leitung der epidemiologischen Abteilung 1924 von Stanisława Adamowicz übernommen – vermutlich aus geschlechterpolitischen Gründen.[185] Adamowicz blieb jedoch seine einzige weitere Mitarbeiterin.[186] Die beiden sollten die Fäden des seuchenbürokratischen Berichtssystems während der Zweiten Republik maßgeblich in den Händen halten.

Epidemiologische Ordnungen

Welche epidemiologische Ordnung nun wurde mit den eingesandten Wochenberichten geschaffen? Was für einen epidemiologischen Raum brachten die Parameter, nach denen die Tabelle lokale Seuchengeschehen zerlegte, hervor? Um diese Frage zu beantworten greife ich auf die *Epidemiologische Chronik* zurück, die die epidemiologische Abteilung der Hygieneschule im jährlichen oder halbjährlichen Rhythmus zwischen 1926 und 1929 im Hausmagazin des PZH, der *Medycyna Doświadczalna i Społeczna* veröffentlichte und die danach als eigenständige Broschüre erschien.[187]

Bayer/James Colgrove, *Searching Eyes. Privacy, the State, and Disease Surveillance in America*, Berkeley/Los Angeles/London 2007, Kap. 1.

[183] Kozyra, Polityka administracyjna, 481.

[184] Oddział Statystyczno-Epidemjologiczny P. S. H., Sprawozdanie z działalności za rok 1929, AAN, MOS, 606.

[185] Państwowy Zakład Higieny w Warszawie, Sprawozdanie 1924 i 1925, 14. Obwohl das PZH zahlreiche Frauen beschäftigte, die teilweise auch als Leiterinnen von Laboren fungierten, wurde eine weibliche Abteilungsleitung offensichtlich nur als Übergangslösung akzeptiert. Vgl. zu einigen weiblichen Beschäftigten am PZH Marta Gromulska, „Uczone asystentki, genialne laborantki i ciche wolontariuszki. Pierwsze kobiety zatrudnione w Państwowym Zakładzie Higieny w latach 1919–1925 [Gelehrte Assistentinnen, geniale Laborantinnen und stille Voluntärinnen. Die ersten Frauen am Staatlichen Hygieneinstitut in den Jahren 1919–1925]", *Rocznik PZH* 49, 1998, 401–408. Ich danke Katrin Steffen, die mir diesen Titel zur Verfügung gestellt hat.

[186] Vgl. zur eindrucksvollen Biographie von Adamowicz und zu ihrem Engagement in der polnischen und internationalen akademischen Frauenbewegung Iwona Dadej, *Die Frau von morgen. Frauenpolitisch tätige Akademikerinnen in Deutschland und Polen, 1918–1939*, Dissertation, Freie Universität Berlin, 2015.

[187] Vor 1926 waren die aus den Wochenberichten generierten Daten nur im amtlichen Mitteilungsblatt der polnischen Regierung erschienen und fanden außerhalb der polnischen Verwaltung keine Aufmerksamkeit. Kacprzak, Kronika Epidemjologiczna Nr. 1, 146.

Die Chroniken präsentierten die regionalen und nationalen Synopsen des epidemiologischen Datenstroms in Statistiken und diskutierten die daraus abgeleiteten größeren Entwicklungen und Trends. Im Zentrum stand die tabellarische Übersicht *Infektionskrankheiten in Polen (Choroby zakaźne w Polsce)* (Abb. 7). Darüber hinaus stütze ich mich auf die Darstellungen der nationalen Gesundheitssituation in Polen, die Kacprzak und Adamowicz an die internationalen Stellen öffentlicher Gesundheit schickten: die Hygienesektion des Völkerbundes und das Office International d'Hygiène Publique.

Das zentrale Ordnungsschema, das die epidemiologischen Chroniken hervorbrachten, war die Unterscheidung eines westlichen und eines östlichen Polens. Sie entstand in Adamowiczs und Kacprzaks ständigem Lamentieren über die mangelnde Berichtsmoral der Kreisärzte und Meldepflichtigen. Die Chroniken sind in den ersten Jahren ihres Erscheinens weniger eine Analyse des epidemiologischen Zustands im Staat als vielmehr ein Bericht über die Meldedisziplin und Erfassungspraxis von Ärzten und Pflegepersonal. Die einzelnen Krankheiten, die Kacprzak – stets als alleiniger Autor firmierend[188] – nacheinander abhandelte, wurden kaum im Hinblick auf ihren Verbreitungsgrad oder ihre Mortalität diskutiert, sondern in Bezug auf die Qualität ihrer Erfassung. So erfahren wir in der ersten Chronik zwar die Anzahl der gemeldeten Diphtheriefälle. Kacprzak geht jedoch sogleich auf die problematische Registrierung dieser Krankheit ein. Die geringe Fallmeldung für 1925 sei vor allem auf die Schwierigkeiten einer eindeutigen klinischen Diagnose zurückzuführen.[189] Den beobachteten Anstieg der Zahlen im darauffolgenden Jahr beäugte Kacprzak ebenfalls mit Skepsis. Vermutlich läge hier lediglich eine verbesserte Meldung vor, nicht aber eine tatsächlich Ausbreitung der Krankheit.[190] Bei Masern, Keuchhusten und Wundrose beklagte er, dass sie deshalb so selten angezeigt würden, weil sie von Ärzten wie der Bevölkerung unterschätzt würden.[191] Bei der Tuberkulose war die Meldemoral in Kacprzaks Augen gänzlich katastrophal. Auch seien die Registrierungsformen von Ort zu Ort verschieden. Bei Typhus ließ die Erfassung ebenfalls zu wünschen übrig. Zu den am besten registrierten Krankheiten zählte Kacprzak das gefürchtete Fleckfieber. Ihr Bedrohungspotential wirkte offensichtlich bei der Berichtsmoral der Ärzte nach. Auch hier gab es in seiner Auffassung aber noch deutliches Verbesserungspotential.[192] Die Gründe für all diese Mängel konnte Kacprzak genau benennen:

„Das niedrige Kulturniveau der Bevölkerung, die unzureichende Anzahl praktizierender Ärzte, ihre ungleichmäßige Verteilung im Land und schließlich die Nachlässigkeit der Ärzte bei

---

[188] Es ist aber davon auszugehen, dass Stanisława Adamowicz ebenso an der Datensammlung und -aufbereitung für die Chronik beteiligt war.

[189] Kacprzak, Kronika Epidemjologiczna Nr. 1, 152.

[190] Marcin Kacprzak, „Kronika Epidemjologiczna Nr. 3. Rok 1926 [Epidemiologische Chronik Nr. 3, 1926]", *Medycyna Doświadczalna i Społeczna* 7, 1927, 299–308, 303 (= Kacprzak, Kronika Epidemjologiczna Nr. 3).

[191] Kacprzak, Kronika Epidemjologiczna Nr. 1, 155 f.; Ders., „Kronika Epidemjologiczna. Rok 1927 [Epidemiologische Chronik, 1927]", *Medycyna Doświadczalna i Społeczna* 8, 1927, 435–452, 447 f. (= Kacprzak, Kronika Epidemjologiczna 1927).

[192] Kacprzak, Kronika Epidemjologiczna Nr. 1, 153.

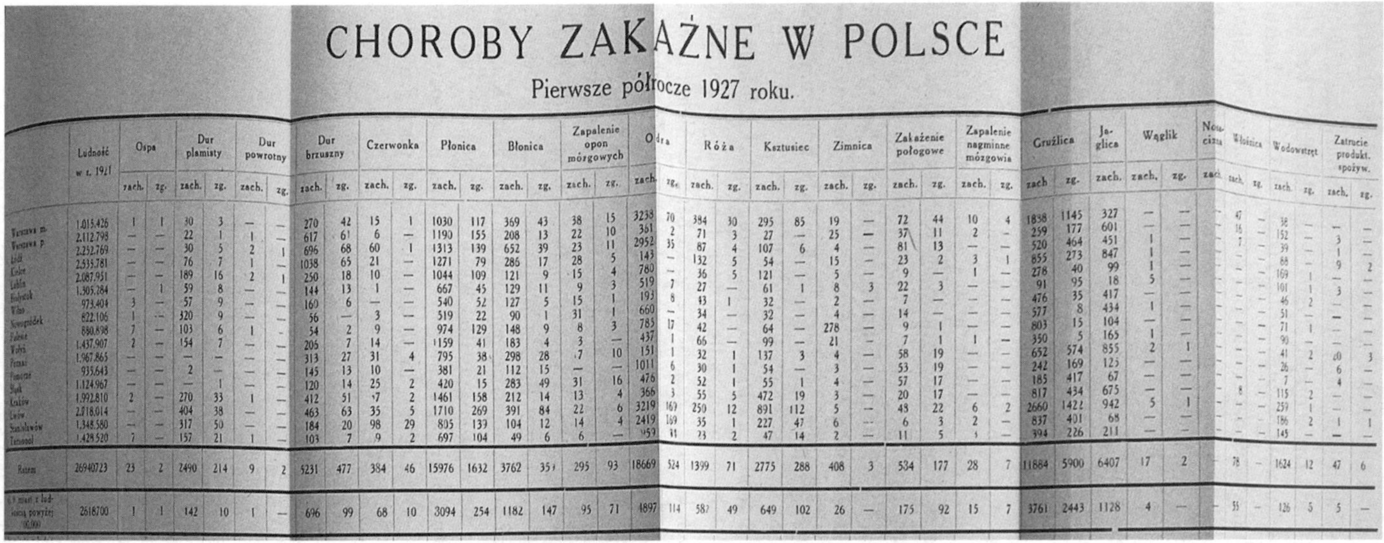

CHOROBY ZAKAŹNE W POLSCE

Pierwsze półrocze 1927 roku.

	Ludność w r. 1921	Ospa		Dur plamisty		Dur powrotny		Dur brzuszny		Czerwonka		Płonica		Błonica		Zapalenie opon mózgowych		Odra	
		zach.	zg.	zach.	zg.	zach.	zg.	zach.	zg.	zach.	zg.	zach.	zg.	zach.	zg.	zach.	zg.	zach.	zg.
Warszawa m.	1.015.426	1	1	30	3	—	—	270	42	15	1	1030	117	369	43	38	15	3238	70
Warszawa p.	2.112.798	—	—	22	1	1	—	617	61	6	—	1190	155	208	13	22	10	361	2
Łódź	2.252.769	—	—	30	5	2	1	696	68	60	1	1313	139	652	39	23	11	2952	35
Kielce	2.535.781	—	—	76	7	1	—	1038	65	21	—	1271	79	286	17	28	5	143	—
Lublin	2.087.951	—	—	189	16	2	1	250	18	10	—	1044	109	121	9	15	4	780	—
Białystok	1.305.284	—	1	59	8	—	—	144	13	1	—	667	45	129	11	9	3	519	7
Wilno	973.404	3	—	57	9	—	—	160	6	—	—	540	52	127	5	15	1	193	8
Nowogródek	822.106	1	—	320	9	—	—	56	—	3	—	519	22	90	1	31	1	660	—
Polesie	880.898	7	—	103	6	1	-	54	2	9	—	974	129	148	9	8	3	785	17
Wołyń	1.437.907	2	—	154	7	—	—	205	7	14	—	1159	41	183	4	3	—	437	1
Poznań	1.967.865	—	—	—	—	—	—	313	27	31	4	795	38	298	28	7	10	151	1
Pomorze	935.643	—	—	2	—	—	—	145	13	10	—	381	21	112	15	—	—	1011	6
Śląsk	1.124.967	—	—	—	1	—	—	120	14	25	2	420	15	283	49	31	16	476	2
Kraków	1.992.810	2	—	270	33	1	—	412	51	7	2	1461	158	212	14	13	4	366	3
Lwów	2.718.014	—	—	404	38	—	—	463	63	35	5	1710	269	391	84	22	6	3219	169
Stanisławów	1.348.580	—	—	317	50	—	—	184	20	98	29	805	139	104	12	14	4	2419	169
Tarnopol	1.428.520	7	—	157	21	1	—	103	7	9	2	697	104	49	6	6	—	959	31
Razem	26940723	23	2	2490	214	9	2	5231	477	384	46	15976	1632	3762	351	295	93	18669	524
[illegible] miast z ludnością powyżej 100.000	2618700	1	1	142	10	1	—	696	99	68	10	3094	254	1182	147	95	71	1897	114

	Róża		Krztusiec		Zimnica		Zakażenie połogowe		Zapalenie nagminne mózgowia		Gruźlica		Jaglica	Wąglik		Nosacizna	Włośnica		Wodowstręt		Zatrucie produkt. spożyw.	
	zach.	zg.	zach.	zg.	zach.	zg.	zach.	zg.	zach.	zg.	zach	zg.	zach.	zach.	zg.	zach.	zach.	zg.	zach.	zg.	zach.	zg.
Warszawa m.	384	30	295	85	19	—	72	44	10	4	1838	1145	327	—	—	—	47	—	38	—	—	—
Warszawa p.	71	3	27	—	25	—	37	11	2	-	259	177	601	—	—	—	16	—	152	—	3	—
Łódź	87	4	107	6	4	—	81	13	—	—	520	464	451	1	—	—	7	—	39	—	1	—
Kielce	132	5	54	—	15	—	23	2	3	1	855	273	847	1	—	—	—	—	68	—	9	2
Lublin	36	5	121	—	5	—	9	—	1	—	278	40	99	1	—	—	—	—	169	1	—	—
Białystok	27	—	61	1	8	3	22	3	—	—	91	95	18	5	—	—	—	—	101	1	3	—
Wilno	43	1	32	—	2	—	7	—	—	—	476	35	417	—	—	—	—	—	46	2	—	—
Nowogródek	34	—	32	—	4	—	14	—	—	—	577	8	434	1	—	—	—	—	51	—	—	—
Polesie	42	—	64	—	278	—	9	1	—	—	803	15	104	—	—	—	—	—	71	1	—	—
Wołyń	66	—	99	—	21	-	7	1	1	—	350	5	165	1	—	—	—	—	90	—	—	—
Poznań	32	1	137	3	4	—	58	19	—	—	652	574	855	2	1	—	—	—	41	2	20	3
Pomorze	30	1	54	—	3	—	53	19	—	—	242	169	125	—	—	—	—	—	26	—	6	—
Śląsk	52	1	55	1	4	—	57	17	—	—	185	417	67	—	—	—	—	—	7	—	4	—
Kraków	55	5	472	19	3	—	20	17	—	—	817	434	675	—	—	—	8	—	115	2	—	—
Lwów	250	12	891	112	5	—	48	22	6	2	2660	1422	942	5	1	—	—	—	259	1	—	—
Stanisławów	35	1	227	47	6	—	6	3	2	—	837	401	68	—	—	—	—	—	186	2	1	1
Tarnopol	23	2	47	14	2	—	11	5	3	—	394	226	211	—	—	—	—	—	145	—	—	—
Razem	1399	71	2775	288	408	3	534	177	28	7	11884	5900	6407	17	2	—	78	—	1624	12	47	6
[illegible] miast z ludnością powyżej 100.000	587	49	649	102	26	—	175	92	15	7	3761	2443	1128	4	—	—	55	—	126	5	5	—

Abb. 7: Epidemiologische Chronik – Infektionskrankheiten in Polen im ersten Halbjahr 1927 (Quelle: Kacprzak, Kronika Epidemjologiczna Nr. 4).

der Meldung – das sind die Schwierigkeiten, die man bei allen Planungen einer Statistik der Infektionskrankheiten bei uns im Blick haben muss."[193]

Abhelfen könne da nur eines: die Steigerung von Kultur und Wohlstand auf der einen Seite und die Aufklärung von Ärzten und Bevölkerung auf der anderen. Primäre Zielgruppe dieser Bemühungen müsse insbesondere das medizinische Personal vor Ort sein. Denn von ihm hänge das gesamte System ab.[194]

In den Augen eines Statistikers und Epidemiologen war die pflichtgemäße Meldung eines Infektionsfalls an die übergeordneten Behörden also Ausdruck des „Kulturniveaus" der Bevölkerung und der Ärzte. Der medizinische Beitrag zum Aufbau eines gut zu überblickenden, nationalen epidemiologischen Raums wurde hier als Effekt von Modernität und Zivilisiertheit betrachtet. Dieser Effekt spielte für die Statistiker auch bei Polens Existenzbehauptung auf internationaler Ebene eine Rolle. Regelmäßig verlässliches Datenmaterial an die internationalen Gesundheitsorganisationen in Genf und Paris zu senden, galt in PZH und dem ministerialen Gesundheitsdienst als eine Frage polnischer „Prestige".[195] Ein stabiles und zivilisiertes Land sollte in der Lage sein, seinen Gesundheitszustand statistisch zu erfassen. Ärzte mussten deshalb zu datenliefernden Staatsbeamten erzogen werden.

Der Aufklärungsbedarf bei den polnischen Ärzten war in Kacprzaks Augen jedoch nicht gleichmäßig verteilt. Einen besonderen Abfall von Meldemoral und ergo Kulturniveau beschrieb er für den Osten des polnischen Staats. Eine mangelhafte Umsetzung des epidemiologischen Berichtssystems im „Osten" im Vergleich zum „Westen" sei beispielsweise an der niedrigen Zahl gemeldeter Typhusfälle in diesem Teil Polens zu erkennen. In dieser ländlich geprägten Region hätte die Fallzahl viel höher ausfallen müssen.[196]

Auch die Angaben zur Typhusmortalität im östlichen Polen seien lückenhaft. Während die Sterblichkeit an Typhus im Westen bei 12 % läge, habe man im Osten teilweise nur eine Sterblichkeit von 2 % verzeichnet. Dies sei aber völlig unrealistisch und könne nur mit einer Nachlässigkeit bei der Registrierung von Todesfällen in den östlichen Wojewodschaften erklärt werden. Die Sanitätsverwaltung im Westen funktioniere einfach bedeutend besser als im ehemaligen Königreich.[197]

Auch bei der Fleckfieberregistrierung zog Kacprzak eine Trennlinie zwischen Ost und West. Der Osten bildete hier eine Ausnahme von der ansonsten gut erfassten Krankheit. In einigen östlichen Kreisen würde nur die Hälfte aller auftretenden

---

[193] Ebd., 145.
[194] Ebd., 145 f.
[195] Okólnik Nr. 270, Z. Z. 6842/29, 2. 11. 1929, AP w Łodzi, Urząd Wojewódzki Łódzki. Wydział Zdrowia, 3136f, Bl. 52. Ausführlich diskutiere ich diesen Aspekt statistischer Erfassung in Kreuder-Sonnen, From Transnationalism to Olympic Internationalism.
[196] Die Begriffe „Osten" und „Westen" sind Quellenbegriffe, die von Kacprzak verwendet wurden. Er spricht entweder von den „westlichen" und „östlichen Wojewodschaften" oder nur von „Ost" und „West", z. B.: „Niewątpliwie zgłaszanie chorób, a więc i duru brzusznego znacznie jest dokładniejsze na zachodzie niż na wschodzie." Kacprzak, Kronika Epidemjologiczna Nr. 1, 150.
[197] Ebd., 149 f.; Marcin Kacprzak, „Kronika Epidemjologiczna Nr. 2. Za pierwsze półrocze 1926 r. [Epidemiologische Chronik Nr. 2. Erstes Halbjahr 1926]", Medycyna Doświadczalna i Społeczna 6, 1926, 310–318, 311. Die Einschätzung, dass Typhus insbesondere eine Krankheit der Landbevölkerung sei, musste Kacprzak in späteren Chroniken revidieren, da sich eine besonders hohe Typhusmorbidität vor allem in den großen Städten zeigte.

Fälle registriert. Begründet sah Kacprzak seine Annahme erneut in den verdächtig niedrigen Sterblichkeitsraten.[198]

Die Tuberkuloseregistrierung veranlasste Kacprzak gar dazu, dass Land explizit in – immerhin nicht klar dichotomisch – drei Teile aufzugliedern:

„Das Jahr 1926 ist, wie schon erwähnt, das erste Jahr, in dem die registrierten Krankheitszahlen die Todesfälle überstiegen. Dennoch können wir uns in der Tuberkulosestatistik hierzulande nur auf die Todeszahlen stützen und dies nur bei dem Material größerer Städte, die eine verhältnismäßig genaue Registrierung von Todesursachen durchführen. Den Rest des Landes kann man in drei Teile trennen:
a. Wojewodschaften, in denen mehr Todesfälle als Erkrankungen gemeldet werden. Dies sind die westlichen Wojewodschaften: Posen, Pommerellen und Schlesien.
b. Wojewodschaften, in denen wir eine relativ hohe Anzahl an Erkrankungen antreffen bei einer äußerst niedrigen Anzahl von Todesfällen. Zu dieser Gruppe zählen die östlichen Wojewodschaften, wo es überhaupt keine Registrierung von Todesfällen gibt.
c. die Wojewodschaft Kleinpolen, in der die Anzahl von Erkrankungen und Todesfällen vergleichsweise hoch ist.“[199]

Hier entwarf Kacprzak das Bild eines fleißig Todesfälle registrierenden Westens, dessen Fleiß an diesem Punkt die Genauigkeit der Krankenerfassungen übertraf. Dem wurden die östlichen Wojewodschaften gegenüber gestellt, die überhaupt keine Todesursachenstatistik führten. Das südöstliche Kleinpolen zeichnete sich durch eine besonders hohe Tuberkulosemorbidität wie -mortalität aus. Darüber hinaus differenzierte Kacprzak seine Tuberkuloseregistrierungskarte des polnischen Staats nach Stadt und Land. Städte führten ordentliche Todesursachenstatistiken, während der ländliche Raum hinterherhinkte. Der bereits als besonders ländlich eingeführte Osten Polens wurde dadurch doppelt gebrandmarkt.

Das Charakteristikum der mangelnden Berichtsmoral flankierte Kacprzak durch weitere Merkmale, die einen polnischen „Osten" vom „Westen" abgrenzten. Das mit einem schlechten Erfassungssystem in Kacprzaks Augen einhergehende niedrige Kulturniveau einer Bevölkerung konnte er insbesondere bei den Menschen im Osten des Landes feststellen.[200] Dies sah er vor allem durch das nach wie vor virulente Fleckfieber in der Region bestätigt. Den Fleckfieberdiskurs von 1919/20 aufgreifend führte er dies auf die „Lebensbedingungen im Osten" zurück:

„Den stärksten Anstieg des Fleckfiebers verzeichnen wir in der Wojewodschaft Wilna. [...] Dieser Zustand wird durch die uns gut bekannten Lebensumstände im Osten verursacht. Wir müssen uns schon fragen, ob unsere Desinfektionskolonnen, Bäder usw. nicht eine Fiktion sind, solange der durchschnittliche Bürger zusammen mit seinem Vieh unter einem Dach lebt. Er ist für Krankheiten besonders anfällig, weil er sich in dreckige Lumpen kleidet, die er nur wechselt, wenn sie ihm von selbst vom Leib fallen. Die stets geforderten Bäder bringen auch keinen Nutzen, wenn der Mensch nach dem Waschen in seine enge, dreckige und verlauste Kammer zurückkehrt. So ist doch auch derjenige russische Bauer [chłop rosyjski] mit dem am besten gewaschenen Körper, der am häufigsten das Bad nutzt in der Summe immer noch

---

[198] Kacprzak, Kronika Epidemjologiczna Nr. 1, 153.
[199] Kacprzak, Kronika Epidemjologiczna Nr. 3, 307 f.
[200] Kacprzak, Kronika Epidemjologiczna Nr. 1, 150.

derjenige in ganz Europa, der am wenigsten Seife benutzt, am stärksten verlaust ist und einen nicht auszulöschenden Herd für das Fleckfieber darstellt."[201]

Als „russische Bauern" wurden in der Regel diejenigen Einwohner der *Kresy* bezeichnet, die ein noch nicht kodifiziertes Weißrussisch sprachen und russisch-orthodox waren.[202] Ihnen wie der gesamten ostpolnischen Bauernschaft wurde eine besondere Primitivität zugeschrieben.[203] Dass sie den Osten einmal mehr zum Herd des ‚unzivilisierten‘ Fleckfiebers machten, überrascht deshalb kaum. Eine Karte der Fleckfieberverteilung im Jahr 1927, die in der epidemiologischen Chronik abgebildet wurde, zeigte denn auch die schon aus der Zeit des polnisch-sowjetischen Krieges bekannte Fleckfiebergeographie: ein dunkel gefärbter Osten stand einem nur leicht schattierten Westen gegenüber.[204] Die Trennlinie zwischen Ost und West verlief dabei schräg vom Nordosten in den Südwesten und ordnete auch das ehemalige Westgalizien um Krakau über die Fleckfieberepidemiologie dem „Osten" zu (Abb. 8).

Diese Fleckfiebergeographie stand dabei nicht nur für eine Krankheitsverteilung. Sie war ein Signum für Schmutz und mangelnde Hygiene. So schuf sie nun auch in visueller Form einen „östlichen" Raum, der von einem „niedrigen Kulturniveau" geprägt zu sein schien.

Dieser Visualisierung stellten Kacprzak und Adamowicz weiteres Zahlenmaterial an die Seite, das den desolaten hygienischen Zustand im „Osten" repräsentieren sollte. Im Hygienekurs für Ärzte der Staatlichen Hygieneschule hatten sie einen Dr. Rymaszewski dazu angehalten, im Rahmen einer Seminararbeit die „Verlausung" der Menschen in den östlichen Wojewodschaften zu bestimmen. Die Daten hierzu stammten aus der Arbeit der Fleckfieberkolonnen in der Region. Rymaszewski hatte errechnet, dass der Anteil verlauster Menschen in einigen Kreisen im Osten zwischen 41 % und 62 % betrug, wie Kacprzak in der Chronik für das Jahr 1927 verlauten ließ. Zudem hatte er festgestellt, dass auch öffentliche Bäder in der Region Mangelware waren.[205]

Der andere Osten konstituierte sich in Kacprzaks Schreiben noch in einem weiteren Punkt. Dem „russischen Bauern", seinen Läusen und seiner Badeabstinenz wurde leider nicht durch eine gut ausgeprägte sanitäre Infrastruktur begegnet. Der Mangel

---

[201] „Największe nasilenie duru plamistego spotykamy w woj. wileńskim […]. O tym, co powoduje podobny stan rzeczy mówią znane nam dobrze warunki bytu na wschodzie. Powstaje pytanie, czy nie fikcją są kolumny dezynfekcyjne, łaźnie i t. p. dotąd dopóki przeciętny obywatel mieszka i współżyje razem z chudobą, będąc więcej tylko narażony od inwentarza, bo przykryty brudnemi łachmanami, które wtedy dopiero zmienia, kiedy one z niego same spadają. Nie przyniosą należytej korzyści bardzo nawet pożądane łaźnie, jeżeli po wymyciu się człowiek wraca do ciasnej, brudnej, zawszonej izby. Przecież najczęściej myjący ciało, korzystający z łaźni chłop rosyjski najmniej w sumie używa mydła i jest najbardziej zawszony w całej Europie i tworzy niewygasające ognisko duru plamistego." Marcin Kacprzak, „Kronika Epidemjologiczna. Rok 1928 [Epidemiologische Chronik 1928]", *Medycyna Doświadczalna i Społeczna* 10, 1929, 453–462, 454 (= Kacprzak, Kronika Epidemjologiczna 1928).
[202] Felix Ackermann, *Palimpsest Grodno. Nationalisierung, Nivellierung und Sowjetisierung einer mitteleuropäischen Stadt 1919–1991*, Wiesbaden 2010, 69.
[203] Olga Linkiewicz, „Peasant Communities in Interwar Poland's Eastern Borderlands. Polish Historiography and the Local Story", *Acta Poloniae Historica* 109, 2014, 17–36, 18.
[204] In seiner Diskussion der Fleckfiebergeographie konstatierte Kacprzak entsprechend: „[…] mit Ausnahme der westlichen Wojewodschaften existiert [das Fleckfieber] im ganzen Land […]." („[…] z wyjątkiem wojewódtz zachodnich [dur plamisty] istnieje w całym kraju, […].") Kacprzak, Kronika Epidemjologiczna 1927, 438.
[205] Ebd., 440 f.

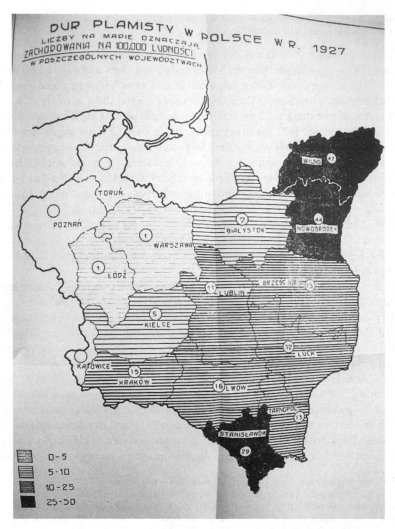

Abb. 8: Fleckfieber in Polen im Jahr 1927, Erkrankungen pro 100 000 Einw. nach Wojewodschaften (Quelle: Kacprzak, Kronika Epidemjologiczna 1927).

an öffentlichen Bädern wurde bereits genannt. Der „Osten" war jedoch auch geprägt
von einem besonderen Ärztemangel, den Kacprzak in der Chronik beklagte. Die
nachlässige Registrierung von Krankheits- und Todesfällen sei kein Wunder, wenn
man das Arzt-Patienten-Verhältnis in diesem Landesteil betrachte. Außerdem sei zu
bedenken, dass das Gelände hier häufig ausgesprochen unwegsam sei, den Ärzten
aber meist nicht die notwendigen Transportmittel zur Verfügung stünden.[206] Das

---

[206] Kacprzak, Kronika Epidemjologiczna Nr. 1, 150.

niedrige „Kulturniveau" von Ärzten und Bevölkerung, das laut Kacprzak für die mangelnde Berichtsmoral im polnischen Osten verantwortlich war, wurde hier in einen ganz handfesten Kontext gestellt: Wenn wenige Ärzte für viele Patienten zuständig, diese aber nur über schlammige Straßen zu erreichen waren, für deren Bewältigung ein Auto oder Pferdefuhrwerk unabdingbar war, dann konnte der Kontakt zwischen Kreisarzt und Dorfbevölkerung auf ganz praktischer Ebene unmöglich werden.

Kacprzak diskutierte die Ost-West-Dichotomie in der ärztlichen Versorgung auch in mehreren Artikeln im *Warszawskie Czasopismo Lekarskie* (*Warschauer Medizinische Zeitschrift*), die Elżbieta Więckowska analysiert hat. Im *Czasopismo* führte er die Divergenzen zwischen Osten und Westen zahlenmäßig vor. Sowohl beim Arzt-Patienten-Verhältnis als auch bei der Berechnung Arzt pro Quadratkilometer schnitten die östlichen Wojewodschaften am schlechtesten ab. Während beispielsweise in Schlesien ein Arzt für eine Fläche von 16,3 km² zuständig war, hatte er in der Wojewodschaft Polesie, die zu den östlichen *Kresy* gehörte, 293,3 km² abzudecken.[207] Für die ländlichen Regionen Polens, die den Osten prägten, galt zudem ein Arzt-Patienten-Verhältnis von 1:6 250. Dem stand ein Verhältnis von 1:595 in größeren Städten gegenüber.[208]

Ärztemangel, Läuse, Schmutz und Fleckfieber unter den „russischen Bauern" sowie insbesondere eine mangelnde Berichtsmoral waren allesamt Elemente, die in Kacprzaks Schreiben das niedrige Kulturniveau eines östlichen polnischen Raums repräsentierten. Dieser Raum wurde in der epidemiologischen Ordnung, die das zentralisierte epidemiologische Berichtssystem aus seinen Tabellen schuf, deutlich abgegrenzt von einem zivilisierten Westen und der kulturell höherwertigen Stadt.

Ein Diskurs über einen polnischen Westen und Osten findet sich im Zeitraum der Zweiten Republik auch in anderen gesellschaftlichen Bereichen. Eine Problematisierung des hohen nicht-polnischen Bevölkerungsanteils in diesem Teil des Landes[209] wurde flankiert von einer Debatte über die hohe Kriminalitätsrate in den *Kresy*, die in Polen sprichwörtlich war[210], ebenso wie eine ineffiziente öffentliche Verwaltung.[211] Die Schuldichte war in diesem Landesteil geringer[212], eine ‚Modernisierung' durch Industrialisierung und Urbanisierung fand insbesondere in den zentral- und westpolnischen Gebieten statt. In Bezug auf die wirtschaftliche Entwicklung des Landes wurde gar von einem Polen A und B (Westen – Osten) oder A, B, C für die drei ehemaligen Teilungsgebiete gesprochen, wobei die hierarchische Rangfolge hier von Preußen über Habsburg bis zum russischen Teilungsgebiet am unteren Ende reichte.[213]

---

[207] Więckowska, Lekarze jako grupa zawodowa, 51 f.

[208] Ebd., 43. Diese Unterversorgung bestand, obwohl jeder vierte öffentliche Angestellte im Bereich der staatlichen sozialen Fürsorge in den *Kresy* tätig war. Vgl. Benecke, Die Ostgebiete der Zweiten Polnischen Republik, 162 f.

[209] Cornelia Schenke, „Polnische Ukrainepolitik in Wolhynien 1921–1939", *Zeitschrift für Ostmitteleuropa-Forschung* 62, 2013, 273–291.

[210] Borodziej, Geschichte Polens im 20. Jahrhundert, 133.

[211] Benecke, Die Ostgebiete der Zweiten Polnischen Republik, 139.

[212] Ebd., 146 f.

[213] Borodziej, Geschichte Polens im 20. Jahrhundert, 160.

Die epidemiologische Ordnung des polnischen Staatsraums war also Teil eines breiteren Diskurses über die Schwierigkeiten der Zusammenführung des so heterogenen polnischen staatlichen Territoriums. Diese Schwierigkeiten wurden jedoch erst sichtbar, nachdem Warschau mit der Homogenisierung und Ordnung dieses Raums begonnen hatte. Erst die Organisation eines regelmäßigen epidemiologischen Datenstroms nach Warschau bot die Möglichkeit, Lücken im Erfassungssystem und somit in der polnischen Staatswerdung aufzudecken.[214] Diese Lücken des epidemiologischen Tableaus bargen für Warschau Erkenntnispotential.[215] Sie wiesen den Osten des Landes als einen der mangelhaften sanitären Verwaltung, der Kulturlosigkeit und der Krankheit aus. Allerdings schlossen sie ihn damit keineswegs aus dem staatlichen Territorium aus. In Kacprzaks Diskursivierung der Erfassungspraxis wurde der Osten vielmehr zu einem Teil des staatlichen Territoriums gemacht, das als epidemiologischer Raum von einer hierarchischen Ordnung von Westen nach Osten hin abfallend geprägt wurde. Die Differenz zwischen Ost und West war ein Charakteristikum *des polnischen* Territoriums. Ein Ausschluss der östlichen Gebiete aus dem Warschauer *decision space* wurde hier nicht praktiziert. Die *Kroniki* lesen sich vielmehr als Aufforderung, an der Ausweitung des Warschauer Regierungsraums gen Osten zu arbeiten.

Ein zweites Ordnungskriterium, das in der epidemiologischen Erfassung eine Rolle spielte, und das ebenso Fragen der Modernität und Zivilisation des polnischen Nationalstaats berührte, war die Religion der Infizierten. Kreisärzte hatten in den Wochenberichten zu differenzieren, ob die Erkrankten jüdisch oder christlich waren. Die Vorstellung, dass Juden in Seuchenfällen eine besondere Bedeutung zukomme, war in Polen zuletzt während des Ersten Weltkriegs aktiviert worden. Das Motiv der ‚unzivilisierten‘ und kranken Juden hatten Ärzte und Gesundheitspolitiker in den Fleckfieberdiskursen dieser Zeit vielfach eingesetzt. In Warschau waren die Fleckfieberkranken bereits seit 1916 von der städtischen Gesundheitsverwaltung nach christlicher und jüdischer Religion getrennt registriert worden.[216] Der spezifische Entstehungskontext der polnischen Seuchenbürokratie aus der Fleckfieberepidemie von 1919/20 heraus hinterließ folglich auch in den Kategorien der wöchentlichen Erfassungspraxis seine Spuren.

Um Infizierte nach ihrer Konfession zu unterscheiden, musste sichergestellt werden, dass die erstinstanzliche Meldung an den Kreisarzt diese Information auch enthielt. Das zweisprachige Formular der Wojewodschaft Pommerellen vom Beginn der 1920er Jahre sah diese Kategorie nicht vor. 1927 für das ganze Land eingeführte rote Mitteilungskarten im Postkartenformat, die den Hausärztinnen und -ärzten, Krankenschwestern, Feldscheren oder Hebammen vor Ort für die Meldung eines Falls an den Kreisarzt dienen sollten, verzeichneten die Religion hingegen.[217] Ebenso wurde die Kategorie auf besonderen Registrierungskarten für Pockenfälle abgefragt (hier sogar als „Rasse [Glaubensbekenntnis]“) sowie in Erfassungsschemata für

---

[214] Ordnungssysteme, die auf Vollständigkeit ausgerichtet sind, müssen zwangsläufig Leerstellen produzieren. Peter Berz, *08/15. Ein Standard des 20. Jahrhunderts*, München 2001, 130.

[215] Krajewski, In Formation, 45.

[216] Vgl. Kapitel 5.1.

[217] AP w Łodzi, Starostwo Powiatowe Łódzkie, 1018.

Typhus, Tollwut und Diphtherie.[218] Es ist im Schreiben über das epidemiologische Erfassungssystem denn auch nie davon zu lesen, dass die Konkretisierung der Fälle im Hinblick auf ihre Religion ein Problem dargestellt hätte.

Im Gegensatz zur Ost-West-Differenzierung ist es um die Kategorien jüdisch und christlich im amtlichen und wissenschaftlichen Diskurs über Epidemien und ihre Erfassung grundsätzlich ausgesprochen ruhig. Während die Kreisärzte die Daten stets ohne Widerspruch entsprechend der religiösen Trennlinie erfassten, wurde ein jüdisches Anderes in der Debatte über schwere Infektionskrankheiten in der Zweiten Republik kaum thematisiert.

In die nationalen Synopsen, die Kacprzak und Adamowicz in den epidemiologischen Chroniken erstellten, wurde die Unterteilung jüdisch – christlich nicht übernommen. Ebenso wenig fand sie in den Wochenberichten Erwähnung, die Warschau an internationale Stellen sandte. Der von der Hygienesektion des Völkerbundes wöchentlich herausgegebene *Rapport epidemiologique relevé hebdomadaire* verzeichnete die einzelnen Infektionskrankheiten in Tabellen oder Fließtexten nach Ländern sortiert, machte aber keinerlei Unterscheidung bezüglich Religion, „Rasse" oder auch Geschlecht.[219]

Die Kategorie jüdisch schien ein einziges Mal in den epidemiologischen Chroniken auf und dies nicht in Bezug auf die gemeldeten Infektionsfälle, sondern im Kontext allgemeiner Ausführungen zur sanitären Infrastruktur im Land. In einer Auflistung öffentlicher Bäder in Polen führten Kacprzak und Adamowicz explizit auch jüdische Ritualbäder auf. Wenn diese, was häufig vorkam, auch für die nicht-jüdische Öffentlichkeit als Badeort zugänglich wären, könnten sie unter die allgemeine Rubrik für öffentliche Bäder subsumiert werden.[220] Hier fanden Elemente jüdischen Lebens in Polen also eine in hygienischer Hinsicht positive Erwähnung.

Darüber hinaus lässt die Durchsicht der medizinischen Zeitschriften der Zweiten Republik kaum Beiträge finden, die sich explizit mit einem Zusammenhang zwischen Judentum und schweren Infektionskrankheiten auseinandersetzen.[221] 1935 publizierte der – mit aller Wahrscheinlichkeit jüdische – Arzt Mieczysław Szeynman in *Medycyna Doświadczalna i Społeczna* einen Beitrag unter dem Titel *Rassische und soziale Momente in der Morbidität und Immunität bei Diphtherie*. Szeynman hatte für den Zeitraum von 1930 bis 1934 die Berichtskarten für Diphtherie der Sanitätsabteilung der Stadt Warschau ausgewertet. Er stellte fest, dass der weitaus größere Anteil der Diphtheriefälle in Warschau christlich sei. Juden hätten folglich eine stärkere Immunität gegenüber dem Löffler-Bazillus. Szeynman sah diesen Umstand einerseits in „biologisch-rassischen" Faktoren begründet. Die epidemiologischen Debatten der

---

218 Vgl. die entsprechenden Formblätter in: AAN, MOS, 957, Bl. 7, 129 und AAN, MOS, 1019 sowie Mieczysław Szeynman, „Momenty rasowe i społeczne w zachorowalności i uodpornialności w błonicy [Rassische und soziale Momente in der Morbidität und Immunität bei Diphtherie]", *Medycyna Doświadczalna i Społeczna* 20, 1935, 299–309 (= Szeynman, Momenty rasowe).

219 Vgl. z. B. Société des Nations. Section d'Hygiène, *Rapport épidémiologique relevé hebdomadaire. Nos. 1–40*, Genf 1926.

220 Kacprzak, Kronika Epidemjologiczna 1927, 442.

221 Für diese Arbeit wurden ausgewertet: *Medycyna Doświadczalna i Społeczna (Experimentelle und Sozialmedzin)*, *Zdrowie (Gesundheit)*, *Polska Gazeta Lekarska (Polnische Medizinische Zeitschrift)*, *Warszawskie Czasopismo Lekarskie (Warschauer Medizinische Zeitschrift)*.

Zeit aufgreifend[222] erläuterte er, dass die Juden in Warschau anders als ihre christlichen Nachbarn schon über einen langen Zeitraum als relativ geschlossene Gemeinschaft lebten, einen gewissen Grad der „Durchseuchung", d. h. der epidemiologischen Balance zwischen Mikro- und Makroorganismen, erreicht hätten und diese Immunkonstitution weitervererbten. Als noch bedeutsamer erachtete Szeynman allerdings soziale Faktoren bei der Verbreitung der Diphtherie. So könne nicht nur die „Rasse" (hier die nicht-jüdische), sondern auch Armut als entscheidender Grund für die Erkrankung an Diphtherie gesehen werden.[223] Vorstellungen einer rassisch angelegten Immunität kombinierte Szeynman also mit Argumenten einer Soziogenese von Infektionskrankheiten.

Szeynmans explizite Thematisierung des Verhältnisses von schweren Infektionskrankheiten und „Rassen" blieb in der polnischsprachigen mediznischen Fachpresse jedoch ein Einzelfall. Seine statistischen Analysen wurden im gleichen Heft der *Medycyna Doświadczalna* von dem Statistiker Aleksander Rajchman mathematisch beglaubigt.[224] Ein weiterer Titel findet sich im Tagungsband der Versammlung der Ärzte der jüdischen Gesundheitsorganisation Towarzystwo Ochrony Zdrowia Ludności Żydowskiej w Polsce, TOZ (Gesellschaft zum Schutz der Gesundheit der jüdischen Bevölkerung in Polen) vom Juni 1928. Hier präsentierte I. Koniecpolski einen Vortrag zum *Rassischen Faktor bei schweren Infektionskrankheiten im Lichte der Statistik des städtischen Krankenhauses in Częstochowa.* Er diskutierte kurz eine höhere Sterblichkeit christlicher Männer gegenüber christlichen Frauen bei Typhus sowie eine geringere Sterblichkeit der Juden gegenüber den Christen im Falle von Fleckfieber. Zudem stellte er fest, dass die Scharlach-Mortalität bei „Ariern" höher sei als bei „Semiten". Ohne auf diese Befunde weiter einzugehen, widmete Koniecpolski sich dann in der zweiten Hälfte seines Beitrags der höheren Tuberkuloseimmunität von Juden und diskutierte hierzu die statistischen Erhebungen von Kollegen.[225]

Die Tuberkulose wurde als „chronische Krankheit" (*choroba chroniczna*) in Polen jedoch von den als „schwere Infektionskrankheiten" (*ostra choroba zakaźna*) titulierten Krankheiten Pest, Cholera, Typhus, Fleckfieber oder aber Diphtherie abgegrenzt. Ähnlich der deutschen Debatte fand die Idee einer spezifischen jüdischen Biologie im Hinblick auf Infektionskrankheiten im Bereich dieser chronischen Erkrankungen noch am ehesten Eingang.[226] So wurde die Tuberkulose auch im polnischen Be-

---

[222] Vgl. dazu Kapitel 7.

[223] Szeynman, Momenty rasowe, 304.

[224] Aleksander Rajchman, „Czy różnice w zachorowalności i uodpornialności błonicy żydów i chrześcijan, skonstatowane w pracy D-ra Mieczysława Szeynmana, mogą być dziełem przypadku? [Können die Unterschiede in der Morbidität und der Immunität bei Diphtherie zwischen Juden und Christen, festgestellt von Dr. Mieczysław Szeynman, ein Zufall sein?]", *Medycyna Doświadczalna i Społeczna* 20, 1935, 310–311.

[225] I. Koniecpolski, „Czynnik rasowy w ostrych chorobach zakaźnych w świetle statystyki miejskiego szpitala w Częstochowie [Der rassische Faktor bei schweren Infektionskrankheiten im Lichte der Statistiken des städtischen Krankenhauses in Tschenstochau]", in: *Księga Pamiątkowa Pierwszego Krajowego Zjazdu Lekarskiego „TOZU". 24–25 czerwca 1928 roku*, Warszawa 1929, 197–199. Ich danke Katrin Steffen für den Zugang zu dieser Publikation.

[226] In der deutschen Debatte changierte das Argumentationsmuster jüdischer Wissenschaftler in der Frage spezifischer jüdischer Pathologien zwischen statisch-rassistischen und lamarckistischen Positionen. Meistens wurden Vorstellungen einer rassisch angelegten Immunität mit Argumenten

richt des *International Health Yearbook*, das ab 1925 von der LNHO herausgegeben wurde, unter expliziter Nennung der Kategorie des Jüdischen diskutiert. Stanisława Adamowicz, die die polnische Sektion für das Jahrbuch bearbeitete, präsentierte hier die Todesfälle der Tuberkulose im Land und differenzierte das Zahlenmaterial nach „sex and religion".[227] Als weitere „chronische Krankheit" stellte Adamowicz auch die Krebsmortalität in Warschau spezifiziert für die Kategorien „sex and race" dar.[228] Die „schweren Infektionskrankheiten" wurden jedoch auch hier nicht im Hinblick auf diese Kategorien debattiert.

Auch ohne eine explizite Thematisierung manifestierte die horizontale Unterteilung des Erfassungsquadrats einer jeden meldepflichtigen Infektionskrankheit in Polen dennoch eine Abgrenzungstechnik des christlich-polnischen Staats gegenüber einem jüdischen Anderen. Die Selbstverständlichkeit, mit der Kreisärzte, Statistikerinnen und Statistiker die Kategorie des Jüdischen bei der Erfassung von Seuchenfällen verzeichneten, ohne eingehender darüber zu sprechen, zeugt von tiefgehenden Trennlinien, die zwischen Jüdischem und Nicht-Jüdischem gezogen wurden. Die Abgrenzung der jüdischen Bevölkerung in der Fleckfieberdebatte während des Ersten Weltkriegs hatte sich auf ein vielfältiges diskursives Reservoir stützen können. Es trug die jüdische Differenz über die Zeit der Zweiten Republik hinweg, ohne dass diese für die Seuchenfrage offen reflektiert werden musste. So florierte eine „Biologisierung des Sozialen"[229] und das Operieren mit der Kategorie Rasse in den medizinischen und politischen Diskursen seit 1900 in Polen ebenso wie anderswo in Europa. Polnische Anthropologen und Mediziner beteiligten sich aktiv an den Debatten über die Rassenmerkmale verschiedener europäischer „Völker", die besonders während des Ersten Weltkriegs intensiv geführt worden waren. Den christlich-polnischen Autoren ging es vor allem darum, das polnische „Volk" in der Hierarchie der „Rassen" günstig zu verorten und es von den „asiatischen Russen" abzugrenzen. Ebenso dienten rassistische Kategorisierungen in der Zweiten Republik zur Hierarchisierung der verschiedenen Nationalitäten im Land.[230] Auch jüdisch-polnische Anthropologen griffen das Konzept der Rasse auf und forschten zur Genese sowie den

---

einer spezifischen sozialen Lebensform von Juden verknüpft, die dann gegebenenfalls auch vererbt werden konnte. Die Infektionskrankheit, für die diese Frage in erster Linie diskutiert wurde, war die Tuberkulose. Darüber hinaus gehörten psychische Krankheiten zu den Pathologien, die man in Bezug auf eine mögliche jüdische Rasse debattierte. Die „schweren Infektionskrankheiten" fanden hier aber kaum Erwähnung. Veronika Lipphardt, *Biologie der Juden. Jüdische Wissenschaftler über „Rasse" und Vererbung, 1900–1935*, Göttingen 2008, 124 f., 146–150 (= Lipphardt, Biologie der Juden).

[227] League of Nations Health Organisation, *International Health Year Book 1927. Reports on the Public Health Progress in twenty-seven Countries in 1926*, Genf 1927, 535 (= League of Nations Health Organisation, International Health Year Book 1927); League of Nations Health Organisation, *International Health Yearbook 1928. Reports on the Public Health Progress of twenty-nine Countries in 1927*, Genf 1929, 724.

[228] Ebd., 724. Vgl. auch League of Nations Health Organisation, International Health Year Book 1927, 539.

[229] Lipphardt, Biologie der Juden, 39.

[230] Maciej Górny, „Völkerkrieg – Rassenkrieg. Völkercharakterologie und die beiden Weltkriege in Ostmitteleuropa", in: Heeresgeschichtliches Museum Wien (Hg.), *Österreichisch-polnische militärische Beziehungen im 20. Jahrhundert*, Wien 2010, 89–110; Ders., „War on Paper? Physical Anthropology in the Service of States and Nations", in: Jochen Böhler/Włodzimierz Borodziej/Joachim

physischen und pathologischen Spezifitäten der „jüdischen Rasse".[231] Die Erhebung von statistischen Daten über Lebensverhältnisse und Gesundheitszustand der Juden in Polen spielte dabei eine zentrale Rolle. Insbesondere aus zionistischen Kreisen gab es das Bestreben, den „jüdischen Stamm" über seine statistische Erfassung zu einer homogenen und stabilen Größe zu erheben. Der in Lemberg geborene Alfred Nossig beispielsweise sammelte und publizierte seit den 1880er Jahren statistisches Material zu Juden und gründete 1902 in Berlin den Verein für jüdische Statistik.[232] Nossigs 1903 veröffentlichte Bibliographie statistischer Erhebungen zu Juden zeigt zudem, dass es im letzten Drittel des 19. Jahrhunderts im polnischen Königreich und auch in Galizien bereits weitgehende Praxis gewesen war, Juden bei Volkszählungen, Geburten- und Todesstatistiken, bei Eheschließungen und schließlich bei Erhebungen im Wirtschaftssektor getrennt zu erfassen.[233]

Es waren aber insbesondere die statistischen Erhebungen zu ebenfalls separat erfassten jüdischen und nicht-jüdischen polnischen Rekruten, in denen Zionisten in Polen eine besorgniserregende physische Konstitution der Juden erkannten. Diese galt es, mit Hilfe von Sport, physischer Arbeit und eugenischen Maßnahmen zu bekämpfen.[234] Aus der breiten Hygienebewegung des 19. Jahrhunderts entstand im frühen 20. Jahrhundert im polnischen Königreich ein Eugenik-Diskurs, zu dem polnische Juden und Nicht-Juden beitrugen. Jüdische und nicht-jüdische Eugenikerinnen und Eugeniker folgten dabei einerseits eher an sozialen Kategorien orientierte Vorstellungen, die auf die multiethnische Gesamtheit der polnischen Bevölkerung abzielten.[235] Es entwickelte sich jedoch auch ein explizit jüdischer eugenischer Diskurs.[236]

Ein biologisches Korrelat für soziale Kategorien suchten auch die polnischen Juden Ludwik und Hanna Hirszfeld, als sie während des Ersten Weltkriegs in Saloniki

---

von Puttkamer, *Legacies of Violence. Eastern Europe's First World War*, München 2014, 131–167, 151–154.

[231] J. M. Judt, „Die Juden als physische Rasse", in: Verein für jüdische Statistik unter der Redaktion von Dr. Alfred Nossig (Hg.), *Jüdische Statistik*, Berlin 1903, 405–423; Leo Wengierow, „Die Juden im Königreich Polen. Ein Beitrag zur Kenntnis der sozialen und volkswirtschaftlichen Verhältnisse der Juden im Königreich Polen", in: ebd., 293–310 (= Wengierow, Die Juden im Königreich Polen).

[232] Hart, Moses the Microbiologist, 87 f. Alfred Nossig (1864–1943) studierte in Lemberg, ging dann nach Wien und Paris und lebte von 1900 bis 1933 in Berlin. Danach kehrte er nach Polen zurück. 1943 wurde er als Mitglied des „Judenrats" von jüdischen Untergrundkämpfern auf Grund des Vorwurfs der Kollaboration mit den Nazis erschossen. Vgl. http://www.yivoencyclopedia.org/article.aspx/Nossig_Alfred, zuletzt geprüft am 25. 7. 14.

[233] Verein für jüdische Statistik unter der Redaktion von Dr. Alfred Nossig, „Bibliographie der allgemeinen jüdischen Statistik", in: Ders. (Hg.), *Jüdische Statistik*, Berlin 1903, 33–142, 127–130.

[234] Vgl. z. B. Wengierow, Die Juden im Königreich Polen, 305 f.

[235] Gawin, Rasa i nowoczesność; Michał Musielak, *Sterylizacja ludzi ze względów eugenicznych w Stanach Zjednoczonych, Niemczech i w Polsce (1899–1945). Wybrane problemy [Eugenische Sterilisationen in den Vereinigten Staaten, Deutschland und Polen (1899–1945). Ausgewählte Probleme]*, Poznań 2008; Keely Stauter-Halsted, „Bio-politics between Nation and Empire. Veneral Disease, Eugenics, and Race Science in the Creation of Modern Poland", *East Central Europe*, 43, 2016, 134–160.

[236] Uzarczyk, Moses als Eugeniker; Katrin Steffen, „Für ‚bewusste Mutterschaft' und eine ‚physische Erneuerung der Judenheit' – die jüdische Frauenzeitschrift Ewa (1928–1933) in Warschau", in: Eleonore Lappin/Michael Nagel (Hgg.), *Frauen und Frauenbilder in der europäisch-jüdischen Presse von der Aufklärung bis 1945*, Bremen 2007, 103–122.

tausende Soldaten auf ihre Blutgruppe testeten und Juden als „Nationalität" einen eigenen Platz in ihrer Hierarchie eines „Biochemischen Rassenindex" zuwiesen. In seinem späteren beruflichen Leben lehnten Ludwik Hirszfeld und andere polnische Serologen die Spezifizität „jüdischen Blutes" zwar ab.[237] Die Idee einer jüdischen „Rasse" war zur Zeit des Ersten Weltkriegs aber so etabliert, dass sie auch bei einem assimilierten und später zum Katholizismus konvertierten Juden wie Hirszfeld mitgedacht und erforscht wurde.

Die physische Andersartigkeit der Juden war in der ersten Hälfte des 20. Jahrhunderts in Polen folglich ein latent präsentes Konzept, das jederzeit offen zu Tage treten konnte. Mit aller Deutlichkeit hatte es dies in den Fleckfieberdiskursen des Ersten Weltkriegs getan. Diese schlugen sich nun in den Kategorien der Wochenberichte nieder, die eine bereits in verschiedenen Bereichen praktizierte separate statistische Erfassung der Juden für Infektionskrankheiten fortsetzten. Dass darüber nicht gesprochen werden musste, zeigt einerseits, wie selbstverständlich eine Grenzziehung zwischen jüdischen und christlichen Körpern erfolgte. Die unreflektierte Erfassungspraxis trug aber ebenso dazu bei, diese selbstverständliche Grenzziehung stets zu aktualisieren.

Die epidemiologische Ordnung, die Warschau auf Grundlage seiner nationalen Synopsen schuf, so ist abschließend festzuhalten, brachte eine Hierarchisierung des polnischen Staatsterritoriums zwischen einem zivilisierten Westen und einem unkultivierten Osten hervor und trug implizit zur Differenzierung eines christlichen und jüdischen Körpers bei. Das Durchsetzen eines staatlichen *decision space* hing jedoch nicht nur von der Produktion eines imaginierten nationalen epidemiologischen Raums ab. Vielmehr musste die staatliche Autorität auch vor Ort konkret zur Geltung kommen. Warschaus Wille zur Ordnung der Infektionskranken im Land machte bei der Feststellung eines mangelhaft erfassten polnischen Ostens denn auch keineswegs Halt. Um über große Distanzen hinweg regieren zu können und im Seuchenfall Kranke und Ärzte auf geregelte Bahnen zu lenken, wurden über den Wochenbericht hinaus weitere (papierne) Strategien der seuchenpolitischen Machtausübung entwickelt. Sie setzten insbesondere beim Kreisarzt als zentralem Akteur zwischen lokaler und nationaler Ebene an.

6.2. Noch mehr Papier: Ärztliche Rechenschaftsberichte und Seuchenbekämpfung vor Ort

Wenn wöchentlich aus 270 Kreisen tabellarische Wochenberichte auf Marcin Kacprzaks Schreibtisch landeten, könnte man meinen, dass er in dieser Papierflut ertrank. Die Statistikerinnen und Statistiker in PSH und ministerialem Gesundheitsdienst jedoch waren von einem Fleiß und einer Produktivität, die einen staunen lässt. Sie kompilierten, kombinierten und analysierten die Daten nicht nur für die nationalen epidemiologischen Chroniken, die Wochenberichte der LNHO und die *International Health Yearbooks;* sie verfassten nicht nur zahlreiche und umfangreiche

---

[237] Myriam Spörri „Jüdisches Blut'. Zirkulationen zwischen Literatur, Medizin und politischer Presse, 1918–1933", *Österreichische Zeitschrift für Geschichtswissenschaft* 16, 2005, 32–52; Dies., „,Reines' und ,gemischtes Blut'. Blutgruppen und ,Rassen' zwischen 1900 und 1933", in: Anja Lauper (Hg.), *Transfusionen. Blutbilder und Biopolitik in der Neuzeit*, Berlin 2005, 211–225.

Artikel über die Epidemiologie einzelner Krankheiten, organisierten PSH-Kurse und das Museum des Staatlichen Hygieneinstitut[238]; sie prüften vielmehr auch jeden einzelnen Wochenbericht auf die Meldung besonders schwerer Infektionskrankheiten und setzten daraufhin eine erneute Berichtsmaschinerie in Gang. Mit ihr sollte das Vorgehen des Kreisarztes im Seuchenfall gelenkt und kontrolliert werden. Die Analyse dieser Warschauer Bemühungen, die Tätigkeiten des Kreisarztes vor Ort zu disziplinieren, bietet einen Einblick in den konkreten Umgang mit Seuchen in den 1920er und 1930er Jahren. In Warschau entwickelte Vorstellungen der Seuchenbekämpfung trafen bei Ärzten und Infizierten auf lokale Realitäten und menschliche Bedürfnisse. Die Verwirklichung zentraler Regierungsgewalt war deshalb stets spannungsgeladen und musste sich gegen lokale Logiken durchsetzen.

Entdeckten Herr Kacprzak oder seine Kolleginnen und Kollegen in den Tabellen den Fall einer besonders schweren Infektionskrankheit oder aber die Häufung von Fällen, resultierte dies zunächst einmal in erneuter Papierproduktion. Der Gesundheitsdienst des Innenministeriums sandte ein standardisiertes Schreiben an die zuständige Wojewodschaft, das sie zur sofortigen Übersendung eines Berichts über die Ursachen der Infektion, den Verlauf der Epidemie, die herausgegebenen Verordnungen, die durchgeführten Isolationen, Desinfektionen, Schutzimpfungen und auch die getätigten serologisch-bakteriologischen Untersuchungen aufforderte.[239] In der Lemberger Wojewodschaft, aus der die hier diskutierten Vorgänge stammen, wurde daraufhin ein DIN-A 6-formatiger Vordruck mit etwa dem gleichen Wortlaut an die zuständige Starostei und damit an den Kreisarzt geschickt. Der Vordruck war mit einem fett gedruckten „Bardzo Pilne" – „Sehr dringend" und einem „Odręcznie" – „Unverzüglich" markiert, das ein eifriger Beamter auf dem hier abgebildeten Beispiel nochmals rot unterstrichen hatte und das Blatt zusätzlich mit einem roten Stempel „Dziś" – „Heute" versehen hatte (Abb. 9).

Weder in Warschau noch in den Wojewodschaftsämtern verließ man sich allerdings darauf, dass die Kreisärzte die eingeforderten Informationen selbständig liefern würden. Man setzte erneut auf ein auszufüllendes Formular, das *sprawozdanie lekarskie* – ärztlicher Bericht oder Rechenschaftsbericht. Bis zum Erlöschen der Epidemie waren diese Berichte vom Kreisarzt parallel zu den regulären Wochenberichten an die Wojewodschaft und an das zuständige Warschauer Ministerium zu senden. Ein solcher Rechenschaftsbericht war ebenfalls abzugeben, wenn der Kreisarzt einen von einer Seuche betroffenen Ort für einen Tag besuchte. Im Vergleich zur datengenerierenden und synthetisierenden Funktion der Wochenberichte, die auf eine Kompilations- und Kombinationstätigkeit des Warschauer *center of calculation* ausgerichtet waren, hatte das *sprawozdanie* bei der Schaffung einer epidemiologischen Ordnung im Land die Aufgabe, die Tätigkeit des Kreisarztes *vor Ort* im Seuchenfall zu lenken und zu überprüfen. Mit Hilfe des Rechenschaftsberichts wollte der Staat nicht nur über die lokale Ebene informiert werden, sondern hier ebenso *agieren* können.

---

[238] Vgl. die Rechenschaftsberichte der statistischen Abteilung, AAN, MOS. Oddział Statystyczno-Epidemjologiczny P. S. H., 606.

[239] Vgl. z. B. MSW an den Wojewoden von Lwów, 23. 10. 1930, DALO, Wojewódzki Urząd Zdrowia we Lwowie, 1/9/706, Bl. 4; MSW an Wojewoden von Lwów, 4. 6. 1929, ebd., Bl. 72.

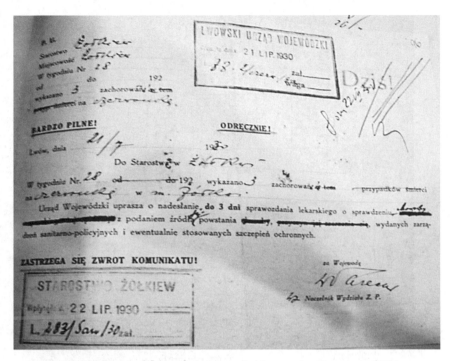

Abb. 9: Aufforderung des Wojewodschaftsamts Lemberg an den Kreisarzt in Żółkiew zur Entsendung eines ärztlichen Berichts (Quelle: DALO 1/9/706, Bl. 96).

Die Papier- und Formatierungstechniken, die beim ärztlichen Rechenschaftsbericht zum Einsatz kamen, waren denen der Wochenberichtstabelle ähnlich. Auch hier handelte es sich um einen Vordruck, der ausgefüllt werden musste, Informationen also gleichzeitig generierte wie strukturierte. Der Bericht war jedoch mehrseitig und kombinierte verschiedene Varianten der Formatierung von Daten.

Die eingesetzten Tabellen stellten hier nicht allein auf die Produktion von zahlenmäßigen Werten ab, sondern erfassten auch im Text vermittelte Informationen. Neben der Anzahl der Erkrankten und Verstorbenen in verschiedenen Zeiträumen wurden Namen, Adressen, Alter und das Datum der Erkrankung abgefragt. Eine Spalte für „Bemerkungen" („*Uwaga*") ermöglichte zusätzliche Kommentare. Auf dem hier abgebildeten Beispiel (Abb. 10) über eine Ruhr-Epidemie in Żółkiew wurden für drei erkrankte Kinder Todesdaten vermerkt sowie die Information, dass zwei Fälle ins Krankenhaus gebracht worden waren. Krankheitsfälle wurden also personalisiert und mit möglichst ausführlichen Zusatzinformationen (die Religionszugehörigkeit spielte allerdings keine Rolle) aufgenommen.

Darüber hinaus funktionierte das Formular als Fragebogen. Es ließ für Antworten verhältnismäßig große Flächen blanko, die der Kreisarzt mit freiem Fließtext füllen musste/durfte. In dem *sprawozdanie*, das ein Arzt im Laufe einer Epidemie regelmäßig einzusenden hatte, wurde eine zusammenfassende Frage über die Gründe für

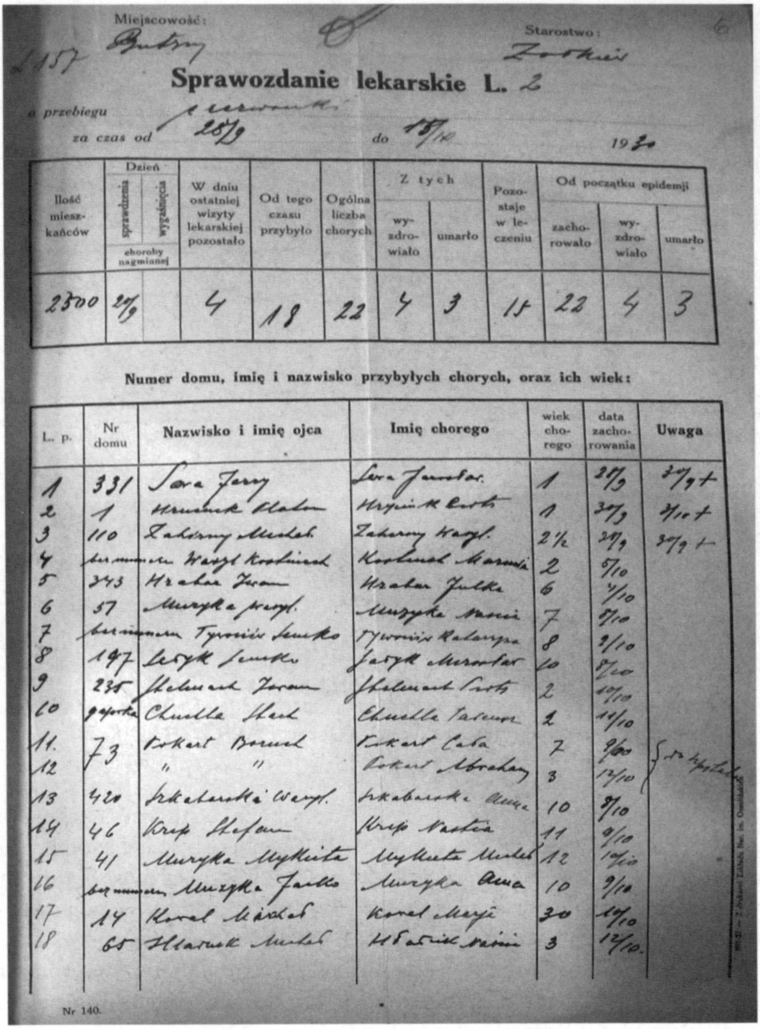

Abb. 10: Sprawozdanie lekarskie zu einer Ruhrepidemie im Kreis Żółkiew
(Quelle: DALO 1/9/706, Bl. 6).

die Ausbreitung der Krankheit, über ihren Verlauf, die erlassenen Verordnungen, die durchgeführten Desinfektionen und Schutzimpfungen gestellt (Abb. 11). Eine zweite Variante des *sprawozdanie* war vom Kreisarzt einzusenden, wenn er nur einmalig zu einer Visite in ein betroffenes Dorf oder Städtchen reiste. Hier wurde die zusammenfassende Frage in einzelne Punkte unterteilt und genauer erhoben, welche Symptome aufgetreten waren, welche Komplikationen sich ergeben hatten und welche therapeutischen Verfahren eingesetzt worden waren.

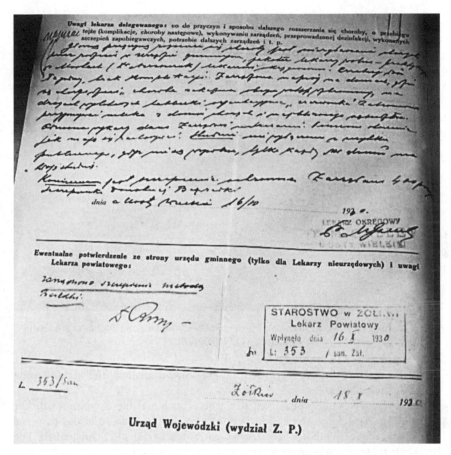

Abb. 11: Zweite Seite eines seriellen Sprawozdanie lekarskie zu einer Ruhrepidemie im Kreis Żółkiew (Quelle: DALO 1/9/706, Bl. 6 umseitig).

Der Fragebogenteil des Rechenschaftsberichts informierte Warschau und die Wojewodschaftsämter also darüber, welche Schritte die Kreisärzte zur Eindämmung der Seuche unternommen hatten. Das Freilassen von Feldern, die Produktion von Leerstellen im Warschauer epidemiologischen Wissensraum, brachte deshalb nicht nur ein Datum über den Vollständigkeitsgrad der Erfassung bzw. die Berichtsmoral von Ärzten in einzelnen Landesteilen hervor. Es führte Warschau vielmehr vor Augen, inwieweit die Kreisärzte auch in ihren Tätigkeiten staatstragend waren, das heißt Seuchen nach Warschauer Idealen eindämmten. Gleichzeitig zeigten die Fragen auf dem Formblatt dem Kreisarzt überhaupt erst auf, welches diese Ideale waren. Konnte oder wollte er einzelne Fragen nicht beantworten, so verdeutlichten ihm diese Leerstellen, in welchen von Warschau vorgegebenen Wissens- und Tätigkeitsfeldern er ahnungs- oder tatenlos geblieben war. Die disziplinierende Funktion der ärztlichen Rechenschaftsberichte bezog sich folglich nicht nur auf die Schreibarbeit, sondern

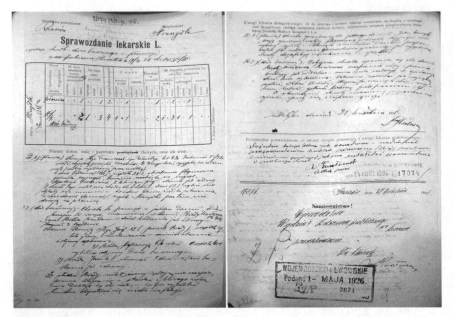

Abb. 12: Doppelt genutzter Rechenschaftsbericht über Scharlach und Typhus in Straszydło
(Quelle: DALO 1/9/801, Bl. 11).

reichte bis in das Kerngebiet ärztlicher Tätigkeiten, der Heilung und Verhinderung
von Krankheit, hinein.

Wie beim Wochenbericht zeigten sich jedoch auch hier die Grenzen staatlicher
Autorität in Papierform, wenn sich nicht alle beteiligten Akteure in das papierne
Disziplinarregime einbinden ließen. Dies gilt zunächst für die Schreibarbeit. Die
Kreisärzte fügten ihr Wissen auch beim Ausfüllen des *sprawozdanie* nicht vollständig
in die vorgeformten Kategorien und Rubriken ein. Dabei bot die Formatierung des
Rechenschaftsberichts deutlich mehr Abweichungsmöglichkeiten als der epidemio-
logische Wochenbericht. Denn selbst in denen als Tabelle formatierten Teilen waren
die Zeilen und Spalten deutlich größer als ein kleines Quadrat. Dies bot im wahrsten
Sinne des Wortes Raum, nicht nur zu Freilassungen, sondern auch dazu, das *sprawozdanie* entsprechend den eigenen Bedürfnissen umzugestalten. Der Kreisarzt in
Rzeszów beispielsweise sandte im April 1926 einen Bericht über das Auftreten von
Scharlach und Typhus in der Ortschaft Straszydło ein und verzeichnete die Zahlen
und Angaben zu beiden Krankheiten auf einem vorgedruckten Bogen. Dazu hatte er
die oben stehende Tabelle mit zwei Linealstrichen zweigeteilt und somit zwei Zeilen
geschaffen, in der er die Zahlenangaben jeweils einer der beiden Krankheiten ver-
merkte. Die Freiräume des Fragebogenteils des Formulars ließen sich noch leichter an
diese Doppel-Nutzung des Vordrucks anpassen. Hier konnte der Arzt die Fragen für
die beiden Krankheiten jeweils nacheinander beantworten (Abb. 12).[240]

---

[240] Das durchgestrichene „Namiestnictwo" (Statthalterei) auf dem hier abgebildeten Bericht

Sein Vorgehen rief den sofortigen Protest der Wojewodschaft hervor, die den Kreisarzt aufforderte, pro Krankheit nur eine Berichtsform auszufüllen. Zwei Krankheiten auf einem Bogen würden die Auswertung des Berichts erheblich erschweren.[241]
Der Rzeszower Kreisarzt hatte die Formautorität des Fragebogens in einem weiteren Punkt umgangen. Auf der Abbildung seines Berichts können wir sehen, dass Namen, Adresse und Alter der Erkrankten 1926 noch in einem freien Feld als Fließtext anzugeben waren. Die Freiheit des Fließtextes, die das Geschriebene so wenig formte und begrenzte, ‚nutzte‘ der Kreisarzt aus. Er notierte nicht nur die abgefragten Angaben, sondern informierte gleich auch über den Gang der Ausbreitung der Krankheit, schilderte die Symptome und berichtete über die Schwierigkeiten den Ursprung der Infektion genauer zu benennen. All diese Punkte hätte er eigentlich erst auf der zweiten Seite des Berichts unter der entsprechenden Frage abhandeln sollen. Diese zusätzlichen Angaben ließen die Informationen Name, Alter und Hausnummer zudem auf den ersten Blick kaum erkennen. Vermutlich wegen derartiger Umgehungen der papiernen Formautorität, zu der die offene Frage einlud, wurde spätestens ab 1930 an dieser Stelle eine Tabelle eingezogen, die den Kreisarzt zwang, seine Angaben in eine durch Zeilen und Spalten gradlinige Ordnung zu überführen (siehe Abb. 10).
Das restliche Formular wurde jedoch im Format des Fragebogens mit offenen weißen Antwortfeldern belassen und rief aus staatlicher Sicht die entsprechenden Probleme hervor. Dass die Antworten häufig nicht so ausfielen, wie es sich die zentralen Stellen der Gesundheitsverwaltung wünschten, ließ dabei nicht nur darauf schließen, dass sich die Kreisärzte der formvollendeten Schreibarbeit entzogen. Es war ebenfalls zu vermuten, dass sie nicht entsprechend der staatlichen Vorgaben im Seuchenfall agierten. Warschau musste deshalb um seinen seuchenpolitischen *decision space* auf lokaler Ebene fürchten.
Insbesondere die Ausführlichkeit der Antworten, die die nicht zu geringe Größe der Antwortfelder im Fragebogen antizipierte, ließ häufig zu wünschen übrig. Wenn manche Ärzte die Symptome einer Krankheit schlicht als „typisch" schilderten oder der komplexen Frage nach dem Ursprung der Epidemie mit dem Satz „Die Infektionsquelle aufzudecken, gelang nicht" begegneten, so war anzunehmen, dass sie diesen Fragen nicht genauer auf den Grund gegangen waren.[242] Der Verlauf einer Krankheit wurde oftmals in aller Knappheit als „leicht" oder „schwer" beschrieben.[243] Auch die Ausführlichkeit der geschilderten sanitätspolizeilichen Maßnahmen schwankte stark und ließ Warschau Verdacht schöpfen.
Zu weit durften es die Kreisärzte mit einer Umgehung der von Wojewodschaftsamt und Warschau erwarteten Antwortform deshalb nicht treiben. Dr. Zygfryd

---

zeigt, dass das Formblatt des *sprawozdanie* vermutlich aus der habsburgischen Verwaltung Galiziens übernommen wurde und die österreichischen Vordrucke noch bis 1926 verwendet wurden.
[241] Wojewódzki Urząd Zdrowia we Lwowie an Starostei Rzeszów, 10. 5. 1926, DALO, Wojewódzki Urząd Zdrowia we Lwowie, 1/9/801, Bl. 9.
[242] Rechenschaftsbericht des Kreisarztes von Żółkiew, Dr. Zygfryd Iwo Rossowski über einen Fleckfieberfall in Skwarzawa-Stara, 5. 1. 1929, DALO, Wojewódzki Urząd Zdrowia we Lwowie, 1/9/706, Bl. 69 f.
[243] Rechenschaftsbericht des Kreisarztes von Jaworów, Dr. Piotr. Radło, über drei Scharlachfälle in Bonów, 26. 6. 1931, DALO, Wojewódzki Urząd Zdrowia we Lwowie, 1/9/2179, Bl. 1 f.

Rossowski, Kreisarzt in Żółkiew, wurde wegen seines nur „sehr oberflächlichen" Ausfüllens des *sprawozdanie* vom Lemberger Wojewodschaftsamt scharf kritisiert. Seine
Rechenschaftsberichte über die grassierende Scharlachepidemie, so tadelte das Wojewodschaftsamt im Oktober 1926, erweckten den Eindruck, als habe der Kreisarzt
überhaupt keine sanitätspolizeilichen Schutzmaßnahmen erlassen! Die Registrierung
der Erkrankungen und Todesfälle allein reiche für den Bericht bei weitem nicht aus.
„Der ärztliche Bericht muss [...] genau sein, auch wenn er in telegraphischem Stil gehalten ist, muss er doch alles enthalten, was ein Bild über die Tätigkeiten und Dienste
des Kreisarztes vermittelt."[244]

Rossowski jedoch blieb ein Sorgenkind der polnischen Seuchenbürokratie. Seine
Berichte waren nicht nur oberflächlich, sie trafen auch viel zu spät ein. Das Wojewod-
schaftsamt wies seinen Dienstherren, die Starostei in Żółkiew, darauf hin, dass er seine
Berichte sofort nach Rückkehr von seinen Besuchen in den betroffenen Ortschaften
zu erstatten hätte. Alle anderen Verpflichtungen hätten davor zurückzustehen. Der
Zweck des *sprawozdanie* liege in der Kontrolle der Tätigkeiten des Kreisarztes, in der
Erstellung von Statistiken und in der Ausgabe weiterer notwendiger Verordnungen.
Diesen Zweck aber könnten erst Wochen später eingesandte Berichte in keiner Weise
erfüllen. Das Wojewodschaftsamt spielte gegenüber der Starostei auch offen mit dem
Gedanken, Dr. Rossowski in einen ruhigeren Kreis zu versetzen, der seltener von
Infektionskrankheiten heimgesucht wurde als das von Typhus, Fleckfieber und Diph-
therie geplagte Żółkiew.[245] Zunächst aber wurde Rossowski im Februar 1927 vor den
Leiter der Gesundheitsabteilung des Wojewodschaftsamtes zitiert. Eine mahnende
Geste, die aber offenbar nichts bewirkte, denn im Juni des Jahres folgte die nächste
Vorladung.[246] Eine Versetzung erfolgte jedoch zunächst nicht. Auch für 1929 finden
sich noch Berichte von Dr. Rossowski in den Akten – so der oben zitierte, der den
Krankheitsverlauf und die Ursachen eines Fleckfieberfalls in größter Knappheit abhandelte.[247] Hier saß der Kreisarzt also am längeren Hebel und bedeutete ein schwa-
ches Glied im soziotechnischen Akteursnetzwerk, das den seuchenbürokratischen
Datenstrom nach Warschau garantieren und die Tätigkeit des Kreisarztes vor Ort
nach Warschauer Vorgaben formen sollte.

Dr. Rossowski war nicht die einzige kreisärztliche Schwachstelle des Warschauer
Seuchenregimes vor Ort. Beschwerden der zentralen Gesundheitsverwaltung über
zu spät gesendete oder mangelhaft ausgefüllte *sprawozdanie lekarskie* finden sich
in den überlieferten Akten der Gesundheitsabteilung des Lemberger Wojewodschaftsamts vielfach.[248] Häufig waren die Probleme noch grundlegender als das
nachlässige Verfassen der Berichte. Der Amtsarzt in Mosty Wielkie schrieb auf

---

[244] Wojewódzki Urząd Zdrowia we Lwowie an Starostei Żółkiew, 31. 10. 1926, DALO, Wojewódzki Urząd Zdrowia we Lwowie, 1/9/706, Bl. 45.
[245] Wojewódzki Urząd Zdrowia we Lwowie an Starostei Żółkiew, 29. 11. 1926 und 6. 1. 1927, ebd.,
Bl. 52.
[246] Wojewódzki Urząd Zdrowia we Lwowie an Starostei Żółkiew, 6. 2. 1927 und 13. 6. 1927, ebd.,
Bl. 57.
[247] Rechenschaftsbericht des Kreisarztes von Żółkiew, Dr. Zygfryd Iwo Rossowski, über einen
Fleckfieberfall in Skwarzawa-Stara, 5. 1. 1929, ebd., Bl. 69 f.
[248] Vgl. z. B. DALO, Wojewódzki Urząd Zdrowia we Lwowie, 1/9/801 und DALO, Wojewódzki
Urząd Zdrowia we Lwowie, 1/9/470.

seinem *sprawozdanie* an die zuständige Starostei in Żółkiew noch nicht einmal den Namen der Kreishauptstadt korrekt: „Der Sitz der Starostei heißt Żółkiew und nicht Żółkwa", wies ihn ein Mitarbeiter derselben zurecht.[249] Wenn schon Żółkiew zu weit weg war, um seinen Namen richtig zu deklinieren[250], wie weit entfernt nur musste Warschau auf der *mental map* dieses Arztes liegen? Der Wissensdurst und Kontrollwille der Zentrale trafen hier offenbar auf eine lokale Realität, die das papierne Disziplinarregime unterliefen. Das Warschauer Seuchengesetz hatte die Kreisärzte als Vermittler zwischen Peripherie und Zentrum konzipiert. Die Schreibarbeit in der polnischen Seuchenbürokratie sollte diese Funktion etablieren und stabilisieren helfen. Die Kreisärzte entzogen sich dem papiernen Zugriff jedoch regelmäßig und blieben vielfach hinter den Erwartungen Warschaus an sie zurück. Dass Warschau mit seinen lokalen Vertretern in seuchenpolitischen Fragen rang, ist unter anderem auf die unmittelbaren lokalen Herausforderungen zurückzuführen, vor denen die Amtsärzte standen.

Betrachtet man die Lebens- und Arbeitsbedingungen der Kreisärzte in der Zweiten Republik und insbesondere im Osten des Landes, so verwundert es wenig, dass die Amtsärzte ihre Aktivitäten in erster Linie entsprechend den lokalen Bedürfnissen entfalteten und die Warschauer Disziplinierungsversuche ihrer Tätigkeiten umgingen. Das zahlenmäßige Arzt-Patienten-Verhältnis und die unglaublich große Fläche, die die Ärzte im Osten des Landes bedienten, hatte bereits Marcin Kacprzak problematisiert und als einen weiteren Marker eines rückschrittlichen polnischen Ostens interpretiert.[251] Aber auch die Ärzte selbst klagten über die räumlichen Ausmaße der Kreise in der Lemberger Wojewodschaft.[252] Hinzu kam, dass der Staat seine höheren Bediensteten im öffentlichen Gesundheitswesen so schlecht entlohnte, dass 70 % der hier angestellten Ärzte noch eine Privatpraxis unterhalten mussten, um sich und ihre Familie ernähren zu können.[253] Zeit war also ein knappes Gut. Konnte man in dieser Situation annehmen, dass die Kreisärzte ausführlich nach Infektionsquellen fahndeten, mehrfach in weit entlegene Ortschaften fuhren, um den Verlauf einzelner Fälle und der epidemiologischen Gesamtsituation zu erforschen oder aber regelmäßig die Einhaltung erlassener Verordnungen überprüften?

Die Fahrten aus der Kreishauptstadt ins „*teren*" waren auch deshalb ein so schwieriges Unterfangen, weil die Verkehrsinfrastruktur insbesondere im polnischen Osten ein erhebliches Hindernis auf dem Weg dorthin darstellte. Straßen und Brücken in Polen waren durch den Ersten Weltkrieg stark in Mitleidenschaft gezogen worden. Ein Großteil der Wegstrecken war 1918 zerstört oder in sehr schlechtem Zustand.[254] Der polnische Staat bemühte sich um Wiederherstellung und Ausbau, aber die Ar-

---

[249] Starostei Żółkiew an den Regionalarzt in Mosty Wielkie, Dr. Aleksander Rybaczewski, 22. 10. 1926, DALO, Wojewódzki Urząd Zdrowia we Lwowie, 1/9/706, Bl. 61 f.

[250] „Żółkwa" war die häufig genutzt Genitivform von Żółkiew.

[251] Vgl. Kapitel 6.1.

[252] Vgl. z. B. Vierteljahresbericht, 4. Quartal, Kreis Lemberg, Kreisarzt Dr. Roman Małaczyński, 15. 1. 1927, DALO, Wojewódzki Urząd Zdrowia we Lwowie, 1/9/752, Bl. 41 f.

[253] Więckowska, Lekarze jako grupa zawodowa, 157.

[254] Ilustrowany Kurier Codzienny, *XXlecie Komunikacji w Polsce Odrodzonej 1918–1939 [20 Jahre Verkehr im wiedergeborenen Polen, 1918–1939]*, Łódź 2012 [1939], 392 (= Ilustrowany Kurier Codzienny, XXlecie Komunikacji).

beiten gingen meist aus Kapitalmangel langsam voran. Dies galt insbesondere für den Osten Polens, aber auch in Warschau wurde die zentrale Brücke über die Weichsel, die 1915 von der russischen Armee zerstört worden war, erst 1925 wieder eröffnet.[255] Zwar vergrößerte sich der Anteil befestigter Straßen im polnischen Verkehrsnetz bis 1938 um 30 %, so dass sich auf 100 km² im Schnitt 16 km geteerte, asphaltierte oder gepflasterte Straße befanden.[256] In den östlichen Wojewodschaften wurden jedoch im Vergleich zu den zentralpolnischen Wojewodschaften weniger neue befestigte Straßen angelegt.[257] Hier erfolgte ein Großteil des Verkehrs auf Schotterwegen und Pisten. Dem Hauptstraßenverkehrsmittel der Polen kam ein weicher Straßenbelag eigentlich zu Gute. Denn während Mitte der 1930er Jahre in Frankreich, Deutschland und Dänemark zwischen 80 und 90 % des Straßenverkehrs bereits motorisiert war, prägten in Polen Pferdefuhrwerke das Straßenbild: 80 % des polnischen Straßenverkehrs wurde im Jahr 1934 von Pferden bestritten.[258] Aber auch ein Pferd hatten viele Kreisärzte nicht zur Verfügung und beklagten sich darüber bei den zuständigen Wojewodschaftsämtern.[259]

Wenn den Ärzten ein Transportmittel zur Verfügung stand, so waren immer noch die unbefestigten Wege zu bewältigen. Dies, so schrieb der Kreisarzt von Jarosław an das Lemberger Wojewodschaftsamt, sei insbesondere während der regnerischen Herbstzeit ein erhebliches Erschwernis seiner kreisärztlichen Tätigkeit.[260] Auch ein Auto konnte das Gelände der östlichen *Kresy* nicht einfach passieren. Ende der 1930er Jahre brach ein Team von Ärzten der Jan-Kazimierz-Universität mehrfach mit einem Wagen des Polnischen Roten Kreuzes von Lemberg aus nach Osten auf, um die ländliche Bevölkerung mit einem Fleckfieberimpfstoff zu immunisieren, den Rudolf Weigl entwickelt hatte.[261] Weigls Assistent, Piotr Radło, hatte immer wieder einzelne Aspekte des Institutslebens mit seiner Super 8-Kamera festgehalten und dokumentierte auch die Fahrten ins *teren*. Ein Großteil seiner Aufnahmen zeigt das Auto des Ärzteteams. Es wackelt über unebene Pisten, durchpflügt Schlamm oder es schafft, mit viel ‚Anlauf‘ tiefe und große Pfützen zu durchqueren. Radło zeigt den Chauffeur, gekleidet mit Fliegerhaube und sportlich geschnittener Hose, mehrfach im Portrait und er ‚portraitiert‘ auch das Auto vor schönen Landschaftsbildern: Auto vor Fluss, Auto vor Berg, Auto auf Brücke könnten seine Filmbilder betitelt sein. Radło filmt aber ebenso Reparaturarbeiten am Auto und begleitet ausführlich eine schwere Panne während einer winterlichen Fahrt in der Nähe von Skole: Eine lange Einstellung zeigt zunächst ein paar von Radło geschriebene Zeilen an die Gebrüder Grodel in Skole: „Poważny defekt auta pod Hreberowem. Prosimy o pomoc. – Ein schwerer Defekt am Auto bei Hrebenne. Wir bitten um Hilfe." In der nächsten Szene

---

[255] Borodziej, Geschichte Polens im 20. Jahrhundert, 157.
[256] Ilustrowany Kurier Codzienny, XXlecie Komunikacji, 394.
[257] Ebd., 403.
[258] Ebd., 401, 404.
[259] Vgl. die Vierteljahresberichte von Dr. Kazimierz Mosser, Bóbrka, 14. 1. 1927, dem Kreisarzt von Dobromil (Name unleserlich), 20. 1. 1927 und von Dr. Jan Porejewski, Sanok, 10. 1. 1927, DALO, Wojewódzki Urząd Zdrowia we Lwowie, 1/9/752, Bl. 3, 10, 76.
[260] Vierteljahresbericht, 4. Quartal, Kreis Jarosław, Name des Kreisarztes unleserlich, 8. 1. 1927, ebd., Bl. 19.
[261] Vgl. zu Rudolf Weigl und Fleckfieberimpfstoff Kapitel 9.

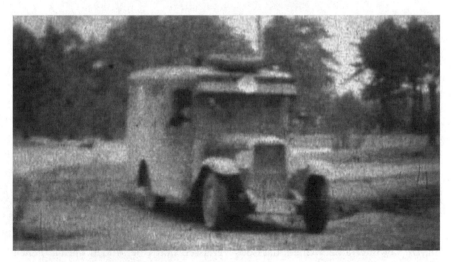

Abb. 13: Das Auto eines Lemberger Ärzteteams bahnt sich seinen Weg durch das östliche *teren* (Quelle: Filmstill aus Aufnahmen von Piotr Radło, Privatbesitz).

filmt Radło eine inszenierte Zettelübergabe an einen anderen Assistenten aus dem Team, der sich dann zu Fuß auf den Weg nach Skole macht. Von dort kommt Hilfe in Form eines Abschleppwagens. Vorher aber filmt Radło frierende Ärzte, die in dicke Pelzmäntel gehüllt rauchend im Auto sitzen und auf die schnee- und eisbedeckten Wälder und Hügel blicken: Ein Auto-Abenteuer auf Super 8 (Abb. 13).[262]

Die Botschaft von Radłos Aufnahmen ist klar: Die medizinische Versorgung in der Fläche war vollständig von einem funktionierenden Transportmittel abhängig. Ohne ein Auto war die Präsenz von Ärzten in der ländlichen Peripherie undenkbar. Als das zuständige Ministerium Rudolf Weigls Abteilung das Budget für das Auto strich, stellte das Ärzteteam seine Aktivitäten im *teren* denn auch sofort ein.[263] Dass Kreisärzte, denen noch nicht einmal ein eigenes Pferdefuhrwerk zur Verfügung gestellt wurde, die weiten Reisen in entlegene Dörfer im polnischen Osten unterließen und vor wöchentlichen Visiten in Infektionsfällen Abstand nahmen, ist in Anbetracht dieser schwierigen Transportbedingungen wenig erstaunlich.

Ein weiterer Aspekt, der es den Kreisärzten erschwerte, die Warschauer Vorgaben bei der Seuchenbekämpfung zu erfüllen, entstand aus der auferlegten Schreibarbeit selbst. Die aus Warschaus Wissens- und Kontrolldurst resultierende Kanzlei- und Buchhaltertätigkeit bedeutete für die Kreisärzte eine erhebliche Arbeitsbelastung. Ein *sprawozdanie lekarskie* sollte laut Lemberger Wojewodschaftsamt maximal fünf

---

[262] Das genaue Entstehungsdatum des Films von Piotr Radło ist unbekannt. Die Aufnahmen wurden von den Nachkommen Weigls auf DVD gebrannt und sind mir von der Familie freundlicherweise zur Verfügung gestellt worden.

[263] Rudolf Weigl an Ministerstwo Wyznań Religijnych i Oświęcenia Publicznego, 29.3.1938, DALO, Uniwersytet Jana Kazimierza we Lwowie, 26/10/1266.

bis 15 Minuten in Anspruch nehmen.[264] Die Rechenschaftsberichte waren jedoch bei weitem nicht das einzige, was Warschau den Kreisärzten an Schreibarbeit auftrug. Hinzu kamen allwöchentlich die epidemiologischen Wochenberichte. Darüber hinaus hatten die Kreisärzte Monats-, Quartals- und Jahresberichte abzugeben, in denen sie all ihre Aktivitäten einzeln aufführten und über den Gesundheitszustand in ihrem Zuständigkeitsbereich informierten. Außerdem waren für einzelne Krankheiten besondere Berichtsbögen auszufüllen und an Wojewodschaftsamt und Warschau zu senden. Dies galt für Pocken, Typhus, Tollwut und Diphtherie.

Im März 1926 fragte der Stadtarzt von Leżajsk bei der Gesundheitsabteilung des Lemberger Wojewodschaftsamts deshalb vorsichtig an, ob er nach der Übersendung von acht vorläufigen Mitteilungskarten über Fleckfieberfälle in der Stadt, der Einsendung von Blutproben an das PZH Lemberg und der Vorbereitung der Sonderberichtsbögen für jeden einzelnen Fall eventuell auf das Verfassen des *sprawozdanie* verzichten dürfe.[265] Das Wojewodschaftsamt wies diese Anfrage brüskiert zurück. Es sandte seine Antwort an die zuständige Starostei in Łancut und wies den Starosten an, Dr. Lewinter auszurichten, dass das Verfassen und Übersenden der ärztlichen Rechenschaftsberichte „bezwarunkowo" sei – bedingungslos.[266]

Die Beschwerden der Kreisärzte über zu viel Schreibarbeit rissen jedoch nicht ab. In ihren vierteljährlichen Tätigkeitsberichten, in denen das Formular auch einen Punkt zu Schwierigkeiten in der alltäglichen Arbeit erlaubte, nannten die Ärzte vielfach die übermäßige Bürotätigkeit oder aber das Fehlen einer helfenden Hand bei der „Kanzleiarbeit".[267] Im Sommer 1929 zog die Gesundheitsabteilung des Innenministeriums daraus Konsequenzen. Sie verfügte die „Verringerung der Rechenschaftsberichte der Kreisärzte": „In Anbetracht der Überlastung der Kreisärzte mit Kanzleitätigkeiten" wurde beschlossen, die vierteljährlichen Tätigkeitsberichte durch halbjährliche zu ersetzen.[268]

Wir werden später noch sehen, dass Warschaus Erlass nur einen Tropfen auf den heißen Stein darstellte. An anderer Stelle wurden die Schreibanforderungen bald darauf wieder erhöht. Die Überlastung der Ärzte sollte ein Problem bleiben.[269] Die Erfüllung ihrer Position als Warschaus gesundheitspolitische Stellvertreter vor Ort blieb in Anbetracht des zu bewältigenden ärztlichen Alltags eine große Herausforderung. Um als Staat in Seuchenfällen vor Ort zu *agieren*, war die zentrale Gesundheitsverwaltung jedoch auf die kreisärztlichen Akteure und ihre Zeit, Pferdefuhrwerke und trockene Straßen angewiesen. Die Staatsbildung im Gesundheitsbereich

---

[264] Wojewódzki Urząd Zdrowia we Lwowie an Starostei Żółkiew, 6. 1. 1927, DALO, Wojewódzki Urząd Zdrowia we Lwowie, 1/9/706, Bl. 52.

[265] Stadtarzt von Leżajsk, Dr. Adam Lewinter, an Wojewódzki Urząd Zdrowia we Lwowie, 5. 3. 1926, DALO, Wojewódzki Urząd Zdrowia we Lwowie, 1/9/801, Bl. 6.

[266] Wojewódzki Urząd Zdrowia we Lwowie an Starostei Łancut, 13. 3. 1926, ebd.

[267] Vierteljahresbericht, 4. Quartal, Kreis Bóbrka, Dr. Kazimierz Mosser, 4. 1. 1927; Vierteljahresbericht, 4. Quartal, Kreis Brzozów, Dr. Stanisław Pilszak, 1. 1. 1927, DALO, Wojewódzki Urząd Zdrowia we Lwowie, 1/9/752, Bl. 1–3, 6 f.

[268] Ministerstwo Spraw Wewnętrznych, Okólnik Nr. 171, 7. 8. 1929, AP w Łodzi, Urząd Wojewódzki Łódzki. Wydział Zdrowia, 3136f, Bl. 37.

[269] Vgl. Kapitel 7.

blieb deshalb ein fragiles Projekt, an dem in Warschau und vor Ort stets gearbeitet werden musste.

Es gab Ärzte, die diese Herausforderung annahmen und sich mit viel Engagement an der Stabilisierung eines seuchenpolitischen staatlichen *decision space* beteiligten. Ein solcher war Dr. Piotr Radło, Kreisarzt von Jaworów und späterer Mitarbeiter in Rudolf Weigls Fleckfieberlabor in Lemberg. Die Rechenschaftsberichte aus Piotr Radłos Zuständigkeitsbereich nutze ich als Grundlage, um im Folgenden das staatlich verordnete Vorgehen im Seuchenfall vor Ort zu beschreiben. Es wird aufzeigen, an welchen Punkten weitere Widerständigkeiten gegenüber dem Warschauer Seuchenregime entstehen konnten.

In einem Rundschreiben vom 14. Januar 1924 listete der Staroste von Drohobycz alle notwendigen Maßnahmen auf, die ein Kreisarzt im Falle einer Fleckfieberepidemie zu unternehmen hatte. Die Verordnung war eine Reaktion auf das gehäufte Auftreten von Fällen im Örtchen Rychcice. Handschriftliche Ergänzungen auf dem im Archiv erhaltenen Druck lassen jedoch darauf schließen, dass diese Regularien auch in anderen Seuchensituationen Verwendung fanden.

Die unabdingbare Voraussetzung für eine Eindämmung des Fleckfiebers, so lautete es in dem Schreiben, sei die sofortige Meldung von Krankheitsfällen und ihre Isolierung von der Außenwelt. Wenn es kein Infektionsspital im Ort oder der nächsten Stadt gab[270], sollten die Erkrankten zu Hause isoliert werden. Schulkinder wurden vom Unterricht ausgeschlossen. An den betroffenen Häusern sollte ein gut lesbares Schild mit der Aufschrift „Zutritt verboten" angebracht werden. In der Umgebung des Kranken sollte peinlichst auf Sauberkeit geachtet werden. Die Böden waren täglich, mindestens aber jeden zweiten Tag mit Kalkmilch, Karbolwasser, Petroleum oder starker Lauge zu reinigen.

Im Ort wurde jeglicher Verkehr von fahrenden Händlern oder Lumpensammlern verboten.[271] Leichen sollten ohne vorheriges Waschen in ein in Lauge getränktes Laken gewickelt und binnen 24 Stunden beerdigt werden. Eine Aufbahrung in der Kirche[272] wurde nicht gestattet. Auch eine Beerdigungsfeier durfte im Haus des Toten nicht abgehalten werden. Häuser, in denen Fleckfieberkranke gestorben oder auch wieder genesen waren, wurden einer umfassenden Desinfektion unterzogen: Das Stroh in den Betten und jeglicher Müll sollten verbrannt, Wäsche, Gegenstände, Möbel und Böden mit Karbolwasser, in heißem Wasserdampf oder aber bei hoher Temperatur im Backofen desinfiziert werden. Alles, was nicht desinfiziert werden konnte, war zu verbrennen. Um die Umsetzung der Regularien sicherzustellen und

---

[270] Nachdem die Einrichtungen des NNK nach Abklingen der großen Fleckfieberepidemie 1920/21 aufgelöst worden waren, gab es in Drohobcyz kein Infektionsspital mehr. Nach einigem Debattieren über die Räumlichkeiten und Finanzierung entstand erst 1926 wieder ein eigenständiges Gebäude für Infektionskrankheiten, das am allgemeinen Drohobyczer Krankenhaus angesiedelt war. Vgl. die Korrespondenzen zwischen Innenministerium, Wojewodschaft, Kreis und Gemeinde: DALO, Wojewódzki Urząd Zdrowia we Lwowie, 1/9/352, Bl. 16–29.

[271] Eine Regelung, die auf die Verknüpfung des Fleckfiebers mit der jüdischen Bevölkerung hinweist, denn diese Berufe wurden üblicherweise von Juden ausgeübt. Vgl. dazu Kapitel 6.1.

[272] Explizit genannt wurden hier die christliche und die griechisch-orthodoxe Kirche.

den Verlauf der Seuchen zu verfolgen, sollte der Gemeindevorsteher zwei Mal wöchentlich Inspektionen durchführen.[273]

Auch das zu diesem Zeitpunkt noch bestehende Gesundheitsministerium in Warschau hatte von den Fleckfieberfällen in Rychcice erfahren und sandte dem Lemberger Wojewodschaftsamt weitere Angaben, wie in diesem Seuchenfall zu verfahren sei. Neben Isolierung, Desinfektion und der Läusevernichtung forderte das Ministerium auch die regelmäßige Berichterstattung in Form von *sprawozdanie lekarskie* und die Ermittlung der Ursachen der Infektion.[274]

Der zuständige Kreisarzt in Rychcice, Dr. Julian Bory, setzte diese Vorgaben engagiert um. Ob er die Ursache der Krankheit ermittelte, geht aus seinen Rechenschaftsberichten nicht hervor. Davon abgesehen aber war sein Vorgehen aus Warschauer/Lemberger Perspektive vorbildlich. In einigen Punkten ging er sogar über die vorgeschlagenen Maßnahmen hinaus. So schloss er nicht nur erkrankte Kinder vom Schulunterricht aus, sondern ließ auch kranke Arbeiter erst wieder ihre Tätigkeit aufnehmen, wenn er sie untersucht und bescheinigt hatte, dass sie nicht mehr ansteckend waren.[275]

Auch im Zuständigkeitsbereich von Piotr Radło wurden die Vorgaben bisweilen überengagiert umgesetzt. Radło verfügte nach dem Bekanntwerden von Fleckfieberfällen in Wierzbiany im Juli 1931, dass vor jedem betroffen Haus Schilder aufgestellt wurden, die die Aufschrift trugen: „Infektionskrankheit. Zutritt unter Strafe verboten." Zudem ließ er den gesamten Verkehr für die betroffenen Straßenzüge sperren, untersagte ziehenden Händlern den Zugang zum Dorf und verbot den Kranken jeglichen Besuch.[276] Die Radło unterstellten Amtsärzte (Stadt- und Regionalärzte) folgten seinem Beispiel. So ließ der Stadtarzt von Krakowiec, Dr. Berger, bei einer Typhusepidemie im Dorf Kobylnica ruska im Spätsommer 1931 nicht nur Warnschilder an den betroffenen Häusern selbst aufhängen, sondern sperrte gleich den gesamten Bezirk ab. Ein Wärter passte auf, dass niemand den Bereich betrat, ließ aber auch keine Person aus diesem Teil des Dorfes heraus. Zudem nahm sich der Stadtarzt der Situation der Aborte an und ließ neue Rinnen graben, die täglich mit Kalk überschüttet wurden. An die Vorgabe, Leichen sofort zu bestatten, hielt sich Dr. Berger in Kobylnica strikt. Zudem ließ er die Gräber besonders tief ausheben.[277] Die *sprawozdania* von Dr. Berger und einem ebenfalls nach Kobylnica beorderten Dr. Jahr gaben auch darüber Auskunft, dass regelmäßig Desinfektionen mit Formaldehyd durchgeführt wurden. Die Angaben Dr. Bergers und Dr. Jahrs wurden vom Kreisarzt Dr. Radło regelmäßig bestätigt.[278] Er wies die Ärzte zusätzlich an, die Bewohner der

---

[273] Okólnik des Leiters der Starostei Drohobycz an den Gemeindevorstand in Rychcice, 14. 1. 1924, DALO, Wojewódzki Urząd Zdrowia we Lwowie, 1/9/352, Bl. 1.

[274] MZP an Wojewódzki Urząd Zdrowia we Lwowie, 19. 1. 1924, DALO, Wojewódzki Urząd Zdrowia we Lwowie, 1/9/352, Bl. 5.

[275] Sprawozdanie lekarskie über Fleckfieber in Rychcice, Dr. Julian Bory, 2. 2. 1924, ebd., Bl. 7 f.

[276] Sprawozdanie lekarskie über Fleckfieber in Wierzbiany, Dr. Piotr Radło, 9. 7. 1931, DALO, Wojewódzki Urząd Zdrowia we Lwowie, 1/9/2179, Bl. 59 f.

[277] Sprawozdanie lekarskie über Typhus in Kobylnica ruska, Dr. Berger, Dr. Grünseit, 26. 8. 1931, ebd., Bl. 21 f.

[278] Sprawozdanie lekarskie über Typhus in Kobylnica ruska, Dr. Berger, 28. 9. 1931, Dr. Jahr, 19. 9. 1931, ebd., Bl. 25 f.

infizierten Häuser mit den so genannten Besredka-Pillen gegen Typhus zu impfen, was Dr. Berger ebenfalls pflichtbewusst in die Tat umsetzte.[279] Ende September breitete sich der Typhus in Kobylnica jedoch nochmals aus. Der zuständige Regionalarzt Dr. Grünseit führte dies auf die zahlreichen Nachbarschaftsbesuche zurück, die offenbar trotz der Isolierungsmaßnahmen stattgefunden hatten. Grünseit ließ die Besuche strikt untersagen und postierte nun auch direkt vor den Häusern Wachen. Die Wachleute hatten aber nicht nur die Aufgabe, Menschen den Zutritt zu den Häusern zu verwehren. Sie wurden auch damit beauftragt, den Bewohnern frisches Wasser zu beschaffen und ihre Einkäufe zu erledigen – eine Notwendigkeit, wenn das Verlassen des Dorfbezirks nicht mehr möglich war, die die Ärzte aber offenbar erst jetzt realisiert hatten. Grünseit bemühte sich zu diesem Zeitpunkt nun auch darum, den Ursprung der Seuche dingfest zu machen. Er schickte Wasser des nächsten Brunnens an das Staatliche Hygieneinstitut in Lemberg, das tatsächlich die Typhus erregenden E. Coli-Bakterien im Brunnenwasser feststellte. Der Brunnen wurde daraufhin geleert und die Auskleidung repariert. Alle Brunnen im Dorf wurden desinfiziert. Auch Vorträge wurden gehalten, die die Einwohnerinnen und Einwohner von Kobylnica über die Verbreitungswege der Krankheit informieren sollten. Hier fanden sich die auch sonst im Land propagierten Präventionsmaßnahmen wieder: Dr. Grünseit berichtete, dass er die Bevölkerung über die einzuhaltenden Hygienemaßnahmen unterrichtet habe.[280] Dies bedeutete in der Regel die häufige Reinigung und Desinfektion des Abortes und das Händewaschen vor jeder Mahlzeit. In der Küche waren bestimmte Regeln einzuhalten. Lebensmittel sollten möglichst in geschlossenen Gefäßen aufbewahrt werden, um sie vor den Erreger übertragenden Fliegen zu schützen. Fliegen sollten grundsätzlich aus der Küche ferngehalten und getötet werden.[281] Grünseit wies die Bewohnerinnen und Bewohner in Kobylnica auch an, Milch und Wasser stets abzukochen und auch Gemüse und Obst nur in gekochtem Zustand zu verzehren.[282]

Dr. Radło und sein Amtsärzteteam zeugen von einer sehr disziplinierten Ärzteschaft, die bei Infektionsfällen sofort eingriffen und die Vorstellungen Warschaus engagiert umsetzten. Ihr Vorgehen zeigt aber auch, welch massiven Eingriff ein Infektionsfall für das Leben eines Einzelnen oder eine gesamten Dorfgemeinschaft bedeutete, wenn sie den offiziellen Stellen gemeldet wurde: Die Erkrankten wurden von Schule oder Arbeit ausgeschlossen, was im letzteren Fall immer mit Verdiensteinbußen einherging. Impfungen hatten teilweise erhebliche Nebenwirkungen und konnten die Erwerbstätigen ebenfalls für eine Weile arbeitsunfähig machen. Auch die Kosten für eine Zwangsisolierung im Krankenhaus kamen auf Umwegen häufig wieder bei den Kranken an.[283] Der eigene Haushalt wurde auf den Kopf gestellt. Die

---

[279] Sprawozdanie lekarskie über Typhus in Kobylnica ruska, Dr. Berger, 2.9.1931, ebd., Bl. 24.

[280] Sprawozdanie lekarskie über Typhus in Kobylnica ruska, Dr. Grünseit, 29.9.1931, ebd., Bl. 27.

[281] Vgl. z. B. die Propagandaplakate während des *Dzień Przeciwdurowy* (Anti-Typhus-Tag) in Lodz, 7.6.1934, AAN, MOS, 519, Bl. 12.

[282] Sprawozdanie lekarskie über Typhus in Kobylnica ruska, Dr. Grünseit, 29.9.1931, DALO, Wojewódzki Urząd Zdrowia we Lwowie, 1/9/2179, Bl. 27.

[283] Die Kosten sollten von den Gemeinden getragen werden, die sie aber häufig auf Grund knapper Kassen von den Betroffenen einforderten. A. Wierciński, „Dur plamisty i dur brzuszny na terenie województwa wileńskiego", *Zdrowie* 45, 1930, 940–960, 954 (= Wierciński, Dur plamisty).

Isolation eines Kranken erforderte die Umverteilung der Räume, penibelste Reinlichkeitsvorschriften und die Desinfektionsvorschriften bedrohten das Hab und Gut eines Jeden. Die persönliche Hygiene wurde reguliert ebenso wie der Toilettengang. Die deutliche Kennzeichnung des Hauses bedeutete eine klare Markierung des Ortes als krank und unrein. Ganze Ortsteile wurden in ihrer Bewegungsfreiheit eingeschränkt und an der Verrichtung ihrer alltäglichen Aufgaben gehindert. Das Verbot von ziehenden Händlern konnte zudem den lokalen Handel beeinträchtigen und bedeutete mindestens Konsumeinbußen für die Einwohner. Kobylnica erhielt im Kontext der Seuchenmaßnahmen auch einen frisch sanierten Brunnen. Die unmittelbaren Auswirkungen des seuchenbürokratischen Eingreifens waren für die Einwohnerinnen und Einwohner aber zunächst einmal unangenehm. Sie mögen deshalb für viele Menschen als Konsequenzen des Bekanntwerdens von Infektionsfällen im Vordergrund gestanden haben.

Es war deshalb der Vorgang der Erstmeldung von Infektionskrankheiten, der die zentralisierte polnische Seuchenbürokratie von ganz unten aus ins Wanken bringen konnte. In den Akten der Gesundheitsabteilungen von Ministerium und Wojewodschaften lassen sich immer wieder Hinweise darauf finden, dass Infektionsfälle verheimlicht wurden. So beinhalteten die Vorgaben des Gesundheitsministeriums für den Umgang mit der Fleckfieberepidemie in Rychcice auch die Aufforderung an den Kreisarzt, alle Häuser zu inspizieren, um versteckte Infektionsfälle aufzudecken.[284] Auch in der gesundheitspolitischen Debatte wurden die Gründe für die Nichtanzeige von Erstfällen diskutiert.[285] Dieses Problem war bereits aus der Zeit des Ersten Weltkriegs bekannt, als das disziplinierende Seuchenregime zusätzlich von der fremden deutschen Besatzungsmacht ausgeübt wurde. Auch die deutsche Medizinalverwaltung im Generalgouvernement hatte über die Verheimlichung von Fällen geklagt und dieses „Vergehen" bestraft.[286] Das Hauptkommissariat zur Bekämpfung von Seuchen unter Emil Godlewski versuchte ebenfalls, versteckte Fälle in Wohnhäusern aufzudecken.[287] In der Pommerschen Wojewodschaft wurden die Kreisärzte 1920 darüber informiert, dass versteckte Fälle zu entlarven und die Nicht-Meldung zu bestrafen wäre.[288] Die rechtliche Grundlage hierfür bildete das Seuchengesetz vom Juli 1919, das die verpflichtende Meldung der im Wochenbericht angegebenen Infektionskrankheiten festgelegt hatte und Zuwiderhandlungen mit Geldstrafen bis zu 1000 Złoty oder aber mit bis zu dreimonatigem Arrest ahndete.[289]

Warschaus Seuchenregime konnte also bereits auf der niedrigsten Ebene seines hierarchischen Papiergeflechts an seine Grenzen geraten. Meldete sich ein Kranker

---

[284] MZP an Wojewódzki Urząd Zdrowia we Lwowie, 19.1.1924, DALO, Wojewódzki Urząd Zdrowia we Lwowie, 1/9/352, Bl. 5.

[285] Wierciński, Dur plamisty, 954; Edward Grzegorzewski, „Uwagi o walce z durem plamistym na kresach północno-wschodnim w roku 1934", Zdrowie 49, 1934, 580–593, 587 (= Grzegorzewski, Uwagi o walce).

[286] O. A., 8. Vierteljahrsbericht, 20.

[287] Rozporządzenie dotyczące środków dezynfekcji i dezynsekcji, Centralny Urząd Naczelnego Nadzwyczajnego Komisarza do spraw walki z epidemjami, 15.11.1924, AAN, MOS, 910.

[288] Okręgowy Urząd Zdrowia w Toruniu an alle Kreisärzte der Wojewodschaft Pomerellen, 11.3.1920, AP w Bydgoszczy, Urząd Wojewódzki Pomorski w Toruniu, 11860.

[289] Art. 25, Ustawa z dnia 25 lipca 1919.

nicht freiwillig bei einem Arzt oder dem Gemeindevorsteher, blieb er für die Augen der höheren Verwaltungsebenen unsichtbar. Während Warschau und Wojewodschaften durchaus disziplinierenden Zugriff auf die beim Staat angestellten Amtsärzte ausüben konnten, war es den Erkrankten selbst möglich, außerhalb des staatlichen *decision space* zu verbleiben, wenn ihr Zustand geheim gehalten wurde. Die Infizierten hatten es folglich bis zu einem gewissen Grad selbst in der Hand, ob sie das Rad der polnischen Seuchenbürokratie zum Laufen bringen wollten oder nicht. Begann dieses jedoch, sich angetrieben von papiernen Formblättern zu drehen, so konnte es für die Menschen vor Ort weitreichende Konsequenzen haben, die weit über die zweidimensionale Papierfläche hinausgingen.

Das soziotechnische Gefüge des staatlichen polnischen Seuchenregimes war hierarchisch, zentralistisch und streng. Es war Teil des Aufbaus eines polnischen *decision space* über die Körper der Staatsbürgerinnen und -bürger und wurde deshalb mit Entschlossenheit zu Disziplinierung und Kontrolle aller Beteiligten vom Zentrum aus vorangetrieben. Das strikt hierarchische Gefüge konnte jedoch nur funktionieren, wenn sich die beteiligten Akteure – Ärztinnen und Ärzte, Kranke, aber auch Autos, Pferde und Straßen – in ihre Rollen einfügten und entsprechend den Warschauer Vorstellungen handelten. Taten sie dies nicht, brach das Regime und somit auch ein Stück polnischer Staat in sich zusammen.

1928 blickte Marcin Kacprzak in seiner epidemiologischen Chronik auf zehn Jahre Zweite Republik aus seuchenpolitischer Perspektive zurück. Seine Bilanz fiel positiv aus:

„Die epidemiologische Situation in Polen hat sich in den ersten zehn Jahren der Unabhängigkeit stark verändert. Von einer außergewöhnlichen wurde sie zu einer normalen, sie zeigt ihr reguläres Gesicht; man kann sie heute auf einen Blick beurteilen, gleichzeitig kann man sich besser des Kerns der Aufgaben bewusst werden, die unser Gesundheitsdienst zu bewältigen hat und in welcher Reihenfolge diese Aufgaben bei der Planung des Kampfes gegen die Infektionskrankheiten berücksichtigt werden sollten."[290]

Ein zentrales Ziel des polnischen epidemiologischen *state-building* schien also erreicht: Die epidemiologische Situation ließ sich trotz gewisser Lücken „auf einen Blick" erfassen und beurteilen. Eine geordnete Planung des staatlichen Vorgehens von der Zentrale aus war möglich geworden. Die bisherigen Maßnahmen hatten zudem dazu geführt, dass sich die Ausnahmesituation zur Zeit der Fleckfieberepidemie 1919/20 in eine reguläre verwandelt hatte. Die meisten Akteure schienen ihre Rollen im polnischen Seuchenregime also gut zu spielen. Das Rad drehte sich.

Im gleichen Zeitraum, in dem Kacprzak seinen positiven Bericht veröffentlichte, entdeckte man in Warschau aber einen weiteren Akteur im seuchenbürokratischen Gefüge, der bisher nicht in den Blick gekommen war und dessen Agieren man deshalb weder kontrollieren noch disziplinieren konnte. So stellte Kacprzak in seiner Zehn-Jahres-Chronik ebenfalls fest, dass er aus wissenschaftlicher Perspektive eigentlich nicht davon sprechen könne, die Fallzahlen für Typhus im Land korrekt anzugeben. Denn die gemeldeten Fälle seien fast nie bakteriologisch verifiziert worden. Noch nicht einmal die Krankenhäuser würden regulär bakteriologische Diagnostik

---

[290] Kacprzak, Kronika Epidemjologiczna 1928, 453.

anwenden. Dies, so Kacprzak, müsse schleunigst geändert werden. Eine Verordnung, die zur bakteriologischen Diagnostik verpflichtete, sollte auf den Weg gebracht
werden.[291]

Bakterien treten in Kacprzaks Chronik für das epidemiologische Jahr 1928 zum
ersten Mal explizit auf den Plan. Bisher hatte die Verifizierung der Fallzahlen im
Labor in seinen Berichten keine Rolle gespielt. Nun aber schien er ihre fehlende Identifizierung als Mangel zu empfinden. Dies deckte sich mit den Nachrichten aus der
bakteriologischen Abteilung des Staatlichen Hygieneinstituts. Auch hier begann man
zu beklagen, dass die Meldung von Infektionsfällen häufig nicht mit den bei PZH
oder Filialen eingegangen Proben korrelierte.

1928 schien die polnische Seuchenbürokratie kranke Menschen bis zu einem
gewissen Grad ihrem *decision space* unterworfen zu haben. Die im Land zirkulierenden Mikroben waren aber bisher unsichtbar geblieben. Foucault hat in seiner
Ordnung der Dinge argumentiert, dass das Tableau als Ordnungsform des 17. und
18. Jahrhunderts das Milieu der Dinge verdrängt habe und sie als alleinstehendes
und vielfältig kombinierbares Datum in Zeilen und Spalten presste.[292] Für die Formblätter der polnischen Seuchenbürokratie könnte man nun argumentieren, dass die
Dinge von ihrem Milieu wieder eingeholt wurden. Das Datum eines Infektionsfalls
erschien nicht mehr als valide, wenn die die Infektion auslösenden Mikroben nicht
ebenfalls dingfest gemacht werden konnten. Hier geriet das Papierformat jedoch an
seine Grenzen und der dreidimensionale Raum sollte im polnischen Seuchenregime
eine neue Bedeutung erhalten. Um das Bakterium und sein Milieu als Agenten in der
polnischen Seuchenbürokratie soll es im folgenden Kapitel gehen.

7. Der Mikroben habhaft werden:
Von visualisierten Infektionskranken zu visualisierten Bakterien

„Wir mussten die Psyche der Ärzte quasi umpflügen, damit sie die Rolle der bakteriologischen
Labore verstanden. Dieser Kampf um die Zusammenarbeit mit den Ärzten dauert seit vielen
Jahren an und wir haben nicht sofort einen Weg der Verständigung gefunden."[293]

Mit diesen Worten beschrieb Ludwik Hirszfeld in seinem Rückblick auf 20 Jahre
Staatliches Hygieneinstitut aus dem Jahr 1938 das Verhältnis zwischen bakteriolo-
gischer Diagnostik und praktizierenden Ärzten in der Zweiten Polnischen Republik.
Hirszfeld fungierte in Vertretung von Ludwik Rajchman zwischen 1926 und 1932 als
Direktor des PZH und stand zudem der Abteilung für Bakteriologie und experimen-
telle Medizin sowie der Unterabteilung für Serumkontrolle vor.[294] Um die Beziehung

---

[291]　Ebd., 456 f.

[292]　Michel Foucault, *Die Ordnung der Dinge. Eine Archäologie der Humanwissenschaften*, Frankfurt a. M. 2008, 173–175.

[293]　Ludwik Hirszfeld, „Obsługa bakteriologiczna i epidemiologiczna Państwa. Przeszłość. Teraź-
niejszość. Przyszłość [Der bakteriologische und epidemiologische Dienst des Staates. Vergangenheit.
Gegenwart. Zukunft]", *Warszawskie Czasopismo Lekarskie* 15, 1938, 740–744, 740 (= Hirszfeld,
Obsługa bakteriologiczna i epidemiologiczna Państwa).

[294]　Państwowy Zakład Higieny w Warszawie, Sprawozdanie 1926–27, 44 f. Hirszfeld fungierte

zwischen bakteriologischer Diagnostik und praktizierenden Ärzten schien es während der 20 Jahre unabhängiger polnischer Staatlichkeit nicht zum Besten gestanden zu haben. Offensichtlich hatte es an einer Kooperation der polnischen Ärzteschaft mit den bakteriologischen Laboren des PZH gemangelt. Die Bemühungen von Odo Bujwid, Henryk Hoyer oder Maryjan Jakowski, das bakteriologische Labor in den 1880er und 1890er Jahren in flexibilisierter oder fragmentierter Form in den ärztlichen Alltag polnischer Mediziner einzuführen, hatten nicht nachhaltig gefruchtet. So musste nun das Staatliche Hygieneinstitut für die Bakteriologie den „Kampf" um die „Psyche der Ärzte" aufnehmen.

Der Bakteriologie kam damit im polnischen Kontext in der Zweiten Republik erstmals staatstragende Bedeutung zu. Das Staatliche Hygieneinstitut war Teil der zentralisierten polnischen Seuchenbürokratie und agierte als zentralstaatlicher Akteur epidemiologischer und bakteriologischer Fragen.[295] Bisher hatte es der ministerialen Gesundheitsverwaltung bei der Erfassung von Infektionsfällen und der Kontrolle kreisärztlicher Tätigkeiten zur Seite gestanden. Ab Mitte der 1920er Jahre geriet ein weiterer Akteur im Gefüge staatlicher Seuchenpolitik verstärkt in den Warschauer Blick: Nicht nur kranke Menschen, Ärzte, mangelhafte Straßenverhältnisse, kaputte Autos und schlechtes Wetter galt es zentralstaatlich zu ordnen, sondern auch die Bakterien selbst. Mit dem Versuch, den staatlichen *decision space* auf die Krankheitserreger auszudehnen, trat automatisch auch die ärztliche Einstellung gegenüber der bakteriologischen Diagnostik auf den Plan. Denn ohne die elaborierten Techniken des bakteriologischen Labors blieben die Mikroorganismen für staatliche Augen unsichtbar. Die ärztliche Zurückhaltung gegenüber bakteriologischen Techniken bedeutete deshalb nun anders als am Ende des 19. Jahrhunderts nicht mehr nur eine gewisse Vorsicht oder Skepsis gegenüber labormedizinischen Neuerungen. Vielmehr gefährdete diese Haltung in der Zwischenkriegszeit aus Warschauer Perspektive die Stabilisierung des staatlichen Regierungsraums, den es auch auf Mikroben auszudehnen galt. Das PZH und die ministeriale Gesundheitsverwaltung versuchten deshalb mit aller Macht, ein fragmentiertes bakteriologisches Labornetzwerk funktionsfähig zu erhalten. Die Verquickung von Seuchenbekämpfung und polnischer Staatsbildung involvierte ab Mitte der 1920er Jahre auch die Bakteriologie.

Dass das papierne epidemiologische Kontrollsystem mit seinen Rechenschaftsberichten, Wochenrapporten, Statistiken und epidemiologischen Karten Bakterien nicht automatisch erfasste, war in Warschau nicht sofort bemerkt worden. Die Anzahl infektionskranker Personen, die erfasst und synoptisch visualisiert wurden, galt als verlässlicher Indikator für Vorkommen und Verbreitungswege der unsichtbaren Bakterien. Das Staatliche Hygieneinstitut und seine Filialen waren als staatliche

---

als Leiter des PZH in Vertretung von Ludwik Rajchman, der als Direktor der Hygienesektion des Völkerbundes von seinem Amt am PZH beurlaubt worden war. 1932 wurde Rajchman seines PZH-Postens enthoben, aber Hirszfeld nicht zum offiziellen Direktor ernannt. Um die Tätigkeit des Instituts stärker an militärische Belangen auszurichten, wurde statt seiner Gustaw Szulc, Oberst der polnischen Armee, zum neuen Direktor gemacht. Vgl. Balińska, The National Institute of Hygiene, 438. Zum Staatlichen Hygieneinstitut vgl. auch Kapitel 5.2. Zu Hirszfeld als transnationalem Akteur und Wissensvermittler vgl. Steffen, Migration, Transfer und Nation.

[295] Vgl. zur Geschichte der Institution PZH Kapitel 5.2.

Diagnostiklabore gegründet worden. Sein Diagnoseservice stand Ärzten im öffentlichen Dienst – und als solche arbeiteten in der Zweiten Republik Dreiviertel aller Mediziner[296] – kostenlos zur Verfügung.[297] Die PZH-Regularien antizipierten, dass Amtsärzte die Einschätzung eines Falls vom Ergebnis der Laboruntersuchung abhängig machen würden. Ob ein Infektionsfall vorlag oder nicht – und ob folglich ein entsprechender Eintrag in den epidemiologischen Wochenbericht getätigt werden musste – sollte selbstverständlich in die Entscheidungsmacht eines bakteriologischen Labors des PZH fallen und nicht von einem praktischen Arzt allein festgelegt werden.

Zu seinem großen Bedauern musste das Staatliche Hygieneinstitut jedoch feststellen, dass die staatlich zentralisierte Labordiagnose von Infektionsfällen für die polnischen Ärzte kein bedeutendes Anliegen darstellte. Während die Zahlen an durchgeführten Untersuchungen in den ersten Jahren des Bestehens des Instituts und seiner Filialen noch sprunghaft angestiegen waren[298], zeichnete sich in den folgenden Jahren eine Stagnation ab. In viel zu wenig Fällen sandten Ärzte Proben ein, um ihre Diagnosen bakteriologisch verifizieren zu lassen. Meist verließen sie sich ausschließlich auf die klinische Beurteilung des Falls, also auf eine Abwägung makroskopischer und direkt am Krankenbett zu beobachtender Krankheitssymptome. So klagte das Institut in seinem Rechenschaftsbericht für die Jahre 1926/27:

„Trotz der wachsenden Aufgaben der diagnostischen Abteilung müssen wir hier unterstreichen, dass das Institut und seine Filialen von den Kreisärzten und Infektionsspitälern nicht ausreichend genutzt werden. Die Ärzte geben sich viel zu häufig allein mit einer klinischen Diagnose zufrieden und kümmern sich nicht um die genauere bakteriologische Untersuchung des Erregers. Sie senden auch kein Material ein, um es auf Bazillenträgerschaft untersuchen zu lassen. Bei großen Epidemien senden sie nur einige Proben und das in der Phase der ersten Entwicklung der Epidemie, wenn man über ihre genaue Lokalisierung noch gar keine Aussagen treffen kann. Ein großes Problem ist natürlich auch die geringe Anzahl von Diagnostiklaboren. Man muss die Proben per Post schicken, was natürlich die Antwort verzögert. Das erschwert es den Ärzten, die Laborergebnisse für die klinische Diagnostik zu nutzen."[299]

Wenn die Ärzte die bakteriologischen Labore des PZH nicht nutzten, so musste zwischen den in den epidemiologischen Wochenberichten notierten Infektionsfällen und den tatsächlich zirkulierenden Mikroben eine deutliche Diskrepanz bestehen. Der Indikator „Infektionsfall" als Grundlage für Maßnahmen zur Bekämpfung von Bakterien war folglich zum Problem geworden.

In seiner epidemiologischen Chronik hatte Marcin Kacprzak 1929 ebenfalls auf diese Problemlage aufmerksam gemacht. Die angegebenen Zahlen der Typhusfälle seien aus „wissenschaftlicher Perspektive", wie er schrieb, eigentlich unbrauchbar, da noch nicht einmal in Krankenhäusern regelmäßig eine bakteriologische Diagnostik bei Typhusverdacht durchgeführt werden würde.[300] Besondere Aufmerksamkeit erfuhr diese Problematik in der Warschauer Seuchenbürokratie dann zu Beginn der

---

[296] Więckowska, Lekarze jako grupa zawodowa, 155.

[297] Państwowy Zakład Higieny w Warszawie, Sprawozdanie 1924 i 1925, 17. Bei einer Feststellung von schweren Infektionskrankheiten war die Laboruntersuchung auch für frei praktizierende Ärzte kostenlos.

[298] Państwowy Zakład Higieny w Warszawie, Sprawozdanie 1919–1923, 13.

[299] Państwowy Zakład Higieny w Warszawie, Sprawozdanie 1926–27, 6.

[300] Kacprzak, Kronika Epidemjologiczna 1928, 456 f.

1930er Jahre im Kontext einer Typhusepidemie. Typhus hatte das Fleckfieber in der Aufmerksamkeitsökonomie der Warschauer Gesundheitsverwaltung im Laufe der Zwanziger Jahre langsam abgelöst. Spektakuläre Fleckfieberepidemien waren nicht mehr aufgetreten, hingegen beschäftigte Typhus konstant auch die zentralpolnischen Wojewodschaften und ließ sich nicht auf ein ostpolnisches Problem beschränken. Genau wie das Fleckfieber aber galt Typhus als eine Krankheit mangelnder Zivilisation. Um seinen Platz unter den „kultivierten" Ländern zu behaupten, musste Polen die Seuche deshalb bekämpfen und wollte dabei nicht nur die Infektionsfälle, sondern auch die Typhuserreger unter seine Kontrolle bringen.[301] Während einer großen Epidemie im Jahr 1931[302] startete das PZH ein spezielles Erfassungssystem, das die Diskrepanz zwischen gemeldeten Typhusfällen und bakteriologisch verifizierten Typhusfällen zahlenmäßig darlegen sollte. Das Institut glich die Anzahl der von seinen Laboren durchgeführten bakteriologischen Untersuchungen auf Typhus mit den gemeldeten Typhusfällen ab. Der Leiter der Warschauer PZH-Abteilung für bakteriologische Diagnostik, Feliks Przesmycki, unterrichtete die Öffentlichkeit über das verheerende Ergebnis der Melde-Diagnostik-Bilanz: Nur 1/3 der Fälle von Typhus und Paratyphus, die in den epidemiologischen Wochenberichten im Jahr 1932 erfasst worden waren, waren auch bakteriologisch untersucht worden.[303] Ob die gemeldeten Kranken tatsächlich mit Typhus- oder Paratyphuserregern infiziert waren oder ob sie eventuell an einer symptomatisch ähnlichen, aus bakteriologischer Perspektive aber ganz anderen Krankheit litten, konnte aus den epidemiologischen Wochenberichten folglich nicht abgelesen werden. Von den wenigen Fällen, die in einem PZH-Labor bakteriologisch untersucht worden waren, erwies sich ein noch geringerer Anteil auch als positiv.[304] Die klinische Diagnostik führte folglich zu einem Übermaß an gemeldeten Typhusfällen, nicht zu einem Zuwenig. Die praktizierenden Ärzte wurden nun aber nicht etwa für ihre besondere Vorsicht bei der Meldung gelobt, die lieber einen Fall zu viel als zu wenig verzeichnete. Die PZH-Bakteriologen wollten das Wissen über Infektionskrankheiten im Land bakteriologisch fundieren. Deshalb musste die Diagnose von Infektionsfällen stärker an das bakteriologische Labor rückgebunden werden – unabhängig davon, ob aus epidemiologischer Sicht eine übervorsichtige Meldung eigentlich hilfreich gewesen wäre, da sie auf entsprechende seuchenpoli-

---

[301] Marcin Kacprzak, „Nasze najważniejsze zagadnienia epidemiologiczne [Unsere wichtigsten epidemiologischen Fragen]", *Zdrowie* 43, 1928, 524–530, 524. Kacprzak beklagte hier allerdings, dass über das Fleckfieber nicht mehr ausreichend diskutiert würde. Er sah in den endemischen Gebieten im Osten des Landes immer noch ein großes Problem. Vgl. ebd., 526. Über die Bedeutung des Typhus in der öffentlichen Wahrnehmung geben Kacprzaks epidemiologische Chroniken Aufschluss. Kacprzak, Kronika Epidemjologiczna Nr. 1, 147 f.; Ders., Kronika Epidemjologiczna 1927, 437; Ders., „Kronika Epidemjologiczna Nr. 6. Pierwsze Półrocze 1928 r. [Epidemiologische Chronik Nr. 6. Erstes Halbjahr 1928]", *Medycyna Doświadczalna i Społeczna* 9, 1928, 351–358, 353 und Chodźko, Aktualne sprawy sanitarne, 130 f.

[302] Kozyra, Polityka administracyjna, 482.

[303] Feliks Przesmycki, *Współpraca Państwowego Zakładu Higieny z lekarzami powiatowymi. Odbitka z Kwartalnika „Praca i Opieka Społeczna" (1933) [Die Zusammenarbeit des Staatlichen Hygieneinstituts mit den Kreisärzten. Sonderdruck aus „Praca i Opieka Społeczna"(1933)]*, Warszawa 1934, 9 (= Przesmycki, Współpraca).

[304] Ebd., 7 f.

tische Vorsichtsmaßnahmen hoffen ließ. Ein Staat, der anstrebte, auch Mikroben seinem *decision space* zu unterwerfen, wollte wissen, wo genau diese waren.

Dies galt insbesondere für solche Bakterien, die sich in menschlichen Körpern befanden, ohne Krankheitssymptome auszulösen. Denn die ärztliche Zurückhaltung bei der Nutzung der PZH-Labore ließ auch vermuten, so wurde bereits aus der Klage im PZH-Rechenschaftsbericht 1926/27 deutlich, dass Infizierte, die nicht offensichtlich krank waren, unentdeckt blieben. Denn während die Ärzte diverse Fälle in Wochenrapporten aufführten, die eigentlich keine waren, gingen beim PZH niemals Anfragen ein, Proben auf „Bazillenträgerschaft" zu untersuchen.

Bereits in den 1890er Jahren hatte die Bakteriologie feststellen müssen, dass das Vorhandensein von Bakterien im Körper nicht zwingend zu äußerlich sichtbaren Krankheitssymptomen führen musste. Bei einer Nachepidemie der großen Choleraseuche in Hamburg im Jahr 1892 wurde entdeckt, dass auch äußerlich gesunde Menschen Cholerabazillen ausschieden. Die Bakteriologie Robert Kochs hatte sich deshalb keineswegs von einer linear-kausalen Ätiologie von Infektionskrankheiten verabschiedet, die davon ausging, dass bestimmte Bakterien grundsätzlich und unabhängig von dem sie umgebenden Organismus pathogene Wirkung entfalteten. Vielmehr wurden die betroffenen Personen nun als nur „scheinbar" gesund betrachtet. Ein bakteriologischer Krankheitsbegriff bezog auch Personen ein, die unter keinerlei Beschwerden litten. Der Begriff des „Bazillenträgers" wurde dabei eindeutig negativ konnotiert. Als eine Art „Wolf im Schafspelz" erschien er noch gefährlicher als offensichtlich Kranke. In Deutschland wurden Maßnahmen der Seuchenbekämpfung deshalb auch konsequent auf die gesunde Bevölkerung ausgedehnt.[305] Um den Begriff des Bazillenträgers entwickelte sich aber auch außerhalb des deutschen Raums ein machtvoller Diskurs der Bedrohung, der den betroffenen Personen Böswilligkeit unterstellte und sie einem strikten Disziplinarregime unterwarf.[306]

Für Medizinerinnen und Mediziner in Polen waren Bazillenträger vor Hintergrund der im internationalen Vergleich anhaltend hohen Zahlen von Typhus- und Diphtherieerkrankungen in der zweiten Hälfte der 1920er Jahren nochmals ein relevantes Thema geworden. So stellten sich die Mitarbeiter des städtischen Hygieneinstituts in Warschau die Frage, warum Diphtherie in der Stadt sogar steigende Fallzahlen aufwies, wenn doch eine aktive Immunisierung mittlerweile möglich war. Ihre Antwort wies den unentdeckten Bazillenträgern die hauptsächliche Schuld an diesem Phänomen zu. Sie hatten den Speichel von 5099 Personen aus „verdächtigen" Umgebungen auf den Löffler-Bazillus untersucht – Mitarbeiter eines Krankenhauses für Diphtherie-Patienten, Angehörige von Kranken, die Bewohner eines Erziehungsheimes sowie Schüler. Die Ergebnisse wiesen eine vergleichsweise geringe Anzahl von Bazillenträgern auf (12,89 % der Bewohner von Wohnungen, in denen es Kranke gab, 8,27 % in Schulen, in denen es keine Epidemie gegeben hatte und 2,9 % im Erziehungsheim). Dennoch kamen die städtischen Hygieniker zu dem Schluss, dass regelmäßige Tests auf Bazillenträgerschaft unbedingt ausgeweitet werden müssten. Der eindeutige bakteriologische Nachweis des Löffler-Bazillus war allerdings kom-

---

[305] Berger, Bakterien in Krieg und Frieden, 110–115, Kap. 8.2.
[306] Mendelsohn, Typhoid Mary.

pliziert und langwierig und umfasste unbedingt auch Tierversuche. Der Leiter des städtischen Hygieneinstituts Warschau, Aleksander Ławrynowicz und seine Kollegin Z. Bohdanowiczówna schlugen deshalb ein neues besonders einfaches und schnelles amerikanisches Testverfahren vor, das die reguläre Überprüfung von „Verdächtigen" ermöglichen sollte. Bei einem positiven Test sollten die Betroffenen unbedingt für ein bis zwei Wochen isoliert werden.[307] An einer Vereinfachung des Nachweisverfahrens für den Löffler-Bazillus arbeiteten auch Witold Lipiński und Wilhelm Stütz, Mitarbeiter des bakteriologischen Labors des allgemeinen staatlichen Krankenhauses in Lemberg, um reguläre und schnelle Tests auf Diphtherie zu ermöglichen.[308]

Aleksander Ławrynowicz vom städtischen Hygieneinstitut Warschau sah eine bedeutende Rolle der Bazillenträger auch für den endemischen Typhus in Warschau gegeben. Sein Institut hatte 3500 bis 5000 Bazillenträger in Warschau ausgemacht. Ein Großteil der unwissentlich Infizierten seien Frauen. Sie würden die Bazillen über Küche und Lebensmittel an ihre Familien weitergeben. Viele Bazillenträger seien darüber hinaus in der Milchindustrie tätig und infizierten hier die Molkereiprodukte, in denen Typhusbakterien so besonders gut gediehen. Zur Bekämpfung des endemischen Typhus in der Stadt forderte Ławrynowicz deshalb unter anderem, Personal in Berufen, die mit Lebensmitteln arbeiteten, regulär auf den Typhuserreger zu testen. Außerdem plädierte er dafür, den Zugang zu diesen Berufssparten auch gesetzlich zu regeln.[309]

Wollte man die Verbreitungsgrade von Erregern im Land tatsächlich ausfindig machen, konnten die Methoden der klinischen Diagnostik in Anbetracht dieser Schilderungen keineswegs ausreichen. Sie führten in den Augen der Bakteriologen zu falschen Diagnosen, ließen die gefährlichen Bazillenträger aber unentdeckt. Das Papiersystem zur Erfassung von Infektionsfällen musste deshalb von einem funktionierenden System flächendeckender bakteriologischer Diagnostik flankiert werden.

Der Ausbau einer staatlichen bakteriologischen Infrastruktur wurde von PZH und ministerialer Gesundheitsverwaltung deshalb mit viel Energie betrieben. Auf die Narrative der Fleckfieberepidemie zurückgreifend feuerte Ludwik Hirszfeld diese Bemühungen dabei nochmals an:

---

[307] Z. Bohdanowiczówna/Aleksander Ławrynowicz, „Nosicielstwo błonicze i jego jakościowe badania. Z pracowni bakterjologicznej (Kier. Doc. Dr. A. Ławrynowicz) Miejskiego Instytutu Higjenicznego Magistratu m. st. Warszawy [Die Bazillenträgerschaft bei Diphtherie und ihre qualitative Untersuchung. Aus dem bakteriologischen Labor (Leitung: Doc. Dr. A. Ławrynowicz) des Städtischen Hygieneinstituts des Magistrats der Stadt Warschau]", Polska Gazeta Lekarska 6, 1927, 453–456.

[308] Witold Lipiński/Wilhelm Stuetz, „Djagnostyka różniczkowa prątka Löfflera a grup rzekomobłoniczych przy pomocy zmodyfikowanej pożywki Costy. Z pracowni bakterjologicznej oddziału zakaźnego Państwowego Szpitala powszechnego we Lwowie, Przymarjusz: Dr. Witold Lipiński [Die differentielle Diagnose der Löffler-Stäbchen und der Gruppe der Pseudo-Diphtherie mit Hilfe des modifizierten Costa-Nährbodens. Aus dem bakteriologischen Labor der Infektionsabteilung des Staatlichen Allgemeinen Krankenhauses in Lemberg, Primat: Dr. Witold Lipiński]", Polska Gazeta Lekarska 7, 1928, 920–921.

[309] Aleksander Ławrynowicz, „Czynniki epidemjologiczne duru brzusznego w Warszawie. Z Miejskiego Instytutu Higjenicznego m. st. Warszawy [Epidemiologische Faktoren des Typhus in Warschau. Aus dem Städtischen Hygieneinstitut der Stadt Warschau]", Polska Gazeta Lekarska 8, 1929, 195–198.

„Hygiene und Bakteriologie gehören in einem noch größeren Maße als die heilende Medizin zu denjenigen Bereichen der Wissenschaft, ohne die ein Staat nicht auskommen kann. Ein Mangel an bakteriologischen Laboren und eine zu kleine Anzahl an Bakteriologen stellen beim Ausbruch einer Epidemie keine geringere Gefahr dar als das Fehlen eines angemessenen Offizierskaders beim Ausbruch eines Krieges."[310]

Um die bakteriologische ‚Verteidigung‘ des polnischen Staats gegen Epidemien zu stärken, setzte das PZH auf das Prinzip des ‚fragmentierten bakteriologischen Labornetzwerks‘. Der Großteil bakteriologischer Laborarbeiten sollte in gut ausgestatteten und mit geschultem Personal besetzten Instituten belassen werden. Nur der Vorgang der Probenentnahme wurde aus diesem Laborgefüge an die vor Ort tätigen Ärzte übertragen.[311] Das PZH hatte seine Labore über das Land verteilt und die einzelnen Filialen waren jeweils für klar abgegrenzte Gebiete und die dort tätigen Amtsärzte zuständig.[312]

Dass das Auseinandernehmen des bakteriologischen Laborgefüges kein unproblematischer Vorgang war, zeigt sich in der Geschichte der Beziehung zwischen PZH und Amtsärzten erneut. Im Jahr 1923 publizierte das Institut die Broschüre *Über die Entnahme von Material für die mikroskopische, bakteriologische und serologische Untersuchung*, die Ärzte über das korrekte Verfahren bei Anfertigen und Versenden von Proben informierte.[313] Die Broschüre verweist auf das spannungsreiche Verhältnis zwischen Labor und ‚Feld‘. Genauso wie Marcin Kacprzak und Stanisława Adamowicz in ihrer Statistik-Abteilung darauf angewiesen waren, dass regelmäßig und korrekt ausgefüllte Wochenberichte bei ihnen eingingen, war ein diagnostisches Labor davon abhängig, dass die von ihm zu untersuchenden Proben auch in einer bestimmten Form bei ihm ankamen. Man konnte nicht einfach ein paar Milliliter Blut testen lassen. Es musste Blut sein, das auf eine bestimmte Art und Weise entnommen worden war, an einem spezifischen Punkt am Körper und zu einem klar definierten Zeitpunkt. Das Labor konnte das Feld nicht in seiner rohen Form verarbeiten. Die Infizierten und ihre Umwelt mussten dem Labor angepasst werden, sollten die in und um sie schlummernden Mikroben aufgedeckt werden. Ein genauerer Blick in die Broschüre zeigt, was für eine Herausforderung das darstellte:

Das Informationsheft teilte sich in drei Abschnitte. Ein erster informierte über Techniken der Probenentnahme bei einzelnen möglichen Untersuchungsmaterialien. Diskutiert wurden Blut, entzündliche Körperabsonderungen, Gallenflüssigkeit, Speichel, Urin, Stuhl und Wasser mit ihren jeweiligen Besonderheiten. Der zweite

---

[310] „Higjena i bakterjologja w większym jeszcze stopniu, niż medycyna lecznicza, należą do tych gałęzi nauki, bez których państwo obyć się nie może. Brak pracowni bakterjologicznych i zbyt mała liczba bakterjologów stanowią na wypadek wybuchu epidemji niebezpieczeństwo niemniejsze, niż brak odpowiednich kadr oficerskich na wypadek wojny." Ludwik Hirszfeld, „Obsługa bakterjologiczna Państwa [Der bakteriologische Dienst des Staates]", *Lekarz Polski* 10, 1934, 98–106, 98 (= Hirszfeld, Obsługa bakterjologiczna Państwa).

[311] Vgl. Kapitel 4.3.

[312] Hirszfeld, Obsługa bakterjologiczna Państwa, 98.

[313] Państwowy Zakład Epidemjologiczny w Warszawie, *O pobieraniu materjału do badania drobnowidzowego, bakterjologicznego i serologicznego [Über die Entnahme von Material für die mikroskopische, bakteriologische und serologische Untersuchung]*, Warszawa 1923 (= Państwowy Zakład Epidemjologiczny w Warszawie, O pobieraniu).

Teil der Broschüre beschrieb die Verfahren der Verpackung der Proben, der dritte ordnete sich alphabetisch nach Krankheiten und listete auf, welches Untersuchungsmaterial bei Verdacht auf eine dieser Krankheiten eingeschickt werden musste. Wenn Ärzte die Broschüre als konkrete Handlungsanweisung nutzen wollten, so mussten sie die in den drei Teilen enthaltenen Informationen kombinieren. Im dritten Teil erfuhren sie, welches Material sie entnehmen sollten, wenn sie Verdacht auf eine bestimmte Krankheit hegten. Wenn sie dann an den Anfang des Hefts blätterten, wurde ihnen mitgeteilt, wie genau bei dem betreffenden Material zu verfahren war. Informationen für die korrekte Verpackung fanden sie in der Mitte des Hefts. Eine klare Strukturierung durch fett gedruckte Überschriften und große Schrift erleichterte das Navigieren durch die Seiten.

Die Beziehung zwischen Krankheitsverdacht und Probenentnahme war dennoch alles andere als einfach. Je nachdem, in welchem Stadium sich die Krankheit befand, musste ein anderes Material entnommen werden. Bei Personen, bei denen vermutet wurde, dass es sich um Bazillenträger handeln könnte, wurde wiederum ein anderes Material für die Laboruntersuchung benötigt. So waren bei Verdacht auf Typhus oder Paratyphus im Anfangsstadium der Krankheit Urin, Stuhl und einige Kubikzentimeter Blut einzusenden, das aus einer Vene entnommen und mit Gallenflüssigkeit gemischt werden sollte. Ab der zweiten Krankheitswoche waren Stuhlproben sowie Blutproben für einen serologischen Agglutinationstest[314] einzuschicken. In der Phase der Gesundung oder von Personen, bei denen die Gefahr der Bazillenträgerschaft bestand, benötigte das Labor ebenfalls eine solche Blutprobe, darüber hinaus aber auch Urin sowie mehrere Stuhlproben im Abstand von sieben bis 14 Tagen.[315] Blätterte man an den Anfang des Hefts, so erfuhr man genaueres über Blutproben für Agglutinationstests. Es waren einige Dutzend Tropfen Blut durch Punktion einer Vene zu entnehmen, die in einem desinfizierten Glasröhrchen aufzufangen waren, das mit einem üblichen Korken verschlossen werden sollte. Entscheidend war zudem der Zeitpunkt der Blutentnahme. So wies das PZH darauf hin, dass der Agglutinationstest auf Typhus bei Erwachsenen erst nach sieben Tagen, bei Kindern erst nach 15 Tagen nach Auftreten der Krankheit positiv ausfallen würde. Das negative Testergebnis einer serologischen Untersuchung, die vor Ablauf dieses Zeitraums durchgeführt worden war, könne somit keine Gültigkeit behaupten.[316]

Die Entnahme einer oder mehrerer spezifischer Körpersubstanzen zu bestimmten Zeitpunkten war eine Form der Anpassung des ‚Feldes‘ an die Laborumgebung. Die Verpackung und Versendung der Proben war eine zweite. Insbesondere bei Stuhlproben war ein schneller Versand des Materials von besonderer Bedeutung. Sollte beispielsweise eine Probe auf Ruhr-Erreger getestet werden, so empfahl das PZH dafür zu sorgen, dass sie am Tag der Entnahme noch vormittags im Labor einträfe, damit

---

[314] Ein Agglutinationstest ist ein serologisches Diagnoseverfahren, das der Identifikation von pathogenen Erregern im Organismus dient. Das zu testende Blutserum zeigt eine Ausfällung, wenn die Antigene von zum Blut hinzugegebenen Bakterien sich mit spezifischen Antikörpern verbinden. Das Vorhandensein der Antikörper weist auf eine Infektion mit den entsprechenden Bakterien hin und zeigt somit ein positives Testergebnis an (eine Infektion liegt vor).

[315] Państwowy Zakład Epidemjologiczny w Warszawie, O pobieraniu, 13.

[316] Ebd., 4.

sie dort sofort untersucht wurde. Die Ärzte wurden außerdem darauf hingewiesen, der Probe keinerlei antiseptischen Mittel beizugeben, die die darin enthaltenen Mikroben möglicherweise abtöten konnten. Gleichzeitig musste das Versandgefäß sorgfältig abgedichtet werden, damit keine Gefahr bestand, dass sich die Erreger über den Postweg verbreiteten. Das PZH empfahl auch eine spezielles Instrument, das Entnahmevorrichtung und Versandgefäß in einem darstellte: ein keimfreies dünnes Glasrohr, das in den Darm eingeführt werden konnte und nach Entnahme in einem Reagenzglas versiegelt an das Labor geschickt werden sollte.[317]

Entscheidend war für das PZH darüber hinaus insbesondere die korrekte Beschriftung der eingesandten Proben. Jedes Gefäß sollte von einem Schreiben begleitet werden, das Name, Alter und Adresse des Patienten sowie den Tag der Erkrankung nannte. Darüber hinaus hatte der Arzt anzugeben, welche Krankheit er bei dem betroffenen Patienten vermutete, also auf welche Bakterien getestet werden sollte, in welchem Stadium der Krankheit sich der Patient befand und welche Behandlungsschritte bereits unternommen worden waren.[318] Ohne derartige Informationen konnte das PZH-Labor seine Untersuchungen nicht aufnehmen oder seine Testergebnisse nicht adäquat interpretieren. Sie waren unabdingbar, um die Situation im Feld, also am Krankenbett, in den Laborkontext zu übersetzen.

Um das unmittelbare Umfeld eines oder mehrerer Infektionsfälle an ein labordiagnostisches Gefüge anzupassen, musste folglich eine doppelte Transferleistung zwischen Feld und Labor vollbracht werden. Einerseits mussten Teile des Labors ins Feld wandern: Reagenzgläser, Glasröhrchen, Sterilisationsmittel, Spritzen und zumindest ein kleiner Teil des bakteriologischen handwerklichen Labor-Knowhows. Diese teilweise Bewegung des Labors ins Feld zerlegte die vielschichtige und komplexe Situation eines Patienten in seiner lokalen Umgebung in ein für das bakteriologische Labor zu verarbeitendes Format: eine Blut- oder Stuhlprobe in einem Reagenzglas. Das auf diesen Maßstab zerkleinerte Feld musste nun wiederum in einer umgekehrten Transferrichtung ins Labor gelangen.[319] Hierzu waren spezifische Verpackungsvorgaben und ein möglichst schneller Versandweg notwendig. In einer völligen Dekontextualisierung war aber auch eine perfekt entnommene und verpackte Probe im Labor nicht zu nutzen. Hier kamen die Papierinformationen ins Spiel, die in dieser umgekehrten Transferrichtung neben der Probe selbst weitere Teile des Feldes ins Labor transportieren. Krankengeschichte, Wohnort und Alter des Patienten sowie insbesondere die Krankheitsvermutung des Arztes auf Grund der klinischen Anamnese waren unabdingbar, damit das Labor seine Arbeit beginnen konnte. Das fragmentierte bakteriologische Labornetzwerk war folglich auf eine zweiseitige Vermittlung zwischen Feld und Labor angewiesen.

Träger dieser doppelten Bewegung sollte einmal mehr der Amtsarzt sein. Ihm oblag sowohl die Teilmobilisierung des Labors ins Feld als auch die Übersetzung der lokalen Patienten- und Seuchengeschichten in Laborformat – eine Probe im

---

[317] Ebd., 8 f.
[318] Ebd., 9.
[319] Die Bewegung zwischen Feld und Labor ist u. a. von Bruno Latour beschrieben worden. Meine Analyse unterscheidet sich insofern, als dass sie den Rücktransfer vom Feld ins Labor problematisiert, was bei Latour keine Rolle spielt. Latour, *The Pasteurization of France*, 75–85.

Reagenzglas plus Begleitschreiben. Wie wir bereits wissen, füllten die Ärzte ihre Rolle als mobile Teillabore des PZH jedoch nicht aus und gefährdeten somit das gesamte Unterfangen staatlich koordinierter und bakteriologisch fundierter Seuchenbekämpfung in der Zweiten Republik. Die Komplexität der Aufgabe, das Feld in Labormaßstab zu übersetzen, lässt uns die Gründe für die Zurückhaltung der polnischen Ärzte gegenüber der bakteriologischen Diagnostik zumindest teilweise eruieren.

In seinen unveröffentlichten Erinnerungen aus dem Jahr 1972 schildert Feliks Przesmycki, in der Zwischenkriegszeit zunächst Mitarbeiter in Ludwik Hirszfelds PZH-Abteilung für Serumkontrolle und später Leiter der Abteilung für bakteriologische Diagnostik, nach 1945 Direktor des PZH, seine Anfänge im Institut. Auf der Suche nach Arbeit habe er sich nach Kriegsende 1918 an den Gesundheitsminister Witold Chodźko gewandt, der ihm die Leitung des bakteriologischen Labors in Lodz übertragen habe. Dort angekommen musste Przesmycki jedoch feststellen, dass er mit dieser Aufgabe völlig überfordert war. Bakteriologische Labortechniken hatten in seinem Medizinstudium in Kiew nicht zum Curriculum gehört und er war noch nicht einmal mit den Grundzügen der Mikrobiologie vertraut. Zurück in Warschau ging er bei einer Assistentin des Warschauer Labors für Lebensmittelhygiene in die Lehre, die versuchte, ihn in die Grundzüge der serologischen Wassermannreaktion einzuführen. Aber: „Ich habe von diesen ganzen Begriffen nichts verstanden: Komplement, Ambozeptor, Hammelblutkörperchen – das war mir alles völlig fremd."[320] Im Labor des Hygienelehrstuhls der Warschauer Universität versuchte er sich an der experimentellen Erkundung des Sporotrichose-Erregers, aber auch hier musste er aufgeben:

„Ich hatte ein Meerschweinchen, aus dem ich irgendwelche Stäbchen züchtete, die ich nicht zu identifizieren schaffte. Kurz gesagt: Ich war nicht in der Lage, das gegebene Problem zu lösen auf Grund meiner mangelnden wissenschaftlichen Vorbereitung und auch auf Grund fehlender Hilfe der mich umgebenden Kollegen, die sich mit diesen ganzen Problemen auch nicht auskannten."[321]

So also sahen die bakteriologischen Kenntnisse der Ärzte aus, die zu Beginn der Zweiten Republik die zahlreichen neu geschaffenen amtlichen Positionen für Mediziner übernahmen. Bakteriologische Laborpraktiken hatten für die meisten von ihnen nicht zu ihrer Ausbildung gehört und die wenigsten hatten vor 1918 in bakteriologischen Instituten gearbeitet. Insgesamt wiesen ohnehin ca. 70 % der im öffentlichen Gesundheitswesen Beschäftigten weniger als drei Jahre Berufserfahrung auf.[322] Przesmycki hatte im entstehenden PZH über einen langen Zeitraum Gelegenheit, seine bakteriologischen Handfertigkeiten zu schulen und schildert, wie er nach zwei Jahren diagnostischer Übungen endlich in der Lage war, selbständig eine Choleraepidemie in einem Kriegsgefangenenlager zu untersuchen.[323] Die meisten

[320] Feliks Przesmycki, Moje Wspomnienia, Cz.1: 1914–1934, 1972, APAN, Materiały Feliksa Przesmyckiego, III-254/35, Bl. 43.
[321] Ebd. Bl. 45.
[322] Benecke, Die Ostgebiete der Zweiten Polnischen Republik, 321.
[323] Feliks Przesmycki: Moje Wspomnienia, Cz.1: 1914–1934, 1972, APAN, Materiały Feliksa Przesmyckiego, III-254/35, Bl. 50.

seiner Kollegen gingen nicht durch diese Schule. Die Techniken des Labors dürften ihnen fremd geblieben sein.

Vor diesem Hintergrund erscheinen die Vorgaben der Probenentnahme, die das PZH in seiner Broschüre machte, noch einmal komplizierter und ein Verständnis um die Bedeutung der einzelnen Arbeitsschritte als wenig selbstverständlich. Betrachtet man den sozio-ökonomischen Kontext, in dem Ärzte in der Zweiten Republik tätig waren, wird ihre Zurückhaltung gegenüber den bakteriologischen Diagnosetechniken noch einmal verständlicher. Zwar verbesserte sich das zahlenmäßige Arzt-Patienten-Verhältnis im Laufe der 1920er und 1930er Jahre, jedoch hatte ein polnischer Arzt im Jahr 1938 im statistischen Mittel immer noch 2 700 Menschen (im Vergleich zu 4 167 im Jahr 1923) zu versorgen. In Deutschland und Tschechien hingegen bestand ein Arzt-Patienten-Verhältnis von 1:1350.[324] Wie ich im vorangegangenen Kapitel bereits beschrieben habe, war die Abdeckung ländlicher Gebiete mit medizinischem Fachpersonal besonders problematisch. Hier kamen auf einen Arzt bis zu 6 250 Einwohner. Dabei war die medizinische Infrastruktur im Osten des Landes besonders schwach. Sowohl beim Arzt-Patienten-Verhältnis als auch bei der Berechnung Arzt pro Quadratkilometer schnitten die östlichen Wojewodschaften am schlechtesten ab. Ärzte waren hier oft für mehrere hundert Quadratkilometer große Gebiete verantwortlich.[325]

Allein die Größe des zu bedienenden Territoriums muss den Kreis- und Regionalärzten eine Teilmobilisierung des bakteriologischen Labors erheblich erschwert haben. Im Falle eines Verdachts auf Typhus beispielsweise hätten sie mehrere Male in eine gegebenenfalls weit entfernte Ortschaft fahren müssen: Bei ihrem ersten Besuch mussten sie Blut- und/oder Urin- und Stuhlproben der Erkrankten entnehmen – je nachdem, in welchem Stadium sich der Kranke befand. Um die Umgebung der Kranken auf Bazillenträgerschaft zu untersuchen, wäre es darüber hinaus notwendig gewesen, im Abstand von sieben bis 14 Tagen mehrere Stuhlproben zu beschaffen und zur Analyse einzusenden. Wenn die betroffene Ortschaft über hundert Kilometer vom hauptsächlichen Wohn- und Arbeitssitz eines Kreisarztes entfernt lag, so war es unwahrscheinlich, dass er Zeit und auch Mittel besaß, um eine mehrmalige Reise ins *teren* zu leisten. Wenn wir uns die Klagen der Kreisärzte der Lemberger Wojewodschaft über die schlechte Straßeninfrastruktur, die Wetteranfälligkeit von Schotterpisten und den grundsätzlich großen Mangel an Pferdefuhrwerken und Autos in Erinnerung rufen, dann erscheint die Umsetzung des bakteriologischen Erfassungsprogramms einmal mehr als ausgesprochen schwierig. Das gilt auch, wenn wir den schlechten Verdienst der staatlich beschäftigten Mediziner bedenken, der sie zwang, neben ihrer amtlichen Tätigkeit auch noch privat zu praktizieren, und Zeit knapp werden ließ.

Straßen, Fahrzeuge, Wetter und Geld waren also sowohl im epidemiologischen Papierkrieg als auch im bakteriologischen *state-building* widerständige Akteure. Hinzu kam, dass die Elemente des fragmentierten bakteriologischen Laborgefüges nicht nur außerordentlich komplex zu handhaben, sondern auch im wörtlichen Sinne

---

[324] Więckowska, Lekarze jako grupa zawodowa, 37–39, s. auch Kapitel 6.2.
[325] Ebd., 43, 51 f.

fragil waren. Der bereits als ausgesprochen dienstbeflissene Kreisarzt vorgestellte Piotr Radło aus Jaworów beispielsweise hatte beim Versuch, seine Rolle als mobiles Teillabor des PZH zu erfüllen, die Macht der Materialität zu spüren bekommen. In einem Bericht über eine Typhusepidemie an das Lemberger Wojewodschaftsamt musste Radło eingestehen: „Eine Blutprobe konnte ich nicht entnehmen, da das Reagenzglas zerbrochen ist."[326] So schnell konnte das fragmentierte bakteriologische Labornetzwerk zusammenbrechen.

Vor Hintergrund dieser schwierigen Arbeitsbedingungen erscheint es wenig verwunderlich, dass Amtsärzte oftmals nicht bereit waren, die Mühen auf sich zu nehmen, um die ihnen meist unbekannte bakteriologische Laborpraxis ins Feld zu transportieren. Ihre Zurückhaltung gegenüber der bakteriologischen Diagnostik muss folglich nicht auf eine generelle Ablehnung der Labormedizin zurückgeführt werden. Allein die praktischen Arbeitsumstände machten es den Ärzten schwer, ihre Rolle in der Vermittlung zwischen Feld und Labor auszufüllen. Wenn die Reise in eine entlegene Ortschaft viele Stunden in Anspruch nahm, auf einem Pferdefuhrwerk zurückgelegt werden musste und den Arzt vom Aufrechterhalten seiner Privatpraxis abhielt, die ihm den Lebensunterhalt sicherte, so erscheint es gut nachvollziehbar, warum die Ärzte ihre Besuche im *teren* auf ein Minimum beschränkten und hier ihre routinierten klinischen Diagnoseverfahren anwendeten, anstatt zerbrechliche Glasröhrchen mit Blut- oder Stuhlproben zum nächsten PZH-Labor zu balancieren.

Betrachtet man die wissenschaftliche Diskussion über Infektionskrankheiten in den 1920er und 1930er Jahren, wird zudem deutlich, dass die ärztliche Zurückhaltung gegenüber bakteriologischer Diagnostik auch keineswegs mit wissenschaftlicher Rückständigkeit gleichgesetzt werden muss. Tatsächlich wurde die Bakteriologie in dieser Zeit vielfach hinterfragt und modifiziert. Diese Debatte nahmen auch die polnischen Ärzte wahr und sie boten ihnen Ansatzpunkte, um die Bemühungen des PZH zum Ausbau der bakteriologischen Diagnostik im Land zu umgehen.

Silvia Berger hat gezeigt, dass der Stern der Bakteriologie im deutschen Raum während der Weimarer Republik langsam unterging. Das bakteriologische Seuchenregime, das im Ersten Weltkrieg noch einmal eine goldene Zeit erlebt hatte, wich einem breiteren sozialhygienischen und erbwissenschaftlichen Zugang zu Gesundheit und Krankheit. Seuchenbekämpfung wurde zu einem Aspekt in einer ganzen Reihe gesundheitspolitischer Aktivitäten des deutschen Staats. Im Zuge dieser Einbettung der bakteriologischen Krankheitslehre in ein breiteres Verständnis pathogener Prozesse wurde auch das linearkausale Erklärungsmodell von Infektionskrankheiten aufgeweicht. An die Stelle des stets krankheitserregenden und somit dem Menschen ‚feindlichen' Erregers trat ein „vielgestaltiges Wechselspiel von Erreger und Körper, bei dem die Faktoren Menge und Virulenz auf Seiten der Parasiten sowie Dispositions- und Immunitätsverhältnisse auf Seiten des Makroorganismus miteinander interagierten und in ihrem Wert wiederum abhängig waren von einem Gefüge innerer und äußerer Verhältnisse."[327]

---

[326] Rechenschaftsbericht des Kreisarztes von Jaworów, Dr. Piotr Radło, 11.9.1931, DALO, Wojewódzki Urząd Zdrowia we Lwowie, 1/9/2179, Bl. 3f.

[327] Silvia Berger, „‚Die Jagd auf Mikroben hat erheblich an Reiz verloren'. Der sinkende Stern der Bakteriologie in Medizin und Gesundheitspolitik der Weimarer Republik", in: Martin Lengwiler/

Auch in England und den USA setzten sich neue Erklärungsmodelle für das Verhältnis zwischen Menschen und Mikroben durch. Epidemiologen beschrieben das Verhältnis zwischen Erreger und Mensch hier nicht mehr als ein dichotomes. Die so genannte „experimentelle Epidemiologie" hatte in Versuchen über den Verlauf von Infektionskrankheiten in großen Mäusepopulationen gezeigt, dass das Auftreten und Abklingen einer Seuche nicht zwingend mit der An- oder Abwesenheit von Mikroben korreliert war. Als entscheidend erwies sich in diesen Versuchen vielmehr, ob „frische", nicht infizierte Mäuse zur Population dazukamen. Dann konnte eine Seuche wieder aufleben. Blieb die Population unter sich, so klang die Krankheit nach einer gewissen Zeit ab, obwohl die Erreger in „Bazillenträgern" nach wie vor präsent waren. Das Diktum von der „Ausrottung" der Krankheitserreger wurde im Kontext dieser Forschungen durch das Bild eines „Gleichgewichts" zwischen Mikro- und Makroorganismus ersetzt. Dieses Gleichgewicht war ein durch diverse Faktoren beeinflussbares fragiles Gefüge, das nicht über die Erreger-Mensch-Beziehung allein erfasst werden konnte. Seuchen, so hat es John Andrew Mendelsohn beschrieben, wurden (wieder) komplex.[328] Die einst so attraktive Fähigkeit der Bakteriologie, die Pluralität möglicher Seuchenursachen auf einen einzigen Faktor, den Mikroorganismus, zu reduzieren[329], hatte nun also erheblich an Erklärungskraft eingebüßt.

Diese Entwicklungen in der bakteriologischen und epidemiologischen Debatte wurden in Polen rezipiert und diskutiert. Die stark reduktionistische und linearkausale Bakteriologie Robert Kochs hatte hier, wie ich im ersten Teil des Buchs gezeigt habe, ohnehin nie Fuß gefasst. Marcin Kacprzak referierte die Forschungsergebnisse der experimentellen Epidemiologen in England und den USA 1927 ausführlich in der *Medycyna Doświadczalna i Społeczna*.[330] In der experimentellen Epidemiologie erblickte Kacprzak einerseits eine unbedingt notwendige Erweiterung der bisherigen Labormethoden der Bakteriologie. Nicht ohne Spitze gegen die bakteriologischen „Laborarbeiter" bemerkte er, dass die „enthusiastischen Pläne [...], alle epidemiologischen Probleme im Reagenzglas und am Meerschweinchen zu lösen", nicht realisiert worden sind."[331] Seuchen als Massenphänomen und als Folge einer Vielzahl von Faktoren müssten vielmehr in neuen Versuchsanordnungen untersucht werden. Epidemien also waren auch in Marcin Kacprzaks Vorstellung komplexer denn je geworden. Zudem ging auch er davon aus, dass die völlige Ausrottung von Bakterien eine Illusion darstellte und eine unnötige noch dazu. Kacprzak betrachtete das Gleichgewicht, das zwischen Mikro- und Makroorganismen eintreten konnte, als evolutionären Vorgang der gegenseitigen Anpassung, der zu einem ausgewogenen

---

Jeannette Madarász (Hgg.), *Das präventive Selbst. Eine Kulturgeschichte moderner Gesundheitspolitik*, Bielefeld 2010, 87–114, 106 (= Berger, Die Jagd auf Mikroben).

[328] John Andrew Mendelsohn, „Von der ‚Ausrottung' zum Gleichgewicht. Wie Epidemien nach dem Ersten Weltkrieg komplex wurden", in: Philipp Sarasin/Silvia Berger/Marianne Hänseler/Myriam Spörri (Hgg.), *Bakteriologie und Moderne. Studien zur Biopolitik des Unsichtbaren, 1870–1920*, Frankfurt a. M. 2007, 239–281. (= Mendelsohn, Von der Ausrottung zum Gleichgewicht).

[329] Bruno Latour, „Krieg und Frieden. Starke Mikroben – schwache Hygieniker", in: ebd., 111–175.

[330] Marcin Kacprzak, „Epidemjologja Doświadczalna [Experimentelle Epidemiologie]", *Medycyna Doświadczalna i Społeczna* 8, 1927, 220–256.

[331] Ebd., 221.

Zusammenleben (*współżycie*) führen würde.[332] Eine Eindämmung von Seuchen konnte in seinen Augen weniger durch Mikrobenjagd als durch eine möglichst breite Immunisierung der Bevölkerung erreicht werden, deren Gesundheits- und Krankenstand aber selbstverständlich auch weiterhin genauestens statistisch erfasst werden sollte.[333]

Auch der vehemente Verfechter labordiagnostischer Bakteriologie Ludwik Hirszfeld nahm die neuen Entwicklungen der Debatte auf. Auch er wollte das Verhältnis zwischen Mensch und Bakterium nicht mehr nur als Feindschaft verstehen. Insbesondere Hirszfelds immunologischen Studien führten ihn zu der Annahme, dass

„die Pathogenität [eines Bakteriums] eine noch nicht zum Abschluß gekomme Evolution in der Richtung zur Symbiose darstellt. Die Welt strebt dem Gleichgewicht zwischen Makro- und Mikroorganismen zu. Auch hier sehnt sie sich nach einem Verzicht auf Kampfbereitschaft. Unsere Immunitätssysteme sollen daher nicht nur den Kampf zwischen den Makro- und Mikroorganismen zum Ausgangspunkt nehmen, sondern auch die Formen und Mechanismen der Symbiose zu beleuchten und zu entdecken suchen."[334]

Als Praktiker und wissenschaftstheoretischer Beobachter der Bakteriologie gleichermaßen konstatierte auch kein geringerer als Ludwik Fleck in *Entstehung und Entwicklung einer wissenschaftlichen Tatsache* 1935, dass die „primitiven Kampfbilder" der Bakteriologie durch komplexere Beschreibungen des Verhältnisses von Mensch und Mikrobe abgelöst worden seien. Für Fleck war diese Entwicklung ein Beispiel für die Entstehung neuer „Denkgewohnheiten" oder eines neuen „Denkstils" in den Naturwissenschaften.[335]

Flecks erkenntnistheoretische Überlegungen speisten sich auch aus einem weiteren Strang der neuen bakteriologischen und epidemiologischen Debatten, die linearkausale Erklärungsmodelle von Infektionskrankheiten verdrängten.[336] Es häuften sich Publikationen über Laborbeobachtungen von Krankheitserregern, die über unterschiedlichste morphologische und physiologische Formen eines Erregertypus berichteten.[337] Die Erreger zeigten sich in höchst variablen Formen in Bezug auf ihre Größe, Form, Färbbarkeit, Farbstoffbildung und Sporenbildung (Morphologie). Sie verhielten sich uneindeutig gegenüber Sauerstoff, Ammoniak und Nitrat und reagierten unterschiedlich auf antiseptische Mittel, die Zusammensetzung des Nährbodens und bei der Hämolyse. Darüber hinaus erwies sich ein und derselbe Er-

---

[332] Ebd., 233.

[333] Ebd., 251–253.

[334] Ludwik Hirszfeld, „Prolegomena zur Immunitätslehre", *Klinische Wochenschrift* 10, 1931, 2153–2159, 2153, Hervorhebungen im Original (= Hirszfeld, Prolegomena zur Immunitätslehre).

[335] Fleck, Entstehung und Entwicklung einer wissenschaftlichen Tatsache, 85.

[336] Vgl. Anmerkung I von Sylwia Werner in ihrer Edition von Ludwik Fleck/Olga Elster, „Zur Variabilität der Streptokokken [1932]", in: Sylwia Werner/Claus Zittel (Hgg.), *Ludwik Fleck. Denkstile und Tatsachen. Gesammelte Schriften und Zeugnisse*, Frankfurt a. M. 2011, 126–171, 163 (= Fleck/Elster, Zur Variabilität der Streptokokken).

[337] Olga Amsterdamska, „Medical and Biological Constraints. Early Research on Variation in Bacteriology", in: *Social Studies of Science* 17, 1987, 657–687; Dies., „Stabilizing Instability. The Controversy over Cyclogenic Theories of Bacterial Variation during the Interwar Period", *Journal of the History of Biology* 24, 1991, 191–222; Olivier Méthot, „Bacterial Transformation and the Origins of Epidemics in the Interwar Period. The Epidemiological Significance of Fred Griffith's ‚Transforming Experiment'", *Journal of the History of Biology* 49, 2016, 311–358.

regertypus unterschiedlich virulent bei der Pathogenese im Tier und im Menschen (Physiologie).[338] Eine eindeutige Klassifikation der Bakterien erschien im Lichte solcher Forschungsergebnisse immer schwieriger. Die Autoren des einschlägigsten Atlas bakteriologischer Arten der Zeit, Karl Lehmann und Rudolf Neumann, konstatierten 1927 für den Choleraerreger: „Bei der Entdeckung des Choleravibrio schienen seine Eigenschaften so charakteristisch, daß eine Unterscheidung von den übrigen Bakterien für leicht gelten durfte. Seitdem sind erst wenige, dann immer mehr und schließlich so unübersehbare Reihen von Vibrionen in der Umgebung des Menschen gefunden [worden], daß sie längst nicht mehr mit besonderen Namen bezeichnet werden."[339]

Dieses Zitat aus Lehmann und Neumann führte auch Ludwik Fleck in einem Aufsatz über den „Begriff der Art in der Bakteriologie" in der *Polska Gazeta Lekarska* aus dem Jahr 1931 an. In einer Fußnote findet es sich ebenfalls in *Entstehung und Entwicklung einer wissenschaftlichen Tatsache*.[340] Flecks Aufsatz von 1931 beruhte auf einem Vortrag, den er vor dem „Wissenschaftlichen Kreis ärztlicher Laboratorien der Lemberger Krankenkasse" gehalten hatte. Fleck hatte die diversen Forschungen zur Variabilität der Mikroorganismen genauestens verfolgt, führte eigene Arbeiten dazu durch[341] und entwickelte in seinem Vortrag theoretische Überlegungen zur Praxis der Klassifikation in der Bakteriologie. Die ausgeprägte Vielgestaltigkeit der einzelnen Bakterientypen forderte die naturwissenschaftlichen Einteilungstechniken heraus und hatte Fleck zu einer Reflektion ebendieser Techniken angeregt. Der Lemberger Bakteriologe unterschied zunächst den botanischen und zoologischen Begriff der Art von einem physiologischen, der in der Bakteriologie maßgeblich geworden sei. Da eine „natürlich" zu beobachtende Morphologie der Mikroorganismen, die für die Botaniker maßgeblich sei, sich schon früh als wenig stabil erwies, hätten die Bakteriologen sich an den physiologischen Merkmalen unter „künstlichen" Laborbedingungen orientiert. Während das botanische Konzept einer Art von Konstanz und Geschlossenheit geprägt sei, umfasse dieses physiologische Konzept eher die Idee der vielen Möglichkeiten: „Dies ist nicht mehr der Begriff einer aktuellen Art, wir suchen kein Gesamtbild der existierenden Merkmale, sondern eine Sammlung von physiologischen Möglichkeiten, die sich aus einem gegebenen Mikroorganismus extrapolieren lassen, und damit unterscheidet sich dieser Artbegriff grundsätzlich von dem in der Botanik oder Zoologie."[342]

---

[338] Ludwik Fleck, „O pojęciu gatunku w bakterjologji [Über den Begriff der Art in der Bakteriologie]", *Polska Gazeta Lekarska* 10, 1931, 522–524, 536–539. Hier wird die deutsche Übersetzung verwendet: Ludwik Fleck, „Über den Begriff der Art in der Bakteriologie", in: Sylwia Werner/Claus Zittel (Hgg.), *Ludwik Fleck. Denkstile und Tatsachen. Gesammelte Schriften und Zeugnisse*, Frankfurt a. M. 2011, 91–125, 94 f. (= Fleck, Über den Begriff der Art).

[339] Karl B. Lehmann/Rudolf O. Neumann, *Bakteriologie, insbesondere bakteriologische Diagnostik, Bd. II: Allgemeine und spezielle Bakteriologie*, München 1927, 540 (= Lehmann/Neumann, Bakteriologie), z. n. Fleck, Über den Begriff der Art, 101.

[340] Fleck, Entstehung und Entwicklung einer wissenschaftlichen Tatsache, 28, Fußnote 44. Auf diesen Umstand macht Sylwia Werner in ihrer Edition des Aufsatzes von 1931 aufmerksam. Vgl. Fleck, Über den Begriff der Art, 119, Anmerkung LXXI.

[341] Fleck/Elster, Zur Variabilität der Streptokokken.

[342] Fleck, Über den Begriff der Art, 96.

Die Mikroorganismen schöpften ihre diversen physiologischen Möglichkeiten, so referierte Fleck, nun quasi exzessiv aus. Nicht nur der Choleraerreger war kaum noch klar abzugrenzen. Auch Staphylokokken, Streptokokken, Pesterreger, Diphtherie-, Tuberkulose- und Typhuserreger traten im Labor in heterogenen Formen und mit höchst variablen Eigenschaften auf.[343] Diese diversen physiologischen Möglichkeiten bakterieller Erscheinungsformen führten dazu, so Fleck, dass man sich vom Artbegriff in der Bakteriologie fast gänzlich verabschiedet hatte:

„Es gibt Gestalten, Typen und Abarten. Es gibt eine riesige Zahl von Stämmen, deren Merkmale unbeständig sind und die sich in jeder Hinsicht in eine Linie mit kontinuierlichen Übergängen bringen. Auf dieser Linie gibt es gewisse sich klar abzeichnende Punkte, bestimmte Variabilitätszentren (Andrews und Winslow), es gibt Spezifität als zeitweiliges Produkt einer immer wogenden Variabilität (Gotschlich). Es gibt hin und wieder eine standardisierte Art als künstlich festgelegte Labornorm (Maximilian Neisser), und außerdem [gibt es] das verzweifelte Bekenntnis, daß ‚es heute noch keine Einstimmigkeit gibt, ob die gefundenen Differenzierungsmerkmale überhaupt reichen, um verschiedene Typen als Arten – in naturwissenschaftlicher Bedeutung – zu bezeichnen.' (Pesch).“[344]

Für die bakteriologische Diagnostik bedeutete dieses „Chaos" eine ständige Herausforderung, ja einen „Kampf", wie Fleck es formulierte.[345]

Wenn Bakterien nicht klar in Erregerarten unterteilt werden konnten, wie sollte die bakteriologische Diagnostik dann eine Krankheit bestimmen helfen? Für den Mitarbeiter der Infektionsabteilung des Krakauer Krankenhauses Św. Łazara, Józef Kostrzewski, bedeuteten die Debatte über die Variabilität von Mikroorganismen und die neuen epidemiologischen Betrachtungsweisen von Seuchen denn auch eine Zäsur. *Bakterjologja na przełomie*, die *Bakteriologie im Umbruch*, betitelte er einen Aufsatz in der *Polska Gazeta Lekarska*, in dem er Bakteriologie-kritische Interpretationen von Seuchengeschehen mit großem Wohlwollen referierte. Kostrzewski erläuterte die neuen Beobachtungen über die Variabilität von Krankheitserregern und griff darüber hinaus die wiederbelebten Pettenkoferschen und miasmatischen Seuchenerklärungen auf, die im Kontext komplexer Seucheninterpretationen auch in Deutschland ein Revival erlebten. Die ‚klassische' Bakteriologie befand sich in Kostrzewskis Auffassung ganz klar in Bedrängnis, sprachen viele Kollegen den Bakterien in Anbetracht der neuen Erkenntnisse ihre ursächliche Rolle in der Entstehung von Seuchen doch wieder ab und sahen in der multifaktoriellen Epidemiologie à la Pettenkofer und Sydenham die bessere Herangehensweise an das Seuchenproblem.[346] Kostrzewski selbst hatte sich in einer Studie zur Typhusätiologie gegen eine strikt bakteriologische Herangehensweise an die Krankheit gewandt. Er betrachtete auch die klimatischen Verhältnisse und in Anlehnung an Pettenkofer den Grundwasserspiegel als wichtige Faktoren bei der Entstehung einer Typhusepidemie. Bakterien

---

[343] Ebd., 99–103.
[344] Ebd., 104.
[345] Ebd., 103.
[346] Józef Kostrzewski, „Bakterjologja na przełomie. Bakterjologja a epidemjologja. Z oddziału chorób zakaźnych Państwowego szpitala św. Łazara w Krakowie [Die Bakteriologie im Umbruch. Bakteriologie und Epidemiologie. Aus der Abteilung für Infektionskrankheiten im Staatlichen Krankenhaus des Heiligen Lazarus in Krakau]", *Polska Gazeta Lekarska* 12, 1933, 513–515.

würden Typhus nur „auslösen", wenn Körper und Umwelt bestimmte Bedingungen dafür bereithielten. Sie waren also nicht ursächlich für die Infektion und ihre Verbreitung.[347] Kostrzewski griff in seinen Ausführungen ein zentrales Argument für die bakteriologische Diagnostik scharf an. In Anbetracht der neueren Forschungen sah er den unbedingten Willen, Bazillenträger zu entdecken, als unsinnig an.[348] Wenn Seuchen nur in Kombination von Erregern und spezifischen Umweltbedingungen auftraten, dann verschoben sich die seuchenpolitischen Ansatzpunkte also weg vom bakteriologischen Aufspüren versteckter Erreger. Kostrzewski plädierte vielmehr für den Ausbau von Kanalisationssystemen.[349]

Wissenschaftliche Debatten über die Variabilität von Mikroorganismen sowie über die Ursachen und Bekämpfung von Seuchen boten den Ärzten der Zweiten Republik also zahlreiche Ansatzpunkte, um die Bemühungen des PZH zum Ausbau der bakteriologischen Diagnostik zu ignorieren. Bakteriologen und insbesondere diejenigen des Staatlichen Hygieneinstituts sahen sich deshalb aufgerufen, die neueren Entwicklungen einem bakteriologischen Denkstil anzupassen.[350] Marcin Kacprzak, Ludwik Hirszfeld und Ludwik Fleck waren, wie ich oben gezeigt habe, alle weit davon entfernt, die Notwendigkeit bakteriologischer Diagnostik auf Grund der jüngeren Forschungstrends grundsätzlich in Frage zu stellen. Ludwik Fleck sah die Bakteriologen gegen das theoretische „Chaos [...] praktisch unaufhörlich kämpfen [...]."[351] Hirszfeld hielt nachdrücklich fest, dass „die bahnbrechenden Arbeiten von Koch und seiner Schule [...] nicht widerlegt [sind], geschweige denn unnötig gemacht [...]."[352] Stanisław Legeżyński[353] wies den von Kostrzewski ausgerufenen Umbruch in der Bakteriologie klar zurück. Für den Lemberger Bakteriologen und Veterinärmediziner waren die neuen Überlegungen zu Variabilität und Epidemiologie an die bisherigen bakteriologischen Forschungsergebnisse anzuschließen. Sie stellten keinerlei Umbruch, sondern schlicht eine Erweiterung und Fortentwicklung dar.[354] Auch der Leiter der Krakauer Filiale des Staatlichen Hygieneinstituts, Filip Eisenberg, fühlte sich aufgerufen, Kostrzewski und seine „ketzerischen Äußerungen" in die Schranken

---

[347] Józef Kostrzewski, „O przyczynie duru brzusznego i jego zarazach [Über die Ursachen des Typhus und seine Epidemien]", *Polska Gazeta Lekarska* 9, 1930, 573–577.

[348] Ebd., 575–577.

[349] Ebd., 574.

[350] Ludwik Fleck selbst beschreibt derartige Versuche der Anpassung als eine von fünf Techniken der „Beharrung" innerhalb eines „Meinungssystems". Vgl. Fleck, Entstehung und Entwicklung einer wissenschaftlichen Tatsache, 40; Silvia Berger hat Robert Kochs Einfügung des gesunden Bazillenträgers in den bakteriologischen Denkstil als eine solche Anpassungsleistung beschrieben. Vgl. Berger, Bakterien in Krieg und Frieden, 110–115.

[351] Fleck, Über den Begriff der Art, 103.

[352] Hirszfeld, Prolegomena zur Immunitätslehre, 2155.

[353] Stanisław Legeżyński (1895–1970) studierte in Lemberg Medizin und Tiermedizin und habilitierte sich 1929 in der Bakteriologie und Hygiene der Tiere. Er arbeitete ab 1920 im PZH Lwów und leitete nach seiner Habilitation das Staatliche Veterinärmedizinische Diagnostiklabor in Lemberg (Państwowa Weterynaryjna Pracownia Rozpoznawcza we Lwowie). Vgl. Teresa Ostrowska, „Stanisław Emil Władysław Legeżyński", http://ipsb.tymczasowylink.pl/index.php/a/stanislaw-emil-wladyslaw-legezynski, zuletzt geprüft am 29.8.2014.

[354] Stanisław Legeżyński, „Bakterjologja na przełomie. Bakterjologja a epidemjologja. Uwagi dyskusyjne [Die Bakteriologie im Umbruch. Bakteriologie und Epidemiologie. Bemerkungen zur Diskussion]", *Polska Gazeta Lekarska* 12, 1933, 597.

zu weisen.[355] Eisenberg verwendete vor allem die Konzepte der Evolutionstheorie und der Genetik, um die neuen Forschungsentwicklungen dem bakteriologischen Denkstil anzupassen. Die Variabilität von Bakterienarten sei natürlich nicht mehr zu leugnen, so Eisenberg. Die beobachteten Veränderungen seien aber in erster Linie als verschiedene Phänotypen eines Genotyps zu betrachten. Grundsätzlich hätte sich die Einteilung der Arten mit Darwin ausdifferenziert. Glich Linnés Ordnungsschema noch einer üblichen Landkarte, so hätte diese mit Darwin die Präzision einer Militär- oder Katasterkarte erhalten, die zahlreiche Schattierungen und Zwischenformen aufgenommen hatte. Dennoch könne und müsse weiter geordnet werden. Nicht jede beobachtete Abweichung bilde gleich eine neue Art. In den meisten Fällen handele es sich lediglich um eine der vielen möglichen Ausprägungen eines einzigen Genotypus, der weiterhin als stabil zu betrachten sei. Deshalb, so konstatierte Eisenberg abschließend, „möchte ich denn auch nicht, dass die [Variabilität der Bakterien] in unserer Wissenschaft zu einem Chaos der ‚unbegrenzten Möglichkeiten‘ führt […].“[356] Verwandlungen von Gelbkeimen in Typhuserreger oder die dauerhafte Modifikation von Paratyphus- in Typhusbakterien, über die aus verschiedenen Laboren berichtet wurde, waren für Eisenberg sogar Anlass, implizit ein Mehr an bakteriologischem Knowhow für Ärzte zu fordern. Derartige Beobachtungen seien in der Regel auf unsaubere Laborarbeit oder aber auf unsachgemäße Probenentnahme zurückzuführen. Die Untersuchungen würden mit Material durchgeführt, „das sehr reich an verschiedensten [Bakterienarten] ist, so zum Beispiel Stuhl, Speichel, Belag usw. und vor allem mit Material, das dem Labor zugeschickt wurde und meist auf eine Art und Weise entnommen worden ist, die viel zu wünschen übrig lässt.“[357] Ärzte, die die bakteriologischen Techniken der Probenentnahme nicht beherrschten, konnten sich nach Eisenberg also keineswegs darauf berufen, dass die Variabilität der Arten die bakteriologische Diagnostik ohnehin obsolet werden ließ. In seiner Sicht der Dinge war ihre Ignoranz gegenüber bakteriologischer Labortätigkeit vielmehr Teil des Problems, das die Grundfesten der Bakteriologie zu destabilisieren drohte.

Das Staatliche Hygieneinstitut setzte seinen Kampf um die „Psyche“ der Amtsärzte in den 1930er Jahren denn auch unbeirrt fort. Mit diversen Mitteln wurde versucht, ihre Bereitschaft zu steigern, die Mühen auf sich zu nehmen, die die bakteriologische Diagnostik von ihnen verlangte.

Ein erster Ansatzpunkt war die ärztliche Ausbildung. Mit Mitteln der Rockefeller Foundation und des Jewish Joint Distribution Committee war am 20. April 1926 die Staatliche Hygieneschule als neue Abteilung des PZH feierlich eröffnet worden.[358] Neben Forschungstätigkeiten insbesondere im Bereich der Sozialhygiene bot sie drei Formen von Kursen für Beschäftigte im öffentlichen Gesundheitswesen an: Kurse in öffentlicher und persönlicher Hygiene für Lehrer, Hygienikerinnen (*higjenistki*), Mitarbeiter der Tuberkuloseambulanzen, Hebammen und Verwaltungsangestellte in kommunalen Gesundheitsämtern; so genannte Hygienepropaganda-Kurse im

---

[355] Filip Eisenberg, „O t. zw. przełomie w bakterjologji i epidemjologji [Über den so genannten Umbruch in Bakteriologie und Epidemiologie]“, *Polska Gazeta Lekarska* 12, 1933, 985–988, 985.

[356] Ebd., 988.

[357] Ebd., 986.

[358] S. Kapitel 5.2.

Bereich öffentliche Hygiene und Alkoholismus für Beschäftige und Aktivisten im Wohlfahrtsbereich sowie einen neunmonatigen Kurs „Öffentliche Hygiene" für Anwärter auf das Amt eines Kreis-, Regional- oder Kommunalarztes. Während die beiden erstgenannten Kurse zum großen Bedauern des PZH auf freiwilliger Basis besucht werden konnten, war der Kurs „Öffentliche Hygiene" mit einer Verordnung des Ministerrats 1925 zu einer Pflichtveranstaltung für alle Mediziner gemacht worden, die den Posten eines Amtsarztes übernehmen wollten.[359] Hier konnte Warschau also ansetzen, um die „Psyche" der Ärzte, vor allem aber auch um ihr praktisches Knowhow, zu „kämpfen". So umfasste die Kreisarztausbildung einen ganzen Block zur Mikrobiologie, das Abschlussexamen aus dem Jahr 1927 fragte zudem das korrekte Vorgehen im Fall einer Fleckfieberepidemie in einer Ortschaft von 20 000 Einwohnern ab. Zwischen 1928 und 1929 führte das PZH darüber hinaus einen einjährigen Kurs „Medizinische Analyse" ein, während dem theoretisch, insbesondere aber auch in praktischer Laborarbeit bakteriologische, serologische, mikroskopische und chemische Diagnoseverfahren eingeübt wurden.[360]

Diese Form der kreisärztlichen Ausbildung schien teilweise Wirkung zu zeigen. Während nahezu alle PZH-Filialen den Jahresbericht 1928/29 dazu nutzten, über die mangelnde Ausnutzung ihrer Diagnose-Labore oder die vorschriftswidrige Entnahme und Versendung von Untersuchungsmaterial zu wettern, unterstrich der Leiter des PZH Toruń, dass diejenigen Ärzte, die einen Kurs am PZH besucht hätten, alle großes Interesse für die Labordiagnostik aufbringen würden und deren Ergebnisse auch zu interpretieren wüssten.[361] Das „Interesse" für die bakteriologische Diagnostik griff jedoch nicht um sich. Für die folgenden zwei Berichtsjahre stellte beispielsweise das PZH Krakau fest, dass die eingesandten Proben immer von den gleichen Kreisärzten stammten. Nur etwas mehr als 10 % der Amtsärzte im Zuständigkeitsbereich der Krakauer Filiale machten von der Laboranalyse Gebrauch. Auch das Institut in Wilna konstatierte, dass Untersuchungsmaterial von den immer gleichen Ärzten einging, unabhängig von den epidemiologischen Entwicklungen in der Region.[362] Selbst diejenigen Ärzte, die Material einsandten, schienen sich auch im Jahr 1933 immer noch nicht ausreichend mit den Modalitäten der Probenentnahme und -versendung auszukennen:

---

[359] Państwowy Zakład Higieny w Warszawie, Sprawozdanie 1926–27, 20–23. Das Kursangebot der PSH wurde über die Jahre mehrmals erweitert, u. a. kam ein Kurs für Sanitätsaufseher, ein Kurs zu Eugenik sowie einer zum Thema Tropenhygiene hinzu. Vgl. Ministerstwo Spraw Wewnętrznych, *Sprawozdanie o stanie zdrowotnym Rzeczypospolitej Polskiej oraz o działalności władz i instytucji zdrowia publicznego w latach 1928–1929. Działalność Państwowego Zakładu Higieny [Bericht über den Stand der Gesundheit in der Republik Polen sowie über die Tätigkeiten der Institutionen der öffentlichen Gesundheit in den Jahren 1928–1929. Tätigkeiten des Staatlichen Hygieneinstituts]*, Warszawa 1931, 146 (= Ministerstwo Spraw Wewnętrznych, Sprawozdanie 1928–1929) und Ministerstwo Spraw Wewnętrznych, *Sprawozdanie o stanie zdrowotnym Rzeczypospolitej Polskiej oraz o działalności władz i instytucji zdrowia publicznego w latach 1930–1931. Działalność Państwowego Zakładu Higieny [Bericht über den Stand der Gesundheit in der Republik Polen sowie über die Tätigkeiten der Institutionen der öffentlichen Gesundheit in den Jahren 1930–1931. Tätigkeiten des Staatlichen Hygieneinstituts]*, Warszawa 1933, 128 (= Ministerstwo Spraw Wewnętrznych, Sprawozdanie 1930–1931).

[360] Państwowy Zakład Higieny w Warszawie, Sprawozdanie 1926–27, 23.

[361] Ministerstwo Spraw Wewnętrznych, Sprawozdanie 1928–1929, 168.

[362] Ministerstwo Spraw Wewnętrznych, Sprawozdanie 1930–1931, 134 f., 143.

„Bisher sind sich jedoch viele Ärzte nicht im Klaren darüber, welches Material sie wie und unter welchen Bedingungen zur Untersuchung entnehmen sollen. Es treten auch Fehler bei der Verpackung auf, weshalb Material ausläuft oder so zerstört wird, dass es nicht mehr untersucht werden kann. Der am weitesten verbreitete und nicht auszumerzende Regelverstoß betrifft jedoch das ungenaue Ausfüllen der Formulare, die den Proben beigefügt werden. Dieser Fehler erschwert die Untersuchung manchmal dahingehend, dass Hinweise fehlen, in welche Richtung die bakteriologische Analyse gehen soll. Vor allem aber verhindert er dauerhaft, dass das Material auch für statistische oder wissenschaftliche Zwecke genutzt wird."[363]

Alle Vorgaben, die das PZH in seiner Informationsbroschüre von 1923 über das korrekte Verfahren bei Entnahme und Versand gemacht hatte, wurden hier also ignoriert.[364] Die Wilnaer Filiale entschloss sich deshalb, die Broschüre nochmals aufzulegen. Jedes Mal, wenn das Institut eine schlecht verpackte oder mangelhaft beschriftete Probe erreichte, wurde dem Absender ein Exemplar zugeschickt.[365]

Auf Landesebene wurden das PZH Warschau und die ministeriale Gesundheitsverwaltung aktiv. Zu Beginn des Jahre 1932 ließ das Departament Służby Zdrowia im Wohlfahrtsministerium ein Rundschreiben zirkulieren, in dem es von den Gesundheitsabteilungen der Wojewodschaftsämter Klarheit darüber forderte, warum die PZH-Labore so wenig genutzt würden.[366] Neben dieser ermahnenden Geste versuchte man auch, einige praktische Fragen bei der Umsetzung einer flächendeckenden bakteriologischen Diagnostik anzugehen. So ließ man beispielsweise 1933 über das Warschauer Wojewodschaftsamt ein Rundschreiben verbreiten, das praktische Hinweise zur bakteriologischen Überprüfung von Bazillenträgern bei Typhus erteilte. Da es auf Grund der Sparmaßnahmen schwierig sei, rekonvaleszente Patienten länger als nötig im Krankenhaus zu behalten, schlage man vor, solche Personen nach Hause zu entlassen, ihnen jedoch vorher eine Stuhl- und Urinprobe abzunehmen. Die zweite Probenentnahme, die nach fünf oder sieben Tagen stattzufinden hatte, sollte einem niederen Sanitätsbeamten (*dozorca sanitarna*) übertragen werden, der die Probe beim Patienten zu Hause entnahm. Mit dem Rundschreiben ließ das PZH zudem einen neuen rosafarbenen Vordruck verbreiten, auf dem Name und Wohnort des Patienten einzutragen waren. Das Hygieneinstitut stellte außerdem vorgefertigte Briefumschläge zur Verfügung und sogar die Gummibänder, mit denen der Vordruck am Probenbehältnis zu befestigen war. Zudem bot es an, die Gefäße für die Probenentnahme auf Anfrage kostenlos zur Verfügung zu stellen.[367] In diesem Vorhaben war das PZH vermutlich durch das Beispiel seines ungarischen Schwester-Instituts in Budapest inspiriert worden. Der mittlerweile zum Leiter der Diagnostischen Abteilung des PZH Warschau aufgestiegene Feliks Przesmycki hatte zu Beginn des

---

[363] Ebd., 143.

[364] Für Rumänien, wo die Bakteriologie den neuen Staat in den 1890er Jahren ebenfalls wissenschaftlich stärken sollte, ist die Problematik des fehlerhaften Probenversands auch beschrieben werden. Cotoi, Cholera, 181.

[365] Ministerstwo Spraw Wewnętrznych, Sprawozdanie 1930–1931, 143.

[366] Przesmycki, Współpraca, 9. Dass das Rundschreiben vom MOS erlassen wurde, gibt Przesmycki an. Es liegt in den von mir gesichteten Archivalien nicht mehr vor. Wenn es zu Beginn des Jahres 1932 zirkuliert wurde, muss es vom Innenministerium stammen, da der Gesundheitsdienst erst im Juni 1932 in das MOS wechselte.

[367] Przesmycki, Współpraca, 10 f.

Jahres 1933 eine Reise an Partnerinstitute in Kopenhagen, Prag, Zagreb und Budapest unternommen. Letzteres hatte ihn insbesondere auf Grund seiner straff hierarchisierten Organisation beeindruckt, die es ermöglichte, bakteriologische Diagnostik „im großen Stil" durchzuführen. Standardisierte Verpackungen, Formulare und Versandwege waren in Przesmyckis Auffassung die Voraussetzung für die Funktionsfähigkeit des ungarischen Systems, bei dem jede bakteriologische Untersuchung durch das Budapester Institut vorgenommen wurde.[368]

Eine weitere Initiative Warschaus zielte darauf ab, den festgestellten Graben zwischen gemeldeten und bakteriologisch verifizierten Infektionsfällen über ein neues statistisches Instrument zu schließen. Obwohl die Kreisärzte bereits über die überbordende Kanzleiarbeit klagten und ihnen einige Berichtsstufen in ihrem strikten Rapportssystem erlassen worden waren, wurde ihren Schreibverpflichtungen hier noch ein weiterer Punkt hinzugefügt. Wie bereits für die Typhusfälle eingefordert, sollte nun für jede eingesandte Probe ein Formblatt ausgefüllt werden, das neben Name, Alter, Impfstatus und Krankheitsverdacht auch den Wohnort des Patienten verzeichnete. Das neue Formular war so gestaltet, dass der einsendende Arzt diese Informationen auf dem oberen Papierabschnitt eintrug. Auf der unteren Bogenhälfte verzeichnete das PZH durch Ankreuzen oder Unterstreichungen das Resultat der Laboruntersuchung. Diesen Abschnitt sandte das Labor zurück an den Arzt, den oberen Abschnitt jedoch behielt es ein und legte damit eine eigene Kartei von bakteriologisch diagnostizierten Infektionsfällen an. Eine Synopse der PZH-Daten ermöglichte nun nicht mehr nur eine Karte über die geographische Verbreitung von Infektionskrankheiten, sondern eine, die sich den Mikroben selbst näherte. Epidemiologische Landkarten konnten nun nicht mehr nur die Aufenthaltsorte kranker Menschen verzeichnen, sondern auch die von Bakterien.

Die beim PZH nach Kreisen sortierten Papierabschnitte ermöglichten es dem Institut darüber hinaus, die bakteriologische Untersuchung von Personen über einen längeren Zeitraum zu verfolgen und dabei nachzuvollziehen, ob mögliche Bazillenträger auch in den vorgesehenen Zeitabständen überprüft wurden.[369]

In einem Rundschreiben vom April 1934 hatte das MOS das Format des Begleitformulars nochmals verfeinert und für verschiedene Krankheitsgruppen unterschiedlich farbige Vordrucke eingeführt. Insbesondere aber legte es fest, dass Kreisärzte neben den wöchentlichen epidemiologischen Berichten an die ministeriale Gesundheitsverwaltung noch ein zusätzliches grünes Formular auszufüllen hatten, das das wöchentliche Auftreten von Typhus, Paratyphus und Fleckfieber separat verzeichnete und das direkt an das PZH zu schicken war.[370] So sollte sichergestellt werden, dass das PZH seine bakteriologischen Diagnosen und die gemeldeten Fälle auf einer wöchentlichen Basis abgleichen konnte. Zumindest auf der Ebene von Vorschriften und institutionellen Strukturen hatte sich die epidemiologische Er-

---

[368] Feliks Przesmycki, Moje Wspomnienia, Cz.1: 1914–1934, 1972, APAN, Materiały Feliksa Przesmyckiego, III-254/35, Bl. 89.

[369] Przesmycki, Współpraca, 12 f.

[370] Ministerstwo Opieki Społecznej, Okólnik Nr. 10/34 „W Sprawie współudziału Państw. Zakł. Higjeny w akcji walki z epidemjami", 13. 4. 1934, AP w Łodzi, Magistrat M. Łodzi. Wydział Zdrowotności Publicznej, Akta M. Łodzi 18691, Bl. 49–52.

fassung des Landes Mitte der 1930er Jahre von einer Konzentration auf den Krankheitsfall hin zu einer Sichtbarmachung der Mikroben selbst verlagert – Maßnahmen der Seuchenbekämpfung hatten von nun an durch das bakteriologische Labor zu gehen.

Bereits in seinem Rechenschaftsbericht aus dem Jahr 1935 verkündete das PZH den Erfolg der neuen Strukturen:

„Dank all dieser Faktoren [neues Registrierungssystem] verbunden mit einer grundsätzlich gesteigerten Leistungsfähigkeit des öffentlichen Gesundheitsdienstes in Polen und mit einem höheren Niveau der Kreisärzte, die die Staatliche Hygieneschule absolviert haben und hier gelernt haben, mit Bakteriologen zusammenzuarbeiten, ist die laufende Arbeit des Staatlichen Hygieneinstitut außerordentlich angewachsen und zwar um durchschnittlich 25 % im Jahr."[371]

Die Position des PZH als obligatorischer Passagepunkt staatlicher seuchenpolitischer Maßnahmen blieb jedoch fragil. Der Amtsarzt, der als Träger bakteriologischer Labortechniken und über ein rigides Papierregime die Vermittlung zwischen Labor und Feld gewährleisten sollte, blieb ein Einfallstor für Störungen in diesem zentralstaatlichen Laborgefüge. So hatte beispielsweise die Gesundheitsabteilung des Wojewodschaftsamtes Lodz im Jahr 1935 den Lodzer Kreisarzt mehrfach darauf hinzuweisen, dass die Anzahl der beim PZH durchgeführten serologischen und bakteriologischen Tests auf Typhus und Fleckfieber geringer sei als die in den Wochenberichten angegebene Anzahl von Infektionsfällen. Das Verhältnis müsse sich jedoch genau andersherum darstellen.[372] Nur durch das neue Registrierungssystem hatte eine solche Diskrepanz aufgedeckt werden können. Gleichzeitig weist ein solcher Schriftverkehr auf die andauernden Umsetzungsschwierigkeiten hin. Ein weiteres eindrückliches Beispiel dafür, dass die diversen Rundschreiben und Verordnungen nicht immer die gewünschte Wirkung entfalteten, ist die Geschichte des Hafenarztes von Gdynia, der ins Visier der dort 1937 neu gegründeten PZH-Filiale geriet. Im Herbst 1938 hatte in Gdynia das holländische Schiff „Cäsar" angelegt, auf dem mehrere Besatzungsmitglieder an Typhus erkrankt waren. Das PZH Gdynia berichtete über den Vorfall an das MOS, um auf die aus seiner Perspektive unhaltbaren Bedingungen am Gdingener Hafen aufmerksam zu machen. Die Sache des Schiffes „Cäsar" habe eindeutig gezeigt,

„dass die sanitäre Überwachung des Hafens nicht so funktioniert, wie sie sollte. Zur Ausübung der grundlegendsten Tätigkeiten fehlt dem Hafenarzt die Ausrüstung [...]. Er besitzt nicht einmal einen Sterilisator und Spritzen zur Blutabnahme oder Injektion. Der Hafenarzt kennt sich mit so grundlegenden und für einen Hafen so wichtigen Dingen nicht aus wie die Entnahme von Stuhlproben und die Untersuchung auf Bazillenträgerschaft. Er hat [bei den Besatzungs-

---

[371] Ministerstwo Opieki Społecznej. Departament Służby Zdrowia, *Sprawozdanie o stanie zdrowotnym Rzeczypospolitej Polskiej oraz o działalności władz i instytucyj zdrowia publicznego w latach 1932–1933. Państwowy Zakład Higieny [Bericht über den Stand der Gesundheit in der Republik Polen sowie über die Tätigkeiten der Institutionen der öffentlichen Gesundheit in den Jahren 1932–1933. Tätigkeiten des Staatlichen Hygieneinstituts]*, Warszawa 1935, 84 (= Ministerstwo Opieki Społecznej, Sprawozdanie 1932–1933).

[372] Urząd Wojewódzki Łódzki. Wydział Zdrowia Publicznego an den Starosten von Lodz, 8. 3. 1935 und Urząd Wojewódzki Łódzki. Wydział Zdrowia Publicznego an Starostei Lodz, 8. 6. 1935, AP w Łodzi, Starostwo Powiatowe Łódzkie, 1018.

mitgliedern der Cäsar] eine Stuhlprobe mit einem Metalllöffel aus dem Darm gewonnen, wobei er die Darmschleimhäute so verwundet hat, dass sie zu bluten begannen."[373]

Dass der Arzt des einzigen Seehafens der Zweiten Republik mit einem Metalllöffel auf die Jagd nach Stuhlproben ging, war also auch im Jahre 1938 immer noch möglich.

In Anbetracht der Resistenz mancher Amtsärzte gegenüber dem Vorhaben, die epidemiologische Erfassung des Landes über das bakteriologische Labor zu lenken, wurde die Fragmentierung des Labors, das heißt die Mobilisierung eines kleinen Teils seines Gefüges über die Person des Amtsarztes, grundsätzlich in Frage gestellt. Seit Mitte der 1930er Jahre arbeitete Feliks Przesmycki mit Nachdruck daran, dass Filialnetz des PZH auszuweiten. Diese Bemühungen hatten auch Gdynia ein eigenes Institut beschert. Kurz vor Ausbruch des Zweiten Weltkriegs war die Anzahl der PZH-Zweigstellten von sechs auf 13 angewachsen. Der Kampf um die „Psyche" der Ärzte und der Ausbau eines Papierregimes, das die bakteriologischen Labore des Staatlichen Hygieneinstituts zu obligatorischen Passagepunkten für die polnische Seuchenbekämpfung machen sollte, wurde von der Eröffnung immer neuer Labore im *teren* begleitet. Das fragmentierte Labornetzwerk konnte sich nicht allein durch die Vermittlungstätigkeit der Amtsärzte erhalten. Teilweise war die Mobilisierung ganzer Laborkomplexe in die Fläche notwendig. Trotz des steten Kapitalmangels in Polens Kassen, der sich mit der globalen Wirtschaftskrise in den 1930er Jahren noch verschärft hatte, konnte die bakteriologische Laborinfrastruktur des PZH deshalb expandieren. Der polnische Staat war entschlossen, seinen seuchenpolitischen *decision space* bakteriologisch zu fundieren.[374]

Für das seuchenpolitische *state-building* kann hier zusammenfassend festgehalten werden, dass die Warschauer Bemühungen, eine epidemiologische Ordnung im Land zu produzieren und zu kontrollieren, ihren Fokus in den 1930er Jahre von kranken Menschen auf Mikroben erweitert hatten. Die bakteriologische Diagnostik wurde so erstmals zu einer staatstragenden Wissenschaft, die zum Projekt der Stabilisierung der Zweiten Republik beitrage konnte. Voraussetzung für eine von Warschau aus betriebene bakteriologische „Biopolitik des Unsichtbaren"[375] war ein Netzwerk aus Laboren, kooperierenden Kreisärzten, Versandgefäßen, Blut- und Stuhlproben, Straßen und Autos. Der bakteriologisch erfasste Staat konnte nicht nur über die Versendung von Papier zusammengehalten werden. Die Papierzirkulation musste vielmehr durch

---

[373] Stosunek Lekarza Portowego do przypadków duru brzusznego, ohne Urheber und Datum, AAN, MOS, 602, Bl. 23–27.

[374] Die staatliche Labordiagnostik durch das PZH musste sich dabei nicht nur gegen unkundige Ärzte und sonstige Widrigkeiten durchsetzen, sondern auch gegen andere Anbieter auf dem Markt labormedizinischer Dienstleister. Der Jahresbericht von 1935, der stolz den Anstieg der Untersuchungszahlen verkündet hatte, musste auch eingestehen, dass im Falle der bakteriologischen Feststellung von Typhus nur 42% der Diagnostiken von PZH-Laboren getätigt worden waren. Der verbleibende Anteil war von Krankenhauslaboren, Laboren der Krankenkassen und kommunalen Laboren unternommen worden. Im Jahr 1938 war der PZH-Anteil auf 2/3 aller bakteriologischen Untersuchung angewachsen. Vgl. Ministerstwo Opieki Społecznej, Sprawozdanie 1932–1933, 80; Hirszfeld, Obsługa bakteriologiczna i epidemiologiczna Państwa, 742. Vgl. hierzu auch Fleck, der die Rolle der Krankenhauslabore und der Labore der Krankenkassen betont: Ludwik Fleck, „W sprawie obsługi bakterjologicznej Państwa [Zum bakteriologischen Dienst des Staates]", *Lekarz Polski* 10, 1934, 164–165.

[375] Sarasin/Berger/Hänseler/Spörri, Bakteriologie und Moderne.

einen Blut- und Stuhlprobenversand flankiert werden. Nur auf diese Weise konnten Menschen und Mikroben dem Warschauer *decision space* unterworfen werden.

Die zahlreichen heterogenen Akteure, die an der Herstellung dieses bakteriologisch erfassten Staats beteiligt waren, machten dieses Vorhaben aber zu einem aussichtslosen Unterfangen. Eine flächendeckende Nutzung bakteriologischer Labore sollte Warschau bis zum Ende der Zweiten Polnischen Republik nicht gelingen. Trotz der engen Verflechtung mit dem polnischen Staat konnte sich die bakteriologische Diagnostik in der Zwischenkriegszeit folglich nicht als selbstverständlicher Wissensbestand ärztlicher Praxis etablieren.

Einmal mehr wird hier deutlich, dass medikale Machttechniken nicht in ein einfaches top-down-Interpretationsschema gepresst werden können. Ein Blick auf die Umsetzung der Warschauer Vorgaben zeigt vielmehr deutlich, dass Regierungsmaßnahmen auf die jeweiligen lokalen soziotechnischen Kontexte eingehen mussten oder aber scheiterten. Die Geschichte des bakteriologischen *state-building* in der Zweiten Republik ist deshalb insbesondere eine von Widerständigkeiten von Menschen und Dingen, mit denen Warschau umzugehen hatte.

III. Wissenszirkulation zwischen Peripherien

Fleckfieber war ein Katalysator für die Etablierung einer zentralisierten und bakteriologisch fundierten Seuchenbürokratie in der Zweiten Polnischen Republik. Das Auftreten der Seuche auf europäischem Boden während des Ersten Weltkriegs und insbesondere die große Fleckfieberepidemie in Ostpolen und Russland zwischen 1919 und 1921 führten aber auch zur Entstehung von neuem Expertenwissen über die Krankheit. Neben Tunis, Mexico City, den Rocky Mountains und Boston wurde das ostpolnische Lemberg zu einem wichtigen Ort dieser neuen Expertise. Die zentrale Figur, um die sich Fleckfieberforscherinnen und -forscher hier scharten, war Rudolf Weigl.

Weigl arbeitete als Zoologe und Anatom an der Universität in Lemberg und war, wie viele andere Mediziner und Naturwissenschaftler während des Kriegs, zum Militärdienst eingezogen worden. Die k. u. k. Armee verpflichtete ihn dazu, Fleckfieber zu erforschen. Weigl untersuchte zunächst Fälle in Kriegsgefangenenlagern in Böhmen und Westgalizien und wurde dann an das Militärlaboratorium im Przemyśl versetzt. 1918 ging die Leitung des Labors an die polnische Armee über. Von nun an betrieb Weigl seine Fleckfieberforschung im Auftrag des neuen Nationalstaats und führte sie nach seiner Rückkehr an die Lemberger Universität dort fort. In den 1930er Jahren wurde Weigl international dafür bekannt, hier den besten wirksamen Impfstoff gegen Fleckfieber herzustellen. In einem bakteriologischen Wissensraum zu Fleckfieber, der sich zwischen Nordafrika, Amerika, Ostmitteleuropa und Asien aufspannte, wurde Lemberg zu einem Anziehungspunkt für Wissenschaftlerinnen und Wissenschaftler aus aller Welt.

Die Geschichte des Fleckfieberwissens aus Lemberg möchte ich im dritten Teil von *Wie man Mikroben auf Reisen schickt* erzählen. Ich analysiere, wie hier Wissen über Fleckfieber und Fleckfieberimpfstoff produziert wurde und wie es von Lemberg aus innerhalb eines globalen Fleckfieberforschungsnetzwerks zirkulieren konnte.

Dazu werde ich zunächst die bakteriologische Fleckfieberforschung seit Beginn des 20. Jahrhunderts beschreiben, in die Weigl 1914 eintrat. Erst die schrittweise Übersetzung des Fleckfiebers in eine Krankheit, die im Labor handhabbar wurde, hatte die experimentelle Entwicklung eines Impfstoffs durch Weigl überhaupt möglich gemacht. Die Geschichte dieser Übersetzung des Fiebers in eine „Krankheit im Labor" (Christoph Gradmann) wird aufzeigen, warum die bakteriologische Fleckfieberforschung an ‚periphere' Standorte gebunden war. Verfolgt man das Itinerar bakteriologischen Fleckfieberwissens, so stellt man fest, dass es in politischen oder wissenschaftlichen Randzonen produziert wurde. Nicht Forscherinnen und Forscher in Berlin und Paris brachten es hervor, sondern Bakteriologinnen und Bakteriologen in Tunesien, den Rocky Mountains, Mexiko und den ostpolnischen *Kresy*.

Eine „zirkulatorische Perspektive" auf Wissensproduktion, so schreibt Kapil Raj, kann unsere Vorstellung von globalen Zentren und Peripherien grundsätzlich aufbrechen.[1] Fleckfieberwissen ist hierfür ein deutliches Beispiel. Es bringt Akteure und Orte in den Blick, die wir auf unserer *mental map* des bakteriologischen Wissensraums in der ersten Hälfte des 20. Jahrhunderts nur in äußerst entfernten Winkeln lokalisieren würden. Mit dem Ersten Weltkrieg wanderte das Fleckfieberwissen zwar auch nach Europa. Aber auch hier blieb die bakteriologische Fleckfieberexpertise in der vermeintlichen Peripherie des Kontinents verortet. Die Spezifika der Erforschung des Fiebers im Labor verliehen gerade diesen Räumen am Rand einen Standortvorteil, der die ‚Zentren' das Nachsehen haben ließ.

Im ersten Teil dieses Buchs habe ich mit dem Weg bakteriologischen Wissens von Berlin und Paris nach Warschau eine klassische Richtung von Wissensmobilisierung von West nach Ost oder vom wissenschaftlichen Zentrum in die wissenschaftliche Peripherie beschrieben. Zeichnet man die Wege des zirkulierenden Fleckfieberwissens nach, verändern sich die Richtungspfeile des Wissenstransports jedoch. Hier trägt die vermeintliche Peripherie ihr Expertenwissen in die politischen Zentren der Welt und zeigt so die Historizität der Kategorien Zentrum und Peripherie einmal mehr auf. In der bakteriologischen Wissensproduktion zu Fleckfieber kann sich jedoch kein Ort allein zu einem neuen wissenschaftlichen Zentrum der Fleckfieberforschung aufschwingen. Bakteriologisches Wissen zu Fleckfieber, so werde ich zeigen, wurde vielmehr in einem polyzentrischen globalen Gefüge hervorgebracht. Hierarchien waren diesem Forschungsnetzwerk durchaus nicht fremd. Die Zirkulation von Fleckfieberwissen zwischen globalen Randzonen fand jedoch kein singuläres Gravitationszentrum, sondern band diverse bedeutsame Orte in seine Wissensströme ein.

8. Bakteriologisches Fleckfieberwissen: ein Itinerar

Fleckfieber wird im ersten Jahrzehnt des 20. Jahrhunderts zu einem Gegenstand bakteriologischer Forschung und zwar an drei Orten in der Welt: in den Rocky Mountains, in Mexiko City und in Tunis. In den Rocky Mountains begann der Mediziner und Bakteriologe der University of Chicago, Howard T. Ricketts, 1906 das *Rocky Mountain Spotted Fever* zu erforschen.[2] Die tödliche Krankheit wies große Ähnlichkeit mit dem Fleckfieber auf. Ob es sich überhaupt um zwei unterschiedliche Krankheiten handelte, war zu Beginn des Jahrhunderts noch völlig offen. Die Arbeiten in den Rocky Mountains führten Ricketts dann auch einige Jahre später zur Erforschung des *Tarbadillo*, der mexikanischen Form des Fleckfiebers. Gemeinsam mit dem Medizinstudenten Russel M. Wilder reiste Ricketts 1910 nach Mexiko

---

[1] Raj, Beyond Postcolonialism.
[2] Howard T. Ricketts, „The Transmission of Rocky Mountain Spotted Fever by the Bite of the Wood-Tick (Dermacentor Occidentalis)", *JAMA* 47, 1906, 358 (= Ricketts, The Transmission of Rocky Mountain Spotted Fever). Dafür erhielt er die finanzielle Unterstützung seiner Universität, des Staates Montana, der American Medical Association und des McCormik Memorial Institute. Vgl. Dominik Groß/Gereon Schäfer, „100th Anniversary of the Death of Ricketts. Howard Taylor Ricketts (1871–1910). The Namesake of the Rickettsiacaea Family", *Microbes and Infection* 13, 2011, 10–13, 11.

City, um *Tarbadillo* vor Ort zu studieren.[3] Dort waren im Jahr zuvor schon zwei weitere US-amerikanische Bakteriologen aktiv geworden. John F. Anderson und Joseph Goldberger von den Public Health and Marine Hospital Services hatten in den Räumlichkeiten des Bakteriologischen Instituts von Dr. Gaviño begonnen, zu Fleckfieber zu forschen.[4] Solche Aktivitäten US-amerikanischer Wissenschaftler in Mexiko waren um 1900 keine Seltenheit, sondern Teil diverser US-amerikanischer Bemühungen zur (gesundheits-)politischen Einflussnahme in Mittelamerika.[5] In Tunis schließlich begann Charles Nicolle, sich dem Fleckfieber zu widmen. Nicolle war an der Pariser Medizinischen Fakultät und am Institut Pasteur ausgebildet worden und hatte das bakteriologische Labor der medizinischen Fakultät in Rouen geleitet. 1902 wurde er zum Leiter des Pasteur-Instituts in Tunis ernannt, eines von mehreren Instituten des Pasteurschen Überseeimperiums.[6] Er entschied sich, das sporadisch in Stadt und Land auftretende Fleckfieber zu seiner „signature disease" zu machen und nahm seine Forschungen zur Krankheit 1906 auf.[7]

Die Krankheitsentität Fleckfieber war zu Beginn des 20. Jahrhunderts erst ungefähr 50 Jahre alt. Als die Medizin in der ersten Hälfte des 19. Jahrhunderts begonnen hatte, sich um eine systematische Differenzierung der „Fieber" zu bemühen, grenzte der amerikanische Arzt William Wood Gerhard 1837 das Fleckfieber (englisch *typhus*) vom Krankheitsbild des Typhus (englisch *typhoid fever*) ab. Es dauerte jedoch bis zur Jahrhundertmitte, bis sich die Idee distinkter Krankheitseinheiten im Gegensatz zu einem einheitlichen Fieber mit verschiedenen Ausprägungen durchsetzte.[8] Was genau unter dem englischen *typhus*, dem deutschen Fleckfieber oder Flecktyphus, dem französischen *typhus exunthématique* oder dem latinisierten *typhus exanthematicus* zu verstehen war, wandelte sich seitdem beständig. Die Versuche der Bakteriologie, die Krankheit schrittweise ins Labor zu übersetzten, sollten auch dazu beitragen, ihre Identität zu stabilisieren.

Die Bakteriologinnen und Bakteriologen, die das Fleckfieber in ein laborkompatibles Format transformieren wollten, sahen sich großen Herausforderungen gegenüber. Ihr methodisches Repertoire gelangte bei der Arbeit zu Fleckfieber an seine Grenzen, denn mit den üblichen bakteriologischen Techniken ließ sich das Fieber nicht handhaben. Dies war, wie wir sehen werden, einer der Gründe dafür, warum die Erforschung der Krankheit in vermeintlichen Peripherien verortet blieb. Gleichzeitig führten die Versuche der bakteriologischen Zähmung des Fiebers zu einer

---

[3] Howard T. Ricketts/Russell M. Wilder, „The Etiology of the Typhus Fever (Tarbadillo) of Mexico City", *JAMA* 54, 1910, 1373–1375 (= Ricketts/Wilder, The Etiology of the Typhus Fever).

[4] John F. Anderson/Joseph Goldberger, „A Note on the Etiology of ‚Tarbadillo', the Typhus Fever of Mexico", *Public Health Reports* 24, 1909, 1941–1942 (= Anderson/Goldberger, A Note on the Etiology of ‚Tarbadillo').

[5] Paul Ross, „Mexico's Superior Health Council and the American Public Health Association. The Transnational Archive of Porfirian Public Health, 1887–1910", *Hispanic American Historical Review* 89, 2009, 573–602, 585.

[6] Moulin, Patriarchal Science.

[7] Pelis, Charles Nicolle.

[8] Dale C. Smith, „Gerhard's Distinction Between Typhoid and Typhus and Its Reception in America, 1833–1860", *Bulletin of the History of Medicine* 54, 1980, 368–385.

Veränderung des bakteriologischen Labornetzwerks. Es musste neue Akteure in sein Gefüge integrieren, wollte es auch diese Krankheit einschließen.

Das Fleckfieber-Itinerar, das ich im Folgenden beschreiben werde, führt also sowohl durch geographische und politische Räume als auch durch die Räume von Feld und Labor. Beide Bewegungen waren eng miteinander verknüpft. Die Metapher des Itinerars, die ich hier in Anlehnung an Hans Peter Hahn und Hadas Weiss verwende, soll zweierlei leisten. Sie soll die Fleckfieberforschung als einen Vorgang in konstanter Bewegung sichtbar werden lassen und dabei gleichzeitig auf die Nicht-Linearität dieser Bewegung hinweisen.[9] Auf seinem Weg durch Amerika, Nordafrika und Europa und vom Feld ins Labor blieb Fleckfieber keine identische Einheit. Vielmehr setzte die Krankheit sich stets aus neuen Elementen zusammen und band ein variierendes Netz von menschlichen und nicht-menschlichen Akteuren ein.[10]

8.1. Fiebernde Schimpansen und Meerschweinchen in Tunis

Wir beginnen unseren Weg durch die bakteriologische Fleckfieberforschung in Tunis, denn hier wurde erste bedeutende Übersetzungsarbeit geleistet, die das Fieber in eine Laborkrankheit transformierte. Mit seiner Ernennung zum Direktor des Institut Pasteur de Tunis war Charles Nicolle in den „wissenschaftlichen Imperialismus" der Pasteurianer eingebunden worden, der die globale Ausweitung der Lehren Pasteurs an das koloniale Programm der Dritten Republik knüpfte.[11] Ab Ende des 19. Jahrhunderts hatte das Pariser Pasteur-Institut mehrere Tochterinstitute in Übersee gegründet; ein erstes 1891 in Saigon, es folgten Filialen in Tunis, Algier und Tanger.[12] Trotz der hehren Aufgabe, in den französischen (Quasi-)Kolonien als wissenschaftliche Flanke der französischen „mission civilisatrice" zu wirken, stellte die Versetzung in ein Übersee-Institut für die Wissenschaftler einen Schritt in die politische und auch wissenschaftliche Peripherie dar. Denn die Pasteur-Institute an den Rändern der europäischen *mental map* sollten dem Pariser Mutterinstitut untergeordnet bleiben und sich in erster Linie angewandter Forschung widmen. Die „pure Wissenschaft" sollte dem Zentrum vorbehalten bleiben.[13] Die Institutsmitarbeiter in den Peripherien akzeptierten diese Arbeitsteilung jedoch mitnichten. Sie verwandelten ihre geographische Verortung vielmehr in einen Standortvorteil und wandten sich Krankheiten zu, die im französischen Zentrum gar nicht oder selten auftraten. Es wurde zu einem gängigen Prinzip der Pasteurianer in Übersee, eine solche Krankheit am Einsatzort zu identifizieren und dazu möglichst grundlegendes und neues Wis-

---

[9] Hans Peter Hahn/Hadas Weiss, „Introduction. Biographies, Travels and Itineraries of Things", in: Dies. (Hgg.), *Mobility, Meaning and the Transformation of Things*, Oxford 2013, 1–14. Hahn und Weiss grenzen das Itinerar von den Konzepten „biographies of objects" und „travelling objects" ab.

[10] Christian Vogel und Manuela Bauche plädieren deshalb dafür, Objekte grundsätzlich als „mobile Objekte" zu betrachten. Dann würden ihre Relationalität und die verschiedenen ontologischen Stadien, die sie durchlaufen, sichtbar. Vogel/Bauche, Mobile Objekte.

[11] Moulin, Patriarchal Science.

[12] Annick Guénel, „The Creation of the First Overseas Pasteur Institute, or the Beginning of Albert Calmette's Pastorian Career", *Medical History* 43, 1999, 1–25 (= Guénel, The Creation of the First Overseas Pasteur Institutes).

[13] Moulin, Patriarchal Science, 316.

sen hervorzubringen. Neben der an sich schon herausfordernden Tätigkeit, Pariser Wissen in die Provinz zu transportieren und hier anwendbar zu machen, produzierten die Bakteriologen in der Peripherie also auch neues Wissen, das sie ins Zentrum tragen konnten. In Algier profilierten sich die Brüder Etienne und Edmond Sergent in der Malaria-Forschung[14], Albert Calmette begann in Saigon, ein Serum gegen Schlangenbisse zu entwickeln[15] und Charles Nicolle wählte das Fleckfieber, um sich in das „polycentric network" der Pasteur-Institute weltweit und dessen „multidirectional flow of knowledge and ideas" einzufügen.[16]

Mit dem Fleckfieber widmete Nicolle sich einer Krankheit, bei der er sich seiner Vorrangstellung gegenüber dem europäischen Zentrum erst einmal sicher sein konnte. Kim Pelis hat in ihrer wissenschaftlichen Biographie des Mikrobiologen seine Beweggründe für die Wahl des Fleckfiebers als „signature disease" herausgearbeitet. Fleckfieber hatte sich in der zweiten Hälfte des 19. Jahrhunderts als eine Krankheit der Unsauberkeit und Armut im Repertoire europäischer und amerikanischer Ärzte etabliert. Es trat in Europa und den USA selten auf, wohl aber an deren Rändern und bedrohte von hier aus die ‚gesunde' Zivilisation. In einem solchen diskursiven Arrangement konnte Nicolle die Relevanz der Krankheit für das europäische Zentrum begründen – und damit auch seine eigene.[17]

Außerdem ordnete sich das Fleckfieber in das neue und florierende bakteriologische Forschungsfeld zu „filtrierbaren Viren" ein: Mikroorganismen, die so klein waren, dass sie die üblichen bakteriologischen Filter passierten, unter dem Mikroskop unsichtbar blieben und sich nicht auf einem künstlichen Nährboden züchten ließen. In Versuchstieren aber entfalteten sie durchaus pathogene Wirkung. Diese „filtrierbaren Viren" widersprachen dem üblichen Verhalten von Bakterien und erweckten zu Beginn des 20. Jahrhunderts das Interesse der Bakteriologie.[18] Damit entstand keineswegs sofort die neue Disziplin der Virologie. „Viren" waren nun zwar schon eine spezifischere Entität als Pasteurs „Tollwutviren" der 1880er Jahre.[19] Sie bezeichneten jedoch noch keine eigene Gattung, sondern lediglich die sehr kleinen Mikroorganismen, die sich den üblichen Labortechniken der Bakteriologen entzogen.[20]

Der Fleckfiebererreger passierte zwar nicht alle bakteriologischen Filter. Aber er hatte sich bisher nicht unter dem Mikroskop blicken lassen und war auch nicht

---

[14] Strachan, The Pasteurization of Algeria.

[15] Guénel, The Creation of the First Overseas Pasteur Institutes. Guénel betont jedoch, dass Calmette sich im Gegensatz zu Nicolle stark vom Pariser Zentrum abhängig machte. Seine Schlangenserum-Forschung brachte er zudem erst in Paris zu einem erfolgreichen Abschluss.

[16] Strachan, The Pasteurization of Algeria, 270.

[17] Pelis, Charles Nicolle, 69.

[18] Kein geringerer als Émile Roux, Direktor des Pariser Pasteur-Instituts, präsentierte die „unsichtbaren Mikroben" 1903: Émile Roux, „Sur les microbes dits ‚invisibles'", Bulletin de l'Institut Pasteur 1, 1903, 7–12, 49–56.

[19] Vgl. Kapitel 3.2.

[20] So verstand der Fleckfieberforscher Henrique da Rocha-Lima unter dem Begriff Virus 1916 den „nicht mikroskopisch, sondern durch Infektionsversuche feststellbare[n], im Gewebe oder in Säften der infizierten Tiere oder Menschen enthaltenen Krankheitserreger." Henrique da Rocha-Lima, „Untersuchungen über Fleckfieber", Münchner Medizinische Wochenschrift 63, 1916, 1381–1384, 1383, Fußnote (= da Rocha-Lima, Untersuchungen über Fleckfieber).

auf einem üblichen Nährboden zu kultivieren. Mit der Fleckfieberforschung konnte Nicolle also hoffen, an das neue Forschungsfeld anzuknüpfen.[21]

Die Krankheit und ihr Erreger waren in einem weiteren Aspekt speziell und es war dieser Umstand, der Nicolle in Tunis sowohl den entscheidenden Standortvorteil verschaffte als auch eine zentrale Herausforderung darstellte: Die gängigen Labortiere schienen gegen das Virus des Fleckfiebers immun zu sein. Anderson und Goldberger war es in Mexiko nicht geglückt, das Meerschweinchen damit zu infizieren.[22] Auch Hasen und Affen zeigten sich resistent.[23] Zu Beginn des 20. Jahrhunderts stand deshalb kein Tiermodell der Krankheit zur Verfügung.

Das Fleckfieber stellte somit eine Krankheit dar, die sich den gängigen Arbeitsschritten des bakteriologischen Labors entzog: Mikroskop, Nährboden und Tiermodell konnten sie nicht fassen. Fleckfieber ließ sich deshalb nur erforschen, wenn tatsächlich eine Epidemie herrschte. Deshalb hatten die US-amerikanischen Forscher nach Mexiko reisen müssen. Bakteriologen, die direkt an Orten arbeiteten, an denen die Krankheit regelmäßig auftrat, waren klar im Vorteil – so Charles Nicolle.[24]

Aber auch in Tunesien war das Fleckfieber nicht ständig präsent. Die zwangsweise Rückbindung der Forschung an Patienten machte das Arbeiten zu der Krankheit zudem ausgesprochen mühsam. Wie das Staatliche Hygieneinstitut in Polen, das sich so sehr um die Aufrechterhaltung eines Material- und Informationsflusses zwischen Feld und Labor bemühte, musste auch Nicolle mit zahlreichen Ärzten kooperieren, die ihm den Zugang zum Feld erst ermöglichten. Insbesondere die erfolgreiche Zusammenarbeit mit dem Sadiki Krankenhaus und dem Krankenhaus von Rabta waren von Bedeutung, weil ihm hier während Epidemien klinisches „Material" zur Verfügung gestellt wurde.[25]

Der Arbeitsort der Bakteriologie war jedoch das Labor. Nicolles Fleckfieberforschung – und auch die bakteriologischen Arbeiten in den USA und Mexiko – konzentrierte sich deshalb vorrangig darauf, das Fleckfieber in eine Laborkrankheit zu transformieren. Nur im Labor konnten die Bakteriologen ihr Repertoire wissenschaftlicher Operationen in Gang bringen und bakteriologisches Wissen hervorbringen.[26] Unabhängig von akuten Epidemien, Krankenhäusern oder Patienten an unbekannten Orten konnten Krankheiten hier in kontrollierter Form und in kleinem Maßstab aus einer bakteriologischen Perspektive erforscht werden. Der Forschungsprozess zur Schaffung eines Fleckfiebers im Labor selbst war allerdings auf Grund der Spezifika der Krankheit maßgeblich davon abhängig, dass die Bakteriologen in Tunis auf akute Fleckfieberfälle zurückgreifen konnten. Die Versuche zur bakteriologischen Entkoppelung der Krankheit von seinem natürlichen Umfeld blieben an genau dieses

---

[21]   Pelis, Charles Nicolle, 56.
[22]   Auf Grund dieses Umstandes grenzten die beiden das mexikanische Fleckfieber vom *Rocky Mountain Spotted Fever* ab. Vgl. John F. Anderson/Joseph Goldberger, „On the Relation of Rocky Mountain Spotted Fever to the Typhus Fever of Mexico. A Preliminary Note", *Public Health Reports* 24, 1909, 1861–1862 (= Anderson/Goldberger, On the Relation of Rocky Mountain Spotted Fever).
[23]   Anderson, Goldberger, A Note on the Etiology of ‚Tarbadillo'.
[24]   Pelis, Charles Nicolle, 48–56.
[25]   Ebd., 40 f.
[26]   Vgl. dazu Kapitel 1.

Umfeld gebunden. Nicolle konnte seine Arbeit zur Übersetzung des Fleckfiebers ins Labor nur in Tunesien vornehmen.

Er wurde erstmals während der Fleckfieberepidemien in den Jahren 1903 bis 1906 aktiv und versuchte, die Krankheit in einem Labortier hervorzurufen. Diese Versuche blieben jedoch erfolglos. Eine erneute Epidemie im Jahr 1909 bot ihm eine weitere Chance. Dieses Mal versuchte er, das Fleckfieber auf ein möglichst Menschen-ähnliches Tier zu übertragen: den Schimpansen. Einem Fleckfieber-kranken „indigène" im Krankenhaus von Rabta nahm der dort tätige Dr. Broc Blut ab und ließ es in Nicolles Labor bringen. Hier wurde es dem Tier injiziert. Danach warteten und bangten Nicolle und seine Labormitarbeiter 24 Tage. Am 25. Tag nach der Injektion traten endlich Krankheitszeichen auf. Der Schimpanse bekam Fieber und nach einigen Tagen auch einen Ausschlag im Gesicht und an den Ohren. Das war ein großer Erfolg, den Nicolle sofort nach Paris meldete. Der Leiter des Pariser Pasteur-Instituts, Émile Roux, den wir bereits als Entwickler des Diphtherieserums in den 1890er Jahren kennen gelernt haben[27], hatte erst überzeugt werden müssen, das Geld für die Beschaffung des Schimpansen zu bewilligen. Es war ein ausgesprochen kostspieliges Experiment gewesen und sein positiver Ausgang ließ diese Investition nun lohnenswert erscheinen. Roux präsentierte das Ergebnis auch sogleich der Académie des Sciences.[28]

Die Übertragung des Fleckfiebers auf einen Schimpansen verwandelte das Fieber jedoch noch nicht in Laborformat. Ein so teures Tier konnte einmal beschafft werden. Um das Fieber über einen längeren Zeitraum im Labor zu erhalten, benötigte man deutlich kostengünstigere Tiere, die sich auch für eine Passage des Fleckfiebervirus von einem Tier zum nächsten eigneten. Am vierten Tag seiner Erkrankung entnahmen Nicolle oder einer seiner Labormitarbeiter dem Schimpansen deshalb Blut und injizierten es einem Macacus sinicus, einem Hutaffen. Auch von dieser Sorte Affen standen dem Pasteur-Institut in Tunis nur sechs Exemplare zur Verfügung.[29] Aber Hutaffen waren immerhin günstiger und leichter zu beschaffen als Schimpansen. Die direkte Infektion dieser Tiere mit menschlichem Blut war nicht geglückt. Auf dem Umweg über den Schimpansen klappte es aber nun – ein erneuter Erfolg. Nicolle führte ihn auf eine Verwandlung des Fleckfiebererregers durch die Schimpansenpassage zurück. Das „virus humain" habe sich in ein „virus du chimpanzé" transformiert. Im Unterschied zum menschlichen Erreger erwies sich dieser für den Hutaffen als virulent. Das Tier entwickelte Fieber, Hautausschlag, litt an Schwäche und Gewichtsverlust.[30]

Das Blut des infizierten Macacus wurde nun in einem weiteren entscheidenden Schritt den übrigen Hutaffen des tunesischen Labors verimpft. Ließen sich diese infi-

[27] Vgl. dazu Kapitel 4.2.

[28] Charles Nicolle, „Reproduction expérimentale du typhus exanthématique chez le singe. Note de M. Ch. Nicolle, présentée par M. Roux", *Comptes Rendus Hebdomadaires des Séances de l'Académie des Sciences* 149, 1909, 157–160, 157 f. (= Nicolle, Reproduction expérimentale du typhus exanthématique chez le singe).

[29] Charles Nicolle, „Recherches expérimentales sur le typhus exanthématique, entreprises à l'Institut Pasteur de Tunis pendant l'année 1909", *Annales de l'Institut Pasteur* 24, 1910, 243–275, 263 (= Nicolle, Recherches expérimentales sur le typhus exanthématique 1909).

[30] Nicolle, Reproduction expérimentale du typhus exanthématique chez le singe, 159 f.

zieren, konnte das Fleckfiebervirus über einen längereren Zeitraum und unabhängig von einer akuten Epidemie im Labor erhalten werden. Bei einem der Tiere traten tatsächlich erneut Symptome auf. Das „virus humain" war damit zu einem „Passagevirus" („virus de passage") geworden, das von Hutaffe zu Hutaffe übertragen werden konnte.[31] Erst jetzt hatten Nicolle und seine Mitarbeiter das Fleckfieber in eine Form gebracht, die für das bakteriologische Labor zu verarbeiten war. Es stand nun im Labor selbst zur Verfügung – zunächst gelangen die Hutaffenpassagen von Juni bis September 1909 – und erforderte dabei Passagetiere, die für das Institut Pasteur de Tunis erschwinglich waren.

Als Laborkrankheit setzte sich Fleckfieber nun aus neuen Elementen zusammen. Nicht mehr fiebernde und phantasierende „indigène", Schmutz, überfüllte Räume, Ungeziefer, Gefängnisse oder Krankenhäuser machten das Fleckfieber aus. Jetzt waren es Hutaffen, Tierkäfige, desinfizierte Spritzen und Blut, das Geld aus Paris und Präsentationen vor der Académie des Sciences, die ein „Passagevirus" entstehen ließen, das beim Macacus sinicus „typhus expérimental", das „Laborfleckfieber" hervorrief.[32] Als „Laborfleckfieber" nun konnte die Krankheit den bakteriologischen Arbeitsweisen unterworfen werden: „La reproduction expérimentale du typhus chez le singe, [...] va permettre l'étude scientifique de la maladie."[33]

Nicolle und Conor waren sich der Andersartigkeit ihrer Laborvariante des Fleckfiebervirus im Vergleich zu seiner Form beim Menschen durchaus bewusst. Dies spiegelt sich in ihrer sprachlichen Differenzierung der Virusdenomination wider. Zudem wiesen sie den unterschiedlichen Virusformaten auch variierende Eigenschaften zu. Der Menschenvirus infizierte nur Menschen und Schimpansen, der Schimpansenvirus hingegen infizierte den Macacus, der Macacusvirus wiederum erwies sich für seine Art virulent, nicht aber für andere Affentypen, Ratten oder Hunde.[34] Dennoch hatten beide keinen Zweifel daran, dass die Erforschung der Laborvariante des Fiebervirus Aussagen über seine menschliche Form im Feld liefern würde.[35]

In einem weiteren Punkt zeigten sich die französischen Forscher in guter bakteriologischer Manier gänzlich unsensibel gegenüber dem, was ihre Transformation des Fleckfiebers in ein Passagevirus bewirkte. Virus und Fleckfieber, Erreger und Krankheit waren für sie synonyme und austauschbare Begriffe. Dies entsprach der „trivialen Ontologie" des bakteriologischen Krankheitsbegriffs, die die Infektionskrankheit im Krankheitskeim allein vergegenständlicht sah. Die vielfältigen möglichen physischen, psychischen und sozialen Faktoren, die Krankheitsentstehung und -verlauf beeinflussen könnten, wurden hier ausgeblendet.[36] So verschwammen die Bezeichnungen ‚Fleckfiebervirus' und ‚Fleckfieber' in den Texten Nicolles und seiner Kollegen und sind nicht klar voneinander zu trennen. Für die tunesischen Forscher schienen sie ganz klar identisch zu sein.

---

[31] Nicolle, Recherches expérimentales sur le typhus exanthématique 1909, 244–254.
[32] Ebd., 256, 259.
[33] Ebd., 275.
[34] Ebd., 258.
[35] Ebd., 275.
[36] Gradmann, Krankheit im Labor, 171 f.; Ders., Alles eine Frage der Methode, 135.

Das Laborfleckfieber/das Passagevirus trat im tunesischen Fleckfieberlabor im kranken Affenkörper in Erscheinung: Fieber, Appetitlosigkeit, Gewichtsverlust, Schwäche und teilweise auch ein Hautausschlag waren die Symptome, die in Tunis verzeichnet wurden.[37] Wie aber konnte diese Repräsentation der Laborkrankheit in das Visualisierungsrepertoire der Bakteriologie übersetzt werden? Wie wurden kranke Affen in die zweidimensionale Fläche gebracht und auf Papier fixiert, um so als evidenzerzeugendes Forschungsergebnis zu zirkulieren?

Eine zentrale Evidenzstrategie der Bakteriologie war stets die Visualisierung von Mikroorganismen gewesen. Hierbei hatte die Mikrophotographie eine herausragende Rolle gespielt, die als „pencil of nature" die Wahrhaftigkeit von Bakterien bezeugte.[38] Der nicht zu züchtende und winzig kleine Fleckfiebererreger aber ließ sich nicht fotografieren.[39] Wie war die Präsenz des Fleckfiebervirus also stattdessen darzustellen?[40] Die kranken Affen wurden auf verschiedenen Wegen in Text und Bild übersetzt. Zentral waren in den Fleckfiebertexten des Pasteur-Instituts in Tunis Abbildungen. Sie zeigten vornehmlich ein einziges Motiv: Zu sehen waren keine Fotografien von geschwächten Affen oder von ihrem Hautausschlag. Die Pasteurianer in Tunis entschieden sich vielmehr, den Temperaturverlauf der Tiere während der Krankheit in einer Fieberkurve zu visualisieren. Damit machten sie das Fieber zum signifikantesten Symptom des Laborfleckfiebers und die Fieberkurve zum entscheidenden Repräsentanten des Fleckfieberpassagevirus. Mit der Fieberkurve hatten sie eine Visualisierungsform gewählt, die seit Mitte des 19. Jahrhunderts für eine Verwissenschaftlichung der klinischen Medizin stand und die es schaffte, diffuse körperliche Zustände in diskrete Zahlen zu übersetzen.[41] Die Beschreibung von Symptomen und des Temperaturverlaufs im Text wurde der bildlichen Darstellung des Fiebers klar untergeordnet. So notierte Nicolle bei einer Darlegung der Übertragung des Macacusvirus auf einen Hutaffen: „Die Kurve VIII zeigt die Entwicklung der Infektion beim Affen viel exakter an, als es eine Beschreibung leisten könnte."[42] (Abb. 14)

Der Verlauf einer jeden bedeutsamen Übertragung des Passagevirus auf einen Affen oder ein anderes Tier wurde von nun an im tunesischen Pasteur-Institut mit

---

[37] Nicolle, Recherches expérimentales sur le typhus exanthématique 1909, 251 f.

[38] Schlich, Repräsentationen von Krankheitserregern; Andrew Cunningham, „Transforming Plague. The Laboratory and the Identity of Infectious Disease", in: Ders./Perry Williams (Hgg.), *The Laboratory Revolution in Medicine*, Cambridge 1992, 209–224.

[39] Die vielfältigen Blutpräparate, in denen Nicolle gemeinsam mit E. Jaeggy versuchte, einen Erreger dingfest zu machen, zeigten nicht die „geringste mikrobische Form". Nicolle, Recherches expérimentales sur le typhus exanthématique 1909, 267.

[40] Zur Visualisierung von Viren am Pasteur Institut vor dem Zweiten Weltkrieg vgl. auch Kenton Kroker, „Creatures of Reason? Picturing Viruses at the Pasteur Institute during the 1920s", in: Ders./ Jennifer Keelan/Pauline M. Mazumdar (Hgg.), *Crafting Immunity. Working Histories of Clinical Immunology*, Aldershot 2008, 145–163. Kroker beschreibt den Stammbaum als Repräsentationsform des Encephalitis-Erregers. Stammbaum-Darstellungen beispielsweise von Passagetieren finden sich auch in den Fleckfiebertexten des Pasteur-Instituts in Tunis. Sie weisen hier jedoch nicht die Repräsentationsfunktion auf, die Kroker für Encephalitis beschreibt.

[41] Volker Hess, *Der wohltemperierte Mensch. Wissenschaft und Alltag des Fiebermessens (1850–1900)*, Frankfurt a. M./New York 2000.

[42] Nicolle, Recherches expérimentales sur le typhus exanthématique 1909, 252.

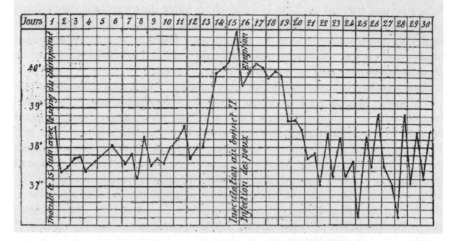

Abb. 14: Fieberkurve von „Bonnet 1", dem das Blut des infizierten Schimpansen injiziert
wurde und an dem Läuse angesetzt wurden („Infection des poux")
(Quelle: Nicolle, Recherches expérimentales sur le typhus exanthématique 1909, 249).

Hilfe einer Fieberkurve dokumentiert, die auf der vertikalen Achse die Temperatur
und auf der horizontalen die Anzahl der Tage verzeichnete.

Fleckfieber hatte sich in Tunis mit Hilfe von Schimpansen und Hutaffen ins Labor
übersetzen lassen und war hier wiederum auf eine Fieberkurve reduziert worden. Ob
das Laborfleckfieber vorlag und somit von der Präsenz des Passagevirus ausgegangen
werden konnte oder nicht, entschied der im Diagramm verzeichnete Fieberverlauf
des Affen. Das Fieber als zentraler Indikator für die Präsenz des Virus setzte sich auch
bei anderen Fleckfieberforschern durch. Die Fleckfieberarbeiten von John F. Anderson und Joseph Goldberger in Mexiko sind mit zahlreichen Fieberkurven versehen,
die von der erfolgreichen Infektion des Macacus rhesus und des Cebus capucinus
zeugen.[43] Die Konzentration auf das Fieber als Zeichen des Affenfleckfiebers ver-

---

[43] John F. Anderson/Joseph Goldberger, „On the Infectivity of Tarbadillo or Mexican Typhus
for Monkeys and Studies on Its Mode of Transmission", *Public Health Reports* 25, 1910, 177–185
(= Anderson/Goldberger, On the Infectivity of Tarbadillo); Dies., „The Relation of so-called Brill's
Disease to Typhus Fever. An Experimental Demonstration of Their Identity", *Public Health Reports*
27, 1912, 149–160. Anderson und Goldberger gelang im Gegensatz zu Nicolle und Conor auch die
Infektion von Rhesusaffen. Bereits Nicolle hatte vermutet, dass dieser Affentyp auf Grund seiner
nahen Verwandtschaft zum Hutaffen für die Krankheit sensibel sein müsste. Vgl. Nicolle, Recherches expérimentales sur le typhus exanthématique 1909, 258. Anderson und Goldberger gelang die
Infektion der Affen im Unterschied zu den tunesischen Forschern auch ohne den Umweg über den
Schimpansen. Dies führten die amerikanischen Wissenschaftler auf die unzureichende Menge des
von Nicolle injizierten menschlichen Blutes zurück sowie auf die teilweise bestehende natürliche Immunität der verschiedenen Macacus-Affengattungen. John F. Anderson/Joseph Goldberger, „Natural
and Induced Immunity to Typhus Fever", *Journal of Infectious Diseases* 11, 1912, 402–410, 404 f.
(= Anderson/Goldberger, Natural and Induced Immunity to Typhus Fever).

stärkte sich sogar noch, nachdem sich herausstellte, dass die Symptome der Krankheit von Affe zu Affe stark variierten. War Nicolle 1909 noch von einem recht eindeutigen klinischen Bild ausgegangen, stellten Anderson und Goldberger fest, dass sich kaum typische Symptome definieren ließen. Deshalb schlussfolgerten sie: „[The] fever is the only definite index of a reaction."[44]

Das Affenfleckfieber und die Fieberkurve boten Nicolle und seinen Kollegen Charles Comte und Ernest Conseil in ihren weiteren Laborstudien zentrale Forschungstools und Zirkulationsmedien. Einen ersten Erfolg verzeichneten sie 1909 mit ihrer Arbeit zur Übertragung des Fiebers.[45] 1928 erhielt Nicolle für seine Identifizierung der Kleiderlaus als Fleckfiebervektor den Nobelpreis.[46] Die Idee, dass parasitäre Insekten das Fleckfieber übertrugen, speiste sich sicherlich unter anderem aus den Forschungen von Ricketts zum *Rocky Mountain Spotted Fever*, der die Zecke als Vektor identifiziert hatte.[47] Es gab zudem einige Streitigkeiten um das Erstbeschreibungsrecht der Laus als Fleckfieberüberträger.[48] Sie als wissenschaftliche Tatsache zu etablieren, gelang jedoch allein Nicolle, Comte und Conseil und zwar auf Grund des Affenmodells und der Fieberkurve. Denn im Gegensatz beispielsweise zu Anderson und Goldberger war es ihnen mit diesen Tools gelungen, die Laus als Vektor im *Labor* nachzuweisen und ihre Arbeit so an bakteriologische Anforderungen anzupassen.[49]

---

[44] Anderson/Goldberger, Natural and Induced Immunity to Typhus Fever, 408. Ricketts und Wilder hatten sich zunächst skeptisch geäußert, ob das Fieber als Indikator für das Vorhandensein des Fleckfiebers ausreichte. Howard T. Ricketts/Russell M. Wilder, „The Typhus Fever of Mexico (Tarbadillo). Preliminary Observations", JAMA 54, 1910, 463 467, 465. Allerdings revidierten sie diese Auffassung bald. Dies., „The Transmission of the Typhus Fever of Mexico (Tarbadillo) by Means of the Louse (Pediculus Vestamenti)", JAMA 54, 1910, 1304–1307, 1304 (= Ricketts/Wilder, The Transmission of the Typhus Fever of Mexico). Ricketts und Wilder visualisierten den Virus nicht mit Fieberkurven, sondern druckten Tabellen über die Temperaturentwicklung ihrer Versuchsaffen ab.

[45] Charles Nicolle/Charles Comte/Ernest Conseil, „Transmission expérimentale du typhus exanthématique par le pou du corps", *Comptes Rendus Hebdomadaires des Séances de l'Académie des Sciences* 149, 1909, 486–489 (= Nicolle/Comte/Conseil, Transmission expérimentale par le pou).

[46] Nicolle weist in seiner ursprünglichen Publikation von 1909 bereits auf die Bedeutung des Sadiki Krankenhauses bei dieser „Entdeckung" hin, das dann 1928 in seiner Nobelpreis-Rede legendär werden sollte. 1928 reduzierte Nicolle seine „Entdeckungs-Geschichte" symbolisch auf die Eingangstür dieses Krankenhauses. Mitarbeiter, die in der Aufnahme des Krankenhauses arbeiteten, Patienten wuschen und in Krankenhauskleidung steckten, hätten sich mit Fleckfieber infiziert. In den Krankensälen selbst hingegen gab es keine Infektionen, obwohl Ärzte, Pfleger und andere Patienten hier mit zahlreichen Fleckfieber-Kranken in Kontakt kamen und die Krankenhaushygiene mit Bettwanzen zu kämpfen hatte. Dieser Umstand habe ihn auf die Kleiderlaus gebracht. Kim Pelis betont die nachträgliche Simplifizierung und Mythisierung von „The Door of Sadiki". Pelis, Charles Nicolle, 63.

[47] Ricketts, The Transmission of Rocky Mountain Spotted Fever.

[48] In unmittelbarer Nachbarschaft zu Nicolle in Tunis hatten Edmond Sergent und Henri Foley am Pasteur-Institut in Algier zudem gezeigt, dass die Kleiderlaus Rückfallfieber übertrug. Sergent behauptete deshalb, Nicolle habe die Idee mit der Laus von ihm. Nicolle wies diesen Vorwurf jedoch zurück. Pelis, Charles Nicolle, 63. Parallel zu Nicolle, Comte und Conseil schlossen in Mexiko auch Anderson und Goldberger auf Grund ihrer epidemiologischen Beobachtungen auf die Kleiderlaus als Überträger des Fleckfiebers. Die Publikation aus Tunis kam ihnen zuvor, dennoch behaupteten sie, unabhängig von den Pasteurianern auf die Laus als Vektor gestoßen zu sein. Anderson/Goldberger, On the Infectivity of Tarbadillo, 184.

[49] Zur Bedeutung von spezifischen Tools im Labor vgl. auch Adele E. Clarke/Joan H. Fujimura, „What Tools? Which Jobs? Why Right?", in: Dies. (Hgg.), *The Right Tools for the Job. At Work in Twentieth-Century Life Sciences*, Princeton 1992, 3–44 sowie den dazugehörigen Sammelband.

Fig. 1.

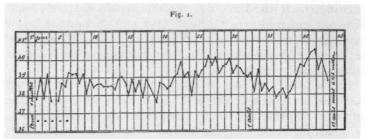

24ᵉ jours. La température remonte au 25ᵉ jour pour atteindre ou dépasser 40° les 26ᵉ, 27ᵉ et 29ᵉ jours. Défervescence lente du 30ᵉ au 34ᵉ jour. Au 39ᵉ jour, la température remonte; rechute de 5 jours avec courbe thermique classique (maximum 40°,5 le 41ᵉ jour). Mort le 44ᵉ jour au matin.

État général assez bon jusqu'au 30ᵉ jour; à cette date, abattement, l'animal mange moins, il est plus facile à saisir. Pas d'éruption. Agitation extrême lors de la deuxième période fébrile. Coloration violette des lèvres les deux derniers jours. À l'autopsie, aucune lésion, sauf une ulcération du cæcum à surface irrégulière couverte d'un exsudat diphtéroïde. Rate, 8ᵍ. Le poids de ce singe a baissé de 1500ᵍ à 1300ᵍ.

Singe B (voir la courbe ci-dessous). — Rien jusqu'au 40ᵉ jour de l'inoculation. Le 41ᵉ jour, élévation de température coïncidant avec la seconde poussée fébrile du

Fig. 2.

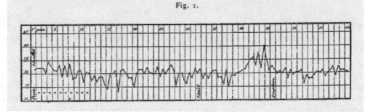

Abb. 15: Fieberkurven der Affen A und B, die nach dem Biss durch Läuse Fieber entwickelten (Quelle: Nicolle, Comte, Conseil, Transmission expérimentale du typhus exanthématique par le pou, 488).

Ihre Versuche mit Läusen waren in die Bemühungen um die Schaffung eines Passagevirus eingebunden gewesen. Auf den *Bonnet 1*, den die Pasteurianer mit dem Schimpansenvirus infiziert hatten, setzten sie am dritten Tag seiner Infektion 29 Kleiderläuse, die sie einige Stunden zuvor von einem gesunden Menschen genommen hatten (Abb. 14). Am folgenden Tag sammelten sie die Läuse wieder ein und setzten sie über mehrere Tage in abnehmender Zahl auf die zwei Hutaffen A und B. Danach war Geduld gefragt. Affe A entwickelte nach 22 Tagen das allesentscheidende Fieber, Affe B erst nach 40 Tagen. Dann aber konnten zwei Fieberkurven gezeichnet und die erfolgreiche Infektion der Affen mittels der Kleiderlaus in diskreten Zahlen zu Papier gebracht und zirkuliert werden.[50] (Abb. 15)

Dabei erwiesen sich Nicolle und seine Kollegen erneut sensibel für die Transformationen, die das Fleckfiebervirus bei seiner Übersetzung ins Labor durchlaufen

---

[50] Nicolle/Comte/Conseil, Transmission expérimentale du typhus exanthématique par le pou, 488.

hatte. In ihren Schlussfolgerungen hielten sie fest: „Diese Erfahrungen zeigen, dass es möglich ist, das *Fleckfieber eines infizierten Hutaffen* mittels der Körperlaus auf einen neuen Hutaffen zu übertragen."[51] Dass sie es mit einem anderen Fleckfieber zu tun hatten, das sich aus ganz anderen Einheiten zusammensetzte als die menschliche Krankheit, war ihnen also bewusst. Dies hielt sie jedoch auch dieses Mal keineswegs davon ab, die mit dem Laborfleckfieber erzielten Ergebnisse auf den Menschen zu übertragen. In ihren etwas ausführlicheren Erläuterungen zu den Experimenten im Jahresbericht des Pasteur-Instituts Tunis aus dem Jahr 1910 ergänzten Nicolle, Comte und Conseil ihre Schlussfolgerungen wie folgt: „Die Körperlaus des Menschen überträgt das Affenfleckfieber auf den Affen, es ist in keiner Weise zweifelhaft, dass es sich von Mensch zu Mensch genauso verhält."[52]

Das Laborfleckfieber im Affen und seine Fieberkurve stellten für Nicolle und Kollegen also lediglich eine Repräsentation des menschlichen Fleckfiebers dar. Dem Affenfleckfieber kam in ihren Augen kein eigener ontologischer Status zu.[53] Für die Bakteriologen handelte es sich um das Labormodell der ‚realen' menschlichen Krankheit. Das Affenmodell des Fleckfiebers stand mit dieser über eine Kette von Virus-Übertragungen in direktem Zusammenhang. Das Visualisierungsinstrument der Fieberkurve hatte diese Übertragungen in Form eines objektivierenden und vergleichbaren Codes nachvollziehbar gemacht und ermöglichte, eine „zirkulierende Referenz" zwischen einem Fleckfieber-kranken „indigène" und einem Fleckfieber-kranken Hutaffen herzustellen.[54]

Entsprechend leiteten die Forscher in Tunis aus ihren Laborergebnissen Empfehlungen für die Prävention von Fleckfieberepidemien ab: Um ein Ausbrechen der Krankheit unter Menschen zu verhindern, müssten die Kleiderläuse bekämpft werden[55] – eine Anweisung, der die tunesischen Behörden Folge leisteten[56] und die für die Feldhygiene während des Ersten Weltkriegs prägend werden sollte.[57]

Ein entscheidender Faktor bei der erfolgreichen Durchführung des Läuseexperiments in Tunis war der Umgang mit den Läusen selbst gewesen. Anderson und Goldberger hatten in Mexiko City ebenfalls versucht, Affen mit Läusen zu infizieren, ihnen waren die Insekten aber allesamt vor Abschluss des Experiments verstorben.[58] In Tunis war es den Pasteurianern gelungen, die Läuse zwischen der Fütterung an

---

[51]　Ebd., 489, meine Hervorhebung.

[52]　Nicolle, Recherches expérimentales sur le typhus exanthématique 1909, 266.

[53]　Zur Idee einer Historischen Ontologie, die dieses Kapitel mit inspiriert hat, vgl. Ian Hacking, *Historische Ontologie*, Zürich 2006, Kap 1. Wie verschiedene Seinsweisen eines Objekts „enacted" werden, zeigt meisterhaft Annemarie Mol, *The Body Multiple. Ontology in Medical Practice*, Durham/London 2002.

[54]　Latour, Die Hoffnung der Pandora, Kap. 2. Auch Ricketts und Wilder in Mexiko City gelang 1910 im Anschluss an Nicolle die experimentelle Übertragung des Fleckfiebers mittels der Kleiderlaus. Zwar entwickelten ihre Rhesusaffen nur leichtes Fieber. Allerdings erwiesen sich bei Immunitätsprüfungen, bei denen ihnen nochmals Fleckfiebermaterial injiziert wurde, gegen die Krankheit resistent. Darin sahen sie den ausschlaggebenden experimentellen Beweis für die Kleiderlaus als Fleckfiebervektor. Ricketts/Wilder, The Transmission of the Typhus Fever of Mexico.

[55]　Nicolle, Recherches expérimentales sur le typhus exanthématique 1909, 266.

[56]　Pelis, Charles Nicolle, 67.

[57]　Berger, Bakterien in Krieg und Frieden, 212–218.

[58]　Anderson/Goldberger, On the Infectivity of Tarbadillo, 182 f.

den Affen in mit Papierstreifen gefüllten Reagenzgläsern bei mäßiger Temperatur (16–24 °C) am Leben zu erhalten.[59] Die Fleckfieberforschung entwickelte im Laufe der 1910er Jahre eine große Expertise zum Umgang mit Läusen im Labor, die sich – wie wir sehen werden – für die bakteriologische Stabilisierung der Krankheit als unabdingbar erweisen sollte.

In Tunis hatte man 1909 das Fleckfieber und seinen Erreger erfolgreich aus den tunesischen Armenvierteln ins Labor transferiert. Hier waren Krankheit und Virus mit Hilfe erkrankter Affen in eine Laborkrankheit verwandelt und in einem weiteren Schritt auf eine Fieberkurve reduziert worden. Die bakteriologischen Tools des Tiermodells und der Fieberkurve ließen es bis zu einem gewissen Grad zu, Studien über Fleckfieber von akuten Epidemien unabhängig zu machen. Gleichzeitig ermöglichten sie als objektivierende Codes die Rückbindung des Laborfleckfiebers an die natürlich auftretende Variante beim Menschen. All die Forschungsarbeiten, die hierzu notwendig gewesen waren, hatten nur durchgeführt werden können, weil die Wissenschaftler in Tunis auf „Fleckfiebermaterial" von erkrankten Patienten zugreifen konnten. Der Schimpanse war mit dem Blut eines „indigène" infiziert worden, ebenso die Hutaffen, bei denen eine direkte Infektion mit Menschenblut versucht worden war. Auch in Mexiko hatten die Fleckfieberarbeiten im Labor nur unter Rückgriff auf Fleckfieberkranke Menschen einsetzen können.

Eine vollständige Entkoppelung der Fleckfieberforschung von Orten akuter Epidemien war mit dem Affenmodell und seiner Fieberkurve zudem auch nach wie vor nicht erreicht. Dies lag zum einen daran, dass das Laborfleckfieber in Affenform noch ein recht instabiles Tool der bakteriologischen Erforschung der Krankheit darstellte. Zu Beginn der 1910er Jahre waren die Wissenschaftler in Nordafrika und Amerika noch weit davon entfernt, das Laborfleckfieber des Affen als technisches Ding (Hans-Jörg Rheinberger) in Experimentalsysteme zum Fleckfieber einspeisen zu können. Es war noch kein gänzlich beständiges und stabiles Element, das nun nur noch als Instrument zur Produktion neuen Fleckfieberwissens diente.[60] Zu unsicher war, ob die Passagen gelangen und wie lange man das Virus im Labor erhalten konnte. Nicolles ersten Passageversuche endeten nach drei Generationen, eine weitere Linie schaffte fünf, die Affen verstarben dann jedoch allesamt an einer Durchfallerkrankung, die im Labor um sich griff.[61]

Zudem galt für die Zirkulation des bakteriologischen Fleckfieberforschungstools Affenmodell das gleiche, was ich im ersten Teil des Buchs für den Transport des Tollwutimpfstoffs diskutiert habe. Das Affenfleckfieber und sein Virus ließen sich nur mitsamt dem dazugehörigen Wirtstier zirkulieren. Wollte man an einem Ort zu Fleckfieber forschen, an dem keine akute Epidemie herrschte, so musste man das Affenfleckfieber in Form eines lebenden infizierten Affen dorthin verschaffen. So erging es beispielsweise Anderson und Goldberger. Sie hatten im Rahmen ihrer Studien zum Verhältnis des mexikanischen Fleckfiebers *Tarbadillo* und dem *Rocky Mountains Spotted Fever* in Mexiko City Versuche zur Übertragung des Fleckfieber-

---

[59] Nicolle, Recherches expérimentales sur le typhus exanthématique 1909, 263 f.
[60] Zu technischen Dingen vgl. Rheinberger, Experimentalsysteme und epistemische Dinge, 29 und Kap. 3.1.
[61] Nicolle, Recherches expérimentales sur le typhus exanthématique 1909, 250.

virus auf den Affen begonnen. Nach 14 Tagen mussten die Beobachtungen der Tiere abgebrochen werden. Goldberger war erkrankt und das Forscherteam kehrte ins heimatliche Washington zurück. Um ihre Studien dort fortzusetzen, mussten auch die in Mexiko erfolgreich infizierten Affen in die USA gelangen. Drei der vier Versuchstiere konnten mit dem Schiff nach Washington gebracht werden und überstanden die Reise problemlos. Anderson und Goldberger mussten nur verschmerzen, dass sie eine fünftägige Beobachtungspause zu verzeichnen hatten und die Fieberkurve der Tiere nicht lückenlos zeichnen konnten. Die Äffin „Adela" hingegen konnte gar nicht transportiert werden. Sie war durch die Infektion so geschwächt, dass ihr die Reise nicht zugemutet werden konnte. Deshalb übergaben die amerikanischen Wissenschaftler Adela dem Assistenten am Labor des mexikanischen „Superior Board of Health", Braulio B. Ramirez, der das Tier weiter beobachten sollte.[62] Ein problemloser Transport des Fleckfiebers weg von den Orten akuter Epidemien war also mit dem Labormodell der Krankheit im Affen noch nicht erreicht. Weder war es gänzlich als technisches Ding stabilisiert worden, noch konnten kranke Affen problemlos durch die Welt geschickt werden.

Die Fleckfieberfoscher in Tunis, Mexiko City und Washington befassten sich vor Ausbruch des Ersten Weltkriegs deshalb weiter mit der Stabilisierung des Fiebers im Labor. Die Suche nach einem geeigneten Tiermodell wurde fortgesetzt. Es war erneut in Tunesien, wo Nicolle, dieses Mal in Zusammenarbeit mit Ernest Conseil und Alfred Conor, der Durchbruch gelang. Gemeinsam mit Conseil hatte Nicolle zahlreiche Tiere als potentielle Viruswirte durchprobiert. Aber alle Versuche verliefen erfolglos: Ziegen, Schafe, Hunde, ein Hahn sowie Esel und Hasen erwiesen sich allesamt immun gegen das Fieber.[63] Allerdings gab es einige Hinweise, dass es mit dem Meerschweinchen klappen könnte. Ricketts war bereits 1906 die Infektion des Meerschweinchens mit *Spotted Fever* geglückt.[64] Er und sein Kollege Russel M. Wilder sowie Anderson und Goldberger hatten diesen Umstand genutzt, um das *Spotted Fever* vom Fleckfieber abzugrenzen.[65] Für Nicolle hingegen war dieser Befund ein Anlass, es doch noch einmal mit dem Meerschweinchen zu versuchen.[66] Aus dem algerischen Constantine ließ ein M. Pignet zudem verlauten, er habe Meerschweichen erfolgreich mit Fleckfieberblut infiziert. Die Tiere seien teilweise nach der Injektion verstorben.[67]

Die Forschungstools Affenmodell und Fieberkurve erwiesen sich bei der Etablierung der Meerschweincheninfektion als entscheidend. Erneut war die räumliche

---

[62] Anderson/Goldberger, On the Infectivity of Tarbadillo, 177 f.

[63] Charles Nicolle/Ernest Conseil, „Animaux Réfractaires", *Annales de l'Institut Pasteur* 26, 1912, 332–334 (= Nicolle/Conseil, Animaux Réfractaires).

[64] Ricketts, The Transmission of Rocky Mountain Spotted Fever.

[65] Anderson/Goldberger, On the Relation of Rocky Mountain Spotted Fever; Howard T. Ricketts/Russell M. Wilder, „The Relation of Typhus Fever (Tarbadillo) to Rocky Mountain Spotted Fever", *Archives of Internal Medicine* 5, 1910, 361–370, 365.

[66] Charles Nicolle/Ernest Conseil/Alfred Conor, „Le typhus expérimental du cobaye. Note présentée par M. E. Roux", *Comptes Rendus Hebdomadaires des Séances de l'Académie des Sciences* 152, 1911, 1632–1634, 1634 (= Nicolle/Conseil/Conor, Le typhus expérimental du cobaye).

[67] M. Pignet, „Essais d'inoculation du typhus exanthématique aux petits animaux de laboratoire", *Bulletin de la Société de Pathologie Exotique* 2, 1909, 564–567. Zwar grenzten sich die Tunesier klar von Pignet ab und verwarfen seine Arbeitsmethoden. Nicolle/Conseil/Conor, Le typhus expérimental du cobaye, 1634. Dennoch könnten sie aus seinen Ergebnissen Hoffnung geschöpft haben.

Nähe zu Fleckfieberpatienten jedoch unabdingbar. Nicolle, Conseil und Conor hatten festgestellt, dass Meerschweinchen nach der Injektion einer großen Menge menschlichen Fleckfieberbluts an Hypothermie oder starkem Gewichtsverlust verstarben. Dies führten sie jedoch auf eine toxische Reaktion des Meerschweinchens auf die große Blutmenge zurück.[68] Bei der Vergabe von kleinen Dosen zeigten die Tiere keinerlei offen sichtbare Reaktion. Allerdings nutzten die Forscher nun auch hier den Temperaturverlauf als Indikator für eine Fleckfiebererkrankung. Bei einigen Meerschweinchen konnten sie nach der Injektion eine Fieberentwicklung messen, die der von infizierten Hutaffen glich. Mit Hilfe des Affenmodells und seiner Fieberkurve machten sich die Forscher dann an den Nachweis, dass sie es hier tatsächlich mit einer veritablen Fleckfieberinfektion des Meerschweinchens zu tun hatten. Der „überzeugende Beweis" dafür könne, so die drei Bakteriologen, „nur durch das Ergebnis der wechselnden Passage zwischen Meerschweinchen und Affe geleistet werden [...]."[69]

Nicolle, Conseil und Conor kalibrierten ihr Meerschweinchenfleckfieber also gegen das Affenfleckfieber. Für diese Forschungsoperation erwies sich das Tool Affenmodell in den Augen der Wissenschaftler als stabil genug. In einem ersten Schritt infizierten sie zwei Affen und zwei Meerschweinchen gleichzeitig mit dem Blut eines Fleckfieber-kranken Menschen.[70] Ein Affe erwies sich auf Grund einer vorherigen Infektion erwartungsgemäß als immun, der zweite jedoch ließ die typische Fieberkurve beobachten. Von den beiden Meerschweinchen entwickelte eines nur schwaches Fieber, das zweite aber zeigte einen „manifesten" Temperaturanstieg. Die Fieberentwicklung von „Meerschweinchen 50" wurde sorgfältig verzeichnet und konnte in einer Kurve visualisiert werden. Da auch der nicht-immune Hutaffe die typische Fieberkurve entwickelt hatte, konnte man davon ausgehen, dass die Fieberentwicklung des Meerschweinchens ebenfalls auf das Fleckfiebervirus zurückzuführen war. Die Fieberkurve des Affen fungierte hier als Kontrollinstanz für die Präsenz des *typhus exanthematicus* im Meerschweinchen. Nachdem sie in Tunis als Repräsentation des Affenfleckfiebers etabliert worden war, wurde ihr Verzeichnen nun als Zeugnis für die Präsenz des Fleckfiebervirus im Meerschweinchen herangezogen.[71]

Nicolle, Conseil und Conor belegten ihre Behauptung einer erfolgreichen Meerschweincheninfektion mit weiteren Passagen zwischen dem Meerschweinchen und der Kontrollinstanz Affe. Von „Meerschweinchen 50" wurde Blut entnommen und an einen Affen (Nr. 70) verimpft, dessen Fieberkurve Fleckfieber-typisch ausfiel. Sein Blut wurde weiteren Meerschweinchen und Hutaffen injiziert usw. Insgesamt gelangen vier Passagen zwischen den beiden Tierarten. Die aneinandergereihte Abbildung von Meerschweinchen- und Affenfieberkurve sollte den erfolgreichen Transfer des Virus von einem in den anderen Organismus visuell untermauern (Abb. 16).

Neben das Laborfleckfieber des Affen war nun also auch der „typhus expérimentale du cobaye" als Labor-kompatible Form der Krankheit getreten. Damit konnte die bakteriologische Fleckfieberforschung auf ein Tiermodell zurückgreifen, für das die

---

[68] Ebd., 1634.
[69] Ebd., 1632.
[70] Die direkte Infektion der Hutaffen gelang mittlerweile. Die Forscher mussten keinen Umweg über den Affen mehr nehmen. Anderson/Goldberger, On the Infectivity of Tarbadillo, 177.
[71] Nicolle/Conseil/Conor, Le typhus expérimental du cobaye.

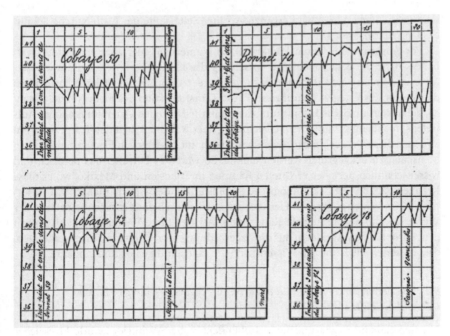

Abb. 16: Die erfolgreiche Viruspassage wird durch das Nebeneinander von Affen- und Meer-
schweinchenfieberkurven untermauert
(Quelle: Nicolle, Conseil, Conor, Le typhus expérimental du cobaye, 1633).

Beschaffung der leicht zugänglichen, im bakteriologischen Labor vielfach erprobten und im Vergleich zum Affen äußerst günstig zu habenden Meerschweinchen aus-reichte. Die Affenfieberkurve wurde bis zur Zeit des Ersten Weltkriegs dann auch durch die Meerschweinchenfieberkurve als bakteriologische Visualisierungstechnik des Fleckfiebervirus sowie als Forschungstool der Fleckfieber-Laborforschung abge-löst. Den mexikanischen Bakteriologen Gaviño und Girard und auch den Franzosen in Tunis waren mit der Zeit immer zahlreichere direkte Passagen von Meerschwein-chen zu Meerschweinchen ohne den Umweg über den Affen geglückt.[72] Somit konnte man auf den Affen nicht nur als Kontrollinstanz, sondern auch als Zwischenwirt des Passagevirus verzichten.

Als Forschungstools blieben das Meerschweinchenmodell und seine Fieber-kurve bis in die 1930er Jahre für die bakteriologische Fleckfieberforschung zentral. Allerdings musste das Meerschweinchen sich seinen Raum im Fleckfieberlabor bald mit einem noch kleineren Tier teilen, das die Praktiken des bakteriologischen Labors gehörig durcheinanderwirbelte, sich aber gleichzeitig als ausgesprochen produktiv erwies: die Kleiderlaus. Auch als Visualisierungstechnik wurde die Meer-

---

[72] Charles Nicolle/Ernest Conseil/Alfred Conor, „Le typhus expérimental du cobaye", *Annales de l'Institut Pasteur* 26, 1912, 250–253.

schweinchenfieberkurve bald ergänzt. An ihre Seite sollte der histologische Schnitt des Läusedarms treten.

Vor Ausbruch des Ersten Weltkriegs, so können wir hier aber erst einmal festhalten, hatte die bakteriologische Forschung das Fleckfieber(-virus) in ein krankes Meerschweinchen und seine Fieberkurve übersetzt und mit der Kleiderlaus zudem den Vektor des Erregers identifiziert. Diese Transformation des Fiebers zielte darauf ab, die bakteriologische Erforschung der Krankheit von den Orten ihres akuten Auftretens unabhängig zu machen. Gleichzeitig aber war die Arbeit der Transformation an genau diese Orte gebunden, da immer wieder auf das Blut von Fleckfieber-kranken Menschen zurückgegriffen werden musste. So waren es Forscher aus politisch und wissenschaftlich peripher verorteten Räumen in Tunesien und Mexiko, wo es diese Kranken gab, die die bakteriologische Stabilisierung des Fiebers maßgeblich vorantrieben. Im bakteriologischen Fleckfieberwissensraum befanden sich die Zentren der Wissensproduktion in globale Randzonen. Als der Erste Weltkrieg das Fieber auf dem europäischen Kontinent auf die Tagesordnung setzte, musste Europa erkennen, dass es seinerseits in diesem Wissensfeld eine randständige Position einnahm.

8.2. Von der Fieberkurve zum Läusedarm: Fleckfieberforschung in Europa während des Ersten Weltkriegs

Mit den Balkankriegen und dem drohenden Ersten Weltkrieg wurde Fleckfieber in Europa zu einem bedeutenden und akuten Thema. Paul Weindling datiert „the entry of typhus onto the international medical agenda" auf die Jahre 1912/1913.[73] Insbesondere deutsche Bakteriologen und Hygieniker erhoben das Fleckfieber zur Kriegsseuche Nr. 1, die deutsche Soldaten ebenso gefährdete wie feindliches Feuer. Silvia Berger hat dies als diskursive Meisterleistung der deutschen Bakteriologie beschrieben, die es damit schaffte, sich als eine kriegsentscheidende Wissenschaft zu etablieren.[74] Aber auch in den anderen europäischen Armeen wurde Fleckfieber als besondere epidemiologische Bedrohung in Kriegszeiten problematisiert. Größte internationale Aufmerksamkeit zog das Fleckfieber auf sich, als Ende 1914 eine verheerende Epidemie in Serbien tausende Todesopfer forderte. Hier manifestierte sich die Krankheit nachdrücklich als innereuropäisches Problem.

Die habsburgische Armee hatte auf ihrem zunächst erfolglosen Feldzug gegen Serbien im Herbst 1914 ca. 60 000 Kriegsgefangene zurückgelassen. In den Gefangenenlagern breitete sich unter katastrophalen hygienischen Bedingungen eine Epidemie aus, die bald auch auf die Zivilbevölkerung übergriff. Die serbische Regierung rief die Alliierten um Hilfe an. Die Sanitätskorps Frankreichs, Großbritanniens und Russlands sowie das Amerikanische Rote Kreuz sandten Ärzte, Krankenschwestern und Material ins Land.[75] Ärztinnen und Ärzte aus ganz Europa meldeten sich zudem

---

[73] Weindling, Epidemics and Genocide, 73.

[74] Berger, Bakterien in Krieg und Frieden. Die Auswirkungen dieser deutschen Angst vor dem Fleckfieber auf die Hygienemaßnahmen im besetzten Polen habe ich in Kapitel 5.1. geschildert.

[75] Richard P. Strong/George C. Shattuck/A. W. Sellards/Hans Zinsser/J. Gardner Hopkins, *Typhus Fever with Particular Reference to the Serbian Epidemic*, Cambridge 1920 (= Strong/Shattuck/Sellards/Zinsser/Hopkins, Typhus Fever with Particular Reference to the Serbian Epidemic). Zu den

freiwillig bei der serbischen Regierung, um bei der Eindämmung des Fleckfiebers zu helfen. Zu ihnen gehörten Ludwik und Hanna Hirszfeld, die in der Stadt Valjevo eingesetzt wurden.[76]

Um dem Fleckfieber bakteriologisch entgegentreten zu können, mussten die europäischen Mediziner nun auf das Fleckfieberwissen zurückgreifen, das in den Peripherien produziert worden war. Das europäische bakteriologische Wissen reichte hierzu keineswegs aus: „Typhus was unfamiliar to all but a few specialists", hat Paul Weindling festgestellt.[77] Insbesondere das Wissen um die Laus als Vektor der Krankheit war bei vielen Medizinern nicht verankert. So hielt Ludwik Hirszfeld seinen serbischen Kollegen Vorträge über Nicolles (Comtes und Conseilles) Entdeckung der Kleiderlaus als Fleckfieberüberträger.[78] Als Stanislaus von Prowazek vom Hamburger Institut für Schiffs- und Tropenhygiene anlässlich der ersten Fleckfieberepidemien während der Balkankriege nach Serbien reiste, befand sich in seinem Gepäck ein Konvolut von Separata der Arbeiten Nicolles zu Fleckfieber. Prowazek hatte zudem die Studien von Ricketts/Wilder und Anderson/Goldberger zum Thema rezipiert.[79] Für die europäischen Anfänge der Fleckfieberforschung waren die tunesischen und amerikanischen Arbeiten also maßgeblich. Dabei waren die Wissenschaftler, die sich in Europa mit Fleckfieber auseinanderzusetzen begannen, mit peripheren Regionen und Krankheiten meist vertraut. Das Militär, das Mediziner und Naturwissenschaftler rekrutierte, um das Fieber zu erforschen, griff hauptsächlich auf solche mit einem Hintergrund in der Kolonialmedizin zurück.[80] Die französische Armee entsandte direkt Mitarbeiter des tunesischen Pasteur-Instituts nach Serbien. Georges Blanc stand einem Labor in Nich vor, Ernest Conseil führte eines in Valjevo. Die beiden waren in ihrem Fleckfieberwissen sogar dem Leiter der französischen Mission in Serbien, Colonel Jaubert, überlegen, der die Ausbreitung der Epidemie auf offen verwesende Fleckfieberleichen zurückgeführt hatte.[81] Stanislaus von Prowazek war auf mehreren Forschungsreisen nach Afrika, Südamerika und Asien tropentauglich geworden und

---

Alliierten in Serbien vgl. auch Weindling, Epidemics and Genocide, 87. Wie im zweiten Teil für Polen und Russland beschrieben, gingen humanitäre und militärische Hilfe auch bei der medizinischen Mission der Alliierten in Serbien Hand in Hand. Vgl. dazu etwa Régis Forissier, „L'aide médicale humanitaire apportée à la Serbie par la France et ses Alliés au cours de la Première Guerre mondiale", *Revue historique des armées*, 203, 1996, 9–26.

[76] Hirszfeld, The Story of One Life, 30–37. Hirszfeld verfasste seine Memoiren 1943, als er aus dem Warschauer Ghetto geflohen war und sich vor den Nazis versteckte. Seine Schilderung des heroischen Entschlusses, freiwillig nach Serbien zu gehen, dienen vermutlich auch dazu, sein Idealbild eines aufopferungsvollen und der Menschheit dienenden Wissenschaftlers zu unterstreichen, dessen Verlust bei seinen deutschen Kollegen Hirszfeld erschüttert hatte.

[77] Weindling, Epidemics and Genocide, 77.

[78] Hirszfeld, The Story of One Life, 33.

[79] C. Hegler/Stanislaus von Prowazek, „Untersuchungen über Fleckfieber. Vorläufiger Bericht", *Berliner Klinische Wochenschrift* 50, 1913, 2035–2040 (= Hegler/Prowazek, Untersuchungen über Fleckfieber); Stanislaus von Prowazek, „Ätiologische Untersuchungen über den Flecktyphus in Serbien 1913 und Hamburg 1914", *Beiträge zur Klinik der Infektionskrankheiten und zur Immunitätsforschung (mit Ausschluss der Tuberkulose)* 4, 1915, 5–31, 5, 30 (= Prowazek, Ätiologische Untersuchungen über den Flecktyphus).

[80] Weindling, Epidemics and Genocide, 75. Weindling betont darüber hinaus die Kontinuität der Fleckfieberbekämpfung im Ersten Weltkrieg mit dem hygienischen Grenzregime des deutschen Kaiserreichs gegenüber osteuropäischen Auswanderern.

[81] Pelis, Charles Nicolle, 92 f.

die Amerikaner hatten mit Richard Strong ebenfalls einen Tropenhygieniker zum Chef ihrer Rotkreuz-Mission in Serbien gemacht. Strong hatte zudem versucht, gleich den renommiertesten Fleckfieberexperten für seine Mission zu gewinnen und zwar Charles Nicolle persönlich. Der willigte ein, allerdings verweigerte ihm die tunesische Verwaltung eine Beurlaubung. So blieb Nicolle in Tunis und versuchte von dort aus, sein Fleckfieberwissen für die französische Armee relevant zu machen.[82]

Die Epidemie in Serbien klang im Sommer 1915 wieder ab. Das Fleckfieber aber rückte weiter ins Zentrum Europas vor. An der Westfront trat die Krankheit kaum auf. In zahlreichen Kriegsgefangenenlagern auf deutschem und österreichisch-ungarischem Territorium kam es jedoch im Laufe des Krieges zu Ausbrüchen. Von den 500 000 russischen Kriegsgefangenen, die im März 1915 in Deutschland unter schlechtesten hygienischen Umständen in Lagern inhaftiert waren, erkrankten 27 500 an dem Fieber. Insgesamt traten in 25 von 41 Lagern Epidemien auf.[83] Auch im deutsch besetzten Königreich Polen sowie in Rumänien entwickelten sich 1916/17 Epidemien.[84]

Die deutsche Angst vor der Infektion ihrer Soldaten oder der Ausbreitung der Krankheit auf Reichsgebiet führte zu einem rigiden Sanitätsregime im Besatzungsgebiet, das ich in Kapitel 5.1. beschrieben habe. Gleichzeitig kam es in Deutschland zu einer Explosion von Forschungsarbeiten zu der Krankheit, die vom Kriegsministerium organisatorisch und finanziell unterstützt wurde. Mediziner, Parasitologen, Entomologen und Chemiker begannen, sich mit dem Fleckfieber zu befassen.[85] Dabei boten die Kriegsgefangenenlager auf deutschem Territorium erstmals Gelegenheit, Fleckfieber vor der Haustür zu erforschen. Die Lager wurden quasi zu Außenstellen bakteriologischer Fleckfieberlabore in Europa. In einem Lager für russische Kriegsgefangene in Cottbus sollte Henrique da Rocha-Lima, Kollege von Prowazek am Hamburger Institut für Schiffs- und Tropenhygiene, dann auch ein weiterer entscheidender Schritt bei der bakteriologischen Transformation des Fleckfiebers gelingen. Mit Rocha-Lima wanderte die erfolgreiche Produktion und Stabilisierung bakteriologischen Wissens um das Fieber erstmals ins europäische Zentrum.

Nachdem Forscher in Tunis und Mexiko City ein Tiermodell der Krankheit etabliert hatten, widmeten sich die Wissenschaftler in Europa nun unter anderem der Identifikation des Fleckfiebererregers. Der Brasilianer Rocha-Lima, der sich in Rio de Janeiro in Medizin promoviert hatte und seit 1909 Leiter der pathologischen Abteilung des Instituts für Schiffs- und Tropenhygiene war, reiste im Dezember 1914 in das Kriegsgefangenenlager in Cottbus, um der mikrobiellen Ätiologie des Fiebers auf den Grund zu gehen. Prowazek hatte sich bereits in Serbien ätiologischen Fragen gewidmet und kam kurze Zeit später nach. Beide waren zuvor gemeinsam im Osmanischen Reich gewesen, um hier zu dem Fieber zu forschen.[86] Nun mussten sie von Hamburg aus nur nach Cottbus fahren.

---

[82] Ebd., 92.
[83] Weindling, Epidemics and Genocide, 79.
[84] Ebd., 98 f.
[85] Ebd., 81–86.
[86] Martin Mayer, „Die Ergebnisse der experimentellen Flecktyphusforschung", *Die Naturwissenschaften* 4, 1916, 557–562, 559.

Auch bei ihren Untersuchungen zur Ätiologie des Fleckfiebers konnten Rocha-Lima und Prowazek auf Forschungen aus den Peripherien zurückgreifen. Ricketts und Wilder hatten bereits 1910 nach Giemsa polarfärbende, bazillenartige Stäbchen im Blut kranker Patienten ebenso wie im Faeces und Darminhalt von Kleiderläusen gefunden. Allerdings traten die Bazillen sowohl in gesunden als auch in infizierten Läusen auf. Bei den infizierten Läusen fanden sie sich jedoch in weit größerer Anzahl. Ricketts und Wilder stuften ihre Ergebnisse als eine erste vorläufige Mitteilung ohne Beweise, wohl aber mit großem „suggestiven Wert" für die Frage nach dem Fleckfiebererreger ein.[87] Sie konnten ihre Studien allerdings nicht fortsetzen. Ricketts verstarb kurz nach der Veröffentlichung am 5. Mai 1910 in Mexiko City an Fleckfieber.

Die mexikanischen Forscher A. Gaviño und J. Girard hatten die von Ricketts und Wilder beschriebenen Bazillen ebenfalls im Blut Fleckfieberkranker nachweisen können. Allerdings gingen sie davon aus, dass es sich dabei lediglich um degenerierte Zellen handelte. Eine ätiologische Beziehung zum Fleckfieber stellten sie nicht fest. Kurz vor Ausbruch des Krieges berichteten Forscher vom Pasteur-Institut in Algier, dass auch sie in den Ausstrichen von Kleiderläusen Mikroben aufgespürt hätten. Wie Ricketts und Wilders Bazillen färbten auch diese sich nach Giemsa polar. Die Franzosen beschrieben ihre Form als Coccobacillus, also als rundlichen Bazillus. Sie würden vermehrt im Verdauungstrakt der infizierten Läuse auftreten, niemals aber in gesunden Läusen aufzufinden sein.[88]

In Cottbus nun sammelte Rocha-Lima Läuse bei infizierten Kriegsgefangenen, um der Natur der Bazillen weiter auf den Grund zu gehen. Erneut erwies es sich für die bakteriologische Fleckfieberforschung als zentral, dass akut Kranke zur Verfügung standen und die Forscher im Gefangenenlager ungehindert auf sie, beziehungsweise ihre Läuse, zugreifen konnten. Wegen der massiven Entlausungsmaßnahmen betrieb Rocha-Lima seine Studien allerdings in großer Eile, denn er fürchtete, dass bald keine Läuse zur Untersuchung mehr übrig bleiben würden.[89] Das Fleckfieber wurde offensichtlich nur als flüchtiger Gast im Zentrum Europas betrachtet. Aus den infizierten Läusen fertigte Rocha-Lima Ausstrichpräparate an und identifizierte darin „eine ungeheure Menge von nach Giemsa sich rötlich färbenden bazillenartigen Körperchen, deren Aussehen jedoch nicht ganz mit dem übereinstimmte, das Bakterien bei dieser Färbemethode aufzuweisen pflegen." Auch polarfärbende Entwicklungsformen des Mikroorganismus konnte Rocha-Lima beobachten.[90] Der Befund ließ sich mit den in Mexiko und Algerien gemachten Beobachtungen also klar in Beziehung setzen. Die Begriffe, die die dortigen Forscher zur Beschreibung der beobachteten Formen verwendet hatten, konnte Rocha-Lima auch für seine „Körperchen" nutzen. Abbildungen, mit denen er seinen Befund hätte vergleichen können, hatten Ricketts/

---

[87] Ricketts/Wilder, The Etiology of the Typhus Fever.

[88] Edmond Sergent/Henry Foley/Charles Vialatte, „Sur des formes microbiennes abondantes dans les corps de poux infectés par le typhus exanthématique, et toujours absentes dans les poux témoins, non typhiques", *Comptes Rendus des Séances de la Société de Biologie et de ses Filiales* 66, 1914, 101–103.

[89] Henrique da Rocha-Lima, „Beobachtungen bei Flecktyphusläusen", *Archiv für Schiffs- und Tropen-Hygiene* 20, 1916, 17–31, 17 (= da Rocha-Lima, Beobachtungen bei Flecktyphusläusen).

[90] Ebd., 18 (Zitat), 21.

Wilder, Gaviño/Girard und Sergent/Foley/Vialatte nicht abgedruckt. In Rocha-Limas Erzählung über den weiteren Forschungsverlauf war deshalb vor allem entscheidend, dass Prowazek nach seiner Ankunft in Cottbus einen Blick auf die Körperchen warf.

In Serbien hatte dieser unter anderem die Struktur der Leukozyten in Fleckfieberblut untersucht. Dabei hatte er durchaus auch nach den von Ricketts und Wilder beschriebenen Bazillen Ausschau gehalten[91] und Läuse-Ausstrichpräparate angefertigt, um hier nach dem Fleckfiebervirus zu fahnden. In einem einzigen Fall hatte er „kleine kokkenähnliche Gebilde, auch in Diploform" beobachtet.[92] Beim Blick auf die Läusepräparate, die Rocha-Lima in Cottbus angefertigt hatte, erkannte Prowazek nun genau diese Gebilde wieder. Prowazeks Feststellung, dass die serbischen Gebilde und die Körperchen in Cottbus identisch waren, stellte einen entscheidenden Befund dar. Dass er ähnliche Formen auch in Serbien beobachtet hatte, ließ hoffen, dass es sich bei den Körperchen um spezifische und ätiologisch relevante Organismen handelte.[93]

Ihrer vielversprechenden Beobachtung konnten die beiden Forscher jedoch erst einmal nicht weiter nachgehen. Wie zahlreiche Ärztinnen und Ärzte, Krankenschwestern, Pfleger und Naturwissenschaftlerinnen und -wissenschaftler, die sich mit dem Fleckfieber befassten, infizierten sich die beiden selbst mit der Krankheit. Rocha-Lima konnte sich wieder erholen, Prowazek hingegen erlag dem Fieber und starb am 17. Februar 1915 in Cottbus.

Rocha-Lima befasste sich nach seiner Genesung weiter mit den beobachteten Körperchen und wagte zu Beginn des Jahres 1916 eine erste Publikation. Er hatte verschiedene Färbemethoden erprobt und festgestellt, dass die Morphologie der Mikroorganismen ausgesprochen wandelbar war. Zwar postulierte er eine „charakteristische Gestalt", „die Biskuit- oder Hantelform".[94] Die Entität der biskuitförmigen Stäbchen blieb jedoch unscharf begrenzt. Ihre Form erwies sich unter dem Mikroskop so flüchtig, dass Rocha-Lima immer wieder davor warnte, allein die Morphologie als ausschlaggebendes Kriterium für die Identifikation des Fleckfiebererregers zu verwenden.[95] Zudem ließ sich die visualisierte Form erneut nicht im künstlichen Nährboden kultivieren und entzog sich auch auf dieser Ebene weiterhin den üblichen bakteriologischen Evidenzstrategien.[96] Es waren zwei andere Techniken, die die rötlichen Körperchen in Verfahren der bakteriologischen Beweisführung einbanden.

Zunächst griff Rocha-Lima auf das bekannte Meerschweinchenmodell als Laborformat des Fleckfiebers zurück. Um die Präsenz der biskuitförmigen Mikroorganis-

---

[91] Hegler/Prowazek, Untersuchungen über Fleckfieber, 2038.

[92] Ebd., 2040.

[93] Die besondere Bedeutung der Erfahrung in der Fleckfieberforschung, die Prowazek in Serbien hatte machen können, wird hier nochmals deutlich. Die Möglichkeit des vergleichenden Blickes, nicht die Beschreibung im Text, war für den weiteren Forschungsverlauf entscheidend. Die Notwendigkeit der direkten Anschauung zur Identifikation von Mikroorganismen war schon in den Anfängen der Bakteriologie deutlich geworden. Im Kapitel 3.3. habe ich beispielsweise beschrieben, dass Odo Bujwid Cholerakulturen zu Robert Koch nach Berlin schickte, um sie von diesem verifizieren zu lassen.

[94] da Rocha-Lima, Beoabchtungen bei Flecktyphusläusen, 21.

[95] Henrique da Rocha-Lima, „On the Etiology of Typhus Fever [1916]", in: Nicholas Hahon (Hg.), *Selected Papers on the Pathogenic Rickettsiae*, Cambridge 1968, 74–78, 77 (= da Rocha-Lima, On the Etiology of Typhus Fever); Ders., Untersuchungen über Fleckfieber, 1382.

[96] da Rocha-Lima, Beoabchtungen bei Flecktyphusläusen, 22 f.

men mit dem Auftreten von Fleckfieber in Beziehung zu setzen, wurden einige Läuse, in denen die Körperchen identifiziert worden waren, in Kochsalzlösung präpariert und Meerschweinchen injiziert. In Folge der Injektion trat die typische Fleckfieberfieberkurve auf. Die Übertragung der Krankheit auf das Meerschweinchen gelang in acht von zehn Versuchen. Das Fieber ließ sich zudem an neue Meerschweinchen weitergeben. Das Passagevirus, das Rocha-Lima zum Zeitpunkt der Publikation bereits ein Jahr in seinem Labor durch stetige Umimpfung in der 23. Meerschweinchen-Passage erhielt, nannte er „Lausvirus B". Es wurde vom „Blutvirus", das aus der Verimpfung von Krankenblut an ein Meerschweinchen gewonnen wurde, abgegrenzt.[97] Die erfolgreiche Übertragung des Fiebers von einer Laus, die die roten Bazillen aufwies, auf das Meerschweinchen und die erfolgreiche Passage des „Lausvirus" von Meerschweinchen zu Meerschweinchen hatte für Rocha-Lima gezeigt, dass „kein Zweifel [besteht], daß wir an sicher mit Flecktyphus infizierten Läusen die hier mitgeteilten Beobachtungen gemacht haben."[98]

Eine weitere Labortechnik sollte die ätiologische Bedeutung der Körperchen bezeugen. Dabei handelte es sich nicht um eine genuin bakteriologische, sondern um eine histologische Praxis. So hatte Rocha-Lima festgestellt, dass die beschriebenen Mikroorganismen in drei Fällen auch in gesunden Läusen identifiziert werden konnten. Allerdings gab es zwischen diesen und den Körperchen in kranken Läusen einen entscheidenden Unterschied: ihre Lage und ihr Verhalten. Beides konnte man anhand histologischer Schnitte der Laus im Labor visualisieren.

Von großer Bedeutung war bei der Anfertigung solcher Läusepräparate die Unterstützung der Zeichnerin und Illustratorin des Instituts für Schiffs- und Tropenhygiene Hilde Sikora.[99] Sie hatte im Hamburger Institut parallel zu Prowazek und Rocha-Lima Untersuchungen zur Biologie der Kleiderlaus begonnen und dabei Techniken zur Anfertigung von Schnittpräparaten der Insekten entwickelt, die Rocha-Lima nun nutzen konnte.[100] Erst die „reichen Kenntnisse und große Geschicklichkeit Frl. Sikoras, verliehen diesen Untersuchungen auf so wenig bekanntem Gebiete einen hohen Grad von Sicherheit", gestand Rocha-Lima ein.[101] In den mit Hilfe von Hilde Sikora hergestellten Schnitten infizierter Läuse fand er, dass die Mikroorganismen vornehmlich in den Epithelzellen des Magendarmtrakts der Laus auftraten. Die Körperchen vermehrten sich innerhalb der Zellen, brachten diese zum Platzen und traten dann in das Magen- oder Darmlumen aus. Bei gesunden Läusen ließ sich ein solches Verhalten der Mikroben nicht beobachten. Diese „biologische Eigenschaft",

---

[97] Ebd., 24 f.

[98] Ebd., 25.

[99] Hilde Sikora (1889–1974) hatte sich ihre entomologischen Kenntnisse autodidaktisch erarbeitet. Auch sie infizierte sich im Laufe ihrer Arbeiten mit Fleckfieber. Vgl. zu ihrer Biographie Jean Lindenmann, „Women Scientists in Typhus Research During the First Half of the Twentieth Century", *Gesnerus* 62, 2005, 257–272, 261–263.

[100] Hilde Sikora, „Beiträge zur Biologie von Pediculus vestimenti. Aus dem Institut für Schiffs- und Tropenkrankheiten", *Centralblatt für Bakteriologie, Parasitenkunde und Infektionskrankheiten* 76 (Originale), 1915, 523–537, 534 f. (= Sikora, Beiträge zur Biologie von Pediculus vestimenti); Dies., „Beiträge zur Anatomie, Physiologie und Biologie der Kleiderlaus (Pediculus vestimenti Nitsch). I. Anatomie des Verdauungstraktes", *Beihefte zum Archiv für Schiffs- und Tropenhygiene* 20, 1916, 5–76, 70–75.

[101] da Rocha-Lima, Beobachtungen bei Flecktyphusläusen, 27.

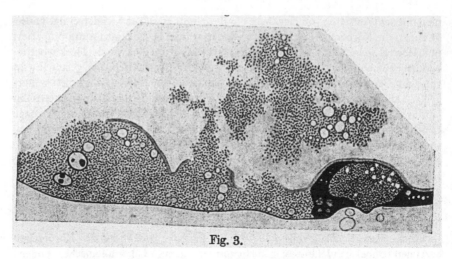

Fig. 3.

Abb. 17: Rickettsia Prowazeki, die Epithelzellen im Läusedarm zum Platzen bringen
(Quelle: da Rocha-Lima, Beobachtungen bei Flecktyphusläusen, 31).

so Rocha-Lima, und nicht die Morphologie der wandelbaren Organismen stellte
deshalb den entscheidenden Befund dar und ließ die ursächliche Rolle der roten
Körperchen für das Fleckfieber annehmen.[102] Zur Ehrung der beiden an ihrem Forschungsgegenstand verstorbenen Fleckfieberforscher Howard T. Ricketts und Stanislaus von Prowazek taufte Rocha-Lima den Mikroorganismus *Rickettsia Prowazeki*.[103]

Die Labortransformation des Fleckfiebers hatte mit Rocha-Lima in Cottbus und
Hamburg eine neue Form erreicht. Mit der Rickettsia Prowazeki hatte er gemeinsam
mit Prowazek und Sikora tatsächlich einen Mikroorganismus als möglichen Erreger
der Krankheit identifiziert. Die Visualisierung des mutmaßlichen Fleckfiebervirus
konnte jedoch nicht entsprechend der üblichen bakteriologischen Technik der
Mikrofotografie erfolgen. Zwar wurden die hantel- oder biskuitförmigen Stäbchen
durchaus abgebildet, aber die Morphologie der Mikroorganismen war zu instabil, als
dass solche Bilder ausreichende Evidenzkraft entwickeln konnten. Stattdessen war
die Visualisierung der Lage und des Verhaltens der Rickettsien entscheidend. Rocha-
Limas Publikationen und Anschlussarbeiten waren deshalb häufig mit Abbildungen
der histologischen Schnitte des Läusedarms versehen. Hier bekamen die Leser die
Stäbchen als eine große Masse präsentiert, die eine Epithelzelle zerstörte und in das
Innere von Darm und Magen entwich (Abb. 17). Mit den Rickettsien war das Fleckfieber also nach wie vor nicht auf einen Mikroorganismus allein zu reduzieren. Vom
Affen- über das Meerschweinchenmodell hatte Rocha-Lima die Krankheit nun aber
auf die Größe eines Läusedarms geschrumpft.

---

[102] Ebd., 28; Ders., Untersuchungen über Fleckfieber, 1381.
[103] da Rocha-Lima, On the Etiology of Typhus Fever, 76.

8.3. Die Laus im bakteriologischen Labor in Hamburg, Włocławek und Lemberg

Mit den Forschungen Rocha-Limas wurde die Laus zu einem wichtigen neuen Akteur im bakteriologischen Laborgefüge. Für die Fleckfieberforscherinnen und -forscher bedeutete sie Fluch und Segen gleichermaßen. Ihre so kleine Größe stellte die bisherigen Verfahren im Umgang mit Versuchstieren vor große Herausforderungen und neues Wissen über das Halten und Füttern der Insekten unter Laborbedingungen musste entwickelt werden. Auf der anderen Seite bot die Kleiderlaus eine hervorragende Chance, die ätiologische Bedeutung der Rickettsien in der Fleckfieberforschungsgemeinde zu stabilisieren. Auch die Kleiderlaus ließ diese Gruppe von Forschenden jedoch nicht gänzlich von den geographischen Räumen unabhängig werden, in denen Fleckfieberfälle auch bei Menschen auftraten.

Rocha-Limas Rickettsien waren nicht die einzigen Organismen, die seit 1914 als mögliche Fleckfiebererreger gehandelt wurden. In New York hatte der junge Arzt am Mount Sinai Hospital Harry Plotz im Mai 1914 die Isolierung des Fleckfiebererregers in Reinkultur verkündet. Es handle sich um einen kleinen pleomorphen Bacillus, der bei Meerschweinchen die typische Fleckfieber-Fieberkurve hervorrufen würde.[104] Im April 1916 verkündete der Münsteraner Zoologieprofessor Walter Stempell, dass er in histologischen Schnitten Fleckfieber-infizierter Läuse ein Protozoon identifiziert habe, das in normalen Läusen nicht zu finden sei.[105] Die österreichischen Forscher Edmund Weil und Arthur Felix nahmen 1916 ebenfalls kurzzeitig an, bei ihren Forschungsarbeiten in einem Kriegsgefangenenlager den für das Fleckfieber verantwortlichen Mikroorganismus entdeckt zu haben.[106]

Es waren jedoch die Rickettsien im Läusedarm, die sich langfristig als Fleckfiebererreger stabilisierten. Zwar wurde ihre ursächliche Rolle während der gesamten Zwischenkriegszeit debattiert. Auch die Frage, ob sie in Laus und Mensch identisch waren und in welche bakteriologische Gattungskategorie man sie einordnen sollte, kam immer wieder auf den Tisch. Dennoch gelang es Rocha-Lima, die Rickettsien erfolgreich als Fleckfiebererreger zu behaupten. Er selbst ging zudem als ihr „Entdecker" in die Medizingeschichte ein.[107]

---

[104] Harry Plotz, „The Etiology of Typhus Fever (and of Brill's Disease). Preliminary Communication", *JAMA* 62, 1914, 1556; Ders./Peter K. Olitzky/George Baehr, „The Etiology of Typhus Exanthematicus", *Journal of Infectious Diseases* 17, 1915, 1–68. Plotz hatte sein Vorgehen genau beschrieben und seinen Bacillus auch als Mikrofotografie zirkuliert. Allerdings gelang es kaum einem anderen Fleckfieberforscher, sein Ergebnis zu reproduzieren. Rocha-Lima probierte es erfolglos. da Rocha-Lima, Untersuchungen über Fleckfieber. Dies galt auch für den Bakteriologen im amerikanischen Rotkreuz-Team in Serbien, Hans Zinsser. Strong/Shattuck/Sellards/Zinsser/Hopkins, Typhus Fever with Particular Reference to the Serbian Epidemic, 264 f.

[105] Auch Stempell hatte sein Läusematerial aus einem Kriegsgefangenenlager erhalten. Walter Stempell, „Ueber einen als Erreger des Fleckfiebers verdächtigen Parasiten der Kleiderlaus", *Deutsche Medizinische Wochenschrift* 42, 1916, 439–442.

[106] Edmund Weil/Arthur Felix, „On Serological Diagnosis of Spotted Fever [1916]", in: Nicholas Hahon (Hg.), *Selected Papers on the Pathogenic Rickettsiae*, Cambridge 1968, 79–86.

[107] Werner Sackmann, „Fleckfieber und Fleckfieberforschung zur Zeit des Ersten Weltkrieges. Zum Gedenken an Henrique da Rocha Lima (1879–1956)", *Gesnerus* 37, 1980, 113–132, 118. Dabei hatte es durchaus andere Anwärter auf diesen Titel gegeben. Die Deutsche Medizinische Wochenschrift war Forum für ein kleines Wortgefecht zwischen Rocha-Lima und dem Stabsarzt H. Töpfer um das Erstbeschreibungsrecht gewesen. Rocha-Lima allerdings ging siegreich daraus hervor. Hans

Sein Erfolg bei der Stabilisierung der Rickettsien und seiner eigenen Forscherperson ist vor allem auf die gelungene Übersetzung der biskuitförmigen Körperchen in das bakteriologische Evidenzprogramm zurückzuführen. Anders als den anderen „Entdeckern" gelang es Rocha-Lima, eine bakteriologische Referenzkette zu schmieden, die Rickettsia Prowazeki und Fleckfieber kausal verknüpfte und diese Verknüpfung auch virtuell nachvollziehbar machte.[108] Dazu passte er seine Evidenzstrategie in höchstem Maße an die Traditionen des bakteriologischen Labors an.

So versuchte er in der Darstellung seines Forschungsprozesses, die goldene Regel der Kochschen Bakteriologie zu verwirklichen: Isolieren, Kultivieren, Verimpfen. Bei diesem labormethodischen Dreischritt handelte es sich um die so genannten Kochschen Postulate. Sie mussten im Idealfall erfüllt werden, um eine kausale Beziehung zwischen Mikroorganismus und Infektionskrankheit nachzuweisen. Die Postulate waren 1884 vom Koch-Schüler Friedrich Loeffler erstmals explizit für den Diphtheriebazillus formuliert worden und hatten als Ideal der bakteriologischen Forschung breite Wirksamkeit entfaltet. Zwar wurden sie in der Praxis selten idealtypisch umgesetzt. Als Forschungsmaxime jedoch bestanden sie – wie auch die folgenden Ausführungen zeigen – bis in die 1930er Jahre fort und auch heute bilden sie eine Referenzkategorie für mikrobiologische Studien.[109]

Die Kochschen Postulate besagten, dass der Nachweis der Pathogenität eines Mikroorganismus dann erbracht sei, wenn der Organismus erstens in Gewebe oder Körperflüssigkeit eines Kranken isoliert werden konnte, er also regelmäßig in möglichst konstanter Form unter dem Mikroskop zu erblicken war. Zweitens musste dieser identifizierte Mikroorganismus auf künstlichem Nährboden kultiviert werden und zwar – nach guter Kochscher Manier – in Reinkultur. Keine andere Mikrobe durfte sich in der Kultur verstecken. Im dritten Schritt musste die Reinkultur einem Versuchstier „verimpft", also injiziert werden. Entwickelte das Tier die typischen Krankheitssymptome, galt der Nachweis eines kausalen Zusammenhangs zwischen

---

Töpfer/Hermann Schüssler, „Zur Aetiologie des Fleckfiebers", *Deutsche Medizinische Wochenschrift* 42, 1916, 1157–1158 (= Töpfer/Schüssler, Zur Aetiologie des Fleckfiebers); Hans Töpfer, „Der Fleckfiebererreger in der Laus", *Deutsche Medizinische Wochenschrift* 42, 1916, 1251–1254 (= Töpfer, Der Fleckfiebererreger in der Laus); Henrique da Rocha-Lima, „Zur Aetiologie des Fleckfiebers. Bemerkungen zu den in Nr. 38 und 41 dieser Wochenschrift erschienenen Aufsätzen von Toepfer und Schüssler", *Deutsche Medizinische Wochenschrift* 42, 1916, 1353–1354; Hans Töpfer, „Zur Aetiologie des Fleckfiebers. Erwiderung auf die vorstehenden Ausführungen da Rocha-Limas", *Deutsche Medizinische Wochenschrift* 43, 1917, 50; Henrique da Rocha-Lima, „Zur Aetiologie des Fleckfiebers. Erwiderung auf die Ausführungen Töpfers in Nr. 49", *Deutsche Medizinische Wochenschrift* 43, 1917, 50.

[108] Mit „virtual witnessing" beschreibt Steven Shapin eine Form der Beschreibung von Experimenten, die es Lesern wissenschaftlicher Artikel ermöglicht, sich die einzelnen Schritte eines Versuchs vorzustellen, ohne selbst anwesend zu sein. Diese Beschreibungsform dient der Erzeugung von Evidenz. Shapin, Pump and Circumstance. Vgl. auch Kapitel 2.

[109] Gradmann, Alles eine Frage der Methode. Die Bemühungen amerikanischer Forscher, die Kochschen Postulate für das *Rocky Mountain Spotted Fever* zu erfüllen und die Skepsis gegenüber Forschungen zu Rickettsien, gerade weil die Kochschen Postulate hier nicht einhalten werden konnten, beschreibt auch Victoria A. Harden, „Koch's Postulates and the Etiology of Rickettsial Diseases", *Journal of the History of Medicine and Allied Sciences* 42, 1987, 277–295. Zur Anpassung der Kochschen Postulaten in der heutigen mikrobiologischen Forschung vgl. Pierre-Olivier Méthot/ Samuel Alizon, „What is a pathogen? Toward a process view of host-parasite interactions", *Virulence* 5, 2014, 775–785; Mathias Grote, „Petri dish", in: Susanne Bauer/Martina Schlünder/Maria Rentetzi (Hgg.), *Boxes in Action*, Manchester 2017 (im Druck).

Mikroorganismus und Krankheit als erbracht. Ein Krankheitserreger war identifiziert.[110]

Rickettsien ließen sich jedoch nicht kultivieren. Alle Versuche Rocha-Limas, eine Reinkultur auf künstlichem Nährboden anzulegen, schlugen fehl.[111] Wie nun aber konnten er und andere Rickettsienforscher vorgehen, um die kausale Verbindung von Fleckfieber und Rickettsia Prowazeki nach den Maximen der Kochschen Postulate herzuleiten und auf diese Weise abschließend zu etablieren? Es war die Laus und ihre Einbindung in bakteriologische Laborabläufe, die hier eine entscheidende Rolle spielte.

In seiner Cottbusser Untersuchung hatte Rocha-Lima die biskuitförmigen Stäbchen zunächst in den Darmepithelzellen von Kleiderläusen entdeckt, die er von infizierten russischen Kriegsgefangenen gesammelt hatte. Dabei hatte er zwar Wert darauf gelegt, keine Läuse „über die Vermittlung von dritten Personen und besonders von Gefangenen selbst" anzunehmen, sondern nur mit solchen zu arbeiten, die er oder Prowazek selbst von „frischen Flecktyphusleichen" gewonnen hatten. Aber dieses Vorgehen reichte für ein ätiologisches Nachweisverfahren nach bakteriologischen Kriterien noch nicht aus. Denn obwohl er mit dem Cottbusser „Lausvirus" das Meerschweinchenfleckfieber, nachgewiesen durch eine Fieberkurve, hervorgerufen hatte, konnte nicht vollständig sichergestellt werden, dass das „Lausvirus" auch dem Fleckfiebererreger entsprach. Wenn unklar war, wie lange die Läuse bereits am Fleckfieberkranken gesaugt hatten und an was oder wem sie sich vorher ernährt hatten, konnte nicht ausgeschlossen werden, dass man es hier mit dem Virus einer ganz anderen Krankheit zu tun hatte. Wie sollte man zudem ausschließen, dass es sich bei den beobachteten Körperchen nicht einfach um einen Parasiten der Laus handelte, der sich unter den Bedingungen des Fleckfiebers nur besonders gut entwickelte?[112] Dazu war eine umfassende Kontrolle der Umstände, unter denen Rickettsien im Läusedarm auftraten von Nöten. Dies konnte aber nur gewährleistet werden, so Rocha-Lima, wenn die Infektion bei einer nachweislich gesunden Laus experimentell erzeugt werden konnte:

> „Obwohl sehr wahrscheinlich, habe ich mich nicht beeilt, einen Zusammenhang zwischen dem gefundenen Mikroorganismus und der Ätiologie des Fleckfiebers zu behaupten, sondern ich verlangte dazu noch die experimentelle Erzeugung derselben Infektion bei normalen Läusen, aus fleckfieberfreier Gegend durch Ansetzen derselben an Fleckfieberkranken."[113]

Die experimentelle oder auch „künstlich" genannte Infektion von Läusen kann als Imitat des zweiten Kochschen Postulats verstanden werden: dem Anlegen einer Reinkultur. Anstatt einen ‚verdächtigen' Mikroorganismus mit einem heißen Draht

---

[110] Friedrich Loeffler, „Untersuchung über die Bedeutung der Mikroorganismen für die Entstehung der Diphtherie beim Menschen, bei der Taube und beim Kalbe", *Mittheilungen aus dem kaiserlichen Gesundheitsamte* 2, 1884, 421–499, 424; Koch, Die Ätiologie der Tuberkulose; vgl. auch Kapitel 1.

[111] da Rocha-Lima, Beobachtungen bei Flecktyphusläusen, 23.

[112] da Rocha-Lima, Untersuchungen über Fleckfieber, 1381.

[113] Henrique da Rocha-Lima, „Zur Ätiologie des Fleckfiebers. Vortrag auf der Kriegspathologischen Tagung in Berlin am 26. und 27. April 1916", *Centralblatt für Allgemeine Pathologie und Pathologische Anatomie* 27, 1916, 45–55, 47 (= da Rocha-Lima, Zur Ätiologie des Fleckfiebers).

aus einer Bouillonkultur zu entnehmen und auf eine Agar- oder Gelatineplatte zu bringen, wo er in Reinkultur wachsen sollte[114], wurde er hier durch das gezielte Anlegen einer gesunden Laus an einem Kranken von einem in das andere Kulturmedium übertragen. Anders als bei der üblichen Reinkultur handelte es sich bei den hier verwendeten ,Kulturmedien' allerdings um zwei lebende Organismen und nicht um einen künstlichen Nährboden. Hinzu kam, dass keine menschliche Hand die Übertragung der Rickettsien aus dem menschlichen auf den Läuse-Organismus steuerte. Rocha-Lima konnte nur die Rahmenbedingungen des Kontaktes zwischen Laus und Mensch kontrollieren. Dazu war, wie er ausführte, eine elaborierte „Technik des Experimentes mit Läusen ausgearbeitet" worden.[115] Erneut hatte Hilde Sikora zu diesem Zwecke unerlässliche Forschungsarbeiten durchgeführt und die zentralen Instrumente entwickelt:

Wollte man den Wegen der Läuse vom Larvenstatus an folgen und genauestens kontrollieren, wo sie sich wann befanden und wovon sie sich ernährten, so mussten sie in Käfigen gehalten, gefüttert und transportabel gemacht werden. Für die handelsüblichen Labortiere wie Meerschweinchen, Ratten, Mäuse oder auch Affen hatten sich dazu Routinen herausgebildet. Sikora schaffte es nun, auch die Kleiderlaus von einem gewöhnlichen Insekt in ein Labortier zu transformieren. Dazu ging sie mit der Laus auf Tuchfühlung. Sie erprobte unterschiedliche Methoden, Läuse unter künstlichen Bedingungen aufzuziehen und zu halten. Vor allem die Temperatur, bei der die Läuse gediehen, und ihre Ernährungsgewohnheiten waren offene Fragen. Sikora steckte die Läuse in Reagenzgläschen, wärmte sie tagsüber in einer Tasche, nachts hielt sie sie im Arm. Um sie zu „füttern", setzte sie sie am eigenen Körper an. Kalte Temperaturen erwiesen sich für die Tiere als tödlich. Deshalb vermied Sikora es während des gesamten Versuchszeitraums, das Haus zu verlassen. Die Läuse waren außerdem hungrig. Wurden sie zu selten zum Saugen angesetzt, gingen sie ein. Sikora passte deshalb auch ihren Schlafrhythmus an die Tiere an. Sie ging nach der letzten Fütterung abends spät ins Bett und stand morgens für die erste am Tag sehr früh auf. Sie versuchte zudem die Eier der Läuse unter künstlichen Bedingungen zur Entwicklung zu bringen. Dazu wurden sie mit ätherischen Ölen in Glashülsen gelegt. Bergamott, Anis, Nelken und der Duft der Melisse erwiesen sich nicht als förderlich, wohl aber das Angelikaöl.[116]

Sikoras aufopferungsvollen Studien zu den Lebensbedingungen der Labor-Laus, die sie in einem fast liebevollen Ton beschrieb und bald als „Tierchen" bezeichnete, konnten mehrere Problemfelder des Fleckfieberlabors beseitigen. Die Frage, wie man Läuse im Labor zu halten schaffte, war bereits für die experimentelle Erforschung der Übertragung des Fleckfiebers durch die Laus relevant gewesen. Nicolle hatte es geschafft, Läuse zwischen Papierstreifen in Reagenzgläsern zu verwahren, die in einem Schrank bei 16 bis 24 °C aufgereiht wurden. Zur Fütterung waren sie täglich an Affen angesetzt worden.[117] Anderson und Goldberger hingegen sammelten ihre Läuse in weitmundigen kleinen Flaschen, die sie verkorkten und tagsüber bei einer Tempera-

---

[114] Zu den Techniken des bakteriologischen Labors vgl. Kapitel 1.
[115] da Rocha-Lima, Zur Ätiologie des Fleckfiebers, 47.
[116] Sikora, Beiträge zur Biologie von Pediculus vestimenti.
[117] Nicolle, Recherches expérimentales sur le typhus exanthématique 1909, 263.

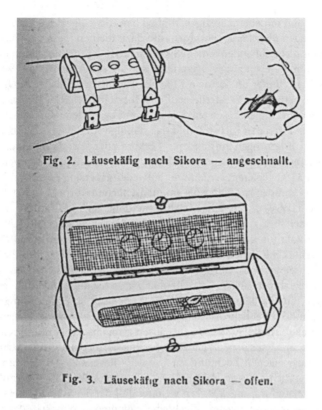

Fig. 2. Läusekäfig nach Sikora — angeschnallt.

Fig. 3. Läusekäfig nach Sikora — offen.

Abb. 18: Der von Hilde Sikora entwickelte Käfig zur Läusezucht
(Quelle: da Rocha-Lima, Untersuchung über Fleckfieber, 1383).

tur von 24–27 °C, nachts bei 18–20 °C verwahrten. Zwei Flaschen mit Läusen trugen
die beiden Amerikaner auch direkt am Körper. Wie wir bereits wissen, überlebten die
Läuse dieses Procedere allerdings nicht.[118]

Sikora nun entwarf einen Käfig für Läuse, der sich für die Fleckfieberforschung im
bakteriologischen Labor als bahnbrechend erwies. Sie konstruierte kleine Kästchen,
die aus zwei leicht gewölbten Holzrahmen bestanden und mit Müllergaze, einer Art
feinmaschigem Tüll, umspannt waren. Diese Kästchen konnten auf Grund der leichten Wölbung mit zwei Riemen bequem an Arm und Bein angebracht werden. Die
Läuse, die man hineingab, konnten durch die Gaze nicht entweichen. Die Maschen
waren jedoch groß genug, damit sie in die Haut stechen und Blut saugen konnten
(Abb. 18).[119]

Mit den „Sikoraschen Käfigen" war die Aufbewahrung der Läuse in Reagenzgläsern, aus denen sie für die Fütterung mühsam mit der Pinzette hervorgeholt werden
mussten und die Gefahr bestand, dass sie entwischten, passé. Aufbewahrung und Füt-

---

[118] Anderson/Goldberger, On the Infectivity of Tarbadillo, 182 f.
[119] Sikora, Beiträge zur Biologie von Pediculus vestimenti, 524 f.

terung waren nun mit einem einzigen Tool zu bewerkstelligen. Dadurch waren auch die Vorkehrungen überflüssig geworden, die dazu dienten, dass die Läuse während der Fütterung nicht abhandenkamen. Sikora hatte hierzu früher einen dicken Ring aus Vaseline auf die Haut aufgetragen. Dies war im Vergleich zu dem Vorgehen des Stabsarztes Hans Töpfer und seinem Kollegen Hermann Schüssler noch ein sanftes Verfahren. Sie hatten sich Filzstreifen auf die Oberschenkel geklebt, zwischen denen sie die Läuse zum Saugen ansetzten. Dabei waren besondere Vorsichtsmaßnahmen geboten, damit durch den Klebstoff und das ständige Ankleben und Abziehen keine größeren Hautverletzungen entstanden.[120] Sikora konnte auch die Fragen der Aufbewahrungstemperatur und Fütterung klären. Läuse mussten bei Temperaturen zwischen 23 und 33 °C gehalten werden und entweder ganztägig oder zwei Mal am Tag für ein bis zwei Stunden zur Fütterung am menschlichen Körper angesetzt werden.[121]

Mit diesem Wissen, das eine Zeichnerin ohne jegliche formale zoologische, biologische oder medizinische Ausbildung mit höchst unkonventionellen Mitteln und unter Einsatz ihres eigenen Körpers hervorgebracht hatte, stand Rocha-Lima nun eine „Technik des Experimentes mit Läusen" zur Verfügung. Mit ihr konnte die künstliche Läuseinfektion gelingen, mit der er den zweiten Schritt der Kochschen Postulate nachzuahmen suchte. Unabdingbar waren für diese Infektion jedoch kranke Menschen. Eine Epidemie in Włocławek im deutsch besetzten Königreich Polen bot Rocha-Lima schließlich die Gelegenheit, die experimentelle Lausinfektion zu erproben. Er akquirierte Hunderte von Läusen „von absolut einwandfreier Abstammung".[122] Sie kamen aus dem als gänzlich fleckfieberfrei eingestuften Hamburg oder entstammten der eigenen Züchtung im Labor.[123] Jeweils 25–50 von ihnen wurden in einen Sikoraschen Käfig gesetzt und bei Gesunden sowie Patienten mit Scharlach und Lungenentzündung angelegt. Ein weiterer Teil der Tiere wurde bei Fleckfieberkranken und bei rekonvaleszenten Fleckfieberpatienten in Włocławek angesetzt. Nur diejenigen Läuse, so konnte Rocha-Lima als Ergebnis verkünden, die an fiebernden Fleckfieberkranken gesaugt hatten, wiesen bei der späteren Untersuchung im Labor die biskuitförmigen Körperchen in ihrer charakteristischen Position in den Darmepithelzellen auf.[124] Erst mit diesem Befund, den er auf Grund der experimentellen Fleckfieberinfektion der Laus getroffen hatte, sah Rocha-Lima die ätiologische Rolle der Rickettsien für das Fleckfieber als begründet an. Mit seinem Ersatzverfahren für das Herstellen einer Reinkultur, das den Transfer der Rickettsien vom „Nährboden" Mensch auf den „Nährboden" Laus unter größtmögliche menschliche Kontrolle gebracht hatte, konnte er nun festhalten: „Damit war in einwandfreier Weise der beständige und ausschließliche Zusammenhang zwischen Fleckfieber und dem fraglichen Mikroorganismus erwiesen."[125]

---

[120] Töpfer/Schüssler, Zur Aetiologie des Fleckfiebers, 1157.
[121] da Rocha-Lima, Untersuchungen über Fleckfieber, 1383; Ders., Zur Ätiologie des Fleckfiebers, 48.
[122] da Rocha-Lima, Untersuchungen über Fleckfieber, 1381, 1383.
[123] da Rocha-Lima, Zur Ätiologie des Fleckfiebers, 48.
[124] da Rocha-Lima, Untersuchungen über Fleckfieber, 1381.
[125] Ebd., 1381.

Die Gleichsetzung der künstlichen Lausinfektion mit der Kochschen Reinkultur erfolgte in den Texten Rocha-Limas keineswegs nur implizit. So kommentierte er seine Untersuchungsergebnisse aus Włocławek: „Diese Technik [der künstlichen Lausinfektion] ersetzt also durch eine Kultur in vivo die noch nicht mögliche Kultur des Virus in vitro.“[126] Die Laus war mit Hilfe der Arbeitstechniken Sikoras zum lebenden Kulturmedium für die Rickettsien geworden. Der histologische Schnitt durch den Läusedarm, der die Rickettsien in den Epithelzellen zeigte, substituierte somit die Mikrophotographie der bakteriologischen Reinkultur. Auch der Fleckfieberforscher Hans Töpfer hielt deshalb für die Visualisierung der Rickettsien im Läuseschnitt fest: „Wir haben eine Reinkultur der vermeintlichen Fleckfiebererreger vor uns und vermissen zunächst nicht die bisher noch nicht gelungene Kultur im Reagenzglas.“[127]

Mit dem Läusedarm als Reinkulturersatz ließ sich das Programm der Kochschen Postulate nun auch fortsetzen. Denn, so Töpfer weiter: „Mit der Aufschwemmung von infizierten Läusen läßt sich genau so arbeiten wie mit Reinkulturen.“[128] Der dritte Schritt der Postulate bestand in der „Veirmpfung“ der Reinkultur an ein Versuchstier, bei dem die typischen Krankheitssymptome hervorgerufen werden mussten. Entsprechend stellten Töpfer und Rocha-Lima aus gesunden und Rickettsien-Läusen oder aus deren Darminhalt und Organen Aufschwemmungen her, die sie an Meerschweinchen verimpften. Nur diejenigen Meerschweinchen, denen infizierte Läuse in Blutbahn, Bauchhöhle oder Unterhautgewebe verabreicht worden waren, entwickelten in Folge das typische Meerschweinchenfleckfieber, das sich auch auf weitere Meerschweinchen übertragen ließ.[129]

Damit nun war der Nachweis, dass es sich bei den Rickettsien um den Fleckfiebererreger handelte, nach bester bakteriologischer Manier erbracht. Ein charakteristischer Mikroorganismus war identifiziert, als in-vivo Reinkultur in der Laus angelegt und dann einem Versuchstier erfolgreich verimpft worden. Die Rolle des Kochschen Dreischritts nochmals betonend hielt Rocha-Lima abschließend fest:

„Nicht diese Tatsache jedoch [Beobachtung der Rickettsia ausschließlich bei Fleckfieberläusen], sondern die intrazelluläre Entwicklung im Zwischenwirt, die regelmässige experimentelle Erzeugung der Rickettsiainfektion bei Läusen, die an Fleckfieberkranken angesetzt werden und nur bei diesen, sowie der Parallelismus zwischen Rickettsiainfektion und Infektiösität der Läuse für Meerschweinchen sind die Hauptmomente, die dafür sprechen, dass die Rickettsia Prowazeki der Fleckfiebererreger ist.“[130]

Die Einbindung der Laus in das Fleckfieberlabor, die durch Sikoras Techniken möglich geworden war, hatte zu diesem Ergebnis einen entscheidenden Beitrag geleistet. Erst mit der Visualisierung der Rickettsien in ihrer charakteristischen Lage im histologischen Schnitt des Läusedarms hatten die Mikroorganismen identifiziert werden können. Die Technik der künstlichen Läuseinfektion mit Hilfe des Sikora-

---

[126] da Rocha-Lima, Zur Ätiologie des Fleckfiebers, 50.
[127] Töpfer, Der Fleckfiebererreger in der Laus, 1253.
[128] Ebd.
[129] Ebd.; da Rocha-Lima, Untersuchungen über Fleckfieber, 1381 f.; Ders., Zur Ätiologie des Fleckfiebers, 49.
[130] da Rocha-Lima, Untersuchungen über Fleckfieber, 1383.

schen Käfigs und ihre Kenntnisse der Läusehaltung im Labor waren zudem zentral, um die Nachahmung der Kochschen Postulate möglich zu machen.

Aber nicht nur die erfolgreiche Transformation der Laus in ein Labortier, sondern auch die Fleckfieberepidemien im Kriegsgefangenenlager von Cottbus und in Włocławek waren eine unabdingbare Voraussetzung für Rocha-Limas Arbeiten gewesen. Der Fleckfieber-kranke Patient stand nach wie vor am Beginn der bakteriologischen Erforschung dieser Krankheit. So bot insbesondere die Kriegssituation den Ausgangspunkt für Rocha-Limas Studien. In Gefangenenlagern waren die kranken Insassen dem deutschen Befehl unterworfen und mussten sich Untersuchungen gefallen lassen. Fleckfieberleichen wurden hier zudem nicht von Familienangehörigen reklamiert, sondern standen Rocha-Lima zur freien Verfügung. Das polnische Königreich war unter deutscher Besatzung auch unter deutsche Medizinalverwaltung gebracht worden.[131] In Włocławek konnte Rocha-Lima auf die große Anzahl an Fleckfieberpatienten – vermutlich über die Krankenhausverwaltungen – problemlos zugreifen und ihnen Käfige zur Läusefütterung an den Körper schnallen. Fleckfieberforschung erforderte spezifische geographische und im Falle Włocławeks und der Kriegsgefangenenlager auch politische und sozial-disziplinierende Räume.

Dass Rocha-Limas Nachahmung der Kochschen Postulate von der Fachcommunity überhaupt anerkannt wurde und die Rickettsien auf Grund ihrer mangelnden Kultivierbarkeit nicht sofort verworfen wurden, hatte auch mit der Öffnung der Bakteriologie für das Phänomen der Variabilität der Arten im Reich der Mikroorganismen zu tun. Die Feststellung, dass Bakterien in Form und Verhalten höchst wandelbar sein konnten, hatte die Praxis der Identifikation spezifischer morphologischer Formen im Erregernachweis in Frage gestellt. Damit war auch das Ideal der Reinkultur, die diese morphologischen Formen beinhaltete, ins Wanken geraten.[132] Auf dieses Argument griff etwa Stanislaus von Prowazek zurück, als er, noch vor der Identifizierung der Rickettsien in Cottbus, für die komplexe Erforschung des nicht kultivierbaren Fleckfieberregers eine Lanze brechen wollte:

„Der Tradition zufolge wird eine gelungene Kultur eines Mikroorganismus an die Spitze der ätiologischen Beweise gestellt, diese Beweisführung besteht nur zu Recht, falls man den ‚Ewigkeitswert' der Art anerkennt – in einer Epoche der bakteriologischen Forschung, da die Arten unter den Händen des Bakteriologen *Modifikationen* (Dauermodifikationen) annehmen oder gar in *Mutationen* sich mit neuen Eigenschaften umkleiden […] dürfte aber dieser altbewährte Kardinalbeweis auch vor dem ätiologischen Forum an Wert einbüssen."[133]

Die Debatte um die Variabilität der Arten eröffnete den nicht kultivierbaren und morphologisch uneindeutigen Rickettsien einen Daseinsraum. Gleichzeitig gossen sie weiteres Öl ins Feuer der Diskussion um die Kategorisierung der Mikrobenwelt. Rocha-Lima war sich unsicher, in welche Schublade er seine biskuitförmigen Körperchen stecken sollte. Ihre Ähnlichkeit mit Bazillen ließ ihn zwar vermuten, dass es sich um ein besonders kleines Bakterium handelte, aber ihr Färbeverhalten

---

[131] Vgl. Kapitel 5.1.
[132] Vgl. Kapitel 7.
[133] Prowazek, Ätiologische Untersuchungen über den Flecktyphus, 13, Hervorhebungen im Original.

wich von dem üblicher Bakterien ab. Ganz bewusst wählte er deshalb zunächst die Bezeichnung „Körperchen" und vermutete in ihnen „eine besondere Bakterienart oder Bakteriengruppe bzw. keine Bakterien, sondern ein[en] bakterienähnliche[n] Mikroorganismus."[134] Als Rocha-Lima den Namen Rickettsia Prowazeki vorschlug, gab er zu bedenken, dass es sich bei den Körperchen sowohl um Chlamydozoen, Strongyoplasmen[135] oder aber um eine gänzlich neue Spezies handeln könnte.[136] Töpfer lehnte all diese Möglichkeiten ab. Er hatte in einem Insekten-Zwischenwirt ein Protozoon erwartet, fand das Verhalten der auch von ihm identifizierten Rickettsien dann aber doch einem Bakterium entsprechend. Rocha-Limas Vermutung, man könne es gar mit einer neuen Spezies zu tun haben, stritt er vehement ab.[137] Die Frage, wie die Rickettsien zu kategorisieren waren, blieb über die gesamte Zwischenkriegszeit offen und Gegenstand von Diskussion.[138] Eines der einschlägigsten bakteriologischen Nachschlagewerke wusste die Rickettsien 1927 in seiner „Systematik der Spaltpilze" nur im Anhang in der Rubrik „Kleinste filtrierbare Infektionserreger" unterzubringen. In diesem „Verlegenheitsabschnitt", so die Autoren, würden sie all solche Gebilde zusammenfassen, die keine morphologische Eindeutigkeit aufwiesen. Die Rickettsien kamen hier unter, obwohl sie nicht filtrierbar waren. Sie wurden „ohne Zweifel" für den Fleckfiebererreger erklärt, Vermutungen über ihre Klassifikation wurden jedoch nicht angestellt.[139]

Trotz dieser Unsicherheiten hatten Meerschweinchenmodell, Läusedarm, Sikorascher Käfig, Rickettsien, Kriegsgefangene und polnische Fleckfieberpatienten die Krankheit in einen bakteriologisch erfassbaren Gegenstand transformiert. Allerdings hatte auch die Identifikation der Rickettsien durch Rocha-Lima die Rückbindung der bakteriologischen Fleckfieberforschung nicht vom Auftreten einer akuten Epidemie lösen können. Zwar konnte das Fleckfiebervirus mit Hilfe des Meerschweinchenmodells mittlerweile über längere Zeiträume in Passagen im Labor erhalten werden. Die Rückübertragung des Virus vom Meerschweinchen auf die Kleiderlaus war aber nicht möglich. Die Laus verschmähte Meerschweinchenblut und saugte nur am (infizierten) Menschen.[140] Die Rickettsien-Reinkultur „in vivo" war also nur zu haben, indem man Läuse am erkrankten Menschen ansetzte. Ein weiterer Schritt, der die Übersetzung des Fleckfiebers ins Labor vorantrieb und die bakteriologische Erforschung der Krankheit von akuten Epidemien ein Stück weit unabhängiger machte, ging erneut von einem Kriegsgefangenenlager der Mittelmächte aus.

---

[134] da Rocha-Lima, Beoabchtungen bei Flecktyphusläusen, 20.

[135] Unter diesen Namen firmierten Mikroorganismen, die in ihren Eigenschaften zwischen Bakterien und Protozoen schwankten, sich meist intracellulär vermehrten und ihre biologischen Eigenschaften bei Übertragung von Wirtstier zu Wirtstier veränderten. Vgl. Stanislaus von Prowazek, „Chlamydozoa. Zusammenfassende Übersicht", Archiv für Prositenkunde 10, 1907, 336–356.

[136] da Rocha-Lima, On the Etiology of Typhus Fever, 76.

[137] Töpfer, Der Fleckfiebererreger in der Laus, 1251.

[138] Rudolf Weigl, „Die Beziehungen der X-Stämme zur Rickettsia Prowazeki", Zeitschrift für Hygiene und Infektionskrankheiten 99, 1923, 302–313 (= Weigl, Die Beziehungen der X-Stämme zur Rickettsia Prowazeki). Hier auch weitere Literatur zum Thema.

[139] Lehmann/Neumann, Bakteriologie, 792–797.

[140] Sikora, Beiträge zur Biologie von Pediculus vestimenti, 535.

Rudolf Weigl[141] war 1914 von der k. u. k. Armee eingezogen worden, um in Kriegsgefangenenlagern in Böhmen und Westgalizien Fleckfieber zu erforschen.[142] Bald wurde er in ein Labor in Przemyśl versetzt, wo er unter Filip Eisenberg arbeitete, der in Krakau unter anderem bei Odo Bujwid ausgebildet worden war. Als Eisenberg 1917 einen Ruf an die Jagiellonen-Universität in Krakau erhielt, übernahm Weigl die Leitung des Labors.[143] Die Arbeiten der Hamburger Fleckfieberforscher nahm Weigl dort interessiert auf und entwickelte 1916 eine Technik, mit der Läuse auch ohne den Umweg über einen Fleckfieber-Patienten mit Rickettsien infiziert werden konnten. Über sein Verfahren berichtete der als ausgesprochen publikationsfaul beschriebene Weigl erst vier Jahre später.[144] Sein Aufsatz über die *Technik der Rickettsia-Forschung* in den deutschen *Beiträgen zur Klinik der Infektionskrankheiten* sollte die Forschergemeinde dazu ermutigen, die Rickettsia-Forschung weiter voranzubringen. Aus seiner Perspektive beschäftigten sich trotz der als verheerend eingestuften Fleckfieberepidemien in Osteuropa immer noch zu wenige Wissenschaftler mit dem Thema. Weigl führte dies auf die umständlichen Verfahren zurück, die das Experimentieren mit Läusen mit sich brachte. Offensichtlich scheuten Bakteriologen die Mehrarbeit, die die Transformation der Kleiderlaus in ein Labortier notwendig machte:

„Das Experimentieren mit Läusen, ihr Züchten und Präparieren, vor allem aber das bei der Untersuchung verlangte Zerlegen der Laus in Schnittserien, also die Schnittmethode mit ihren zeitraubenden Manipulationen, entmutigen die Forscher, da sie bei den meisten den Anschein einer äusserst umständlichen, langwierigen und mühseligen Arbeit erwecken."[145]

Diesen „Anschein" wollte Weigl nun beseitigen. Er stellte die Sikoraschen Käfige vor, erläuterte die Fütterung der Läuse am Fleckfieberkranken, warnte vor der Vielgestaltigkeit der „launenhaften" Rickettsien und stellte eine „einfache" Technik vor, mit der der Darm aus der Laus herauspräpariert werden konnte, um darin dann die charakteristische Lage der Rickettsien in den Darmepithelzellen im histologischen Schnitt zu visualisieren.[146] Seine in Przemyśl entwickelte Neuheit in der Technik der Rickettsienforschung stellte er erst ganz am Ende seiner ausführlichen Erläuterungen vor. Weigl war in der „künstlichen Infektion" der Laus noch einen Schritt weitergegangen. Er betrachtete die Laus nicht nur als ein Kulturmedium für den Fleckfiebererreger, sondern versuchte sie ebenso in den dritten Schritt der Kochschen

---

[141] Rudolf Weigl (1883–1957) hatte in Lemberg am Lehrstuhl des Zoologen Nusbaum-Hilarowicz gearbeitet und sich 1913 für Zoologie, vergleichende Anatomie und Histologie an der Universität Lemberg habilitiert.

[142] Edmund Waszyński, „Professor dr Rudolf Weigl (1883–1957) i działalność jego instytutu tyfosowego we Lwowie w latach 1939–1944 [Professor Dr. Rudolf Weigl (1883–1957) und die Tätigkeit seines Fleckfieberinstituts in Lemberg zwischen 1939 und 1944]", *Archiwum Historii i Filozofii Medycyny* 59, 1996, 77–84, 77 (= Waszyński, Professor dr Rudolf Weigl).

[143] Arthur Allen, *The Fantastic Laboratory of Dr. Weigl. How Two Brave Scientists Battled Typhus and Sabotaged the Nazis*, New York 2014, 36 (= Allen, The Fantastic Laboratory of Dr. Weigl).

[144] Stefan Kryński, „Rudolf Weigl (1883–1957)", *Medycyna Doświadczalna i Mikrobiologia* 19, 1967, 213–218, 215 (= Kryński, Rudolf Weigl).

[145] Rudolf Weigl, „Untersuchungen und Experimente an Fleckfieberläusen. Die Technik der Rikettsia-Forschung. Mit drei Abbildungen im Text", *Beiträge zur Klinik der Infektionskrankheiten und zur Immunitätsforschung (mit Ausschluss der Tuberkulose)* 8, 1920, 353–376, 354 (= Weigl, Untersuchungen und Experimente an Fleckfieberläusen).

[146] Ebd., 362, Zitate: 368.

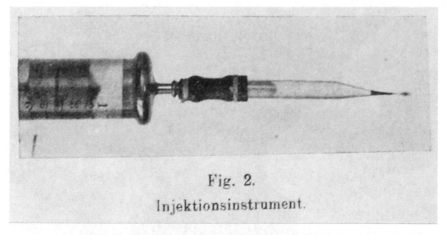

Fig. 2.
Injektionsinstrument.

Abb. 19: Spritze zur Injektion von Fleckfiebermaterial in die Laus
(Quelle: Weigl, Untersuchungen an Fleckfieberläusen, 373).

Postulate einzuspannen – als Versuchstier, an dem eine Rickettsiaaufschwemmung überprüft werden könnte. Die Laus sei für das Fieber viel empfänglicher als das Meerschweinchen. Zudem benötige man für ihre Infektion weniger Material.[147] Wie nun aber brachte man einer Laus Fleckfiebermaterial bei, ohne sie an Fleckfieberpatienten saugen zu lassen? Dies sei, so Weigl erneut in einem die Läuse-scheuen Kollegen beruhigenden Ton, überraschend einfach:

„Die zu prüfende Aufschwemmung wird mittels einer feinen Kapillare, die im Mastdarm der Laus eingeführt wird, direkt in den Darm und Magen des Tieres eingespritzt. Dies geht sehr leicht, die Tiere leiden dadurch gar nicht, bleiben durchwegs munter und gesund. Das zur Infektion nötige Instrumentarium stellt man sich selbst her. Ein dünnwandiges Glasröhrchen wird an einem Ende zu einer feinen Kapillare ausgezogen. Die richtige Weite des kapillaren Rohres wird man nach einigen Versuchen bald selbst herausfinden. Sie muss so dünn sein, dass sie ganz leicht in den Mastdarm der Laus eindringt, sollte aber auf keinen Fall zu fein sein. Der Rand der Kapillarmündung wird etwas eingeschmolzen, um ein Verletzen oder gar Durchstechen der Darmwand der Laus zu vermeiden. Das andere Ende des Rohres versehe ich mit einem kurzen Gummischlauch, in den der Ansatz einer zerbrochenen Rekordspritznadel befestigt wird. Eine so armierte Kapillare kann man an jede Spritze anstecken und das Instrument ist fertig (Fig. 2)."[148] (Abb. 19)

Wie brachte man eine Laus dazu, sich dieser Prozedur zu unterziehen und wie schaffte es ein Bakteriologe, ein einzelnes kleines Tier für die Injektion an Ort und Stelle zu halten? Auch diese Verfahren erläuterte Weigl ausführlich:

„Die Injektion wird unter einer Präparierlupe bei 10–30facher Vergrösserung vorgenommen. Die Laus wird auf einen Objektträger gesetzt und mittels eines Papierstreifens in der Art wie es aus Fig. 3 ersichtlich ist, fixiert. Nun führt man die mit Aufschwemmung gefüllte Kapillare

---

[147] Ebd., 371 f.
[148] Ebd., 372.

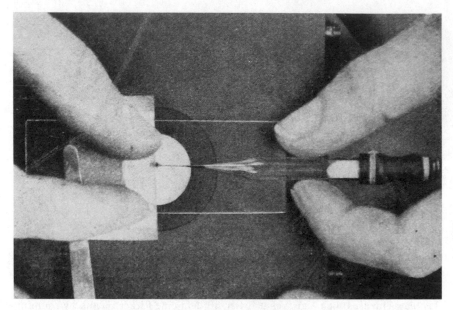

Abb. 20: Das Verfahren der künstlichen Lausinfektion nach Weigl
(Quelle: Weigl, Untersuchungen an Fleckfieberläusen, 373).

durch den Anus in den Mastdarm der Laus ein. […] Der zur Injektion nötige Druck ist ziemlich stark und hängt von der Weite des kapillaren Rohres ab. Mittels Lupe kann man den Effekt der Injektion kontrollieren. Man sieht, wie sich im Moment des Eindringens der Aufschwemmung der ganze Darm wie durch einen Ruck prall erfüllt. Man braucht nicht zu befürchten, zu stark injiziert zu haben, dies kommt nie vor. Die ganze Prozedur nimmt keine Minute in Anspruch, so dass man in einer Stunde über 100 Läuse infizieren kann."[149] (Abb. 20)

Eine selbstgebaute Spritze, eine Präparierlupe, ein Objektträger und ein Papier-streifen – mehr brauchte es nicht, um einer Laus Fleckfiebermaterial zu injizieren. Mit seinem Verfahren hatte Weigl zweierlei ermöglicht. Zum einen ließ sich die Laus auf diese Weise als Versuchstier für die Überprüfung einer Quasi-Rickettsienkultur in Form einer Läusedarmaufschwemmung nutzen. Zum anderen aber konnten die Rickettsien nun unabhängig von akut Fleckfieberkranken in einem Labor im Läuse-kulturmedium erhalten werden.[150]

Damit war ein weiterer Schritt in der Übersetzung des Fleckfiebers in eine Labor-krankheit geleistet. Vom Affen- und Meerschweinchenmodell über die Laus als Kul-turmedium und Versuchstier war die Krankheit auf Stäbchen in einem Läusedarm reduziert worden, die nun auch ohne akut auftretende Epidemien mittels Läusezucht und künstlicher Infektion im Labor erforscht werden konnte. Die bakteriologische Wissensproduktion zu Fleckfieber hatte in peripheren Räumen ihren Ausgang ge-nommen, weil genau dieser Umstand zu Beginn des Jahrhunderts nicht gegeben war.

---

[149] Ebd., 372 f.
[150] Ebd., 373.

Fleckfieberwissen hatte nur hervorgebracht werden können, wenn die Forschenden auf Fleckfieber-kranke Menschen zugreifen konnten und dies war in Nordafrika und Mexiko der Fall gewesen. Bakteriologen in diesen Räumen hatten dies als Standortvorteil genutzt. Der Erste Weltkrieg hatte auch auf dem europäischen Kontinent zu Fleckfieberepidemien geführt und in Kriegsgefangenenlagern sowie während der Epidemien in Serbien und Polen die ‚Möglichkeit' geschaffen, vor Ort bakteriologische Fleckfieberexpertise zu entwickeln. In das globale Netzwerk von Fleckfieberforschenden traten damit erstmals europäische Forscher und mit Hilde Sikora auch eine Forscherin ein. Sie alle griffen maßgeblich auf das in den ‚Peripherien' produzierte Wissen zurück, speisten jedoch auch neues bakteriologisches Wissen in den globalen Fleckfieberwissensraum ein.

Von Beginn an war die Entwicklung eines Impfstoffs gegen die Krankheit eines der Ziele der Übersetzung des Fleckfiebers in das bakteriologische Labor gewesen. Die Zirkulation des Wissens um Immunisierungstechniken gegen das Fieber ist Gegenstand des folgenden Kapitels. Das Netzwerk von Fleckfieber-Forschenden, das sich in der Zwischenkriegszeit mit dieser Frage befasste, schloss europäische Labore, Wissenschaftlerinnen und Wissenschaftler ein. Allerdings blieben es auch innerhalb Europas politisch und wissenschaftlich periphere Orte, die sich mit dem Fieber und seiner Prävention befassten. Die Laus fand in so zentrale Laborgefüge wie das Robert Koch-Institut in Berlin oder das Institut Pasteur in Paris keinen Einlass. Auch ließ sich die bakteriologische Fleckfieberforschung nach wie vor nicht vollständig von Fleckfieberkranken entkoppeln. So war es im ostpolnischen Lemberg, wo die Produktion eines wirksamen Fleckfieberimpfstoffs erstmals gelingen sollte. Die Labore in Nordafrika und in Amerika blieben jedoch weiterhin wichtige Zentren der Fleckfieberforschung. In Fragen der Impfstoffentwicklung sollte ein dynamischer Austauschprozess zwischen Lemberg, Tunis, Boston und Peking entstehen, der einen neuen Raum ‚peripherer' bakteriologischer Wissensproduktion aufspannte.

9. Global zirkulierender Fleckfieberimpfstoff

In den Zügen, die im Mai 1920 polnische Soldaten auf dem Rückzug vor der Roten Armee von Kiew nach Warschau brachten, saß auch eine junge Bakteriologin. Helena Sparrow war am 3. Juni 1891[151] in Boguslaw bei Kiew als Kind einer polnischen Mutter und eines Vaters mit englischen Wurzeln geboren worden, hatte in Kiew Medizin studiert und war während des Kriegs zum Dienst in der Sanitätsabteilung der zarischen Armee eingezogen worden. 1918 arbeitete sie für eine Weile in der Universitätsklinik in Dorpat. Der Verlauf der russischen Revolution ließ sie jedoch zu ihrer Familie bei Kiew zurückkehren. Dort hatte sie als Assistentin im

---

[151] Zu Helena Sparrows Geburtsdatum gibt es abweichende Angaben. Nachrufe und das *Polski Słownik Biograficzny* nennen das hier angeführte Datum des 3. Juni 1891. Vgl. z. B. Paul Giroud, „Hélène Sparrow-Germa (1891–1970)", *Bulletin de la Société de Pathologie Exotique* 63, 1971, 13–14 und http://ipsb.nina.gov.pl/index.php/a/helena-sparrow-sparrow-kgelgen-sparrow-germa. In einem Lebenslauf, den Sparrow bei der League of Nations Health Organisation einreichte, um ein Stipendium für einen Aufenthalt am Pasteur-Institut in Lille zu erhalten, gab sie selbst 1892 als Geburtsjahr an. LNA, Hygienekomitee des Völkerbundes, R. 852/26189/2847x, Bl. 96.

Kiewer Bakteriologischen Institut erstmals Laborforschungen aufgenommen und bakteriologische Arbeitstechniken kennen gelernt. Nach beschwerlicher Reise in Warschau angekommen, wurde sie sogleich von Ludwik Rajchman für das Staatliche Epidemiologische Zentralinstitut, das spätere Staatliche Hygieneinstitut, rekrutiert. Hier wurde sie zunächst in die praktische Seuchenbekämpfung im Land eingebunden.[152] Spätestens ab 1921 aber wandte sich Sparrow auch der Erforschung des Fleckfiebers zu. Ihre Arbeit sollte einen wichtigen Beitrag zum Laborwissen über die Krankheit in der Zwischenkriegszeit leisten und Techniken der Impfstoffzubereitung bieten. Zudem wurde Sparrow als Reisende und Vermittlerin eine wichtige Akteurin bei der Entstehung eines grenzüberschreitenden Fleckfieberwissensraums, der auch europäische und insbesondere polnische Forscherinnen und Forscher mit einschloss. Dass der Impfstoff, den Rudolf Weigl in den 1920er und 1930er Jahren in Lemberg entwickelte, in der Welt zirkulierte, ist maßgeblich auch auf ihre Tätigkeit als Wissenstransporteurin zurückzuführen.

Ausgehend von Helena Sparrows wissenschaftlichen Wegen möchte ich deshalb im Folgenden die Forschungen zu Fleckfieberimpfstoff verfolgen und das globale Netzwerk aus Menschen und Dingen beschreiben, in dem Wissen über das Vakzin produziert und zirkuliert wurde. Dabei wird sich zeigen, dass polnische Forscherinnen und Forscher auf andere Weise in eine globale Wissenszirkulation eingebunden waren als dies beispielsweise noch für Odo Bujwid der Fall gewesen war. Im Feld des Fleckfieberwissens wurden die Wissenschaftlerinnen und Wissenschaftler aus Polen als gleichwertig betrachtet und ihre Arbeiten nicht ausschließlich als periphere Nebenprodukte begriffen. Politische und materielle Asymmetrien spielten zwar auch in der Zwischenkriegszeit eine Rolle. Die Einbindung der polnischen Forschenden in das zirkulierende Fleckfieberwissen wurde von den historischen Akteuren selbst jedoch viel stärker als gleichberechtigter Austausch gefasst als dies noch am Ende des 19. Jahrhunderts der Fall war. So wird Helena Sparrow beispielsweise nach Tunis reisen, um dort mit Charles Nicolle zu Fleckfieberimpfstoff zu arbeiten. Aber sie tut dies nicht als unwissende Schülerin, sondern als Wissenschaftlerin mit ausgewiesener Expertise im Feld. Das globale Fleckfiebernetzwerk formte sich aus Personen und Dingen, die jeweils in wissenschaftlichen Peripherien wirkten und die sich in einer Struktur mit verhältnismäßig flachen Hierarchien zusammenschlossen. Das Pasteur-Institut in Tunis konnte sich dabei als besonders profilierter und wichtiger Umschlagplatz von Wissen hervortun – spätestens seit Nicolle 1928 den Nobelpreis für seine Identifikation des Läusevektors erhielt. Doch agierte das tunesische Institut nicht als alleiniges Zentrum der Impfstoffforschung. Der globale Wissensraum, der zu Fleckfieberimpfstoff entstand, war vielmehr polyzentrisch.

Ein weiterer Wandel in der Struktur zirkulierenden bakteriologischen Wissens lässt sich am Beispiel des Fleckfieberimpfstoffs beobachten. Hier lassen sich Prozesse

---

[152] Vgl. zur Biographie Helena Sparrows auch die im Archiv des Pasteur-Instituts in Paris gesammelten publizierten und unpublizierten Nachrufe. AIP, Fonds Hélène Sparrow, SPA A: Ludwik Anigstein, Professor Hélène Sparrow-Germa, M. D. (1891–1970). A Pioneer in World Health; A. Chadli, „Hélène Sparrow-Germa (1891–1969)", *Archives de l'Institut Pasteur de Tunis* 47, 309–310; „Hélène Sparrow-Germa", *British Medical Journal*, 2 January 1971, 54; R. Debré, A la mémoire d'Hélène Sparrow, polonaise et française (Typoskript).

der Mobilisierung von Wissen beschreiben, deren menschliche Protagonisten nicht nur Männer, sondern auch Frauen sind. Die große Bedeutung, die Ehefrauen für einen erfolgreichen Wissenstransfer haben konnten, habe ich bereits am Beispiel von Kazimiera Bujwidowa aufgezeigt. Nun aber finden wir Frauen nicht nur in der Rolle der Begleitenden oder Unterstützenden, sondern als reisende Wissenschaftlerinnen selbst.[153]

Das Wissen, das in diesem auch von Frauen getragenen, polyzentrischen Wissensraum über Fleckfieberimpfstoff bewegt wurde, schloss in vielen Aspekten an die Labortransformation des Fleckfiebers an. Bei der Produktion eines effektiven Impfstoffs ergaben sich aber auch neue Problemstellungen: Die Forschenden setzten sich mit den Mechanismen der Immunität beim Fleckfieber auseinander, grübelten über die Frage, wie eine ausreichende Menge der nicht künstlich kultivierbaren Rickettsien für einen Impfstoff gewonnen werden konnten, sie sahen sich seit Ende der 1920er Jahre auf einmal mit einer ganz neuen Form von Laborfleckfieber konfrontiert und sie hatten das Problem zu bewältigen, wie sie ihre Impfsubstanzen am Menschen erproben konnten.

9.1. Meerschweinchengehirn und Läusedärme, Soldaten und „indigènes": Fleckfieberimpfstoffe und ihre Erprobung im Ersten Weltkrieg

Beginnen wir den Weg in das globale soziotechnische Netzwerk der Fleckfieber-impfstoff-Forschung also mit Helena Sparrow. Ihre ersten Fleckfieberarbeiten am PZH zielten darauf ab, in Warschau eine eigenständige Laborversion der Krankheit zu schaffen. Dazu verwendete sie nicht die Weigelsche Läusetechnik, sondern das seit 1911 von Nicolle, Conseil und Conor in Tunis etablierte Meerschweinchen als ‚Kulturmedium'. Ihr gelang nach mehreren Versuchen die Infektion eines Meer-schweinchens mit menschlichem Fleckfieberblut. Von diesem Tier ausgehend führte sie während des Jahres 1921 erfolgreich 23 Passagen durch. Der ‚Stammbaum' ihres Virus wurde durch zahlreiche „typische" Fieberkurven verifiziert. Die Regelmäßigkeit der Kurven ließ Sparrow vermuten, dass sich ihr Virus in ein „virus fixe" transformiert hatte – ein Konzept, das Pasteur mit seinem Tollwutimpfstoff eingeführt hatte und das einen Krankheitserreger mit stabilem Verhalten im Tiermedium beschrieb.[154] Als sie ihren *virus fixe* in Form von Meerschweinchengehirn einem Affen injizierte, zeigte dieser jedoch keinerlei Symptome. Allerdings konnte Sparrow eine positive Weil-Felix-Agglutination feststellen.[155] Zudem erwies sich der Affe zwei Wochen später gegen eine Injektion von menschlichem Fleckfieberblut immun. Dies

---

[153] Weitere Beispiele für Frauen als aktive Akteurinnen transnationaler Vernetzung bieten Paola Bertucci, „The In/visible Woman. Mariangela Ardinghelli and the Circulation of Knowledge between Paris and Naples in the Eighteenth Century", *Isis* 104, 2013, 226–249; Alexa von Winning, „The Empire as Family Affair. The Mansurovs and Noble Participation in Imperial Russia, 1850–1917", *Geschichte und Gesellschaft* 40, 2014, 94–116.

[154] Vgl. zu einer allgemeineren Definition Ilana Löwy, „Le vaccin anticholérique à l'Institut Pasteur (1890–1895). Haffkine, Metchnikoff, Roux", in: Anne Marie Moulin (Hg.), *L'aventure de la vaccination*, Paris 1996, 194–209, 195. Vgl. auch Kapitel 3.2.

[155] Eine serologische Reaktion zur Diagnose des Fleckfiebers. Vgl. Edmund Weil/Arthur Felix, „Zur serologischen Diagnose des Fleckfiebers", *Wiener Klinische Wochenschrift* 29, 1916, 33–35.

galt als eindeutiger Beweis dafür, dass das Tier zuvor an Fleckfieber erkrankt gewesen war.[156]

Sparrow erblickte in ihrem Befund eine Chance dafür, dass sich das *virus fixe* des Meerschweinchenfleckfiebers nicht nur für den Affen, sondern auch für den Menschen als avirulent erweisen könnte, aber dennoch Immunität lieferte. Dies wäre das Rezept für einen Impfstoff gegen die Krankheit gewesen. Um es zu erproben, schritt Sparrow zum Selbstversuch. Sie injizierte sich 0,3 Gramm Gehirn eines Passagemeerschweinchens, das am fünften Tag seiner Krankheit getötet worden war. 20 Stunden später verabreichte sie sich zudem das Serum eines Rekonvaleszenten. Trotz dieser Vorsichtsmaßnahme hatte Sparrows Selbstversuch ein verheerendes Resultat. Sie erkrankte schwer, entwickelte typische Fleckfiebersymptome und wurde ins Krankenhaus eingeliefert. Glücklicherweise überlebte sie die Infektion. Ihr vermeintliches *virus fixe* eignete sich aber offensichtlich nicht als Impfstoff gegen das Fleckfieber, sondern zeigte sich vielmehr als hoch gefährlich für den Menschen.[157]

In Sparrows Selbstversuch lassen sich Wissensstand und Problemlagen der Fleckfieberimpfstoffforschung, die seit Beginn des Ersten Weltkriegs an Fahrt aufgenommen hatte, gut erkennen. Hier scheinen die Fragen auf, ob aktiv oder passiv geimpft werden sollte, ob der Impfstoff lebende, lebende und abgeschwächte oder gänzlich abgetötete Erreger enthalten sollte, wie gefährlich die Vergabe von Fleckfiebermaterial sein konnte und wie man einen Menschenversuch anstellte – der Selbstversuch war ein weit verbreitetes Phänomen unter Fleckfieberforschern.[158] Diese technischen Fragen der Impfstoffentwicklung waren eng mit (geo-)politischen Konstellationen sowie kulturellen und ethischen Aspekten bakteriologischer Forschung verknüpft. Sowohl die Kriegssituation als auch die koloniale Verortung von Fleckfieberlaboren boten Rahmenbedingungen, die bestimmte Formen der Impfstoffforschung erst ermöglichten und die von den Forschenden ausgenutzt wurden.

Um sich im Feld der diversen Ansätze zur Fleckfieberimpfung im Ersten Weltkrieg zurechtzufinden, leistet die Einteilung in aktive und passive Immunisierungskonzepte eine wichtige Orientierungshilfe. Sparrow hatte in ihrem Selbstexperiment beispielsweise beide Immunisierungsformen kombiniert. Die Einnahme von Rekonvaleszentenserum beruhte auf dem Prinzip der passiven Immunisierung. Die Produktion von Antikörpern wurde hier nicht – so würde eine heutige Erklärung lauten – durch die Gabe von infektiösem Material im Körper des Kranken selbst hervorgerufen. Vielmehr wurden sie mit dem Rekonvaleszentenserum gleich mitgeliefert. Die Injektion des Meerschweinchengehirns, also des virulenten, vermeintlich

---

[156] Anderson/Goldberger, Natural and Induced Immunity to Typhus Fever, 408 f.; Charles Nicolle/Ernest Conseil, „Expériences concernant l'immunité", *Annales de l'Institut Pasteur* 26, 1912, 275–280, 275 (= Nicolle/Conseil, Expériences concernant l'immunité).

[157] Helena Sparrow, „Badania doświadczalne nad durem plamistym [Experimentelle Untersuchungen zum Fleckfieber]", *Przegląd Epidemjologiczny* 2, 1922, 168–200.

[158] Heinz Schott, „Die Bedeutung des ärztlichen Selbstversuchs in der Medizingeschichte", in: Rainer G. Appell (Hg.), *Der verwundete Heiler. Homöopathie und Psychoanalyse im Gespräch*, Heidelberg 1995, 13–33. Schott warnt vor einer Heroisierung der Ärzte im Selbstversuch. Simon Schaffer hat das komplexe Verhältnis von individueller körperlicher Erfahrung und dem Ideal der intersubjektiven Erkenntnis im 18. und frühen 19. Jahrhundert untersucht. Simon Schaffer, „Self Evidence", *Critical Inquiry* 18, 1992, 327–362.

abgeschwächten infektiösen Materials, stellte hingegen eine aktive Immunisierung dar. Hier musste der Körper selbständig Antikörper hervorbringen. Diese Einteilung von Sparrows Versuch in Elemente der aktiven und passiven Immunisierung nehme ich nachträglich vor. Für Sparrow selbst, wie für viele andere Fleckfieberforschenden auch, waren Immunologie-theoretische Überlegungen nicht handlungsleitend. Die Einteilung in aktiv und passiv als Leitfaden durch die Fleckfieberimpfstoffforschung zu nutzen, ist allerdings nicht gänzlich anachronistisch. Ich folge damit Charles Nicolle, der diese Kategorisierung in einer Übersicht über Fleckfieberimpfmethoden ein gutes Jahrzehnt nach Sparrows Versuch 1935 vornahm.[159]

In Tunis hatte Nicolle beide Formen der Fleckfieberimmunisierung erprobt. Mit dem Versuch, die Wirkung des infektiösen Materials durch die Einnahme von Rekonvaleszentenserum abzuschwächen, hatte Sparrow vermutlich auf die positiven Erfahrungen zurückgegriffen, die am tunesischen Institut Pasteur dazu gemacht worden waren. Nicolle und Conseil hatten die präventive Wirkung von Rekonvaleszentenserum, das neun bis elf Tage nach der Entfieberung eines Kranken entnommen wurde, bereits 1910 am Affen festgestellt.[160] Die Geschehnisse des Ersten Weltkriegs hatten auch den nordafrikanischen Forschern neue ‚Möglichkeiten' geboten und es ergab sich die Gelegenheit, ihr Rekonvaleszentenserum am Menschen zu erproben. Im Februar 1916 waren serbische Soldaten und Franzosen mit Fleckfieber im Anfangsstadium mit einem Lazarettschiff aus Korfu im tunesischen Bizerte gelandet. Ihnen sowie einigen „indigènes tunisiens" wurde im Marinehospital von Sidi Abdallah und durch einen Kolonialarzt in Medjez el Bab mehrere Milliliter Rekonvaleszentenserum über einige Tage verabreicht.[161] Die Ergebnisse dieses Menschenversuchs bewerteten Nicolle, sein dieses Mal assistierender Mitarbeiter Ludovic Blaizot und die kooperierenden Ärzte durchweg positiv. Die Injektion von Rekonvaleszentenserum hatte die Fleckfiebersymptome der Behandelten stark abgeschwächt oder das Ausbrechen der Krankheit gänzlich verhindert. Im Marinekrankenhaus hatte man bisher bei Fleckfieberepidemien eine Mortalität von 22–50 % verzeichnet. Unter den Geimpften

---

[159] Charles Nicolle, „L'immunité et l'immunisation contre le typhus exanthématique. Position et état actuel de la question", *Revue d'Immunologie* 1, 1935, 9–36 (= Nicolle, L'immunité et l'immunisation). Andere Fleckfieberforscher wählten in Übersichtsdarstellungen zu Impfmethoden beispielsweise die Kategorisierung nach verwendetem Impfmaterial. Vgl. Henrique da Rocha-Lima, „Die Schutzimpfung gegen Fleckfieber", *Medizinische Klinik* 13, 1917, 1147–1150 (= da Rocha-Lima, Die Schutzimpfung gegen Fleckfieber), der aktiv und passiv dabei sogar durcheinander brachte. Auch die Frage, ob Tiere oder Menschen immunisiert wurden, wurde als Ordnungskriterium genutzt. Vgl. Georges Blanc, „La vaccination contre le typhus exanthématique", *Archives de l'Institut Pasteur du Maroc* 1, 1937, 869–918 (= Blanc, La vaccination contre le typhus exanthématique).

[160] Charles Nicolle/Ernest Conseil, „Propriétés du sérum des malades convalescents et des animaux guéris de typhus exanthématique", *Comptes Rendus des Séances de la Société de Biologie et de ses Filiales* 151, 1910, 598–600. Nicolle und Conseil stellten zunächst auch eine kurative Wirkung des Serums fest, die sich bei späteren Versuchen jedoch nicht bestätigen sollte. Nicolle, L'immunité et l'immunisation, 30.

[161] Im Unterschied zu den ersten Tests von 1910 impfte Nicolle in Zusammenarbeit mit Ludovic Blaizot aber kein menschliches Serum, sondern das eines Esels, den sie mit großen Mühen und nach ungefähr hundert Injektionen von virulentem Meerschweinchengehirn mit Fleckfieber infiziert hatten – ein Erfolg in sich, hatten sich diese Tiere doch bisher als gänzlich immun gegenüber dem Fleckfiebererreger gezeigt. Nicolle/Conseil, Animaux Réfractaires.

stand sie nun nur noch bei 3 %.[162] Eine Schutzwirkung des Rekonvaleszentenserums schien klar gegeben. Allerdings stellte man fest, dass die passive Immunisierung nur für sehr kurze Dauer anhielt.[163] Hinzu kam, dass Rekonvaleszentenserum ein sehr rares Gut war. Es stand nur zu Zeiten akuter Epidemien zur Verfügung und konnte den ohnehin stark geschwächten langsam Genesenden nur in kleinen Mengen abgenommen werden.[164]

Der Großteil der Impfforschung zu Fleckfieber seit Beginn des Ersten Weltkriegs lässt sich unter der Überschrift der aktiven Immunisierung zusammenfassen. Das Laborwissen dazu hatte sich zunächst aus epidemiologischen Erfahrungen gespeist: Menschen, die eine Fleckfieberinfektion überstanden hatten, erkrankten in der Regel nicht erneut.[165] Dabei stellten Nicolle und Conseil 1911 bei Tierversuchen fest, dass nur eine schwere Fiebererkrankung auch eine solide Immunität hinterließ. Hatten Affen oder Meerschweinchen nur leichte Symptome aufgewiesen, konnte man sie danach problemlos erneut infizieren.[166] Die Herausforderung aller Versuche, einen wirksamen aktiven Impfstoff gegen Fleckfieber zu produzieren, bestand also darin, eine ausreichend starke Infektion für eine Folgeimmunität hervorzurufen, ohne dabei zu heftige Reaktionen auszulösen oder gar das Leben eines Menschen aufs Spiel zu setzen.

Dazu hatten Fleckfieberforschende während der Epidemien im Ersten Weltkrieg verschiedene virulente Materialien ausgetestet. Wie bei der Stabilisierung des Fiebers als Laborkrankheit bereitete es auch hier Schwierigkeiten, dass Rickettsien nicht in Reinkultur gezüchtet werden konnten. Denn aus was sollte der aktive Impfstoff gewonnen werden, wenn nicht aus den Kulturen des Fleckfiebervirus? Die „übliche bakteriologische Technik" konnte bei der Fleckfieberimpfung nicht angewendet werden, konstatierte Rocha-Lima 1917.[167] Allerdings boten die bisher etablierten Formen des Laborfleckfiebers Zugriff auf den „virus lui-même", „pris à ses sources naturelles", wie Nicolle es in Abgrenzung zu einer ‚künstlichen' Bakterienkultur ausdrückte[168]: Meerschweinchenblut, -organe und Läusedärme dienten in der Impfstoffentwicklung somit nicht nur als Forschungstools, sondern auch als Impfmaterial. Um

---

[162] Charles Nicolle/Ludovic Blaizot, „Sur la préparation d'un sérum antiexanthématique expérimental et ses premières applications au traitement du typhus de l'homme", *Annales de l'Institut Pasteur* 30, 1916, 446–496 (= Nicolle/Blaizot, Sur la préparation d'un sérum).

[163] Charles Nicolle, „Essaie de vaccination préventive dans le typhus exanthématique", *Comptes Rendus Hebdomadaires des Séances de l'Académie des Sciences* 163, 1916, 38–41, 38 (= Nicolle, Essaie de vaccination préventive dans le typhus exanthématique).

[164] Charles Nicolle/Ernest Conseil, „Production d'un sérum expérimental préventif du typhus exanthématique. Étapes et solution du problème", *Archives de l'Institut Pasteur de Tunis* 14, 1925, 355–383, 356. Deshalb war es auch von Bedeutung gewesen, dass es gelungen war, einen Esel als Serumlieferanten zu gewinnen. Dies sollte allerdings nicht dauerhaft gelingen. S. dazu unten.

[165] Die Bakteriologen hatten dieses Erfahrungswissen für die Stabilisierung des experimentellen Fleckfiebers genutzt. Ob eine Passage von Meerschweinchen zu Meerschweinchen oder von Affe zu Affe geglückt war, wurde – neben der Fieberkurve – oft auch mit Hilfe von Immunitätsprüfungen bestätigt. Eine überstandene Fleckfieberinfektion musste beim Versuchstier eine Widerstandskraft gegen eine erneute Injektion von Fleckfiebermaterial hinterlassen. Anderson/Goldberger, Natural and Induced Immunity to Typhus Fever, 408 f.

[166] Nicolle/Conseil, Expériences concernant l'immunité, 275.

[167] da Rocha-Lima, Die Schutzimpfung gegen Fleckfieber, 1148.

[168] Nicolle/Blaizot, Sur la préparation d'un sérum, 446.

Laborfleckfieber beim Meerschweinchen oder der Laus hervorzurufen, benötigten jedoch alle Forschenden im ersten Schritt das Blut Fleckfieber-kranker Menschen. In den meisten Fällen waren es die Epidemien des Ersten Weltkriegs, die ihnen dieses Blut verschafften.

Um eine Infektion, nicht aber eine schwere Erkrankung der Geimpften hervorzurufen, behandelten die Wissenschaftlerinnen und Wissenschaftler das virulente Material auf verschiedene Art und Weise: Die darin enthaltenen Rickettsien wurden in ihrer Menge reduziert, sie wurden abgeschwächt oder sie wurden gänzlich abgetötet.

Sparrow hatte in ihrem Selbstexperiment auf das Gehirn eines infizierten Meerschweinchens als Impfmaterial zurückgegriffen und war davon ausgegangen, dass sich das Fleckfiebervirus durch die wiederholte Tierpassage abgeschwächt hatte – unglücklicherweise ein Trugschluss.[169] Georges Blanc hatte 1915 während der serbischen Fleckfieberepidemie ebenfalls eine kleine Tierversuchsreihe zur Impfung mit Meerschweinchengehirn unternommen. Er hatte das Material aber nicht durch Tierpassage abzuschwächen versucht, sondern die Erreger durch Erhitzen auf 55 °C abgetötet. Ein akut kranker Fleckfieberpatient, von denen es an seinem Einsatzort im serbischen Nich nur zu viele gab, hatte am Beginn von Blancs Versuchsreihe gestanden.[170]

In Tunis hatte Nicolle eine aktive Immunisierung mit einer verringerten Menge von Rickettsien versucht. Gemeinsam mit Conor und Conseil hatte er bereits 1911 festgestellt, dass sich das Fleckfiebervirus im Blut in den weißen Blutkörperchen konzentrierte. Zellfreies Blutserum hingegen rief kaum Reaktionen bei Versuchstieren und beim Menschen (Nicolle wagte einen Selbstversuch) hervor.[171] 1916 probierte er ein solches zellfreies Serum von Fleckfiebertieren und zwei Fleckfieber-kranken Menschen als Impfstoff an serbischen Soldaten und französischem Sanitätspersonal aus. Sie gehörten zu einer weiteren Gruppe von denen, die auf der Flucht vor den Mittelmächten per Schiff in Nordafrika gelandet waren. Nicolle ging dabei von folgender Hypothese aus: Das zellfreie Serum enthalte zwar kaum noch Erreger, sei deshalb eigentlich avirulent und könne keine Immunität induzieren. Es sei jedoch davon auszugehen, dass die Injektion von Fleckfiebermaterial viel „brutaler" sei als der natürliche Übertragungsweg über den Läusebiss. Deshalb könne man hoffen, dass die wenigen Erreger, die im zellfreien Serum noch enthalten waren, ausreichten, um einen Impfschutz zu gewähren.[172]

---

[169] Louis Pasteur war bei seinem Tollwutimpfstoff davon ausgegangen, dass die Tierpassage die Virulenz des Virus steigerte und sie erst in vitro durch Sauerstoff wieder gesenkt werden konnte. Calmette und Guérin hatten aber gezeigt, dass die Virulenz eines bovinen Tuberkuloseerregers mittels Passage durch einen spezifischen Nährboden nur anfänglich gesteigert wurde, dann aber abnahm und der Stamm seine tödliche Wirkung verlor. 1921 impften sie mit diesem Stamm erstmals erfolgreich einen Säugling. Marina Gheorghiu, „Le BCG, vaccin contre la tuberculose. Leçons du passé pour aujourd'hui", in: Anne Marie Moulin (Hg.), *L'aventure de la vaccination*, Paris 1996, 219–228.

[170] Georges Blanc, „Recherches sur le typhus exanthématique poursuivies au laboratoire de Nich d'avril à octobre 1915", *Bulletin de la Société de Pathologie Exotique* 9, 1916, 311–325.

[171] Charles Nicolle/Alfred Conor/Ernest Conseil, „Données expérimentales nouvelles sur la nature et le siège de l'agent pathogène du typhus exanthématique", *Annales de l'Institut Pasteur* 26, 1912, 264–275.

[172] Nicolle, Essaie de vaccination préventive dans le typhus exanthématique, 38 f.

Allerdings erwiesen sich die Versuchsbedingungen für Nicolle nicht als günstig. Zwar hatte ihm der Krieg ausreichend „Menschenmaterial" für sein Experiment beschert. Allerdings hatte es am Ort des Versuchs, dem Krankenhaus von Sidi Fatallah in der Nähe von Tunis, auch massive Entlausungsmaßnahmen gegeben. Es war also unsicher, ob die Geimpften tatsächlich durch das Serum geschützt wurden oder durch die hygienischen Vorkehrungen.[173]

Fast ‚ideale Versuchsbedingungen' fand hingegen der türkische Professor und Armeearzt H. Hamdi an der türkischen Front des Ersten Weltkriegs in Erzincan vor. Hamdi reduzierte bei seinem Impfmaterial nicht die Anzahl der Erreger, indem er Blutserum verwendete. Er nutzte das defibrinierte Vollblut von Fleckfieberkranken und tötete die Erreger ab, indem er es erhitzte (60–62 °C) oder Kälte aussetzte (im Schnee stehen lassen).[174] Hamdis Versuchsobjekte waren 19 zum Tode verurteilte Personen. Er versprach ihnen Begnadigung, sollte sein Experiment einen günstigen Ausgang finden. Zunächst injizierte sich Hamdi das inaktivierte Fleckfieberblut im Selbstversuch. Eine Fleckfieberinfektion, die er sich zweieinhalb Monate später einfing, verlief milde, was er der Schutzwirkung seiner Impfung zuschrieb. Bei den zum Tode Verurteilten aber musste Hamdi nun nicht einfach abwarten, was passierte, oder sich seine Versuchsergebnisse gar durch Hygienemaßnahmen vereiteln lassen. Nachdem er ihnen sein Impfmaterial verabreicht hatte, injizierte er ihnen fünf bis 23 Tage später das voll virulente Blut eines akut Fleckfieberkranken. Mit Hilfe dieser künstlichen und gezielten Infektion konnte er die Immunität unter idealen experimentellen Bedingungen testen. Dieses hoch gefährliche Menschenexperiment endete zum Glück für die 19 Probanden mit einem Erfolg. Keine der Versuchspersonen entwickelte Fleckfiebersymptome und die Verurteilten wurden tatsächlich begnadigt.[175] In der Folge impfte Hamdi ca. 160 Freiwillige. In einer zweiten kleinen Testreihe prüfte er ein weiteres Verfahren zum Abtöten/Inaktivieren des Erregers: Er setzte das Vollblut Chloroform aus.[176]

Die Idee, das Fleckfiebervirus mit Chloroform abzutöten, wurde von den in Erzincan stationierten Einheiten des Deutschen Roten Kreuzes übernommen. Paul Neukirch erprobte hier eine Mischung der von Nicolle und Hamdi gewonnen Erkenntnisse. Er verwendete zellfreies Serum, inaktivierte es jedoch zusätzlich, indem er es 48 Stunden über Chloroform stehen ließ. Dieses Chloroformserum verabreichte er zunächst sich selbst und später 15 türkischen Sanitätssoldaten sowie elf deutschen Soldaten. Anders als Hamdi führte Neukirch im Anschluss aber keine gezielte künstliche Infektion an sich selbst oder den Versuchspersonen durch. Seine Ergebnisse blieben deshalb wie bei Nicolle nur vage positiv: Von den geimpften Sanitätssoldaten erkrankten in Folge weniger als von den Ungeimpften.[177]

---

[173] Ebd., 41. Einen ersten Menschenversuch zur Impfung mit zellfreiem Serum hatte Nicolle bereits 1915 vorgenommen. Charles Nicolle, „Quelques points concernants le typhus exanthématique", *Bulletin de la Société de Pathologie Exotique* 8, 1915, 160–161.

[174] Im Vergleich testete Hamdi zudem inaktiviertes Rekonvaleszentenblut sowie Rinderpestserum als unspezifische Schutzmöglichkeit. H. Hamdi, „Über die Ergebnisse der Immunisierungsversuche gegen Typhus exanthematicus", *Zeitschrift für Hygiene* 82, 1916, 235–242, 238.

[175] Ebd., 239.

[176] Ebd., 239 f.

[177] Paul Neukirch, „Über Versuche prophylaktischer Impfung gegen Fleckfieber", *Medizinische*

Eine weitere Technik der aktiven Fleckfieberimpfung erprobte während des Ersten Weltkriegs der „Entdecker" der Rickettsien Rocha-Lima. Sie sollte nicht das Vorgehen Helena Sparrows informieren, gewann aber für den Fleckfieberforscher Rudolf Weigl in Lemberg besondere Bedeutung. Rocha-Lima nutzte nicht Mensch oder Meerschweinchen als Ressource für das Impfmaterial, sondern die von Hilde Sikora Labor-tauglich gemachte Laus. Wenn schon die abgetöteten Viren im Fleckfieberblut immunisierende Wirkung entfalten konnten, so glaubte Rocha-Lima, dass Läusematerial einen noch viel größeren Effekt aufweisen würde.[178] Denn die Konzentration von Rickettsien in der Laus, so hatte er gezeigt, war um ein Vielfaches höher als im Blut eines Meerschweinchens.[179] Mit Hilfe der Laus konnte er deshalb hoffen, das Dilemma aufzulösen, dass nur eine schwere Fleckfieberinfektion auch dauerhafte Immunität hinterließ. Rocha-Lima tötete die Erreger, wie Blanc, Hamdi und Neukirch, ab. Er verwendete dazu Phenol, das er einer Aufschwemmung von Fleckfieberläusen hinzufügte. Rocha-Lima hatte nun eine besonders hohe Zahl abgetöteter Erreger geschaffen und glaubte so, eine starke Immunität hervorrufen zu können, ohne schwere Nebenwirkungen auszulösen.

Rocha-Lima stellte seinen Impfstoff her, indem er die Läuse zunächst in den Sikoraschen Kästen an fiebernden Fleckfieberpatienten anlegte und sie danach über einen kurzen Zeitraum an Rekonvaleszenten ernährte. Danach zermalmte er sie gemischt mit Kochsalzlösung in einem Mörser zu einem feinen Brei und gab dann das Phenol hinzu. Um die Gefahr bakterieller Verunreinigung zu verringern, testete er auch eine Mischung mit herauspräparierten Läusedärmen an Stelle des ganzen Läusekörpers.[180] 1918 führte Rocha-Lima dann eine systematische Untersuchung am Meerschweinchen und im Vergleich mit der „türkischen Methode" von Hamdi und Neukirch sowie der Immunisierung mit infizierten Meerschweinchenorganen durch. Er variierte die Anzahl der injizierten Läuse und die Abstände, in denen sie verabreicht wurden. Seine Vergleichsstudie fiel klar zu Gunsten des Läuseimpfstoffs aus, wenn er mehrfach verabreicht wurde. Von 17 so geimpften Meerschweinchen waren nur zwei durch die Kontrollinjektion von Fleckfiebermaterial infiziert worden. Bei den beiden anderen Impfverfahren erkrankten viel mehr Tiere.[181] Ohne hierzu nähere Ausführungen zu machen, erwähnte Rocha-Lima auch, dass sein Impfstoff in „Zivilkrankenhäusern" an Menschen erprobt worden sei und sich hier als ungefähr-

---

Klinik 13, 1917, 300–301 (= Neukirch, Über Versuche prophylaktischer Impfung gegen Fleckfieber). Die Wirksamkeit des eigentlich für avirulent gehaltenen Serums, in dem nun auch die letzten Viren mit Chloroform abgetötet worden waren, erklärte Neukirch mit der größeren Fleckfiebersensibilität des Menschen im Vergleich zum Affen. Nicolle habe die unzureichende Immunität nach nur schwacher Infektion im Tierexperiment am Affen zeigen können. Beim viel sensibleren Menschen könne man jedoch hoffen, dass auch ein stark abgeschwächtes Serum noch Immunität hervorrufe.
[178] Henrique da Rocha-Lima, „Schutzimpfungsversuche gegen Fleckfieber", *Münchner Medizinische Wochenschrift* 65, 1918, 1454–1456, 1454 (= da Rocha-Lima, Schutzimpfungsversuche gegen Fleckfieber).
[179] Rocha-Lima benötigte eine deutlich geringere Menge, wenn er ein Meerschweinchen mit Läuseaufschwemmung infizieren wollte, im Vergleich zu einer Infektion mit Meerschweinchenblut. da Rocha-Lima, Beobachtungen bei Flecktyphusläusen, 24.
[180] da Rocha-Lima, Die Schutzimpfung gegen Fleckfieber, 1150.
[181] da Rocha-Lima, Schutzimpfungsversuche gegen Fleckfieber, 1455.

lich erwiesen habe. Der weiteren „praktischen Erprobung" des Vakzins müsse nun also nichts mehr im Wege stehen.[182]

Trotz dieser positiven Ergebnisse und des guten Abschneidens von Rocha-Limas Läusevakzin im Vergleich zur „türkischen Methode" und zu Meerschweinchenorganen wurde sein Verfahren nicht als großer Erfolg gefeiert und geriet fast in Vergessenheit. Zwei Aspekte mögen hierfür den Ausschlag gegeben haben: Ein erstes grundlegendes Problem stellte der Maßstab der Impfstoffproduktion mit Läusen dar. Die Herstellung war ausgesprochen aufwendig und sie bedurfte infizierter und rekonvaleszenter Fleckfieberpatienten. Der Impfstoff konnte also nur während einer Epidemie produziert werden. Rocha-Lima betrachtete die Läusemethode deshalb als ein Verfahren, das nur für die Immunisierung eines kleinen Kreises besonders gefährdeter Personen eingesetzt werden konnte.[183] Viele Bakteriologinnen und Bakteriologen aber gewährten der Laus nur sehr ungern Einlass in ihr Labor.[184] Das Insekt erforderte neue Routinen der Tierhaltung und insbesondere Körper, an denen es zum Füttern angesetzt werden konnte. Das bakteriologische Labornetzwerk musste sich deutlich verändern, wollte es die Laus integrieren. Diese Mühen auf sich zu nehmen, jedoch nur ein Produkt von begrenzter quantitativer und somit auch finanzieller Reichweite herzustellen, dürfte wenigen Forschenden als vielversprechend erschienen sein.

Darüber hinaus stellte Rocha-Lima keine ausführlichere Studie zur Erprobung seines Impfstoffs am Menschen vor. Dabei hatte er selbst Menschenversuche explizit gefordert, um die Wirksamkeit eines Impfstoffs beurteilen zu können. Mensch und Tier seien viel zu unterschiedlich, als dass man den Tierversuch direkt auf den Menschen übertragen könne: „So kann zum Beispiel die Unschädlichkeit eines Impfstoffes für den Menschen nicht durch Tierversuch festgestellt werden."[185]

Auch bei anderen Fleckfieberforschern wurde die Differenz zwischen Versuchstier und Mensch reflektiert.[186] Damit der unabdingbare Menschenversuch Evidenz erzeugte, sollte er, so Rocha-Lima, nach höchsten methodischen Laborstandards durchgeführt werden. Nicolle und Neukirch hatten ihre Ergebnisse relativieren müssen, weil ihre Testreihen den Standards der experimentellen Medizin nicht genügt hatten.[187] Ihre Menschenversuche hatten im Prinzip nur nachweisen können, dass

---

[182] Ebd., 1456.

[183] Ebd., 1456.

[184] Darauf weist Rudolf Weigl 1920 hin. Weigl, Untersuchungen und Experimente an Fleckfieberläusen, 354. Wie wir im weiteren Verlauf des Kapitels sehen werden, sollten sich nur an sehr wenigen Orten des globalen Fleckfieberforschungsnetzwerks Laborsettings entwickeln, die die Laus integrierten.

[185] da Rocha-Lima, Die Schutzimpfung gegen Fleckfieber, 1147.

[186] Neukirch beispielsweise hatte sie epistemisch produktiv gemacht, als er die Wirksamkeit seines inaktivierten Serum-Impfstoffes am Menschen mit der unterschiedlichen Fleckfiebersensibilität zwischen Menschen und Affen erklärte. Vgl. Neukirch, Über Versuche prophylaktischer Impfung gegen Fleckfieber, 301. Dass eine Identität zwischen Mensch und Tier zumindest auf der physiologischen Ebene in der experimentellen Medizin seit dem 19. Jahrhundert in der Regel ohne weiteres angenommen wurde, zeigt Volker Roelcke, „Repräsentation – Reduktion – Standardisierung. Zur Formierung des ‚Tiermodells' menschlicher Krankheit in der experimentellen Medizin des 19. Jahrhunderts", in: Roland Borgards/Nicolas Pethes (Hg.), Tier – Experiment – Literatur. 1880–2010, Würzburg 2013, 15–36.

[187] Nicolle, Essaie de vaccination préventive dans le typhus exanthématique, 40; Neukirch, Über Versuche prophylaktischer Impfung gegen Fleckfieber, 301.

der injizierte Impfstoff ungefährlich war. Um ein Impfverfahren nach allen Regeln der labormedizinischen Kunst zu überprüfen, sei es notwendig, so Rocha-Lima, „daß die mit dem Impfstoffe vorbehandelten Personen nachträglich virulentes Material [...] erhalten, welches bei nicht immunisierten Individuen die Krankheit sicher erzeugen würde."[188]

Helena Sparrow hatte bei ihrem Selbstversuch diesen zweiten und risikoreichen Schritt gewagt. Dabei gefährdete sie allerdings nur sich selbst. An welchen Menschengruppen außer den Forschenden selbst, Impfmaterial nach Laborstandards getestet werden konnte, stellte deshalb für die experimentelle Fleckfieberforschung eine Herausforderung dar.

Professor Hamdi sei in Erzincan in einer besonders „günstigen Lage" gewesen, so Rocha-Lima[189]: Er hatte bei den zum Tode Verurteilten die notwendige künstliche Injektion im Anschluss an die Impfung durchführen können. Medizinische Experimente an zum Tode Verurteilten durchzuführen, stellte eine etablierte Praxis der experimentellen Medizin dar.[190] So hatte beispielsweise auch Robert Koch sein Tuberkulin an Todkranken erprobt. Bei negativer Wirkung hätte es das Sterben lediglich beschleunigt, so die implizite Argumentation für dieses Vorgehen.[191] Verurteilte Straftäter repräsentierten zudem eine soziale Randgruppe, die nur wenige Fürsprecher erwarten konnte. Man befände sich leider nur selten in so „glücklichen Umständen", auf eine solche Gruppe Zugriff zu haben, konstatierte Rocha-Lima.[192]

Im Hinblick auf andere soziale Randgruppen war die Sensibilität bei Menschenversuchen seit etwa 1900 gesteigert worden. Zumindest in Deutschland hatte es um die Jahrhundertwende eine erste Debatte darüber gegeben, ob „arme Leute" in Krankenhäusern für medizinische Experimente missbraucht würden. Erstmals wurde auch die Notwendigkeit der Aufklärung von Versuchspersonen kodifiziert.[193] Auf medizinischer und juristischer Ebene war diese Debatte für Versuche mit Impfstoff jedoch nur von begrenzter Bedeutung. Es wurde in erster Linie über die Problematik von „rein wissenschaftlichen" Versuchen debattiert, so genannte Heilversuche wurden ausgeklammert. Bei ihnen konnte man ja davon ausgehen, dass sie auch den Probanden selbst nützten.[194]

Rücksicht auf das Wohl von Versuchspersonen wurde zudem in der Regel gänzlich außer Acht gelassen, wenn diese nicht von weißer Hautfarbe waren. In den deutschen Kolonien Togo und Kamerun wurden zwischen 1908 und 1914 beispielsweise hoch gefährliche Versuche mit extremen Nebenwirkungen an der indigenen Bevölkerung vorgenommen, um ein Heilmittel gegen die Schlafkrankheit zu entwickeln.[195] Der

---

[188] da Rocha-Lima, Die Schutzimpfung gegen Fleckfieber, 1147.
[189] da Rocha-Lima, Schutzimpfungsversuche gegen Fleckfieber, 1454.
[190] Vgl. zu der Debatte darüber am Ende des 19. Jahrhunderts Barbara Elkeles, *Der moralische Diskurs über das medizinische Menschenexperiment im 19. Jahrhundert*, Stuttgart 1996, 154–161 (= Elkeles, Der moralische Diskurs).
[191] Gradmann, Krankheit im Labor, 194f.
[192] da Rocha-Lima, Die Schutzimpfung gegen Fleckfieber, 1147f.
[193] Elkeles, Der moralische Diskurs; Dies., „Medizinische Menschenversuche gegen Ende des 19. Jahrhunderts und der Fall Neisser", *Medizinhistorisches Journal* 20, 1985, 135–148.
[194] Elkeles, Der moralische Diskurs, 209.
[195] Wolfgang U. Eckart, „Die Kolonie als Laboratorium. Schlafkrankheitsbekämpfung und

Rückgriff auf subalterne ,Andere' im globalen Süden ist bis heute ein grundlegendes Problem medizinischer Forschung am Menschen.[196] Das lässt sich auch im Kontext der Fleckfieberimpfstoffforschung beobachten. Die politisch periphere Verortung der Fleckfieberforschung bedeutete auch hier einen ,Standortvorteil', weil er den Wissenschaftlerinnen und Wissenschaftlern in kolonialen Kontexten Zugriff auf indigene Bevölkerungsgruppen gewährte, die sie in der Regel nicht als gleichwertig betrachteten. Charles Nicolles Fleckfieberschreiben beispielsweise war getränkt von seinen Vorstellungen einer französischen Zivilisierungsmission gegen die nordafrikanische Rückständigkeit.[197] Die Fleckfieberforscher in Tunis hatten entsprechend auch auf die „indigènes" ihrer Kolonie zurückgegriffen, um ihre Impfstoffe zu testen. Die indigene Bevölkerung der nordafrikanischen Kolonien Frankreichs und auch Mittelamerikas sollte im Laufe der Zwischenkriegszeit noch vielfach zum Versuchsobjekt der Fleckfieberforschung gemacht werden. Der ,Standortvorteil' für die Forschenden bedeutete also einen gravierenden Nachteil für die lokale Bevölkerung.

Gänzlich löste dieses Vorgehen die Frage nach den geeigneten Versuchspersonen für Impfstoffversuche jedoch nicht. Die genaue Angabe der Nationalität der Geimpften, die Nicolle bei seinen Versuchsdarstellungen stets vornahm (Serben, Franzosen, indigene Tunesier), lag auch darin begründet, dass er davon ausging, dass der Verlauf des Fleckfiebers abhängig von der „Rasse" variierte. Während eine Fleckfiebererkrankung bei Serben ausgesprochen mild verlaufe, habe sie unter Franzosen („bei uns") meist gravierende Folgen.[198] Entsprechend mussten auch die Mortalitätszahlen nach der Impfung innerhalb der jeweiligen „Rassen" verglichen werden.[199] Aus dieser Annahme folgte auch, dass die Wirksamkeit eines Impfstoffs am Menschen nicht allein an einer „Rasse" getestet werden konnte. Wenn ein Mittel bei einem Serben oder Tunesier wirkte, hieß das noch nicht, dass dies auch bei einem Franzosen der Fall wäre. Während des Ersten Weltkriegs wurden Rekonvaleszentenserum und aktives Blutserum deshalb auch an französischem Sanitätspersonal getestet. Auch Neukirch erprobte sein Chloroform-Serum nicht nur an türkischen, sondern genauso an deutschen Soldaten – auch er hatte die Nationalität der Versuchspersonen stets explizit angegeben.[200]

Humanexperimente in den deutschen Kolonien Togo und Kamerun 1908–1914", in: Birgit Griesecke/Markus Krause/Nicolas Pethes/Katja Sabisch (Hgg.), *Kulturgeschichte des Menschenversuchs im 20. Jahrhundert*, Frankfurt a. M. 2009, 199–227.

[196] Für Menschenversuche westlicher Pharmakonzerne im globalen Süden nach 1945 vgl. z. B. David T. Rothman, „Back to First Principles. First World Research in Third World Countries", in: Wolfgang U. Eckart (Hg.), *Man, Medicine, and the State. The Human Body as an Object of Government Sponsored Medical Research in the 20th Century*, Stuttgart 2006, 279–288.

[197] S. z. B. Nicolle, L'immunité et l'immunisation.

[198] Nicolle/Blaizot, Sur la préparation d'un sérum, 455.

[199] Ebd., 458.

[200] Neukirch, Über Versuche prophylaktischer Impfung gegen Fleckfieber, 301. Dass Soldaten oder Sanitätspersonal an Immunisierungsversuchen teilnahmen, war im ersten Drittel des 20. Jahrhunderts ebenfalls keine Seltenheit. Berühmt wurden beispielsweise die Versuche zur Gelbfieberübertragung auf Cuba. John R. Pierce/Jim Writer, *Yellow Jack. How Yellow Fever Ravaged America and Walter Reed Discovered its Deadly Secrets*, Hoboken 2005. Bei derartigen Versuchen und auch im Schreiben der Fleckfieberforscher lässt sich immer wieder das wirkmächtige Argument des möglichen wissenschaftlichen Fortschritts finden, der die Unterordnung individuellen Leidens erfordere. Z. B.

Die Problematik des Menschenversuchs ließ sich durch die periphere und teilweise koloniale Stellung der Fleckfieberforschung und den dadurch ermöglichten Zugriff auf Bevölkerungsgruppen, die als subaltern eingestuft wurden, also nicht gänzlich umgehen. Neben das Ausnutzen politischer, sozialer und kultureller Machtpositionen mussten weitere Strategien treten. So spielte der Selbstversuch, wie derjenige Helena Sparrows, weiterhin eine wichtige Rolle. Ebenso wurden zufällige und ungewollte Infektionen von Mitarbeitern im Labor als Evidenz für die Wirksamkeit eines Impfverfahrens herangezogen.

Die Fleckfieberimpfstoffforschung, die Helena Sparrow 1921 in Warschau aufgriff, führte sie also in ein wissenschaftlich herausforderndes, aber auch in ein politisch und ethisch aufgeladenes Feld. Die technischen Fragen zum Impfmaterial und seiner Bearbeitung waren eng verwoben mit (geo-)politischen Voraussetzungen. Erst der Erste Weltkrieg und der Kontext der Kolonie schafften Bedingungen, unter denen Impfstoffe entwickelt und an Soldaten oder „indigènes" erprobt werden konnten. Die Praktiken der Impfstoffforschung waren mit kulturellen Vorstellungen über den ,Anderen' und mit ethischen Überlegungen verknüpft.

Diese Verflechtung wissenschaftlicher, politischer und ethischer Dimensionen bakteriologischer Forschung führte mit dazu, dass die Arbeit zu Fleckfieberimpfstoff auch in der Zwischenkriegszeit in globalen und europäischen Randzonen verankert blieb. Ebenso trug dazu aber erneut bei, dass sich Fleckfieberforschung nur schwer von Regionen entkoppeln ließ, in denen das Fieber auch tatsächlich auftrat. Als Auftakt für ihre Forschungen hatten alle Wissenschaftlerinnen und Wissenschaftler Fleckfieberkranke benötigt. Der vielversprechende Läuseimpfstoff von Rocha-Lima konnte sogar nur während einer Epidemie durch Ansetzen der Läuse an fiebernden Patienten hergestellt werden. Rudolf Weigl im ostpolnischen Lemberg konnte diese Situation zu seinem Vorteil nutzen. Er kombinierte die lokalen Bedingungen in der ostpolnischen Fleckfieberregion mit seiner Technik der künstlichen Lausinfektion und machte sie für ein neues Verfahren der Impfstoffherstellung produktiv. Bis die ostpolnischen *Kresy* jedoch Teil des internationalen Fleckfieberforschungsnetzwerks wurden, musste einiges an Mobilisierungs- und Vermittlungsarbeit geleistet werden. Helena Sparrow spielte dabei eine wichtige Rolle, weshalb wir ihrem Weg noch ein Stück weiter folgen.

9.2. Austausch zwischen Tunis und Warschau: Helena Sparrow geht auf Reisen

Ihre schwere Erkrankung hielt Helena Sparrow nicht davon ab, sich dem komplexen Feld der Fleckfieberforschung weiter zu widmen. Nachdem sie wieder genesen war, setzte sie ihre Forschungen zu einem Fleckfieberimpfstoff am Staatlichen Hygieneinstitut in Warschau fort. 1924 sollten weitere Ergebnisse folgen. Zunächst aber ging sie auf Reisen. Im Januar 1923 hatte das Health Committee des Völkerbundes in Genf einen „Interchange of Assistants of Public Health and Hygiene Laboratories" ins Leben gerufen. 19 Bakteriologen aus zwölf Ländern sollten sich an dem Aus-

---

da Rocha-Lima, Die Schutzimpfung gegen Fleckfieber, 1147. Vgl. zu diesem Argumentationsmuster allgemein Roelcke, Tiermodell und Menschenbild, 29.

tausch beteiligen und für sechs bis dreizehn Wochen an einem ausländischen Institut arbeiten und lernen.[201] Dabei betonte der Direktor der League of Nations Health Organisation, Ludwik Rajchman, wiederholt, dass dieses Programm einen „real interchange" ermöglichen sollte. Es sollte nicht allein um eine Ausbildung von Wissenschaftlern aus peripheren Regionen in den Zentren der Wissenschaft in Frankreich und den USA gehen. Vielmehr sollte der „wahre Austausch" Wissenschaftler aus allen Ländern mobilisieren und miteinander in Interaktion treten lassen. Als ideales Beispiel präsentierte Rajchman mehrfach das Szenario, dass ein französischer Forscher vom Institut Pasteur de Tunis nach Warschau käme, um dort Fleckfieber zu studieren, ein Warschauer Wissenschaftler wiederum das gleiche in Tunis tun könnte.[202] Obwohl in den Korrespondenzen zum „Laboratory Exchange" konsequent ausschließlich von Wissenschaftlern und niemals von Wissenschaftlerinnen die Rede war, sollte sich Rajchmans Idealvorstellung mit Helena Sparrow zumindest ein Stück weit verwirklichen. Neben Stanisław Sierakowski[203] gehörte Sparrow zu denjenigen, die auf polnischer Seite am ersten Laboraustausch der LNHO teilnahmen.

Nach Tunis führte Sparrow das Programm von 1923 aber erst über Umwege. Zunächst gelangte sie im Juni des Jahres ans Pasteur-Institut von Lille, um die dortige Impfstoffproduktion kennen zu lernen. Es stellte sich allerdings heraus, dass in Lille keinerlei Impfstoff produziert wurde – die Vorbereitungszeit für den Austausch war offenbar kurz gewesen –, so dass Sparrow nach sechs Wochen ihres Aufenthalts darum bat, an das Mutterinstitut in Paris wechseln zu dürfen. Im Januar 1924 traf sie dort ein.[204] Rajchman hatte an den Vize-Direktor des Instituts, Albert Calmette, geschrieben, dass es für das Warschauer PZH von besonderem Nutzen sei, wenn Sparrow in Paris die Diphtherie-Impfstoffproduktion kennen lernen könnte.[205] Zunächst aber folgte sie dem *Cours de Microbiologie*[206] und hinterließ dort den besten Eindruck. Alexandre Besredka bat Rajchman im Februar darum, Sparrows Aufenthalt unbedingt zu verlängern.[207]

Für die Geschichte des globalen Fleckfiebernetzwerks sollte es sich als bedeutsam erweisen, dass diese Verlängerung bewilligt wurde. Denn im März 1924 traf sie in Paris auf Charles Nicolle. Die beiden tauschten sich lebhaft über ihre Fleckfieberforschung aus. Sparrow hatte nach ihrem verheerenden Selbstversuch die Idee einer Abschwächung des Virus aufgegeben. Stattdessen hatte sie bei ihren weiteren

---

[201] Memorandum „Interchange of Assistants of Public Health and Hygiene Laboratories", ohne Datum, LNA, Hygienekomitee des Völkerbundes, R. 852/26189/26189x, Bl. 16 und Memorandum concerning the Organisation of the Interchange of Bacteriologists, 12.1.1923, ebd., Bl. 19–21.

[202] Rajchman an Cumming, 27.1.1923, ebd., Bl. 14; Rajchman an Nicolle, 10.2.1923, ebd., Bl. 12.

[203] Sierakowski verbrachte einen Studienaufenthalt in Kopenhagen. Vgl. Sierakowski an Rajchman, 9.5.1923, LNA, Hygienekomitee des Völkerbundes, R. 852/26189/28471x, Bl. 94.

[204] Marmier, Direktor des Institut Pasteur de Lille, an Rajchman, 27.6.1923, ebd., Bl. 85. Rajchman an Calmette, Vizedirektor des Institut Pasteur de Paris, 22.1.1924, ebd., Bl. 52. Ob Sparrow in der Zwischenzeit nach Warschau zurückkehrte oder an den Pasteur-Instituten in Brüssel und Straßburg Station machte, lässt sich aus den Akten in Genf nicht rekonstruieren. Rajchman hatte bei beiden Instituten um ihre Aufnahme gebeten: Rajchman an Bordet und Rajchman an Borel, 25.7.1923, ebd., Bl. 80–81.

[205] Rajchman an Calmette, 22.1.1924, ebd., Bl. 52.

[206] Calmette an Rajchman, 25.1.1924, ebd., Bl. 50.

[207] Besredka an Rajchman, 5.2.1924, ebd., Bl. 48.

Forschungen in Warschau die „excellente idée de Nicolle" aufgegriffen und die Menge des Virus reduziert, um zu impfen.[208]

Gemeinsam mit ihrer Kollegin am PZH, Bronisława Fejgin, hatte Sparrow eine minimale infektiöse Dosis des Fleckfiebervirus etabliert. Dazu hatten die Forscherinnen nicht das Blut eines Meerschweinchens, sondern sein Gehirn genutzt, in dem der Erreger stabiler verteilt schien. Mit dem Virusstamm Warszawa II ergab sich, dass 1/60 000 des Gehirns, ca. 0,00005 Gramm, noch ausreichte, um ein weiteres Meerschweinchen mit Fleckfieber zu infizieren. Die geglückte Infektion hatte Sparrow durch Prüfung einer Folgeimmunität getestet.[209] Sparrow versuchte nun – dieses Mal ausschließlich im Tierversuch – Meerschweinchen geringere Mengen als die minimale infektiöse Dosis zu injizieren. Diese subinfektiösen Dosen wurden über mehrere Tage langsam gesteigert. Zehn Tage nach Abschluss dieser Impfprozedur hatte Sparrow den Tieren eine normale Dosis infizierten Meerschweinchengehirns verabreicht. Die geimpften Meerschweinchen entwickelten nach zwölf Tagen Fiebersymptome. Bei Kontrolltieren, die nicht geimpft worden waren, traten die Symptome aber schon nach sechs bis acht Tagen auf. Einen kleinen verzögernden Effekt hatte die Impfung also gehabt.[210]

Nicolle fand Sparrows Forschungen so interessant, dass er unbedingt mit ihr zusammenarbeiten wollte. Nach ihrem Zusammentreffen bat er Rajchman in Genf inständig darum, Sparrows Studienreise nochmals zu verlängern und ihr einen Aufenthalt von Mitte Mai bis Juli in Tunis zu finanzieren. Sparrow könne vor Ort in Tunis „prendre connaissance de nos méthodes et nous y expliquer sa technique. Je pense que sa venue serait utile pour elle même et pour nous."[211] Sparrow sollte, so wird hier deutlich, nicht als Schülerin nach Tunis kommen, sondern im Rahmen eines Austauschs, von dem beide Seiten zu profitieren hofften.

Der Gedanke des beidseitigen Gewinns von Sparrows Reise wird noch deutlicher, wenn wir die Finanzierung ihres Aufenthalts in Tunis genauer betrachten. Die LNHO konnte zunächst kein Geld für ihre Reise nach Tunesien auftreiben. Rajchman vertröstete Sparrow auf das nächste Jahr und sie kehrte im Juni 1924 erst einmal nach Warschau zurück.[212] Erst im Sommer 1925 wurde ihr Tunisaufenthalt erneut in Angriff genommen. Nicolle lud sie ein, im Februar des darauffolgenden Jahres nach Tunesien zu kommen.[213] Dem tunesischen Pasteur-Institut war Sparrows Forschungsaufenthalt so wichtig, dass es dieses Mal auch anbot, ihn mit 12 000 Francs zu

---

[208] Hélène Sparrow, „Étude expérimentale sur le typhus exanthématique. Procédé efficace d'immunisation par le virus vivant", *Comptes Rendus des Séances de la Société de Biologie et de ses Filiales* 41, 1924, 1342–1345, 1343.

[209] Hélène Sparrow, „Étude expérimentale sur le typhus exanthématique. Inoculation de doses de virus sub-infectantes", *Comptes Rendus des Séances de la Société de Biologie et de ses Filiales* 41, 1924, 1341–1342 (= Sparrow, Inoculation de doses de virus sub-infectantes); Bronisława Fejgin/Hélène Sparrow, „Sur l'affinité du virus typhique pour les différents tissus", *Comptes Rendus des Séances de la Société de Biologie et de ses Filiales* 41, 1924, 1339–1340.

[210] Sparrow, Inoculation de doses de virus sub-infectantes.

[211] Nicolle an Rajchman, 24. 3. 1924, LNA, Hygienekomitee des Völkerbundes, R. 852/26189/28471x, Bl. 45.

[212] Sparrow an Rajchman, 2. 6. 1924, ebd., Bl. 34. Rajchman an Sparrow, 14. 6. 1924, ebd., Bl. 41.

[213] Nicolle an Sparrow, 12. 8. 1925, ebd., Bl. 28.

finanzieren.[214] Rajchman wiederum konnte in der LNHO 1926 dafür sorgen, dass der Völkerbund zumindest die Reisekosten von Sparrow deckte.[215] Im April 1926 konnte sie dann endlich mit dem Schiff von Marseille aus nach Tunis aufbrechen.[216] Nicht als Lehrling, sondern als geladene und bezahlte Gastwissenschaftlerin verbrachte sie dort drei Monate.

Die tunesischen Fleckfieberforscher interessierten sich vor allem für Sparrows Methode der Bestimmung einer minimalen infektiösen Dosis und sie setzte in Tunis ihre Versuche dazu fort.[217] Gleichzeitig konnten sie, Nicolle und Conseil ihre Technik mit den tunesischen Bemühungen zur Immunisierung mit Blutserum verbinden. Die Methode, eine geringe Menge des lebenden Erregers durch Gabe von Blutserum (den Blutbestandteil, der die wenigsten Rickettsien enthielt) zu injizieren, hatten Nicolle und Conseil nach 1916 noch weitere Male am Menschen erprobt. Meist hatte jedoch das methodische ‚Problem' bestanden, dass keine künstlichen Kontrollinfektionen vorgenommen und lediglich die Ungefährlichkeit des Serums festgestellt werden konnte.[218] Die bisherigen Versuche seien alle zu „empirisch" gewesen und es habe ihnen an Präzision gemangelt, stellten Nicolle, Sparrow und Conseil 1927 fest.[219] Die mangelnde Stringenz der Methode sahen sie aber nicht nur durch den fehlenden Labor-gemäßen Menschenversuch verursacht. Ein weiteres Problem ergab sich dadurch, dass Blut eine höchst variable Virulenz aufwies, sich Blutserum als Impfstoff also kaum dosieren ließ. Helena Sparrow hatte die Lösung für dieses Problem mit nach Tunis gebracht:

„Das Kommen unserer neuen Mitarbeiterin nach Tunis hat es uns erlaubt, unsere Bemühungen zur Lösung des Problems zu vereinen. Die Methode, der wir folgten, war immer noch die, die wir in Tunis entwickelt hatten. Aber das Ersetzen des Blutserums durch Gehirnmaterial wurde durch die Technik unserer neu Angekommenen erleichtert, das Titrieren der Virulenz des Gehirns."[220]

In Tunis ergab sich eine „dose limite", auch „dose virulente" genannt, von 1/5000 des Gewichts eines Meerschweinchengehirns. Mit dieser Dosis gingen Nicolle, Sparrow und Conseil nun daran, Meerschweinchengehirn systematisch als Impfstoff am Menschen zu erproben.[221] Die Problematik des Menschenversuchs wurde von den

---

[214] Etienne Burnet, Vizedirektor des Institut Pasteur de Tunis, an Sparrow, 16.9.1925, ebd., Bl. 27.

[215] Rajchman an Sparrow, 17.2.1926, ebd., Bl. 19.

[216] Sparrow an Rajchman, 8.4.1926, ebd., Bl. 13.

[217] Hélène Sparrow, „Recherches expérimentales sur le typhus exanthématique poursuivies à l'Institut Pasteur de Tunis", Archives de l'Institut Pasteur de Tunis 16, 1927, 33–58, 33–39 (= Sparrow, Recherches expérimentales sur le typhus).

[218] Lediglich die Impfung der Dorfgemeinschaft von Oued Zargua hatte Aufschlüsse hinsichtlich der positiven Wirksamkeit geliefert. In der Region, in dem das Dorf lag, herrschte eine schwere Fleckfieberepidemie. Nur in Oued Zargua erkrankten die geimpften Menschen nicht. Auch ohne künstliche Kontrollinjektion waren hier also Aussagen möglich gewesen. Charles Nicolle/Hélène Sparrow/ Ernest Conseil, „Vaccination préventive de l'homme contre le typhus exanthématique par inoculation répétées de petites doses de virus. Étapes et solution du problème", Archives de l'Institut Pasteur de Tunis 16, 1927, 1–32, 10 (= Nicolle/Sparrow/Conseil, Vaccination préventive de l'homme contre le typhus).

[219] Ebd., 12.

[220] Ebd., 13.

[221] Nicolle konnte aus gesundheitlichen Gründen nur während der Hälfte der Zeit von Sparrows

dreien dabei schlicht negiert. In Ländern, in denen so viele auf Grund ihres Berufs ständig mit Fleckfieberpatienten in Kontakt seien und einer Infektion sowieso kaum entgehen könnten, gäbe es keinerlei Problem, Freiwillige für einen Impfversuch zu finden. Da aber alle drei bereits Impfungen an sich erprobt hätten, kämen sie selbst nicht für einen Versuch in Frage. Stattdessen fanden sie ein „sujet B", „un adulte bien portant", zu dem dieses Mal keine genaueren Angaben bezüglich der Nationalität gemacht wurden.

Sujet B wurden zunächst 2,5 virulente Dosen und, nachdem er diese gut zu vertragen schien, 15 Tage später nochmals 25 virulente Dosen Meerschweinchengehirn verabreicht. Kurze Zeit später erkrankte der Mann an Fleckfieber, das glücklicherweise leicht verlief, ihn aber dennoch zwölf Tage fiebern ließ.[222] In einer zweiten Testreihe reduzierten die drei Forschenden deshalb die Anzahl der verabreichten Dosen und kühlten das Gehirnmaterial zunächst auch zusätzlich auf Eis, um es abzuschwächen. Zwei weitere Freiwillige und parallel zahlreiche Meerschweinchen wurden über mehrere Monate in drei Phasen geimpft. In der dritten Phase der Injektionen erhielten sie insgesamt 24 virulente Dosen. Keine der zwei Versuchspersonen zeigte Symptome. Zweieinhalb Monate später, im Januar 1927 – Sparrow war zu diesem Zeitpunkt schon wieder abgereist – führten Nicolle und Conseil entsprechend den Standards der experimentellen Laborforschung eine kontrollierte künstliche Infektion der zwei Personen mit 20 virulenten Dosen Meerschweinchengehirn durch. Die beiden erkrankten in Folge nicht an Fleckfieber.[223] Man konnte also schlussfolgern: „Devant ces constatations, on est en droit de conclure que la méthode d'immunisation de l'homme (et du cobaye) par inoculations de petites doses virulentes de cerveau de cobaye est, à la fois, inoffensive et efficace, à condidtion, bien entendu, de suivre la technique que nous avons exposée."[224]

Sparrows Technik der minimalen infektiösen Dosis hatte in Tunis folglich das Finden einer neuen Impfmethode ermöglicht. Um die Vertreter der Zivilisation, die mit den „indigènes" in Kontakt traten, vor einer Infektion zu schützen, so hielten Nicolle, Sparrow und Conseil fest, konnte man nun neben dem Rekonvaleszentenserum auch auf dieses Verfahren der aktiven Immunisierung zurückgreifen.[225] Nicolles Kopplung seiner Fleckfieberforschung mit der französischen Zivilisierungsmission in Nordafrika wird hier nochmals besonders deutlich. Fleckfieberforschung diente Frankreich und dem Rest des westlichen Europas, weil sie vor den Krankheiten des unzivilisierten Anderen beschützte.

Nicolle war von der Kooperation mit der PZH-Forscherin entsprechend begeistert. An Rajchman in Genf schrieb er – und sprach ihn hier eindeutig auch als eigentlichen Direktor des Warschauer PZH an:

Aufenthalt selbst im Labor arbeiten. Sparrow und Conseil tragen deshalb vermutlich die hauptsächliche Verantwortung für den Gang der Untersuchungen. Nicolle an Rajchman, 14.7.1926, LNA, Hygienekomitee des Völkerbundes, R. 852/26189/28471x, Bl. 8.

[222] Nicolle/Sparrow/Conseil, Vaccination préventive de l'homme contre le typhus, 16–19.
[223] Ebd., 21–28.
[224] Ebd., 30.
[225] Ebd., 30.

„J'ai toujours pensé que la visite de Madame Sparrow n'était qu'un commencement dans une oeuvre commune qu'il appartient à nos Instituts de mener jusqu'à sa conclusion [...]. C'est pourquoi je vous demande instamment de bien vouloir autoriser Madame Sparrow à revenir travailler dès l'automne ou l'hiver prochain à l'Institut Pasteur de Tunis et y achever les recherches ébauchées. Un séjour de huit mois me parait un minimum."

Rajchmans Vorliebe für „wahren" internationalen Austausch gleichsam bedienend, betonte Nicolle abschließend: „L'intérêt très grand de ces recherches, leur importance pratique, et aussi la portée morale d'une collaboratrice suivie entre votre Institut et le nôtre, me sont des raisons de penser que vous voudrez bien accéder ma demande."[226] Das tat Rajchman.[227] 1928 wurde Sparrow von ihren Pflichten am PZH befreit und reiste erneut nach Tunis.[228] Auch dieses Mal brachte sie eine neue Technik mit an das Institut Pasteur. Es handelte sich allerdings nicht um eine von ihr selbst gefundene Methode, sondern um ein Läusevakzin, das Rudolf Weigl in Lemberg entwickelt hatte. Sparrow fungierte hier als reisende Mittlerin, über die Weigls Vakzin seinen Weg in das globale Fleckfiebernetzwerk fand.

9.3. Wie der Fleckfieberimpfstoff aus Lemberg zirkulierte

Rudolf Weigl hatte Rocha-Limas Publikationen zu einem Läusevakzin im Gegensatz zu vielen anderen Fleckfieberforscherinnen und -forschern aufgegriffen. In seinem Labor in Przemyśl hatte er 1918 erstmals Meerschweinchen mit infizierten Läusen geimpft.[229] Anders als Rocha-Lima setzte Weigl seine Versuche auch über das Kriegsende hinaus fort – zunächst weiterhin im Przemyśler Militärlabor, später als Leiter der Abteilung für Allgemeine Biologie an der Medizinischen Fakultät der Jan-Kasimir-Universität in Lemberg.[230] Weigl verwendete wie Rocha-Lima ganze infizierte Läuse oder die herausgeschnittenen Läusedärme. Der entscheidende Unterschied zur Technik Rocha-Limas bestand darin, dass Weigl für die Infektion der Läuse nicht auf akut kranke Fleckfieberpatienten angewiesen war, sondern die Tiere mit seiner Technik aus Papierstreifen, Pinzette und Spritze künstlich rektal infizieren konnte. Um die so gewonnenen Quasi-Rickettsienkulturen vor der Weiterverarbeitung noch zu füttern, wurden ‚nur' rekonvaleszente Fleckfieberpatienten benötigt. In Przemyśl und Lemberg, zwei Städten, die mitten im Gebiet der gravierenden Epidemie von

---

[226] Nicolle an Rajchman, 14.7.1926, LNA, Hygienekomitee des Völkerbundes, R.852/26189/28471x, Bl. 8.

[227] Rajchman an Nicolle, 27.7.1926, ebd., Bl. 7.

[228] Den genauen Zeitraum und die Modalitäten der Finanzierung dieses Aufenthalts konnte ich aus den von mir eingesehenen Archivalien nicht ermitteln.

[229] Rudolf Weigl, „Badania nad Rickettsią Prowazeki [Forschungen zu Rickettsia Prowazeki]", *Przegląd Epidemjologiczny* 1, 1920, 4–17, 10 f. (= Weigl, Badania nad Rickettsią Prowazeki).

[230] Weigl wurde zum 1.10.1920 zum ordentlichen Professor der Lemberger Universität ernannt. Da es dort noch keine ausgestatteten Laborräumlichkeiten gab, erlaubte ihm das Kultusministerium, auch 1921 Leiter des Militärlabors zu bleiben und seine Arbeiten dort fortzusetzen. Weigl wollte einen Umzug des Militärlabors mit all seiner Ausstattung und den Versuchstieren nach Lemberg veranlassen. Weigl an MWRiOP, 21.12.1920, AAN, MWRiOP, 6447, Bl. 124 f. Ob und wann ihm das genau gelang, kann aus den von mir eingesehenen Archivalien nicht rekonstruiert werden. Im Laufe der 1920er Jahre richtete Weigl jedoch ein gut funktionierendes Labor an der Lemberger Universität ein.

1919/20 lagen, konnte Weigl sicher davon ausgehen, dass ihm davon ausreichend zur Verfügung standen.

Wenn die Läuse nach der künstlichen Infektion durch die Fütterung an Rekonvaleszenten in ihren Sikoraschen Kästen ausreichend gewachsen waren, wurden die ganzen Tiere oder die Därme mit Kochsalzlösung vermischt, zu einer gleichmäßigen Masse verarbeitet und dann mit Phenol versetzt, um die Rickettsien abzutöten. Weigl ging davon aus, dass 1 cm^3 dieser Mischung 10 Millionen Rickettsien enthielt. In einigen wenigen Fällen hatte er, wie er schrieb, mit seinem Vakzin Versuche am Menschen vorgenommen und ihnen über mehrere Tage drei Injektionen mit insgesamt 40 Millionen Rickettsien verabreicht. Offenbar hatte es sich um Ärzte oder Krankenpflegepersonal gehandelt, denn Weigl berichtete, dass die Geimpften in sehr „sauberen" Krankenhäusern gearbeitet hätten, so dass kein Aufschluss darüber bestand, ob sie auf Grund der Injektionen nicht an Fleckfieber erkrankt waren, oder weil die Gefahr der Übertragung der Krankheit durch die Laus gar nicht bestanden hatte.[231] Dennoch war Weigl sehr zuversichtlich, ein wirkmächtiges Schutzmittel gegen das Fleckfieber gefunden zu haben. Optimistisch stimmte ihn vor allem sein Verfahren der künstlichen Lausinfektion. Es machte die Infektion der Läuse verlässlich und gleichmäßig. Zudem entkoppelte es die Impfstoffproduktion von einer akut herrschenden Epidemie. So hielt er fest: „Das Rickettsienmaterial, das auf diesem Wege gewonnen wurde, eignet sich hervorragend zur Herstellung eines Impfstoffs oder zur Immunisierung von Tieren, um Heilserum zu erhalten."[232]

Diese Erkenntnis reservierte Weigl aber zunächst einmal für polnischsprachige Wissenschaftlerinnen und Wissenschaftler. Seine Veröffentlichung zu einem Läusevakzin erschien 1920 in der ersten Ausgabe des *Przegląd Epidemjologizczny*, dem Hausmagazin des Staatlichen Epidemiologischen Zentralinstituts, später PZH. Er führte seine Erkenntnisse zudem bei seiner Bewerbung auf den Lemberger Lehrstuhl an.[233] In einem deutschen, französischen oder englischen Organ finden sich seine Befunde jedoch nicht. Zwar enthielt die englische Zusammenfassung seines Beitrags im *Przegląd* eine knappe Erwähnung des Impfstoffs und seiner Erprobung, aber Weigl formulierte hier sehr zurückhaltend ([„The author] does not feel authorized to deduce any definite conclusions"). Zudem ist davon auszugehen, dass der erst neu gegründete *Przegląd* kaum international zirkulierte oder intensiv rezipiert wurde.

Ganz anders verhielt es sich mit Weigls Technik der künstlichen Läuseinfektion. Diese hatte er, wie wir oben gesehen haben, 1920 ausführlich in den deutschen *Beiträgen zur Klinik der Infektionskrankheiten und zur Immunitätsforschung* dargelegt, hier aber nichts von der Möglichkeit erwähnt, die so infizierten Läuse zu einem Impfstoff weiterzuverarbeiten.[234] Auch auf Englisch wurde zunächst ausschließlich über die künstliche Läuseinfektion berichtet. Wer Weigls Artikel in den *Beiträgen* nicht gelesen hatte, konnte einen Bericht über die Technik samt Weiterentwicklung bei Arthur William Bacot im *British Journal of Experimental Medicine* finden. Bacot

---

[231] Weigl, Badania nad Rickettsią Prowazeki, 11 f.

[232] Ebd., 15.

[233] Gutachten der Berufungskommission für den Lehrstuhl Allgemeine Biologie, ohne Datum, vermutlich April/Mai 1920, AAN, MWRiOP, 6447, Bl. 61–64.

[234] Weigl, Untersuchungen und Experimente an Fleckfieberläusen.

hatte Weigl 1920 in Warschau getroffen und einer Demonstration der künstlichen Läuseinfektion beigewohnt. Bacot zitierte auch Weigls englische Zusammenfassung des *Przegląd*-Artikels, ging aber auf den Läuseimpfstoff mit keinem Wort ein.[235]

Auch für Weigl selbst entwickelte die künstliche Infektionstechnik zunächst eine größere Bedeutung. Er betrachtete sich als den „einzigen vielleicht, der sich [auf Grund dieser Methode] die nötige Menge der R. Prowazeki verschaffen könnte", die für weitere Studien zur Beschaffenheit des Fleckfiebererregers notwendig war.[236] So rühmte sich Weigl, erst mittels seiner Methode die Beweiskette zur ätiologischen Rolle von Rickettsia Prowazeki beim Fleckfieber geschlossen zu haben. Zudem nutzte er die große Menge an Rickettsien, die ihm in den Därmen seiner Läuse zur Verfügung standen, um ihr Verhältnis zu den verschiedenen auf dem ‚Markt' befindlichen Mikroorganismen, die aus Fleckfiebermaterial gezüchtet worden waren, zu bestimmen. Weigl führte mikroskopische und serologische Studien zum Verwandtschaftsverhältnis der R. Prowazeki zu dem einst von Plotz identifizierten Fleckfieberbacillus durch, zu den X-Stämmen von Edmund Weil und Arthur Felix sowie zu Mikroorganismen, die Max Kuczynski in Berlin und Vladimir Barykin in Moskau identifiziert hatten.[237] Es zeigte sich für ihn dabei nochmals, dass nur R. Prowazeki das Fleckfieber verursachte, die anderen gefundenen Keime vermutlich aber Mutationen des Fleckfiebererregers darstellten.[238]

Die „Weigl-Methode" ließ Forscher auf der Suche nach Rickettsienkulturen nach Lemberg kommen, so zum Beispiel den Prager Fleckfieberforscher Edmund Weil.[239] Als Forschungstool wurde die künstliche Läuseinfektion zudem in Laboren in aller Welt bekannt.[240] Weigls Läusevakzin hingegen wurde im internationalen Fleckfieberforschungsnetzwerk nicht zirkuliert.

Dies ist vor allem darauf zurückzuführen, dass die Möglichkeiten seiner Produktion eng mit den lokalen Gegebenheiten in Lemberg verknüpft waren. Noch 1931 schrieben der Fleckfieberforscher Hans Zinsser von der Harvard University und sein Mitarbeiter M. Ruiz Castañeda:

„Spencer and Parker obtained adequate virus concentrations in Rocky Mountain spotted fever by using the virus obtained from ticks, a single tick often containing as many as a thousand infectious doses. An analogous method for typhus fever by the use of lice might be successful,

---

[235] Arthur William Bacot, „Details of the Technique Adopted in Following Weigl's Plan of Feeding Lice Infected with the Virus of Typhus Fever by Rectal Injection", *British Journal of Experimental Medicine* 3, 1922, 72–74 (= Bacot, Details of the Technique).

[236] Rudolf Weigl, „Der gegenwärtige Stand der Rickettsia-Forschung", *Klinische Wochenschrift* 3, 1924, 1590–1594, 1636–1641, 1638.

[237] Vladimir Barykin/N. Kritsch, „Microbion typhi exanthematici. Der Fleckfiebererreger", *Archiv für Schiffs- und Tropen-Hygiene* 27, 1923, 49–64; Max Kuczynski, „Die Kultur des Fleckfiebervirus ausserhalb des Körpers", *Berliner Klinische Wochenschrift* 58, 1921, 1489.

[238] Weigl, Die Beziehungen der X-Stämme zur Rickettsia Prowazeki.

[239] Weil infizierte sich in Lemberg mit Fleckfieber, als er eine Läusedarmaufschwemmung einem Kaninchen injizierte und starb einige Wochen später in Prag. Allen, The Fantastic Laboratory of Dr. Weigl, 64.

[240] Vgl. z. B. Bacot, Details of the Technique; Hans Zinsser/M. Ruiz Castaneda, „Studies on Typhus Fever. II. Studies on the Etiology of Mexican Typhus Fever", *Journal of Experimental Medicine* 52, 1930, 649–659, 651. Die Tilde auf dem ‚n' wurde in den amerikanischen Publikationen Castañedas stets weggelassen.

but hardly practicable. […] the concentration of virus for vaccination purposes in lice would be hardly practicable, because lice infected naturally or by the Weigl method must be fed on human subjects for at least 10 days before they are fully virulent, a procedure that requires typhus immune individuals, much labor and a laboratory organization entirely too complex to make this worth considering."[241]

Während man es in Harvard also für quasi unmöglich hielt, einen Impfstoff aus Läusen zu produzieren, gestaltete sich die Lage für Weigl ganz anders. Er arbeitete in Lemberg unter Bedingungen, die dieses Verfahren durchaus praktikabel und bedenkenswert erscheinen ließen. So gab es in Ostpolen Ärzte, Sanitätspersonal und nicht zuletzt Patienten in großer Zahl, die während der verheerenden Fleckfieberepidemie die Krankheit durchgemacht hatten und sich nun als immune Läusefütterer eigneten. In einigen Regionen der *Kresy* galt die Krankheit zudem als endemisch, unter anderem bei den so genannten „Huzulen", einer Bevölkerungsgruppe mit eigenem russinischem Dialekt und selbständigen kulturellen Traditionen in der Karpatenregion. Weigl schien auch sein Labor entsprechend organisieren zu können. Seine zunächst vorrangigen Forschungen zur allgemeinen Beschaffenheit von Rickettsien[242] und zu Fragen des Immunitätsverhaltens von Mensch und Tier bei Fleckfieber[243] machten eine große Menge an Quasi-Rickettsienkulturen in der Laus notwendig. Weigl baute sich deshalb einen Stab an Mitarbeiterinnen und Mitarbeitern auf, die die Technik der künstlichen Läuseinfektion beherrschen lernten und bereit waren, die Insekten an sich zu füttern.

Michał Martynowicz gehörte zu den Laborassistenten der ersten Stunde und wurde zum Experten des bakteriologischen Läuselabors. In den Erinnerungen der Mitarbeiter und Angehörigen Weigls spielen aber insbesondere die weiblichen Assistentinnen eine wichtige Rolle[244], die Weigl zahlreich anstellte. Tekla Załuska war eine von ihnen und erwies sich als besonders geschickt bei der künstlichen Läuseinfektion, aber auch bei der Herstellung von Präparaten zur Rickettsienuntersuchung unter dem Mikroskop. Sie führte Neuankömmlinge in Weigls Labor in diese Verfahren ein.[245] Weigl heuerte auch Medizinstudenten an und viele Mitarbeiterinnen und Mitarbeiter brachten ihre Ehepartner als Läusefütterer mit ins Team. Hatten sie noch keine Fleckfieberinfektion erlitten, dienten sie bei der Aufzucht der gesunden Läuse. Personen,

---

[241] Hans Zinsser/M. Ruiz Castaneda, „Studies on Typhus Fever. VII. Active Immunization against Mexican Typhus Fever with Dead Virus", *Journal of Experimental Medicine* 53, 1931, 493–497, 493 f. (= Zinsser/Castaneda, Studies on Typhus Fever VII.).

[242] Bei seiner Rede zur Eröffnungsfeier der Staatlichen Hygieneschule 1926 standen diese Fragen klar im Vordergrund. Auch hier fand sein Läusevakzin keine Erwähnung. Rudolf Weigl, „O istocie i postaci zarazka duru osutkowego – Über das Wesen und die Form des Fleckfieberregers. Mémoire présenté dans la séance du 3 Mars 1930 (Classe des Science Mathématiques et Naturelles) par M. K. Klecki m. c., accepté dans la séance du 11 Juin 1930 (Classe de Médecine)", *Bulletin International de l'Académie Polonaise des Sciences et des Lettres. Classe de Médecine*, 1930, 1–25.

[243] Rudolf Weigl, „Über aktive Fleckfieberimmunität. Vorläufige Mitteilung", *Medizinische Klinik* 20, 1924, 1046–1049.

[244] Wiktor Weigl, „Wspomnienia o moim ojcu [Erinnerungen an meinen Vater]", in: Zbigniew Stuchly (Hg.), *Zwyciężyć Tyfus. Instytut Rudolfa Weigla we Lwowie. Dokumenty i wspomnienia [Fleckfieber besiegen. Das Institut Rudolf Weigls in Lemberg. Dokumente und Erinnerungen]*, Wrocław 2001, 98–138, 134–138 (= Weigl, Wspomnienia o moim ojcu).

[245] Władysław Wolff, „O Profesorze Weiglu i ‚Weiglowcach' [Über Professor Weigl und die ‚Weiglowcy']", in: ebd., 56–75, 64 (= Wolff, O Profesorze Weiglu i ‚Weiglowcach').

die eine Fleckfieberinfektion durchgemacht hatten, setzten die infizierten Läuse zur Fütterung bei sich an. Eine Person konnte im Sikoraschen Käfig 8 000 bis 10 000 Läuse an sich saugen lassen. Bevor sie zu Impfstoff verarbeitet wurden, ließ Weigl sie nach der künstlichen Infektion noch sechs Tage lang gedeihen.[246] Die Laborassistentinnen und -assistenten sowie die Medizinstudenten, die Weigl in seinem Labor um sich scharte, wurden an der Lemberger Universität bald die *Weiglowcy* genannt. Ihre organisatorische Leitung und Verwaltung übernahm Weigls Frau, die promovierte und preisgekrönte Biologin Zofia z Kulikowskich Weiglowa. Neben ihrer administrativen Arbeit führte sie in Weigls Labor ihre eigenen Forschungen durch. Zudem galt sie den Mitarbeitern als wichtigste Ansprechpartnerin in allen personellen Fragen, insbesondere bei Konflikten mit dem wohl häufig persönlich recht komplizierten Rudolf Weigl. Als „anioł pokoju" – Friedensengel – hatte sie einen nicht unerheblichen Anteil daran, dass Weigls Fleckfieberlabor funktionierte.[247]

Nach den ersten vielversprechenden Resultaten bei der Verimpfung des Läusevakzins an einigen Ärzten erprobten Weigl und sein Team den Läuseimpfstoff systematisch an Affen, Meerschweinchen, Kaninchen, Ratten und Vögeln. Er zeigte sich jedes Mal ungefährlich, aber sehr effektiv. Seine Wirksamkeit, so konnten die Lemberger Forscherinnen und Forscher auch feststellen, ließ sich mindestens über drei Jahre erhalten.[248]

Mit anderen Fleckfieberforschenden, die sich in Lemberg persönlich oder per Brief über Weigls künstliche Infektionsmethode der Laus informierten, tauschte Weigl sich durchaus auch über seinen Impfstoff aus. Edmund Weil, der sich in Weigls Labor fatalerweise mit dem Fieber infizierte und daran verstarb, hatte den Impfstoff noch vor seinem Tod gemeinsam mit Friedrich Breinl in Prag erfolgreich erprobt. Auch Max Kuczynski vom Pathologischen Institut der Berliner Universität hatte mit dem Läusevakzin erfolgreich Meerschweinchen immunisiert.[249] Weder Breinl in Prag noch Kuczynski in Berlin machten ihre positiven Resultate jedoch einem breiteren Publikum bekannt.[250]

---

[246] Jan Starzyk, „O szczepionce przeciw tyfusowi plamistemu (durowi wysypkowemu) prof. Weigla [Über den Impfstoff gegen Fleckfieber Prof. Weigls]", in: ebd., 22–24, 23 (= Starzyk, O szczepionce).

[247] Wolff, O Profesorze Weiglu i ‚Weiglowcach‘, 61; Weigl, Wspomnienia o moim ojcu, 136: Zitat.

[248] Rudolf Weigl, „Sposoby czynnego uodparniania przeciw durowi osutkowemu – Die Methoden der aktiven Fleckfieber-Immunisierung. Mémoire présenté dans la séance du 3 Mars 1930 (Classe des Sciences Mathématiques et Naturelles) par M. K. Klecki m. c., accepté dans la séance du 11 Juin 1930 (Classe de Médecine)", *Bulletin International de l'Académie Polonaise des Sciences et des Lettres. Classe de Médecine*, 1930, 25–62, 51 f. (= Weigl, Sposoby czynnego uodparniania).

[249] Ebd., 53.

[250] In ihren Schriftenverzeichnissen finden sich keine entsprechenden Publikationen.
Max Kuczynski war einer der wenigen Deutschen, die sich im bakteriologischen Zentrum Berlin mit dem Fleckfieber auseinandersetzten. Er war während des Ersten Weltkriegs im Sanitätsdienst an der Ostfront eingesetzt worden und vermutlich hier mit der Krankheit in Kontakt gekommen. Für ihre Erforschung musste Kuczynski von Berlin aus wiederholt auf Reisen gehen. 1924 arbeitete er zu Fleckfieber in Sibirien, 1927 besuchte er Ostpolen und traf hier vermutlich auch mit Weigl zusammen. Als Jude wurde er von den Nationalsozialisten verfolgt und emigrierte nach Peru, wo er sich dem Projekt einer „ethnischen Pathologie" widmete. Für diese Informationen danke ich herzlich Micheal Knipper.

Dass Weigls Impfverfahren auch bei denjenigen, die es kennen gelernt hatten, nicht weiter erforscht und getestet wurde, wird insbesondere daran gelegen haben, dass die Herstellungsprozedur für die meisten Labore ebenso unrealistisch erschien wie für Zinsser und Castañeda. Wo hätte Kuczynski in Berlin rekonvaleszente Fleck-fieberpatienten hernehmen sollen und wie gewann man ausreichend Mitarbeiter dafür, Läuse an ihren eigenen Körpern zu füttern? Weigl selbst betrachtete sein Produktionsverfahren als ausgesprochen komplex und auch kostspielig:

„Ich muß es nämlich betonen, daß die Gewinnung eines solchen Impfstoffes sehr kostspielig ist – sie erfordert nämlich einen ganz großen Apparat, vor allem also eine große Zucht normaler und infizierter Läuse – was allein schon sehr kostspielig ist, da niemand außer den Forschern selbst, Läuse, insbesondere infizierte, an seinem Körper umsonst füttern will. Auch ist der Prozeß der Impfung und der Zubereitung des Impfstoffes eine sehr mühsame und zeitraubende Arbeit, die ein eigens dazu angestelltes und entsprechend geschultes Personal erfordert."[251]

Eine Massenproduktion des Vakzins erschien Weigl, wie auch schon Rocha-Lima, aus diesen Gründen nicht möglich.[252] Eine große Arbeitsintensität bei der Herstellung stand deshalb nur geringen finanziellen Gewinnchancen gegenüber und machte eine Mobilisierung von Weigls Läuselabor an andere Orte wenig attraktiv.

Einen wirkmächtigen Umschlagplatz erreichte Weigls Vakzin erst mit Helena Sparrow, die es 1928 nach Tunis brachte. Wie genau Sparrow am PZH Warschau von Weigls Forschungen in Lemberg erfahren hat, kann nicht genau nachvollzogen werden. Sie hatte sicherlich seine Publikation im *Przegląd Epidemjologiczny* gelesen, die in der Zeitschrift des Instituts erschienen war, an dem sie arbeitete. Zudem muss sie mit Weigl in Briefkontakt gestanden haben und ihn auch selbst in Lemberg besucht haben, um seine Impfmethode kennen zu lernen.[253] Als sie 1928 erneut nach Tunis kam, hatte sie das Wissen um das Läusevakzin zumindest im Gepäck. Weigl hatte dem Team in Tunesien zudem mehrere Dosen des Impfstoffs zur Erprobung zur Verfügung gestellt.[254]

Mit Tunis erreichte Weigls Vakzin nun einen Ort, an dem zweierlei geleistet wurde, was sich für seine internationale Stabilisierung als entscheidend erwies: Der Impfstoff wurde „systematisch", also nach bakteriologischen Laborkriterien am Menschen erprobt und er fand mit Charles Nicolle einen Fürsprecher, der ihm zu einem Platz im international anerkannten *Archives de l'Institut Pasteur de Tunis* verhalf und ihn mit der Zustimmung eines Nobelpreisträgers auf dem Gebiet der Fleckfieberforschung adelte.

---

[251] Weigl, Sposoby czynnego uodparniania, 57.

[252] Ebd., 58.

[253] Aus der Korrespondenz zwischen Nicolle und Sparrow lässt sich rekonstruieren, dass Sparrow Weigl im November 1928 in Lemberg traf und sich beide schon zuvor getroffen hatten. Wann genau dies gewesen ist, kann ich aus den mir zur Verfügung stehenden Quellen nicht rekonstruieren. Sparrow an Nicolle, 18.11.1928, ADSM, Fonds Charles Nicolle, 146 J 34.

[254] Charles Nicolle/Hélène Sparrow, „Application au cobaye et à l'homme de la méthode de vaccination contre le typhus exanthématique par emploi d'intestins phéniqués de poux (Méthode de Weigl)", *Archives de l'Institut Pasteur de Tunis* 21, 1932, 25–31, 31 (=Nicolle/Sparrow, Application au cobaye). Arthur Allen gibt an, dass Weigl Sparrow das Vakzin bei einem Besuch in Lemberg übergeben habe. Allen, The Fantastic Laboratory of Dr. Weigl, 62.

Nicolle und Sparrow schritten in Tunis zum Menschenversuch, nachdem sie Weigls Läusegemisch in verschiedenen Dosierungen an fünf Meerschweinchen und einem Affen getestet hatten. Sie wählten „quatre sujets" im Alter von sieben, sechs und drei Jahren, die als Versuchspersonen dienten. Ihre Publikation zu den Versuchen enthält keinerlei Hinweis darauf, wo die Kinder herkamen, wie sie und ihre Eltern überzeugt werden konnten, an den Experimenten teilzunehmen und ob überhaupt eine Aufklärung und Einwilligung der Eltern stattgefunden hatte. Nicolle und Sparrow begründeten ihren Versuch an Kindern damit, dass eine Fleckfieber-infektion im Kindesalter meist sehr mild verlaufe. Sollte sich der Impfstoff als unwirksam erweisen, sei die Gefahr für die Kinder also nicht groß.[255] Ob die verspätete Publikation der 1928 vorgenommenen Tests im Jahr 1932 auch mit einem Unrechts-bewusstsein der beiden Forscher bezüglich ihres Vorgehens zusammenhängt, lässt sich nicht belegen. Nicolle und Sparrow erklärten sie mit einer längeren Erkrankung Nicolles, die den Abschluss der Arbeiten verzögert habe.[256] 1932 konnten die beiden zumindest bereits zahlreiche weitere erfolgreiche Erprobungen des Impfstoffs an Menschen referieren, die ihre eigenen Versuche in der Rückschau ohne großes Risiko erscheinen ließen.

Nicolle und Sparrow hatten die vier Kinder in drei Stufen mit Impfstoff von insgesamt 225 Läusedärmen geimpft. Dies war eine großzügige Dosis. Weigl legte die notwendige Menge später bei nur 120 Läusedärmen pro Impfung fest.[257] Um den entscheidenden Schritt einer Labor-gemäßen Erprobung des Impfstoffs zu leisten, mussten die Kinder nach der Impfung künstlich mit Fleckfieber infiziert werden. Nicolle und Sparrow starteten dieses Unterfangen mit dem jüngsten der vier Kinder. Einem Dreijährigen injizierten sie subkutan virulentes Fleckfieberblut. Während ein Kontrollkaninchen, dem das gleiche Material verabreicht wurde, Fleckfiebersymptome entwickelte, blieb das Kind glücklicherweise gesund. Weigls Läusevakzin also wirkte. Zwei weitere geimpfte Kinder wurden nun ebenfalls künstlich mit Fleckfieber infiziert und erwiesen sich vor der Krankheit ebenso geschützt.[258]

In Tunis wurden daraufhin alle Mitarbeiterinnen und Mitarbeiter des Pasteur-Instituts mit dem Weigl-Vakzin gegen Fleckfieber geimpft. Der Appell, es ihnen auf der ganzen Welt gleichzutun und Laborteams mit Weigls Vakzin zu immunisieren, erfolgte in den *Archives de l'Institut Pasteur* aber wie erwähnt erst 1932. Direkt im Anschluss an ihre Ergebnisse informierten Nicolle und Sparrow jedoch Weigl in Lemberg über ihren Erfolg.[259]

Mit diesen Testergebnissen im Rücken trat Weigl 1930 erstmals selbst mit Informationen über sein Vakzin an eine breitere Öffentlichkeit. Im Organ der polnischen

---

[255] Nicolle/Sparrow, Application au cobaye, 30.

[256] Ebd., 25.

[257] Witold Chodźko, „Expérience polonaise de la vaccination préventive contre le typhus exan-thématique d'après la méthode de Weigl. Note présentée au Comité permanent de l'Office Interna-tional d'Hygiène publique, dans sa session de mai 1933, par le Dr. W. Chodzko, Directeur de l'École d'Hygiène de l'État à Varsovie, Délégué de la Pologne", *Office International d'Hygiène Publique. Bulletin Mensuel* 25, 1933, 1549–1558, 1554 (= Chodźko, Expérience polonaise de la vaccination).

[258] Nicolle/Sparrow, Application au cobaye, 30.

[259] Eine direkte Korrespondenz zwischen Nicolle, Sparrow und Weigl ist archivalisch nicht erhalten. Weigl verweist in seiner Publikation von 1930 allerdings auf die Versuche in Tunis.

Akademie der Wissenschaften berichtete er auf Deutsch ausführlich über die verschiedenen Wege der aktiven Fleckfieberimmunisierung und stellte sein Läusevakzin an den krönenden Abschluss der Darstellung. Die erfolgreiche Erprobung des Impfstoffs durch Nicolle und Sparrow an Kindern in Tunis referierte er ausführlich.[260]

Charles Nicolle und sein Labor gehörten zu den am längsten etablierten Akteuren im globalen Fleckfieberforschungsnetzwerk. Nicolles Nobelpreis hatte das Institut Pasteur de Tunis zudem als 'Zentrum' globaler Fleckfieberforschung markiert. Der Biologe und Läusedompteur Weigl aus dem ostpolnischen Lemberg hatte offentsichtlich einen solch senioren und akzeptierten Fürsprecher benötigt, um den Eintritt in das gobale Fleckfieberforschungsnetzwerk zu wagen. Ein bakteriologisches Laborgefüge, das Läuse und den Körper der Wissenschaftlerinnen und Wissenschaftler als Nährmedium einschloss, ließ sich nicht ohne weiteres zirkulieren. Es bedurfte dazu mächtiger Kräfte wie die Charles Nicolles. Dieser hatte seine Kräfte aber nur entfalten können, weil Helena Sparrow ihn mit dem Weigelschen Impfverfahren vertraut gemacht hatte, weil er auf Kinder als Experimentalobjekte zurückgreifen konnte und weil Weigl ihm seinen Impfstoff zur Verfügung gestellt hatte. Auch wenn die Geschichte der Zirkulation des Weigl-Vakzins Tunis also als einen besonders wichtigen Punkt im Fleckfieberwissensraum heraushebt, so bleibt auch dieser klar eingebunden in Strukturen des Austauschs mit anderen Laboren. Dieser Austausch erfolgte nicht zwischen völlig gleichberechtigten Partnern, dennoch profitierten *beide* Seiten von neuem Wissen. Polnische Akteure kamen nicht nur als Schüler nach Tunis, sondern brachten unbekannte und relevante Techniken mit.

Nach Weigls Publikation von 1930 begann seine Impfmethode, national und international größeres Interesse zu wecken und auch zur Anwendung zu kommen. Zum einen begann der polnische Staat, den Impfstoff in größerem Maßstab einzusetzen. Unter der Ägide von Dr. Palester, dem Leiter der Abteilung für Infektionskrankheiten im Gesundheitsdienst des polnischen Innenministeriums, wurden Weigls Läusedärme 1931 und 1932 in zwölf Wojewodschaften insbesondere im Osten Polens über 2 000 Menschen injiziert.[261] Geimpft wurden vor allem Personen, die in engem Kontakt mit Fleckfieberkranken standen: Ärzte, Pflegepersonal und sonstige Mitarbeiter des polnischen Sanitätsdienstes. Zunächst verabreichte man innerhalb von drei bis fünf Tagen insgesamt 170 Läusedärme in Phenol. In einer zweiten Impfrunde im Jahr 1932 hatte Weigl die notwendige Dosis auf 120 Läusedärme reduziert.

Auch wenn an den geimpften Personen keine künstliche Kontrollinfektion hervorgerufen wurde, gestalteten Weigl und Palester die Impfaktion dennoch als eine wissenschaftliche Studie. Zwar lassen die leicht abweichenden Angaben in den zwei über die Impfungen vorliegenden Berichten annehmen, dass die Bedingungen nicht bei jeder Impfung identisch waren. Dennoch bemühte sich Palester um eine möglichst skrupulöse Impfstatistik. Die Geimpften wurden genau registriert und ihr Gesundheitszustand weiter verfolgt. So konnte Weigl 1933 berichten, dass kein einziger Fleckfieberfall unter den gesunden Geimpften aufgetreten sei, obwohl diese in stetem

---

[260] Weigl, Sposoby czynnego uodparniania.
[261] Von einer erfolgreichen Erprobung des Impfstoffs in der Wojewodschaft Wilna bereits im Jahr 1929 berichtet Wierciński, Dur plamisty, 959.

Kontakt mit Fleckfieberkranken standen oder in endemischen Regionen lebten. Ein mildes Fleckfieber bei 0,5 % der Geimpften führte Weigl darauf zurück, dass die Injektion während der Fleckfieberinkubationszeit erfolgt war. Hier konnte der Impfstoff die Infektion nur noch abschwächen, aber nicht mehr ganz verhindern.[262] In Polen wurde der Impfstoff in der Folge wiederholt eingesetzt und es wurden positive Ergebnisse vermeldet.[263]

Auch international kam Weigls Impfstoff nach 1930 neben Tunis erstmals zur Anwendung. In Peking hörte – eventuell über die Publikation von 1930, vielleicht auch auf anderem Wege – Jan Rutten von der katholischen Missionsgemeinschaft Scheut aus Belgien über Weigls Vakzin. Seine Gemeinschaft hatte Jahr für Jahr zahlreiche Fleckfiebertote in China zu beklagen. So entschloss sich der als Pharmazeut der Missionsgemeinschaft arbeitende Rutten, Weigl aufzusuchen. Er musste bis zu dessen entlegenen Sommerdomizil ins Dörfchen Iłemnia am Fuße der Karpaten reisen, um Weigl zu treffen, der hier regelmäßig seine Ferien verbrachte.[264] Weigl reiste mit Rutten zurück nach Lemberg, um ihm sein Impfverfahren zu demonstrieren.[265] Daraufhin bestellte Rutten 200 Impfdosen, die Weigl 1931 nach Peking schickte. Die für die belgische Mission tätigen Ärzte, Dr. Stefan Gajdos aus Ungarn und Dr. Chang (auch Tschang/Czang) aus China, führten die Impfungen unter den Missionsbrüdern durch.[266] Hatte das Fleckfieber zuvor in 83 % der Todesfälle unter den Missionaren die Ursache dargestellt, so erlag nach der Impfung, wie Weigl stolz berichtete, von etwa 200 Patern nur ein einziger der Infektion. Ein weiteres Missionsmitglied, das nicht geimpft worden war, erkrankte.[267]

Auch bei dieser Impfaktion wurden wie beim polnischen Gesundheitsdienst keine virulenten Kontrollinjektionen vorgenommen. Aber auch hier wurde mit dem Erheben statistischer Daten über die Impferfolge deutlich, dass die Anwendung des Weigl-Impfstoffs nach wie vor Charakterzüge einer wissenschaftlichen Untersuchung trug. Das Läusevakzin changierte während der ersten breiteren Anwendungen in Polen und China zwischen einem abgeschlossenen technischen Ding im Sinne Rheinbergers und einem offenen Experimentalobjekt. Eine Verimpfung an tausenden Menschen musste von dem klar stabilisierten Faktum ausgehen, dass die Läusedärme in Phenol ungefährlich waren. Ihre Wirkung hingegen war nach wie vor Gegenstand experimenteller Erprobung. So können die Impfaktionen auch als große und zahlreiche Akteure umfassende Experimentalsysteme verstanden werden, die darauf

---

[262] Rudolf Weigl, „Faits d'observation et expériences démontrant l'éfficacité du vaccin à Rickettsia pour la prévention du typhus", *Archives de l'Institut Pasteur de Tunis* 22, 1933, 315–320, 316 f. (= Weigl, Faits d'observation). Bei dem zweiten vorliegenden Bericht handelt es sich um Witold Chodźkos Darstellung der Weigl-Methode bei der LNHO: Chodźko, Expérience polonaise de la vaccination.

[263] Grzegorzewski, Uwagi o walce, 589.

[264] Weigl, Wspomnienia o moim ojcu, 127.

[265] Wolff, O Profesorze Weiglu i ‚Weiglowcach', 64.

[266] Roman Fajans, *W Chinach znowu wojna [In China wieder Krieg]*, Warszawa 1939, zitiert nach: http://www.lwow.home.pl/weigl/rutten/rutten.html, zuletzt geprüft am 3.7.2015.

[267] Weigl, Faits d'observation, 317. Weigl gibt nicht an, in welchem Zeitraum die Fleckfiebermortalität von 83 % erfasst worden war. Roman Fajans referiert eine Sterblichkeit von 70 % an Fleckfieber im Zeitraum von 1906–1931.

ausgerichtet waren, neues Wissen über den Läuseimpfstoff zu produzieren.[268] Entsprechend wandelte sich der Status der Geimpften von immunisierten Patienten zu Versuchspersonen dieses Experimentalsystems. Aus ihren Reaktionen auf die Impfdosis wurden Erkenntnisse über die Wirkweise des Fleckfieberimpfstoffs gewonnen.

Dass das Vakzin trotz seines relativ breiten Einsatzes auch 1931 im Hinblick auf seine Effektivität noch den Status eines Experimentalobjekts bewahrt hatte und die Geimpften zu Versuchspersonen machte, zeigt auch eine recht abenteuerliche Geschichte über Menschenversuche in Weigls Lemberger Labor. Nach Sparrows und Nicolles Versuch an vier Kindern in Tunis kann hier die zweite „systematische" Laboruntersuchung des Weigl-Impfstoffs verzeichnet werden. In Weigls Labor hatte man wie in Tunis begonnen, Mitarbeiterinnen und Mitarbeiter mit dem Läusevakzin zu impfen – so auch Rosalie Martynowicz, die Ehefrau von Weigls engstem Labormitarbeiter, Michał Martynowicz. Während Michał als Fleckfieberrekonvaleszenter infizierte Tiere fütterte, war Rosalie in der Aufzucht der gesunden Tiere tätig. Im Oktober 1931 entschloss sich das Ehepaar, mit dem Läusevakzin eine Probe aufs Exempel zu machen. Michał Martynowicz setzte Hunderte seiner infizierten Läuse an seiner gesunden und niemals an Fleckfieber erkrankten Ehefrau Rosalie an. Weigl urteilte später, den „kühnen Experimentator" habe sein Vertrauen in das Läusevakzin angetrieben. Die Martynowiczs erzählten Weigl von ihrem Tun aber zunächst nichts. Erst einige Tage nach dem ersten Ansetzen der infizierten Tiere an Rosalie wurde Weigl informiert und er stoppte die Versuche sofort.[269] Offenbar hatte er trotz der tunesischen Kinderexperimente noch kein Vertrauen in die Wirksamkeit seines Impfstoffs gegen eine künstliche Laborinfektion. Rosalie war allerdings bereits hunderte Male gebissen worden. Zu ihrem und Weigls großen Glück erkrankte sie nicht. Weigl gestattete ihr, weiterhin infizierte Läuse zu füttern und als er zweieinhalb Jahre später erstmals öffentlich über dieses Experiment berichtete, erfreute sich Rosalie Martynowicz immer noch bester Gesundheit.[270]

Rosalies Beispiel folgten 1933 zwei weitere mutige *Weiglowcy*. Dieses Mal mit dem Wissen ihres Chefs. „Frau H." und „Herr C." hatten bisher nicht an Fleckfieber gelitten, waren zu Beginn des Jahres 1933 mit den Läusedärmen geimpft worden und setzten nun einige Zeit später infizierte Läuse zur Fütterung bei sich an. Auch sie blieben gesund. Erneut kam aber nun ein Ehepartner ins Spiel. Herr H., Läusefütterer auf der ‚gesunden' Seite und bisher ungeimpft, besuchte Frau H. bei der Fütterung der infizierten Läuse und steckte sich – vermutlich über herumliegenden Läusefaeces – an, ohne es zu merken. Als er sich einige Tage später krank fühlte, gab er die an sich gefütterten und nur noch vermeintlich gesunden Läuse an den ebenfalls ungeimpften Kollegen Herrn B. weiter, der nach einigen Tagen Krankheitssymptome aufwies. Weigl entdeckte in den Läusen, die Herr B. fütterte, Rickettsien und impfte ihn sofort. Die Krankheit konnte nicht mehr gestoppt werden, allerdings verlief sie milde.[271] Auch bei Vergabe nach der Infektion erwies sich das Mittel also als effektiv. Auf

---

[268] Hans-Jörg Rheinberger, *Experiment, Differenz, Schrift. Zur Geschichte epistemischer Dinge*, Marburg 1992, 28.
[269] Weigl, Faits d'observation, 318.
[270] Ebd.
[271] Ebd., 319.

Grund zufälliger Laborabläufe und -missgeschicke, tollkühner Labormitarbeiter und opferbereiter junger Frauen und Männer konnte Weigl nun auch bei sich in Lemberg den Labornachweis über die Wirksamkeit seines Impfstoffs erbringen. Wohl bemerkt waren die so genannten „Kontrollinjektionen" hier alles andere als in „kontrollierter" Form erfolgt.

Noch bevor Weigl diese Ergebnisse publizierte, erschien 1932 in den *Archives de l'Institut Pasteur de Tunis* Nicolles und Sparrows Artikel über ihren Versuch an Kindern. Hier referierten sie auch die Selbstversuche in Weigls Labor sowie die Ergebnisse der Impfungen in Polen und China. Ein Jahr später veröffentlichte Weigl dazu seinen eigenen Bericht in den *Archives*.[272] Auch Witold Chodźko, mittlerweile polnisches Mitglied im Hygienekomitee des Völkerbundes, berichtete 1933 bei der LNHO über die erfolgreiche Erprobung des Läusevakzins in Polen.[273] Über Helena Sparrow und Tunis sowie mit Hilfe der positiven Resultate aus China und Polen, Tunis und Lemberg konnte sich die Weigelsche Impfmethode nun international nicht nur als ungefährlich, sondern auch als wirksam etablieren.

Waren internationale Gäste bisher nach Lemberg gekommen, um die künstliche Läuseinfektion zu studieren, reisten sie nun nach Ostpolen, um die Impfstoffproduktion aus den Tieren kennen zu lernen. Einer der ersten, der dies tat, war Dr. Chang aus Peking, den Vater Rutten schickte. Chang verbrachte 1931 einige Monate in Weigls Labor und baute nach seiner Rückkehr in Peking eine Läusevakzinproduktion auf.[274] Da von Weigl und dem Lemberger Institut kein geordneter Nachlass vorhanden ist, sind die weiteren Besuche im Fleckfieberimpfstoff-Labor nicht eindeutig zu rekonstruieren. Von den rumänischen Fleckfieberforschern Combiesco und Zotta existieren Fotoaufnahmen mit Weigl aus den 1930er Jahren.[275] Zbigniew Stuchly, seit 1932 Mitarbeiter in Weigls Team, nennt außerdem – ohne Angabe von Daten – Kuczynski, Arthur Felix aus Palästina, Polev aus Marokko und den Italiener Giacomo Mariani als Gäste im Läuselabor.[276] Mit Sicherheit unternahm Charles Nicolle gemeinsam mit Helena Sparrow einen Besuch bei Weigl in Lemberg, der aber zeitlich nicht genau zu bestimmen ist. Es existiert ein Fotoabzug, der die drei gemeinsam zeigt und den das Nationalmuseum in Przemyśl auf ca. 1938 datiert hat. Es bleibt jedoch offen, von wann genau das Negativ der Fotoaufnahme stammt.[277] Bereits vom

---

[272] Ebd.

[273] Chodźko, Expérience polonaise de la vaccination.

[274] Jan Rutten, „La mortalité des missionnaires avant et après l'emploi du vaccin de Weigl", *Collectanea Commissionis Synodalis. Digests of the Synodal Commission of China* 9, 1936, 183–191, 180.

[275] Zbigniew Stuchly (Hg.), *Zwyciężyć Tyfus. Instytut Rudolfa Weigla we Lwowie. Dokumenty i wspomnienia [Fleckfieber besiegen. Das Institut Rudolf Weigls in Lemberg. Dokumente und Erinnerungen]*, Wrocław 2001, Anhang.

[276] Zbigniew Stuchly, „Praca naukowa Weigla i jego najważniejsze odkrycia w tyfusie plamistym [Die wissenschaftliche Arbeit Weigls und seine wichtigsten Entdeckungen im Bereich des Fleckfiebers]", in: Zakład humanistycznych nauk lekarskich Akademii Medycznej we Wrocławiu/ Zarząd główny Towarzystwa Miłośników Lwowa i Kresów Południowo-Wschodnich we Wrocławiu/ Muzeum Historyczne we Wrocławiu/Fundacja Kresowa „Semper Fidelis"/Dolnośląska Izba Lekarska (Hgg.), *Rudolf Stefan Weigl (1883–1957). Profesor Uniwersytetu Jana Kazimierza we Lwowie. Twórca szczepionek przeciw tyfusowi plamistemu [Rudolf Stefan Weigl (1883–1957). Professor der Jan-Kasimir-Universität in Lemberg. Schöpfer eines Impfstoffes gegen Fleckfieber]*, Warszawa 1994, 25–28.

[277] „Katalog Wystawy [Katalog der Ausstellung]", in: ebd., 29–49, 34 (= Katalog Wystawy).

Januar 1933 liegt ein Brief von Zofia Weigl vor, mit dem sie Nicolle ein traditionelles Gewand schickte, das er während seines Besuchs bei einer Bäuerin bestellt hatte.[278] Es ist also anzunehmen, dass Nicolle und Sparrow im Laufe des Jahres 1932 in Lemberg weilten. Grundsätzlich zeigt der gemeinsame Besuch Sparrows und Nicolles bei Weigl, dass Helena Sparrow als zentrale Mittlerfigur zwischen den Laboren in Tunis und Lemberg fungierte. Sowohl Weigl als auch Nicolle profitierten von dem Austausch, den Sparrow ermöglichte. Weigls Läuseimpfstoff hatte durch seine Reise nach Tunis international zu zirkulieren begonnen. Nicolle wiederum hatte über Sparrow die Möglichkeit erhalten, neueste Entwicklungen in der Fleckfieberimpfung aus nächster Nähe zu verfolgen und einen Impfstoff zu gewinnen, mit dem er sein Laborpersonal schützen konnte.

Sparrow war nach ihrem Aufenthalt in Tunis 1928 wiederholt dorthin zurückgekehrt. Vermutlich auch, weil sie ein Liebesverhältnis mit Nicolle verband.[279] 1931 begleitete sie Nicolle auf eine Fleckfieberstudienreise nach Mexiko.[280] 1933 verließ sie ihren Posten am PZH in Warschau endgültig und wurde *chef de laboratoire* an Nicolles Institut.[281] Ab 1935 unterhielt sie hier eine eigene Läusezucht, um nach Weigls Methode Rickettsien zu kultivieren und Impfstoff herstellen zu können.[282] Nach Lemberg und Peking existierte nun also auch eine Läuseimpfstoffproduktion in Tunis.

Andere Forscher beschränkten sich darauf, bei Weigl fertigen Impfstoff zu bestellen. So etwa Émile Brumpt, der an der medizinischen Fakultät der Sorbonne den Lehrstuhl für Parasitologie inne hatte und ein Institut für Malariaforschung leitete.[283] Brumpt hatte sich 1932 zunächst an Weigl gewendet, um von ihm Rickettsienmaterial in Läusekulturen zu erhalten. Weigl schickte ihm lebende Läuse nach Paris, die bis auf zwei auch in diesem Zustand bei Brumpt eintrafen, und legte seiner Sendung zudem seine Publikation über den Fleckfieberimpfstoff von 1930 bei. Brumpt zeigte sich erstaunt, dass Weigls Arbeiten bisher nicht im *Bulletin de l'Institut Pasteur* oder im *Tropical Disease Bulletin* besprochen worden seien. Zugleich bestellte er bei Weigl Läuseimpfstoff im Wert von 390, 80 Francs, um sich bei einer Reise in mexikanische Fleckfiebergebiete vor der Krankheit zu schützen.[284]

Arthur Allen geht deshalb davon aus, dass der Besuch auch 1938 stattfand. Allen, The Fantastic Laboratory of Dr. Weigl, 63.

[278] Zofia Weigl an Charles Nicolle, 30. 1. 1933, ADSM, Fonds Charles Nicolle, 146 J 34.

[279] Pelis, Charles Nicolle, 150.

[280] Ebd., 201.

[281] Diese Position behielt sie über zwei Jahre inne und wurde dann durch Nicolles Sohn, Pierre Nicolle ersetzt. Ebd., 258. Im Institut Pasteur de Tunis blieb Sparrow bis 1960 tätig. Sie heiratete den in Tunis tätigen französischen Agronom Philippe Germa und nahm die französische Staatsbürgerschaft an. Während der tunesischen Unabhängigkeitskämpfe wurde Philippe Germa festgenommen und konnte später nach Korsika fliehen. Dorthin folgte Helena Sparrow ihm. Sie starb 1970 in Bastia. Vgl. R. Debré, A la mémoire d'Hélène Sparrow, polonaise et française (Typoskript), AIP, Fonds Hélène Sparrow, SPA A.

[282] Hélène Sparrow/Maurice Huet, „L'élevage du pou au laboratoire", *Archives de l'Institut Pasteur de Tunis* 37, 1960, 369–382, 380.

[283] L. W. Hackett, „Émile Brumpt (1877–1951). In Memoriam", *Journal of Parasitology* 38, 1952, 271–273.

[284] Émile Brumpt an Weigl, 14. 2. 1932, 5. 3. 1932, 26. 3. 1932, 12. 4. 1932, 15. 4. 1932, AIP, Fonds Émile Brumpt, BPT.B14 C2.

Auch in Harvard, wo Hans Zinsser und Ruiz Castañeda eine Herstellung von Fleckfieberimpfstoff aus Läusen 1931 noch für unmöglich gehalten hatten, wurde man nun auf Weigls Impfmethode aufmerksam. Im Frühsommer 1932 fand das Läusevakzin als Forschungstool Einzug in die Bostoner Fleckfieberforschung. Zinsser und sein Assistent Castañeda verwendeten Weigls Impfstoff nicht in seiner eigentlichen Funktion zur Immunisierung, sondern um eine neue Frage über das Fleckfieber zu beantworten, die seit Ende der 1920er Jahre diskutiert wurde: Gab es eine Form von Fleckfieber auf der Welt oder mehrere? Für die Impfstoffforschung war diese Debatte deshalb von Bedeutung, weil dabei auch verhandelt wurde, ob ein Impfstoff, der mit einem Lemberger Virusstamm hergestellt worden war, auch vor einem mexikanischen, amerikanischen oder chinesischen Fleckfiebervirus schützen könnte.

Der in Mexiko am American Hospital tätige Schweizer, Herman Mooser, hatte 1928 gefunden, dass männliche Meerschweinchen, denen er Blut von *Tarbadillo*-Patienten injiziert hatte, eine deutliche und fühlbare Schwellung des Hodensacks aufwiesen.[285] Das mexikanische Fleckfieber zeigte in seinem Laborformat also eine deutlich andere Form als das europäische und nordafrikanische Fleckfieber, dessen Charakteristikum der typische Fieberverlauf im Meerschweinchen war und blieb. In der Haut, die den Hoden umgab, der tunica vaginalis testis, fand Mooser zudem zahlreiche Mikroorganismen, die er klar als Fleckfiebererreger und somit als Rickettsia Prowazeki identifizierte.[286] Mit Moosers Befund war eine globale Laboridentität des Fiebers aufgebrochen worden. Im Meerschweinchen verhielt sich der mexikanische Fleckfiebererreger anders als der europäische und nordafrikanische. Man begann vom Fleckfieber der „alten" und der „neuen Welt" zu sprechen. In den USA stellte Kenneth Maxcy vom US Public Health Service zudem fest, dass sich *Tarbadillo* im Labor identisch zu dem endemischen Fleckfieber in den südöstlichen USA verhielt.[287] Seine Kollegen beim Public Health Service, R. Eugene Dyer, Adolph Rumreich und Lucius F. Badger, fanden darüber hinaus, dass die „American variety of typhus" sich mit Rattenflöhen, die von Ratten in einem endemischen Fleckfiebergebiet von Baltimore gewonnen wurden, auf Meerschweinchen übertragen ließ.[288] Neben die Kleiderlaus geriet nun auch der Rattenfloh als möglicher Überträger des Fleckfiebers (der „neuen Welt") in Verdacht und die Ratte trat als mögliches Reservoire des Fleckfiebererregers auf den Plan.[289] Das „amerikanische" Fleckfieber wurde deshalb auch als „murines Fleckfieber" bezeichnet.

---

[285] Herman Mooser, „Experiments Relating to the Pathology and the Etiology of Mexican Typhus (Tarbadillo)", *Journal of Infectious Diseases* 43, 1928, 241–272.

[286] Herman Mooser, „Tarbadillo. An American Variety of Typhus", *Journal of Infectious Diseases* 44, 1929, 186–193 (= Mooser, Tarbadillo); Ders./Clyde Dummer, „On the Relation of the Organisms in the Tunica Vaginalis of Animals Inoculated with Mexican Typhus to Rickettsia Prowazeki and to the Causative Agent of the Disease", *Journal of Experimental Medicine* 51, 1930, 189–207.

[287] Kenneth F. Maxcy, „Typhus Fever in the United States", *Public Health Reports* 44, 1929, 1735–1742.

[288] R. Eugene Dyer/Adolph Rumreich/Lucius F. Badger, „A Virus of Typhus Type Derived from Fleas Collected from Wild Rats", *Public Health Reports* 46, 1931, 334–338.

[289] Herman Mooser/M. Ruiz Castaneda/Hans Zinsser, „Rats as Carriers of Mexican Typhus Fever", *JAMA* 97, 1931, 231–232.

Über das abweichende Verhalten des „murinen", „amerikanischen" oder „neue Welt"-Erregers im Meerschweinchen bestand weitgehende Einigkeit und die optische und tastende Überprüfung von Meerschweinchenhoden gesellte sich neben der rektalen Läuseinfektion und dem Fiebermessen zum Methodenrepertoire der Fleckfieberforschung im Labor. Debattiert und beforscht wurde jedoch die Frage, in was für ein Verhältnis Erreger des europäischen Fleckfiebers und des *Tarbadillo* gesetzt werden sollten. Handelte es sich um zwei distinkte Arten, um zwei Varianten einer Art oder lediglich um umweltangepasste Stämme, die bei veränderten Milieubedingungen die Eigenschaften des jeweils anderen Stamms annehmen würden? Oder – so gab Charles Nicolle zunächst noch zu bedenken – waren die Mikroorganismen, die Mooser gefunden hatte, gar keine Rickettsien?[290]

Dieser Fragen nahmen sich in Boston Hans Zinsser und Ruiz Castañeda an und führten Kreuzagglutinationstest mit europäischen und amerikanischen Virusstämmen durch. Dazu infizierten sie Meerschweinchen mit den beiden Stämmen und gewannen so „europäisches" und „mexikanisches" Meerschweinchenserum. Diese Seren testeten sie auf ihre Agglutinationseigenschaften mit Suspensionen von Rickettsien der beiden Stämme. Weigls Impfstoff diente Ihnen dabei als Suspension der europäischen Variante. Erhalten hatten sie ihn von Herman Mooser in Mexiko, der also mit Weigl in Kontakt gestanden haben muss.[291] „Mexikanische" Rickettsien aus der tunica vaginalis von Meerschweinchen hatten Zinsser und Castañeda selbst zur Hand. Sie stellten fest, dass europäisches und mexikanisches Fleckfieberserum mit beiden Rickettsien-Suspensionen agglutinierte, die gleichen Paare jedoch immer die stärkste Reaktion gaben. Damit sahen die beiden Forscher zunächst einmal bestätigt, dass es sich bei den Mikroorganismen in der tunica vaginalis von Meerschweinchen um den Fleckfiebererreger handeln musste und sie „identisch" oder „eng verwandt" mit Rickettsia Prowazeki waren.[292] Die Identität oder enge Verwandtschaft der Mikroorganismen wurde in mehreren Studien weiter verhandelt, ohne in den 1930er Jahren zu einem klaren Ergebnis zu kommen. Die Debatte verblieb bei vorsichtigen Vorschlägen und Vermutungen. Grundsätzlich vertraten Zinsser und Castañeda ebenso wie Charles Nicolle und Helena Sparrow (nach ihrer Mexiko-Reise) die Auffassung, dass das Virus der alten und der neuen Welt eine große Ähnlichkeit aufwiesen, auf Grund ihres abweichenden Verhaltens in Laboratieren (Scrotum-Schwellung beim Meerschweinchen und größere Sensibilität der Ratte für das amerikanische Virus) aber als spezifisch anzusehen waren. Wie genau diese Spezifität zu definieren war, blieb offen.[293] Mooser hingegen betonte die Einheit der Virusstämme

---

[290] Gegen diesen Einwand Nicolles schrieben Zinsser und Castañeda 1932 an. Hans Zinsser/ M. Ruiz Castaneda, „Studies on Typhus Fever. IX. On the Serum Reactions of Mexican and European Typhus Rickettsia", *Journal of Experimental Medicine* 56, 1932, 455–467, 456 (= Zinsser/Castaneda, Studies on Typhus Fever IX.).

[291] Zwischen Mooser und Zinsser wiederum bestand enger Kontakt. Zinsser hatte selbst bei Mooser im Labor geforscht und Castañeda war ursprünglich Moosers Assistent, der dann von Mooser nach Harvard entsandt wurde, um hier weiter zur Spezifizität des *Tarbadillo* zu forschen. Vgl. Pelis, Charles Nicolle, 199.

[292] Zinsser/Castaneda, Studies on Typhus Fever IX.

[293] Hans Zinsser, „Varieties of Typhus Virus and the Epidemiology of the American Form of European Typhus Fever (Brill's Disease) [1934]", in: Nicholas Hahon (Hg.), *Selected Papers on the*

stärker, da er die Verwandlung des einen in den anderen unter Laborbedingungen beobachtet hatte.[294] Die Diskussion umfasste grundsätzliche Fragen zur Variabilität der
Bakterienarten ebenso wie die nach dem geographischen und historischen Ursprung
des Fleckfiebers.

In der Impfstoffforschung hatte sie praktische Konsequenzen, weil nun auch
getestet wurde, ob Impfstoffe auf Basis des europäischen Stamms gegen den murinen
schützten und umgekehrt. Seren und Virusstämme aus der „alten" und der „neuen
Welt" begannen deshalb im internationalen Fleckfieberforschungsnetzwerk zu zirkulieren. Seren wurden von Forschungsreisen mitgebracht oder per Post verschickt.
Mooser sandte auch seine verwandelten Virusstämme nach Harvard, Zinsser be-
sorgte sich europäische in Tunis und Paris bei Nicolle und brachte gleichzeitig den
amerikanischen mit dorthin.[295] Amerikanische Forscher, die während der großen
Fleckfieberepidemie nach 1918 in Polen oder Russland gewesen waren, verfügten
aus dieser Zeit noch über europäische Stämme und konnten ihre Kollegen in den
USA damit versorgen.[296] Auch Weigl gelangte in Lemberg an einen mexikanischen
Stamm, den ihm Nicolle zur Verfügung stellte.[297] Nicht immer kann das Transportmedium der Rickettsien nachvollzogen werden. Aber die Virusstämme reisten unter
anderem in Meerschweinchen[298] und Läusen, in Meerschweinchengehirn, das in
Glycerin eingelegt war[299], oder – wie wir bereits gesehen haben – direkt in Form des
Impfstoffs.

Weigl ging davon aus, dass der Impfstoff mit dem Virusstamm hergestellt werden
müsste, gegen den er schützen sollte. Er begann deshalb in Lemberg mit dem zu-
gesandten Material Läuseimpfstoff auch mit dem mexikanischen Stamm zu produzieren.[300] Später ließ Weigl seinen Läusen Aufschwemmungen aus einer Mischung
von Stämmen aus Europa, Afrika, Asien und Amerika injizieren, um einen möglichst
polyvalenten Impfstoff herzustellen.[301]

Trotz dieser Anpassung des Läusevakzins an die globale Diversität des Fleckfiebers,
trotz seiner so erfolgreichen Erprobung im Menschenexperiment und trotz des Zu-
spruchs durch Charles Nicolle wurde die Technik zur Herstellung des Weigl-Vakzins
in den 1930er Jahren nicht in großem Maßstab international verbreitet. Im Austausch
von Labormaterialien zwischen den Fleckfieberforschenden weltweit wurde der Impfstoff als rares Gut gehandelt. Hans Zinsser bemerkte in Harvard wiederholt, dass man
mit dem Weigl-Vakzin besonders sparsam umgehen musste, da nur so wenig davon
zur Verfügung stand. Bisweilen gelang es noch nicht einmal, kleine Mengen davon

---

Pathogenic Rickettsiae, Cambridge 1968, 115–133, 116–120 (= Zinsser, Varieties of Typhus Virus);
Charles Nicolle/Hélène Sparrow, *Le typhus exanthématique mexicain. Extrait du Bulletin de l'Institut
Pasteur, Tome XXIX*, Paris 1931. Vgl. auch Pelis, Charles Nicolle, 195–207.

[294] Ebd., 204.
[295] Zinsser, Varieties of Typhus Virus, 119f.
[296] Mooser, Tarbadillo, 188.
[297] Brumpt an Weigl, 6.6.32, AIP, Fonds Émile Brumpt, BPT.B14 C2.
[298] Hans Zinsser, *As I Remember Him. The Biography of R. S.*, Boston 1940, 327–329.
[299] Brumpt an Weigl, 14.1.1932, AIP, Fonds Émile Brumpt, BPT.B14 C2.
[300] Für Émile Brumpt, der kurz vor einer Expedition nach Mexiko stand, fertigte Weigl einen
Läuseimpfstoff mit mexikanischem Virusstamm an. Vgl. Brumpt an Weigl, 6.6.32, AIP, Fonds Émile
Brumpt, BPT.B14 C2.
[301] Starzyk, O szczepionce, 23.

zu beschaffen.[302] Außer im Pasteur-Institut in Tunis und im Labor von Jan Rutten in Peking entstanden zudem keine weiteren Produktionsstellen für Läuseimpfstoff. Das komplizierte Herstellungsverfahren und eine Laborinfrastruktur mit gesunden und rekonvaleszenten Läusefütterern waren für viele Fleckfieberforschende offensichtlich nicht umzusetzen. Dies konnte einerseits an ihrer geographischen Verortung liegen. Denn nur in Regionen, in denen die Krankheit regelmäßig auftrat oder zumindest in großem Maßstab aufgetreten war, konnte es ausreichend Immune geben, die als Läusefütterer dienen konnten. In Tunis und Peking konnte man darauf hoffen, auf ausreichend viele Personen zugreifen zu können. In Boston gestaltete sich die Lage für Hans Zinsser schon etwas schwieriger. Gänzlich undenkbar war eine Fleckfieberimpfstoffproduktion in großem Maßstab unter diesen Umständen in den alten Zentren der Bakteriologie Berlin oder Paris.

Darüber hinaus hatte Weigl in seiner ersten Veröffentlichung zum Impfstoff von 1930 sehr deutlich gemacht, dass das Läuselabor ein kostspieliges Unterfangen war und eine Massenproduktion des Vakzins deshalb unwahrscheinlich.[303] Die Chancen auf symbolischen und materiellen Gewinn müssen zu gering gewesen sein, als dass sich Forscherinnen und Forscher weltweit Läusekäfige an den Oberschenkel geschnallt hätten.

Während die globale Fleckfiebercommunity also zurückhaltend blieb, baute Weigl seine Lemberger Laborinfrastruktur weiter aus und schuf sich damit quasi ein Monopol auf die Läusevakzinproduktion. Die Bestellungen, die von staatlicher polnischer Seite, aus China und von einzelnen Forscherteams bei ihm eingingen, verschafften ihm dazu die nötigen Mittel. Neue Mitarbeiter verstärkten das Team der *Weiglowcy* und Weigls Institut für Allgemeine Biologie an der Medizinischen Fakultät verwandelte sich mehr und mehr in eine reine Fleckfieberimpfstoff-Produktionsstätte.[304] Weigls langjähriger Mitarbeiter Zbigniew Stuchly entwickelte einen Apparat, mit dem Läuse nicht mehr per Hand, sondern mechanisch infiziert werden konnten. Auf einer so genannten Weigl-Klammer befestigt konnten bis zu 50 Läuse mit einer hydraulisch betriebenen Pumpe verbunden werden, die über Pipetten infektiöses Material in die Läusedärme beförderte.[305]

Die intensive Arbeit mit den Läusen führte in Lemberg zu einem routinierten und gekonnten Umgang mit den Tieren. Die Mitarbeiterinnen und Mitarbeiter wussten die Arbeit mit diesen unüblichen Akteuren im bakteriologischen Labor aber auch ironisch aufzugreifen. Filmaufnahmen, die Piotr Radło – mittlerweile nicht mehr Kreisarzt von Jaworów, sondern Mitarbeiter bei Weigl – in den 1930er Jahren mit seiner Super8-Kamera von den Laborarbeiten und Impfaktionen in den Huzulen-Gebieten

---

[302] Zinsser/Castaneda, Studies on Typhus Fever IX., 457; Dies., „Studies on Typhus Fever. XII. The Passive Immunization of Guinea Pigs, Infected with European Virus, with Serum of a Horse Treated with Killed Rickettsia of the Mexican Type", *Journal of Experimental Medicine*, 59, 1934, 471–478, 473 (= Zinsser/Castaneda, Studies on Typhus Fever XII.).
[303] Weigl, Sposoby czynnego uodparniania, 57 f.
[304] Wolff, O Profesorze Weiglu i ‚Weiglowcach', 67.
[305] Stefan Kryński/Eugeniusz Becla/Marian Machel, „Weigl's Method of Intrarectal Inoculation of Lice in Production of Typhus Vaccine and Experimental Works with Rickettsia Prowazeki", *Annales Academiae Medicae Gedanensis* 4, 1974, 19–51, 27–31.

anfertigte, kündigen das Gezeigte als großes „Läusekino" an, ein „monumentales Meisterwerk" über diese „Titanen der Arbeit".[306]

Auch mit diesem gut organisierten und offenbar vergnügten Läuselabor ließ sich die Produktion des Impfstoffs aber nicht problemlos ins Unendliche steigern. Die Knappheit des Vakzins blieb auch in Lemberg selbst ein Problem. Eine weitere große Impfkampagne in Piotr Radłos ehemaligem Zuständigkeitsgebiet, dem Kreis Jaworów in der Lemberger Wojewodschaft, wurde zu einem langfristigen Versuch zu dieser Problematik genutzt. Zwischen 1933 und 1936 nahm ein Team der *Weiglowcy* unter der Leitung von Radło hier jährlich Impfungen an der Bevölkerung vor. Auch hiervon existieren in den Super8-Filmaufnahmen Bilder, die darauf verweisen, dass die Lemberger Fleckfieberforscher ebenso wie die tunesischen mit kolonial-ethnographischem Blick auf ihre Arbeit schauten. So zeigt der Film zahlreiche Aufnahmen von Huzulen in ihrer traditionellen Kleidung, Frauen beim Wäsche waschen im Fluss, Männer mit Fellmütze und gegerbter Haut, barfuß laufende Kinder und die bereits in Kapitel 6 diskutierten schlechten Straßenverhältnisse, die die Entlegenheit der Gebiete anzeigten.

In ihrer vierjährigen Kampagne impften die *Weiglowcy* insgesamt 13 980 Personen. Sie wurden in drei Gruppen aufgeteilt, die jeweils eine bestimmte Menge an Läusedärmen als Impfdosis erhielten. So wollte das Team testen, ob der Impfschutz auch bei einer geringeren Dosierung der Läusedärme erhalten blieb. Die Position der Geimpften changierte hier erneut zwischen einer Versuchsperson und einem präventiv behandelten Patienten. Die epidemiologischen Daten, die Radło und seine Kollegen statistisch erhoben, zeigten an, dass selbst die geringe Dosis von einem bis 20 Läuesdärmen für eine Immunisierung ausreichte. Zudem genüge es, nur 30 % der Bevölkerung zu impfen. Eine Fleckfieberepidemie könne bereits dann an der Verbreitung gehindert werden. Für Sanitätspersonal hingegen empfahl Radło weiterhin eine hohe Dosierung des Impfstoffs.[307]

Während Weigl in Lemberg den Ausbau seines Läuselabornetzwerks betrieb, arbeiteten Wissenschaftlerinnen und Wissenschaftler im globalen Fleckfieberforschungsnetzwerk daran, Verfahren der Impfstoffproduktion zu finden, die weder ihren eigenen Körper noch Rekonvaleszente einforderten und sich zudem unproblematisch in großem Maßstab verwirklichen ließen. Entsprechend wurden auch die Menschenversuche zur Findung eines Fleckfieberimpfstoffs fortgesetzt. In Harvard versuchte Zinsser mit Unterstützung durch Castañeda, den mexikanischen Rickettsienstamm in der Ratte zu vermehren, indem er diese vorher mit Benzol behandelte oder sie durch vitaminfreie Ernährung schwächte. Das Rickettsienmaterial gewannen sie aus der tunica vaginalis oder dem Bauchfell der Ratten, das sie dann mit Formalin behandelten. Damit sollte der Erreger abgetötet werden.[308] Im Meerschweinchen zeigte der

---

[306] Der Film Piotr Radłos ist nicht genau datiert. Die Aufnahmen sind mir auf DVD von der Familie Weigls freundlicherweise zur Verfügung gestellt worden. Vgl. auch Kapitel 6.2.

[307] Piotr Radło [Pierre Radlo], „Observations sur la vaccination contre le typhus exanthématique par le vaccin de Weigl", *Archives de l'Institut Pasteur de Tunis* 26, 1937, 667–670 (= Radło, Observations sur la vaccination). Radło griff in seiner Langzeitstudie auf die Arbeiten der experimentellen Epidemiologie zurück. Vgl. dazu. Kapitel 7.

[308] Zinsser und Castañeda waren allerdings unsicher, ob die Viren dadurch tatsächlich abgetötet

Formalin-Ratten-Impfstoff erste vielversprechende Ergebnisse. Noch reichhaltigeres Rickettsienmaterial erlangten Zinsser und Castañeda aus dem Bauchfell von Ratten, die sie Röntgenstrahlen aussetzten. Den aus diesem Material gewonnenen Formalin-Impfstoff ließ Zinsser von Kollegen am staatlichen Hygieneinstitut in Mexiko in großem Stil am Menschen testen. Tausenden wurden die abgetöteten (oder abgeschwächten) Rickettsien verabreicht. Über negative Reaktionen auf die Injektion musste Zinsser nicht berichten, aber auch genauere statistische Ergebnisse wurden nicht präsentiert. Insgesamt wurde ein positiver Eindruck über die Wirksamkeit vermerkt.[309]

Neben dieser Form der aktiven Immunisierung versuchten die Forscher in Harvard auch einen Weg der passiven Immunisierung gegen Fleckfieber zu finden. Sparrow und ihre Kollegen in Tunis waren trotz diverser Versuche daran gescheitert, regelmäßig Esel mit Fleckfieber zu infizieren und somit von einem großen und ausreichend Blut spendenden Tier Immunserum zu gewinnen.[310] Zinsser und Castañeda nun gelang die Infektion eines Pferdes mit abgetötetem mexikanischem Rickettsienmaterial von Benzol- und Röntgen-Ratten. Das Serum des Pferdes schützte Meerschweinchen erfolgreich gegen eine Infektion mit mexikanischem und europäischem Virus.[311] An zwei schwer kranken Fleckfieberpatienten in Boston und an 17 Fleckfieberpatienten in Mexiko wurde auch der therapeutische Wert des Serums getestet. Die Ergebnisse seien ermutigend, wie Zinsser und Castañeda angaben.[312]

Insgesamt mussten die Harvard Fleckfieber-Forscher aber anerkennen, dass ihre Verfahren für den Schutz gegen das europäische Virus noch hinter dem Weigl-Vakzin zurückstanden. Sie warnten auch davor, ihren Formalin-Ratten-Impfstoff in Europa am Menschen zu testen. Hinsichtlich einer Erprobung an Menschen „in Afrika" hatten sie allerdings weniger Bedenken.[313] Die Logik von Menschenversuchen, die das ‚Andere' sehr viel schneller einem Experiment unterwirft als das ‚Eigene', lässt sich hier erneut erkennen. Für den Stand der Dinge in Sachen Fleckfieberimpfstoff musste

---

oder nur abgeschwächt wurden. Hans Zinsser/M. Ruiz Castaneda, „Further Experiments in Typhus Fever. IV. Infection with Washed Mexican Rickettsiae and Immunity to European Typhus", *Journal of Experimental Medicine* 52, 1930, 865–871; Dies., „Studies on Typhus Fever. V. Active Immunization against Typhus Fever with Formalinized Virus", *Journal of Experimental Medicine*, 53, 1931, 325–331; Dies./C. V. Seastone, Jr., „Studies on Typhus Fever. VI. Reduction of Resistance by Diet Deficiency", *Journal of Experimental Medicine*, 53, 1931, 333–338; Zinsser/Castaneda, Studies on Typhus Fever VII.

[309] Hans Zinsser/M. Ruiz Castaneda, „Studies on Typhus Fever. X. Further Experiments on Active Immunization against Typhus Fever with Killed Rickettsia", *Journal of Experimental Medicine*, 57, 1933, 381–390 (= Zinsser/Castaneda, Studies on Typhus Fever X.); Nicolle, L'immunité et l'immunisation, 22. Auch die mexikanischen Forscher machten keine genauen statistischen Angaben, sondern stellten lediglich fest: „We feel confident that this method of protection will prove of great assistance in the typhus problem of this country." Gerardo Varela/Angel Parada/Virgilio Ramos, „Active Immunization against Tunisian Typhus Fever with Mexican Typhus Vaccine", *Proceedings of the Society for Experimental Biology and Medicine* 30, 1932, 206–209, 209. Als Bindeglied zwischen Harvard und dem mexikanischen Hygieneinstitut fungierte Ruiz Castañeda, dem in der ersten Fußnote dieses Artikels für seine Unterstützung in der Zubereitung des Impfstoffs gedankt wurde.

[310] Sparrow, Recherches expérimentales sur le typhus, 42–52; Nicolle, L'immunité et l'immunisation, 33 f.

[311] Hans Zinsser/M. Ruiz Castaneda, „Studies on Typhus Fever. XI. A Report on the Properties of the Serum of a Horse Immunized with Killed Formalinized Rickettsia", *Journal of Experimental Medicine*, 57, 1933, 391–398; Zinsser/Castaneda, Studies on Typhus Fever XII.

[312] Ebd., 471, Fußnote 1.

[313] Zinsser/Castaneda, Studies on Typhus Fever X., 389.

Charles Nicolle noch 1935 festhalten, dass Weigls Vakzin nach wie vor die „beste spezifische Waffe" gegen Fleckfieber darstellte, die man zur Verfügung hatte. Auch Nicolle beklagte aber die komplizierte und kostspielige Zubereitung des Läuseimpf-stoffs.[314] Hoffnungsvoll äußerte sich Nicolle 1935 über eine Methode, die George Blanc, mittlerweile Leiter des Pasteur-Instituts in Casablanca, entwickelt hatte.[315]

Blanc ging von der Problemlage der Gewinnung von Rickettsien in ausreichender Menge aus. Wenn man die Rickettsien abtötete, musste man sie in großer Anzahl ver-impfen. Da sich die Methode der Benzol- und Röntgenratten für das europäische Virus noch nicht bewährt hatte, blieb bisher allein, so stellte auch Blanc fest, die Läusemethode von Weigl, um große Rickettsienmengen zu produzieren. Aber Blanc zweifelte an der Dauer der geschaffenen Immunität, außerdem rief er die bekannten Schwierigkeiten der komplizierten Herstellung auf.[316] Den Ausweg aus dieser Problemlage sah Blanc nun nicht in der Schaffung von noch reichhaltigeren Rickettsienkulturen, sondern in der Verwendung von Lebendimpfstoff. Davor seien die Fleckfieberforscher bisher zurückgeschreckt, weil diese Methode äußerst gefährlich sei. Blanc aber behandelte stark verdünntes Meerschweinchengehirn für 15 Minuten mit Rindergalle und be-wirkte damit, wie er schrieb, ein physikalisch-chemisches „Umhüllen" des Virus. Sein „virus-vaccin bilié" testete Blanc systematisch und mittels einer infektiösen Kon-trollinjektion an 19 Personen in Marokko. In der Darstellung seiner Versuche geht er nicht näher auf diese Personen ein. Die erste Fußnote seines Aufsatzes enthielt jedoch den Dank an den Unterstützerkreis des Forschers. Hier nannte Blanc den Direktor der Services de Psychiatrie de Casablanca et de Ber Rechid. Es ist also davon auszugehen, dass Blanc Psychiatriepatienten für seine Versuche missbrauchte. Nachdem sich sein Rindergalle-Impfstoff in diesem Experiment als erfolgreich erwiesen hatte, begann er ihn 1934 großflächig in Marokko einzusetzen.[317] Bis 1937, als er seine Versuchsergeb-nisse publizierte, waren ca. eine Million Menschen geimpft worden. Über den Erfolg der Impfkampagne könne erst ein längerer Zeitraum urteilen, so Blanc. Bisher aber könne man zuversichtlich sein.[318]

In Tunis wurde ebenfalls weiter an einem Impfstoff gearbeitet, der ohne Läusefüt-terer auskam. Nach erfolglosen Versuchen Nicolles, Sparrows und Jean Laigrets, bei Affen eine „inapparente" Fleckfieberinfektion über den Verdauungskanal hervorzu-rufen, waren es vor allem Techniken aus der Virusforschung, die die Forschenden in Tunesien bei ihren weiteren Versuchen der Impfstoffentwicklung inspirierten.[319] Die Virusforschung, die sich seit der Jahrhundertwende langsam als eigenes Feld des

---

[314] Nicolle, L'immunité et l'immunisation, 29. Nicolle nannte im gleichen Atemzug auch sein Rekonvaleszentenserum, das allerdings – wie oben gezeigt – nur schwer gewonnen werden konnte und zudem nur sehr kurzfristigen Schutz bot.

[315] Ebd., 22–25.

[316] Blanc, La vaccination contre le typhus exanthématique, 890–895.

[317] Ebd., 902–906.

[318] Ebd., 913.

[319] Zu Charles Nicolles Konzept der „inapparenten Infektion", die eine symptomlose, aber den-noch „echte" Erkrankung umschreibt vgl. Pelis, Charles Nicolle, 146 f. Zu Nicolles, Sparrows und Jean Laigrets Versuch der Impfung über den Verdauungskanal vgl. Charles Nicolle/Jean Laigret/Hélène Sparrow, „Vaccination contre le typhus exanthématique par voie digestive chez le singe", Archives de l'Institut Pasteur de Tunis 23, 1934, 15–18.

Studiums von filtrierbaren, unsichtbaren und nicht kultivierbaren Krankheitserregern zwischen Medizin und Agrarwissenschaft, Bakteriologie und Chemie etablierte, wies zahlreiche Parallelen zur Fleckfieberforschung auf.[320] Krankheitssymptome im Labortier, Fieberkurven und Passage-Stammbäume wurden auch hier als Techniken genutzt, um Viren im Labor handhabbar zu machen.[321] So verwundert es wenig, wenn Forschende zwischen Virus- und Rickettsienforschung wechselten und Arbeitstechniken zirkulierten. Paul Durand, langjähriger *chef de laboratoire* und späterer Direktor des Institut Pasteur de Tunis, hatte zum Grippevirus gearbeitet und dabei die Technik kennen gelernt, Labortiere über die Atemwege zu infizieren. Durand und Sparrow versuchten 1939 nun das gleiche Verfahren mit dem Fleckfiebererreger. Sie injizierten europäisches und murines Rickettsienmaterial (Meerschweinchengehirn und Läusedärme) weißen Mäusen in die Nase und stellten fest, dass sich die Rickettsien in den Lungen der Tiere stark vermehrten.[322] Die Lungen-Rickettsienkulturen konnten dann als Grundlage für einen Impfstoff mit abgetöteten Erregern verwendet werden. Die Technik, die Paul Giroud in Paris aufgriff und die auf Veranlassung der Vichy-Regierung in Frankreich in großem Maßstab zur Impfstoffproduktion während des Zweiten Weltkriegs verwendet wurde, firmierte meist unter Durand-Giroud-Vakzin. Der Anteil, den Helena Sparrow an seiner Entwicklung hatte, wurde in der Regel unterschlagen.[323]

Die Geschichte des Fleckfiebers und konkurrierender Fleckfieberimpfstoffe während des Zweiten Weltkriegs ist von Paul Weindling bereits eindrücklich beschrieben worden. Auch nach Kriegsausbruch blieb die Fleckfieberforschung von internationalem Austausch geprägt, allerdings unter gänzlich anderen Vorzeichen.[324] Während einer Fleckfieberepidemie 1941 in Spanien und ab Ende 1942 in Nordafrika testeten Mitarbeiter der Pasteur-Institute sowie amerikanische und britische Wissenschaftler im Auftrag ihrer Regierungen die Wirksamkeit der von ihnen verwendeten Impfstoffe. Während Frankreich das Mäuselungenvakzin verwendete, griffen die Amerikaner nicht auf Zinssers Röntgen-Ratten-Impfstoff zurück, sondern auf Vakzin, für das die Rickettsien im Dottersack des Hühnereis gezüchtet wurden.[325] Dieses Verfahren hatte Herald Cox vom US Public Health Service 1938 erfolgreich erprobt.[326]

---

[320] Angela N. H. Creager, *The Life of a Virus. Tobacco Mosaic Virus as an Experimental Model, 1930–1965*, Chicago/London 2002, Kap. 2.

[321] Vgl. z. B. Michael Bresalier, „Neutralizing Flu. Immunological Devices and the Making of a Virus Disease", in: Kenton Kroker/Jennifer Keelan/Pauline M. Mazumdar (Hgg.), *Crafting Immunity. Working Histories of Clinical Immunology*, Aldershot 2008, 107–144.

[322] Paul Durand/Hélène Sparrow, „Développement dans le poumon des virus typhiques et boutonneux instillés par voie respiratoire", *Archives de l'Institut Pasteur de Tunis* 29, 1940, 1–24; Dies., „Inoculation pulmonaire des virus typhiques et boutonneux", *Comptes Rendus Hebdomadaires des Séances de l'Académie des Sciences* 210, 1940, 420–422.

[323] Paul Giroud, „Vaccination against Typhus", in: Jean Hamburger (Hg.), *Medical Research in France during the War (1939–1945)*, Paris 1947, 33–37; Paul J. Weindling, „Between Bacteriology and Virology. The Development of Typhus Vaccines Between the First and Second World War", *History and Philosophy of the Life Sciences* 17, 1995, 81–90, 87.

[324] Weindling, Epidemics and Genocide, 322.

[325] Paul J. Weindling, „„Victory with vaccines'. The problem of typhus vaccines during World War II", in: Stanley A. Plotkin/Bernardino Fantini (Hgg.), *Vaccinia, Vaccination, Vaccinology. Jenner, Pasteur and their successors*, Paris 1996, 344.

[326] Herald Cox, „Use of Yolk Sac of Developing Chick Embryo as Medium for Growing Ri-

Das nationalsozialistische Deutschland konnte im Bereich des Fleckfieberimpfstoffs kaum auf Expertise aus dem eigenen Land oder seiner Kolonien zurückgreifen.
Deshalb war man auch hier auf internationalen Austausch angewiesen, um den
begehrten Fleckfieberimpfstoff für die Wehrmacht und die Verwaltung in den besetzten Gebieten zu erhalten. Die Sanitätsverantwortlichen bei Wehrmacht und SS
ließen einzelne Wissenschaftler deshalb am Pasteur-Institut in Paris erlernen, wie der
Durand-Giroud-Sparrow-Impfstoff herzustellen war. Zudem kauften die Nazis beim
Pariser Institut große Menge dieses Impfstoffs ein. Das Robert Koch-Institut in Berlin
versuchte, einen Impfstoff nach Cox' Eidottersack-Methode zu produzieren.[327] Im
besetzten Polen nutzten Wehrmacht, SS und deutsche Pharmaindustrie die Lemberger Fleckfieberexpertise.

Weigls Läusevakzin war vor Kriegsausbruch 1939 noch einmal großflächig eingesetzt worden. 1936 hatte der Völkerbund in Genf seine Methode als die führende
und effektivste Immunisierungsmethode gegen Fleckfieber anerkannt.[328] 1938
wurde Weigl mit dem Ritterorden St. Gregorius Magnus durch Papst Pius XI. aus-
gezeichnet, der ihn damit für seine Verdienste bei den katholischen Missionaren in
China ehrte.[329] Beide Ereignisse dürften Weigls internationale Reputation nochmals
gesteigert haben. So lud ihn 1939 die italienische Regierung unter Mussolini ein, den
Läuseimpfstoff in seinem kürzlich eroberten neuen Kolonialgebiet Abessinien, dem
heutigen Äthiopien, einzusetzen. Zusammen mit seinem langjährigen Assistenten
Michał Martynowicz und der Mitarbeiterin Anna Herzig, die er nach dem Tod seiner
Frau 1940 heiratete, reiste Weigl nach Adis Abeba und setzte dort eine Impfstoffproduktion in Gang.[330] In Adis Abeba wurde daraufhin nach Lemberg, Tunis und Peking
die vierte Produktionsstätte des Weigl-Impfstoffs aufgebaut. Allerdings ergaben sich
mit dem Impfstoff Probleme. Gegen die Form des Fleckfiebers, die in Ostafrika grassierte, konnten die Läusedärme nur bedingt schützen.[331] Die polnische Regierung
aber veranlasste 1939, vermutlich in Voraussicht des drohenden Krieges[332], die Eröffnung weiterer fünf „Weigl-Institute" im Land. Vor dem deutschen Überfall auf Polen
konnte dieser Plan jedoch nicht mehr umgesetzt werden.[333]

Die Nationalsozialisten bauten die Impfstoffproduktion nach Weigl in ihrem
„Generalgouvernement" dann deutlich aus. Die Wege des Läusevakzins führten von
nun an in die Schrecken des Zweiten Weltkriegs in Polen und des Holocaust. Bereits
im November 1939 eröffnete das Oberste Kommando der Heeresleitung in Krakau
ein Institut für Virologie, an dessen Spitze Hermann Eyer gesetzt wurde. Eyer hatte
das Weigl-Vakzin als Arzt der italienischen Armee in Äthiopien kennen gelernt und
schätzte es als „natürlich", während er die Rickettsienzüchtung in Tiergewebe als „de-

---

ckettsiae of Rocky Mountain Spotted Fever and Typhus Groups", *Public Health Reports* 53, 1938,
2241–2247.
[327] Weindling, Epidemics and Genocide, 326–328.
[328] Radło, Observations sur la vaccination, 667.
[329] Katalog Wystawy, 45.
[330] Kryński, Rudolf Weigl, 216; Waszyński, Professor dr Rudolf Weigl, 77.
[331] Allen, The Fantastic Laboratory of Dr. Weigl, 98.
[332] Zur Verknüpfung militärischer und epidemiologischer Bedrohung insbesondere im Hinblick
auf Fleckfieber vgl. Kapitel 5.1.
[333] Waszyński, Professor dr Rudolf Weigl, 77.

generiert" betrachtete.[334] In Krakau begann Eyer deshalb nach Konsultation Weigls, den Impfstoff nach seiner Methode zu produzieren.[335] Lemberg befand sich zu dieser Zeit unter sowjetischer Herrschaft, die Weigls Vakzin ebenso zu schätzen wusste. Weigl reiste nach Moskau, Leningrad, Charkiw und Kiew, um Vorträge darüber zu halten und empfing russische Professoren in seinem Institut.[336] Nach dem Überfall auf die Sowjetunion nahmen die Nationalsozialisten Lemberg ein und Weigls Institut funktionierte nun unter der Leitung von Eyer. Die Produktion des Impfstoffs wurde weiter mechanisiert und massiv ausgebaut. Die Behring-Werke eröffneten in Lemberg ebenfalls ein Institut, um Weigl-Vakzin und den Impfstoff nach Cox herzustellen. Weigl arbeitete mit den deutschen Wissenschaftlern zusammen, lehnte es aber ab, an der feierlichen Eröffnung des Behring-Instituts in der Lemberger Oper teilzunehmen oder sich als „Volksdeutscher" registrieren zu lassen.[337]

Während um ihn herum zahlreiche Professoren der Jan-Kasimier-Universität ermordet oder deportiert wurden und seine jüdischen Kolleginnen und Kollegen im Lemberger Ghetto erschossen wurden oder in Konzentrationslagern umkamen, schützte Weigl sein Fleckfieberwissen, das für die Nazis von größter Relevanz war. Das an den Maßstäben der Nationalsozialisten durch Eyer recht human geführte Institut Weigls bot zahlreichen bedrohten Polen die Möglichkeit, als Läusefütterer zu arbeiten und so einer Ermordung durch die Nazis zu entgehen. Professoren, unter ihnen der berühmte Mathematiker Stefan Banach, und Widerstandskämpferinnen und -kämpfer konnten den Krieg in Weigls Labor überleben. Weigl und seine Kollegen schafften es zudem, Impfstoff in das Warschauer Ghetto zu schmuggeln, wo es von Ludwik Hirszfeld eingesetzt wurde.[338] Von zwei jüdischen Kollegen ist sicher bekannt, dass sie bei Weigl als Läusefütterer Schutz fanden.[339]

Ludwik Fleck entwickelte im Lemberger Ghetto seinen eigenen Impfstoff gegen das Fieber und musste dann dem Weg der Fleckfiebervakzine in die nationalsozialistischen Vernichtungslager folgen. Fleck und seine Familie wurden zunächst nach Auschwitz und dann nach Buchenwald deportiert, wo er an der vergleichenden Erprobung und Produktion von Fleckfieberimpfstoff (hier wurde die Durand-Giroud-Methode genutzt) mitwirken musste.[340] Menschenversuche mit Fleckfieberimpfstoff fanden in den nationalsozialistischen Konzentrationslagern ein ungekanntes Ausmaß. Das Prinzip, das inferiore ‚Andere' zum Versuchsobjekt zu machen, wurde hier ins Unermessliche gesteigert. In Buchenwald wurden zwischen 450 und 600 Häftlinge als

---

[334] Weindling, Epidemics and Genocide, 335.
[335] Ebd., 334.
[336] Allen, The Fantastic Laboratory of Dr. Weigl, 114.
[337] Ebd., 135, 176.
[338] Ebd., 133–142, 162–166; Hirszfeld, The Story of One Life, 207, 209.
[339] Allen, The Fantastic Laboratory of Dr. Weigl, 171.
[340] Weindling, Epidemics and Genocide, 365–368. Vgl. zu der Anschuldigung, Fleck habe die verbrecherischen Menschenversuche der SS hier bereitwillig unterstützt Olga Amsterdamska/ Christian Bonah/Cornelius Borck/Johannes Fehr/Michael Hagner/Marcus Klingberg/Ilana Löwy/ Martina Schlünder/Florian Schmaltz/Thomas Schnelle/Antke Tammen/Paul J. Weindling/Claus Zittel, „Medical Science in the Light of a Flawed Study of the Holocaust. A Comment on Eva Hedfors' Paper on Ludwik Fleck", *Social Studies of Science* 38, 2008, 937–944.

Versuchspersonen für Vergleichsuntersuchungen der Effektivität der Impfstoffe miss-braucht. Auch im Konzentrationslager Natzweiler fanden Fleckfieberversuche statt.[341]

Die Geschichte des Fleckfieberimpfstoffs während des Zweiten Weltkriegs kann folglich in keiner Weise mehr als Austausch in einem polyzentrischen Netzwerk gefasst werden. Der Rückgriff der Kriegsmächte auf die Fleckfieberforschung in den europäischen Kolonien, in den USA und in Lemberg zeigt zwar noch einmal deutlich, dass bakteriologisches Fleckfieberwissen in der vermeintlichen Peripherie beheimatet war und zwischen diesen Peripherien zirkulierte. Die polnischen Forscherinnen und Forscher fanden im Fleckfieberwissensraum des Zweiten Weltkriegs jedoch keinen gleichberechtigten Platz mehr. Sie mussten ihre Arbeit nun unter steter Lebensgefahr verrichten. In Lemberg fand unter nationalsozialistischer Besatzung kein Austausch mit den dortigen Fleckfieberforschenden statt, sondern ein Ausnutzen von Expertise in klar asymmetrischen Machtverhältnissen.

In den 1930er Jahren aber war die Fleckfieberforschung in Lemberg zu einem be-deutenden Teil des globalen Fleckfieberforschungsnetzwerks geworden, das Labore in Nordafrika, Amerika und Mitteleuropa umfasste und sich auch noch nach China und Äthiopien ausdehnte. Mit Helena Sparrow als Vermittlerin und dem Pasteur-Institut in Tunis als Unterstützung hatte Weigls Läuseimpfstoff die Aufmerksam-keit der bakteriologischen Fleckfiebercommunity erhalten. Ein Forscher aus den in bakteriologischer Hinsicht vermeintlich peripheren ostpolnischen *Kresy* hatte neues Wissen in diese Community eingespeist. Ebenso hatte sich die PZH-Mitarbeiterin Helena Sparrow als Wissenschaftlerin mit spezieller Expertise und nicht als Schülerin durch den globalen Fleckfieberwissensraum bewegt. Klare Vorstellungen von wissen-schaftlichen Zentren und Peripherien müssen für die Entwicklung eines Impfstoffs gegen Fleckfieber also ebenso aufgebrochen werden wie für die bakteriologische Fleckfieberforschung insgesamt. Die Spezifizität des Fleckfiebervirus verschaffte Forschenden einen Standortvorteil, die in Regionen mit Fleckfiebervorkommen ar-beiteten. Die Transformation der Krankheit in Laborformat hatte diesen Umstand nicht gänzlich aufgehoben. Weigls Läusevakzin wiederum hatte sich diese Situation zu Nutze gemacht und von der Präsenz zahlreicher Fleckfieberrekonvaleszenter in Ostpolen klar profitiert. Ein Laborgefüge koordinieren zu können, das gesunde und Fleckfieber-immune Läusefütterer integrierte, war auch innerhalb eines Forschungs-netzwerks, das sich aus ‚peripheren‘ Orten zusammensetzte, ein Alleinstellungs-merkmal. Dies führte einerseits dazu, dass Weigls Technik sich nicht so weit global stabilisieren konnte, dass damit das Kapitel der Suche nach einem Fleckfieberimpf-stoff abgeschlossen worden wäre. Andererseits ermöglichte ihm sein mit den lokalen Gegebenheiten in den *Kresy* eng verknüpftes Laborgefüge, bis in die späten 1930er Jahre den einzigen Impfstoff gegen Fleckfieber herstellen und verkaufen zu können, dessen Effektivität im globalen Fleckfieberwissensraum als nachgewiesen galt. Das Lemberger „Läusekino" mag seinen Besuchern skurril erschienen sein und hat nicht viele Nachahmer gefunden. Dennoch war es im Netzwerk der Fleckfieberforschung zu einem bedeutsamen Ort geworden und hatte diesem polyzentrischen Gefüge ein weiteres ‚Zentrum‘ hinzugefügt.

---

[341] Weindling, Epidemics and Genocide, 355–358.

Schlussbetrachtung

Als Odo Bujwid 1885 zu Robert Koch nach Berlin und im Jahr darauf zu Louis Pasteur nach Paris reiste, wollte er Neues über den verheißungsvollen Wissensbestand der Bakteriologie lernen. Er kam als Schüler in diese bakteriologischen Labore, wurde unterrichtet und kehrte mit neuen Kenntnissen über Praktiken der Diagnostik und Impfung nach Warschau zurück. Als hingegen Helena Sparrow 1926 zu Charles Nicolle nach Tunis reiste, kam sie als bakteriologische Expertin. Sie brachte neue Techniken der Fleckfieberimpfstofforschung mit an das Institut Pasteur de Tunis, arbeitete mit dessen Mitarbeitern im Labor zusammen und wurde dafür vom Institut Pasteur bezahlt.

Die Struktur zirkulierenden bakteriologischen Wissens hatte sich zwischen 1885 und 1926 also verändert. Zeigten die Richtungspfeile der Wissensmobilisierung am Ende des 19. Jahrhunderts von Westen nach Osten, hatte sich der bakteriologische Wissensraum in der Zwischenkriegszeit zu einem Gefüge aus diversen Zentren gewandelt. Die medizinische Welt blickte nicht mehr allein nach Berlin und Paris. Auch Orte wie Warschau, Lemberg und Tunis strahlten eine Anziehungskraft für Forscher und nun auch Forscherinnen aus und traten miteinander in Verbindung. Was Zentrum und was Peripherie war, ließ sich nicht mehr klar erkennen.

Eine in Westeuropa zentrierte wissenschaftshistorische *mental map* wird von diesem globalen Netzwerk bakteriologischer Wissensproduktion ausgehebelt. Die Geschichte zirkulierenden Wissens, die ich für die Zwischenkriegszeit beschrieben habe, hat vielmehr deutlich gemacht, dass sich Wissensbestände von globaler Reichweite auch aus der Vernetzung von vermeintlich am Rande wirkenden Akteuren stabilisieren können.

Von Beginn an aber war der bakteriologische Wissensraum ein dynamischer, der sich nicht allein von Paris und Berlin prägen und kontrollieren ließ. Die Analyse der Mobilisierung bakteriologischen Wissens nach Warschau und die Untersuchung ärztlicher Praxis in der polnischen *medical community* haben vielmehr gezeigt, dass keine stabile Ausdehnung bakteriologischen Wissens von seinen ‚Ursprungszentren‘ aus stattgefunden hat. Odo Bujwid und einige weitere frühe polnische Bakteriologen hatten sich zwar intensiv darum bemüht, ihr neu erworbenes Wissen in möglichst unbeschadeter Form in die polnische *medical community* zu transferieren. Ärzte im Königreich Polen und auch in Galizien ließen sich jedoch nicht in ein unverändert mobil gemachtes bakteriologisches Labornetzwerk einbinden. Sie waren im letzten Drittel des 19. Jahrhunderts in eine nationalisierte Hygienebewegung eingebunden, die von ihnen praktisches Handeln zur (gesundheitlichen) Modernisierung der polnischen Nation einforderte. Zu diesem Projekt hatte die Bakteriologie zunächst wenig beizutragen. Insbesondere die auf ätiologische Fragen ausgerichtete bakteriologische

Schule Robert Kochs, die sich auf die Diagnostik von Infektionskrankheiten konzentrierte, hatte diesen Ärzten wenig zu bieten.

So mussten sich die polnischen Bakteriologen bemühen, das Labornetzwerk an diese Bedürfnisse anzupassen. Sie schlugen vor, komplexe Gerätschaften durch Alltagsgegenstände zu ersetzen; sie informierten ihre Kollegen darüber, wie sie ein bakteriologisches Labor mit Hilfe von Backofen, Kochtopf und Köchin in ihrer Wohnung improvisieren konnten; und sie versuchten, bakteriologische Techniken stärker mit ärztlichen Alltagspraktiken zu verschmelzen. Das bakteriologische Labornetzwerk sollte bei diesem Vorgehen erhalten werden, indem es flexibel gemacht und in ein *mutable mobile* transformiert wurde. Dass es so robust war und auch mit Kochtöpfen und Backofen funktionierte, hatte ihm seine Existenz in Warschau gesichert. Denn Odo Bujwid selbst hatte das erste bakteriologische Labor des Königreichs Polen in seiner Küche eingerichtet. Polnische Ärzte folgten seinem Beispiel jedoch nicht. Sie griffen die Produkte des bakteriologischen Labors, Tollwutimpfstoff, Tuberkulin und Diphtherieserum, zwar durchaus auf. Die Techniken der bakteriologischen Diagnostik aber banden sie kaum in ihre ärztlichen Routinen ein.

Die Geschichte der Mobilisierung der bakteriologischen Laborpraxis nach Warschau am Ende des 19. Jahrhunderts ist also keine reine Erfolgsgeschichte. Die Dynamik bakteriologischen Wissenstransfers, die den Wissensbestand auf Reisen veränderte, konnte nur sichtbar gemacht werden, indem die vielfältigen heterogenen Akteure der Wissensmobilisierung in die Analyse miteinbezogen wurden. Diese Arbeit ist deshalb auch ein Plädoyer dafür, das vielfältige Interesse an Wissens- und Kulturtransfer in der Geschichtswissenschaft um die Dimensionen nicht-menschlicher Akteure zu erweitern. Nur wenn man die Materialität von Wissensproduktion mit in den Blick nimmt, können wir verstehen, welche Logistiken ihre Mobilisierung erforderte. Die Funktionsweise von Wissensmobilisierung kann nicht über die Wege reisender Wissenschaftlerinnen und Wissenschaftler allein erschlossen werden. Wir müssen uns mit den wissenschaftlichen Inhalten und seinen soziotechnischen Netzwerken auseinandersetzen, wenn wir verstehen wollen, wie Wissen reist und welchen Veränderungen es dabei unterworfen wird.

Die besondere Bedeutung materialer Infrastrukturen zeigte sich auch bei den Bemühungen, bakteriologische Praktiken in der Ärzteschaft der Zweiten Polnischen Republik zu verankern. Nach 1918 trat zum ersten Mal der polnische Nationalstaat an die Seite polnischer Bakteriologen, stattete sie mit einem eigenen staatlichen Institut aus und erklärte die Kontrolle unsichtbarer Mikroorganismen zur hoheitlichen Aufgabe von nationaler Bedeutung. Dies hatte die Bakteriologie vor allem der großen Fleckfieberepidemie von 1919/20 zu verdanken. Die Epidemie war diskursiv mit der heranrückenden Roten Armee verknüpft worden und wurde als existentielle Bedrohung des jungen Staates wahrgenommen. Trotz dieser machtvollen Verbindung mit dem polnischen Staat konnte sich das bakteriologische Labornetzwerk nicht vollständig über das polnische Territorium hinweg ausdehnen.

Die Bakteriologen in der Zweiten Republik hatten das Projekt, einen jeden Arzt dazu zu bringen, in seiner Küche Reinkulturen zu züchten, schon lange aufgegeben. Anstatt einer Mobilisierung des flexibilisierten Labornetzwerks versuchten sie das bakteriologische Labor durch seine Fragmentierung in der Distanz wirksam werden zu lassen. Gut ausgestattete und staatliche Labore in den urbanen Zentren Polens sollten den Kernbestandteil bakteriologischer Arbeit verrichten. Ärzte hatten lediglich das Entnehmen und Versenden von Proben bei den Patienten zu übernehmen. Dabei ergaben sich zwei Schwierigkeiten. Erstens war es eine große Herausforderung, Mikroorganismen über die Lücken des auseinandergenommenen Labornetzwerks hinweg als Entität stabil zu halten. Dazu waren spezielle Techniken der Entnahme, der Verpackung und des Versands notwendig. Diese Arbeitsschritte waren durch Ärzte vor Ort umzusetzen und darin lag das zweite Problem. Die Kreisärzte, denen diese Aufgabe oblag, waren insbesondere im Osten Polens für riesige Gebiete zuständig, hatten meist kein Auto zur Verfügung und konnten über das schlechte Straßennetz nur mit Mühen in die Ortschaften ihres Zuständigkeitsbereichs gelangen. Die komplexen Praktiken der Probenentnahme und ihres Versands waren unter diesen Bedingungen oft nicht umsetzbar und scheiterten beispielsweise an einem auf holpriger Straße zerspringenden Reagenzglas.

Die Bakteriologie war während der Zweiten Republik Teil eines staatlichen Seuchenregimes und somit einer Machttechnik geworden, die Kranke und Mikroben polnischer staatlicher Kontrolle zu unterwerfen suchte. Der Blick auf die Praktiken des bakteriologischen Labors zeigt aber, dass eine solche Machttechnik auf gute Straßen, kooperierende Ärzte und stabile Reagenzgläser angewiesen war – und diese ihren Dienst meist versagten. Geschichten der machtvollen Ausdehnung von Wissen müssen durch Perspektiven „von unten" bereichert werden, die auch die Materialitäten eines solchen Prozesses einbeziehen. Sonst können wir nicht verstehen, warum das fragmentierte Labornetzwerk trotz seiner staatlichen Unterstützung in der Zweiten Republik nicht reibungslos funktionierte.

Aus einer medizinhistorischen Perspektive weist die Geschichte des bakteriologischen Labors im Polen der Zwischenkriegszeit eine grundlegende Besonderheit auf. Die Konjunktur der Bakteriologie nahm hier einen anderen Verlauf als in bisher erforschten Räumen. So begann der Stern der Bakteriologie in Deutschland, England und den USA nach Ende des Ersten Weltkriegs zu sinken. An die Stelle der Mikrobenjagd traten Sozialhygiene und multifaktorielle epidemiologische Erklärungsmodelle.[1] Die spezielle Verknüpfung von Staatsbildung und Bakteriologie führte in Polen hingegen dazu, dass bakteriologischem Wissen erstmals nationale Bedeutung zukam und es deshalb von Warschau besonders gefördert wurde. Die neuen Entwicklungen in der wissenschaftlichen Erklärung von Seuchen wurden zwar auch von polnischen Medizinerinnen und Medizinern aufgegriffen. Allerdings ging hier der Stern der Bakteriologie erst auf und konnte sich neben sozialhygienischen Ansätzen in der Gesundheitspolitik behaupten.

Diese Beobachtung wirft die grundsätzliche Frage nach dem Verhältnis von Staat und Bakteriologie auf. Die Verbindung bakteriologischer Diskurse mit der nationalen und imperialen Kultur des deutschen Kaiserreichs erwies sich für den Aufstieg der Bakteriologie Robert Kochs als entscheidend.[2] Dass die Bakteriologie in Deutschland gar zu einer Kriegswissenschaft werden konnte, war zudem von einem funk-

---

[1] Berger, Die Jagd auf Mikroben; Mendelsohn, Von der Ausrottung zum Gleichgewicht.
[2] Gradmann, Auf Collegen zum fröhlichen Krieg; Berger, Bakterien in Krieg und Frieden, 65–75.

tionierenden staatlichen und vor allem militärisch organisierten Netz von Laboren abhängig, das sich über das Kaiserreich und im Ersten Weltkrieg auch bis an die Front erstreckte.[3] Roger Cooter und Steve Sturdy haben darauf aufmerksam gemacht, dass sich die Techniken der bakteriologischen Labordiagnostik in Großbritannien erst flächendeckend etabliert haben, als nach dem Zweiten Weltkrieg eine staatlich organisierte Laborinfrastruktur aufgebaut worden war.[4] In Polen wurde diese Verbindung von Staat und Bakteriologie in der Zwischenkriegszeit produktiv, als sich der neue polnische Staat stabilisieren musste und dieser nicht nur Menschen, sondern auch Mikroben seiner Herrschaft unterwerfen wollte. Die besondere Konjunktur der Bakteriologie in Polen in diesem Kontext könnte sich auch in den anderen Staaten finden lassen, die nach Ende des Ersten Weltkriegs neu entstanden. Feliks Przemycki vom Staatlichen Hygieneinstitut Warschau bewunderte beispielsweise die straffe Organisation flächendeckender bakteriologischer Diagnostik in Jugoslawien und Ungarn, die er während einer Studienreise in diese Länder kennen gelernt hatte.[5] Es wäre deshalb vielversprechend, der Verbindung von Staat und Bakteriologie am Beispiel weiterer mittelost- oder südosteuropäischer Staaten nachzugehen, in denen sich die Konjunktur der Bakteriologie in der Zwischenkriegszeit ebenfalls wiederfinden könnte. Dies gilt einmal mehr, weil zwischen den Staatlichen Hygieneinstituten, die auch in Belgrad, Zagreb, Budapest und Prag entstanden, ein reger Austausch herrschte.[6] Arbeiten zu Eugenik und zur Kategorie der „Rasse" sowie erste Untersuchungen zur Geschichte der Sozialfürsorge in der Region weisen zudem auch hier auf die besondere Bedeutung einer gesunden Bevölkerung für Konzepte moderner Nationalstaatlichkeit hin.[7]

Neben einer regionalen Ausweitung der Frage nach dem Verhältnis von Bakteriologie und Staat erscheint auch eine thematische sinnvoll. Im Rahmen dieser Arbeit konnte der Zirkulation von Impfstoffen innerhalb der Zweiten Republik und ihrer Bedeutung für polnisches *state-building* nicht weiter nachgegangen werden. Die Bedeutung der Impfung für die Vorstellung eines gesunden „Volkskörpers" hat Malte Thießen jedoch jüngst noch einmal für Kaiserreich, Weimarer Republik und BRD betont.[8] Die schnelle Einführung eines Impfzwangs gegen Pocken im Juli 1919 zeigt, dass eine flächendeckende Immunisierung der Bevölkerung auch für Warschau eine große Rolle spielte. Dass die Impfkampagnen gegen Fleckfieber in Ostpolen in den 1930er Jahren, wie ich hier beschrieben habe, staatlich finanziert und gefördert

---

[3] Ebd., 143–156, 190–201.

[4] Steve Sturdy/Roger Cooter, „Science, Scientific Management, and the Transformation of Medicine in Britain c. 1870–1950", *History of Science* 36, 1998, 421–466.

[5] Feliks Przemycki, Moje Wspomnienia, Cz.1: 1914–1934, 1972, APAN, Materiały Feliksa Przemyckiego, III-254/35, Bl. 90 f.

[6] Vgl. z. B. den Bericht über ein Treffen der Hygieneinstitute in Warschau, Zagreb, Prag und Kopenhagen vom 9.–11. 9. 1935 in Prag: La Vème conférence sur la cooperation des Instituts d'Hygiène de l'État, AAN, MOS, 601.

[7] Vgl. die Skizze eines DFG-Netzwerks zu diesem Fragenkomplex von Heike Karge, „Sozialfürsorge und Gesundheit in Ost- und Südosteuropa im langen 20. Jahrhundert", *Südosteuropäische Hefte* 1, 2012, 89–94. Die Forschungsergebnisse des Netzwerks werden erscheinen in Sara Bernasconi/Heike Karge/Friederike Kind-Kovács (Hgg.), *Beyond Medicine. History and Politics of Public Health in Twentieth Century Europe*, New York/Budapest 2017 (im Druck).

[8] Thießen, Vom immunisierten Volkskörper zum präventiven Selbst.

wurden, unterstreicht dies ebenso. Mit welchen Zielsetzungen, Strategien und Techniken staatliche Impfprogramme erfolgten und umgesetzt wurden, scheint deshalb ein lohnenswerter Untersuchungsgegenstand. Er kann zudem Anlass geben, die von staatlichen Gesundheitsmaßnahmen Betroffenen stärker in den Blick zu nehmen. Denn wie bei der Meldung von Infektionskrankheiten weisen erste Quellensichtungen darauf hin, dass sich die Bürgerinnen und Bürger des polnischen Staats gesundheitspolitischen Modernisierungsbestrebungen durch Impfung bisweilen entzogen.[9] Dass bei einer solchen Analyse der Verbindung zwischen Staat und bakteriologischem Labor niemals nur die programmatische Seite in den Blick genommen werden darf, sondern stets auch die damit verbundenen Praktiken und Materialitäten, hat dieses Buch deutlich gemacht.

Die Rückbindung einer Geschichte über zirkulierendes bakteriologisches Wissen an die materialen Voraussetzungen seiner Produktion erweist sich auch für die Analyse zirkulierenden Fleckfieberwissens als entscheidend. Ich habe gezeigt, dass die Krankheit Fleckfieber erst über mehrere Übersetzungsschritte seinen Weg in das bakteriologische Labor gefunden hat, der vom fiebernden Schimpansen über das Meerschweinchenmodell bis hin zum histologischen Schnitt des Läusedarms führte. Sowohl diese Übersetzungsarbeit als auch die weitere bakteriologische Forschung zu Fleckfieber blieb jedoch an die lokalen epidemiologischen Bedingungen geknüpft, in denen sich die Forschenden befanden. So konnten Labore vor allem in den Gebieten bakteriologisch zu Fleckfieber arbeiten, in denen die Krankheit auch auftrat. Diese Labore waren in wissenschaftlichen und politischen Peripherien verortet. Bakteriologen aus Tunis, Mexiko City und den Rocky Mountains nahmen zu Beginn des 20. Jahrhunderts Forschungen zu Fleckfieber auf. Als mit dem Ersten Weltkrieg auch Epidemien auf dem europäischem Kontinent auftraten, entstand auch hier Fleckfieberexpertise. Allerdings musste sie an den Orten der Epidemien in Serbien, dem Osmanischen Reich, in Polen oder in Kriegsgefangenenlagern gewonnen werden. Die enge Verflechtung zwischen den Orten des Auftretens der Krankheit und ihrer bakteriologischen Erforschung galt insbesondere für die Entwicklung eines Impfstoffs gegen Fleckfieber. Die Bakteriologinnen und Bakteriologen waren hier stets auf das Blut Fleckfieberkranker angewiesen, um zu Untersuchungen mit verschiedenen Impfmaterialien ansetzen zu können.

Eine vielversprechende Technik, die die bakteriologische Fleckfieberforschung ein gutes Stück von Fleckfieberkranken loslöste, war Rudolf Weigls in einem Militärlabor in Przemyśl entwickelte Methode der künstlichen Lausinfektion. Um Läuse experimentell mit Fleckfieber zu infizieren, mussten sie nicht mehr an Kranken zum Saugen angesetzt werden. Stattdessen wurde ihnen virulentes Material direkt in den Darm injiziert. In seinem Labor an der medizinischen Fakultät der Jan-Kasimir-Universität in Lemberg probierte Weigl später erfolgreich, die so präparierten Läuse zu einem Impfstoff zu verarbeiten. Für die Produktion des Läusevakzins benötigte man eine sehr große Zahl an Läusen, die zunächst gezüchtet und auch nach der künst-

---

[9] Vgl. z. B. die Korrespondenz der Kreisärzte und Starosteien zur jährlichen Pockenimpfung in der Wojewodschaft Lemberg aus dem Jahr 1926: DALO, Wojewódzki Urząd Zdrowia we Lwowie, 1/9/754.

lichen Infektion noch für einige Tage wachsen mussten. Für die Impfstoffherstellung war deshalb ein Heer von so genannten Läusefütterern von Nöten, die die Tiere in speziell dafür konstruierten Käfigen an ihre Oberschenkel schnallten und an sich saugen ließen. Allein dafür ausreichend Personal zu gewinnen, war eine Herausforderung. Entscheidend aber war die Frage, ob es ausreichend rekonvaleszente Fleckfieberpatienten in der Nähe des Labors gab. Sie waren gegen das Fieber immun und konnten deshalb auch die infizierten Läuse an sich füttern. Die Gebiete um Lemberg, in denen die große Fleckfieberepidemie von 1919/20 gewütet hatte, und die endemischen Fleckfieberregionen in den Karpaten boten hierfür ideale Voraussetzungen. So wurde die ostpolnische Lage zu einem einzigartigen Standortvorteil, der es Rudolf Weigl erlaubte, Läuse in sein Labornetzwerk zu integrieren und dadurch einen wirksamen Impfstoff gegen Fleckfieber zu produzieren.

Dass Weigls Impfstoff unter Fleckfieberforscherinnen und -forschern bekannt wurde, hatte er allerdings Helena Sparrow zu verdanken, die in Warschau ebenfalls zu dem Fieber arbeitete. Ihre Expertise auf dem Gebiet führte sie 1926 ans Institut Pasteur de Tunis, wo sie unter anderem den Läuseimpfstoff vorstellte und mit ihren französischen Kollegen erprobte. Der Impfstoff begann daraufhin, in den 1930er Jahren zwischen den verschiedenen Zentren des globalen Fleckfieberwissensraums in Tunis, Mexiko City sowie mittlerweile auch Boston zu zirkulieren. Lemberg wurde zu einem weiteren Punkt dieses aus ‚peripheren' Orten bestehenden globalen Netzwerks. Die Technik der Impfstoffherstellung selbst fand allerdings wenig Nachahmer. Die Fütterung von Läusen an Fleckfieber-Immunen ließ sich kaum anderswo realisieren und machte eine Massenproduktion des Vakzins zudem schwierig. So entstanden weitere Produktionsstätten des Läuseimpfstoffs nur in Tunis, Peking und Adis Abeba. In Berlin oder Paris wäre die Nutzung des Verfahrens undenkbar gewesen. Dies führte dazu, dass die Fleckfieberimpfstoffforschung auch in den 1930er Jahren fortgesetzt wurde und kurz vor Ausbruch des Krieges weitere wirksame Herstellungsmethoden entwickelt worden waren. Die Nationalsozialisten allerdings griffen im besetzten Polen massiv auf Weigls Läusevakzin zurück.

Die Geschichte des zirkulierenden Fleckfieberimpfstoffs zeigt, dass polnische Bakteriologinnen und Bakteriologen in der Zwischenkriegszeit als Experten und nicht als Schüler an globalem Wissensaustausch partizipierten. Sie verweist zudem darauf, dass diese Wissenschaftlerinnen und Wissenschaftler sich nicht nur in Wissenszirkulationen in Europa einschalteten, sondern auch in globalen Räumen agierten. Sie standen nicht nur mit Kolleginnen und Kollegen in Frankreich und Deutschland in Kontakt, sondern ebenso mit denen in Tunesien, Mexiko, den USA und China. Eine transnationale Geschichte polnischer Wissenschaft, so wird hier deutlich, sollte sich nicht auf den europäischen Kontinent allein beschränken, sondern ihre globalen Dimensionen berücksichtigen. Diese waren häufig von kolonialen Kontexten gerahmt. So führte Helena Sparrows Weg nach Tunis über das Überseenetz des Pasteur-Instituts. Weigls Impfstoff gelangte über die katholische Mission in China nach Peking. Das Mussolini-Italien entsendete ihn 1939 in seine neu errungene Kolonie Abessinien/Äthiopien. Die Impfkampagnen bei den Hutsulen in Ostpolen waren schließlich auch von einer kolonial-polnischen Sichtweise auf diese Bevölkerungsgruppe geprägt. Die erst jüngst thematisierten polnischen kolonialen Diskurse des 19. und frühen 20. Jahrhunderts[10] müssen in einer Globalgeschichte polnischer Wissenschaft und ihrer Bedeutung für die polnische Gesellschaft also Beachtung finden.

Für eine Geschichte zirkulierenden medizinischen Wissens hat dieses Buch gezeigt, dass sie trotz asymmetrischer Machtverhältnisse zwischen Ost- und Westeuropa sowie zwischen dem globalen Norden und dem globalen Süden nicht als bloße Diffusions- oder Rezeptionsgeschichte zu fassen ist. Der Blick auf die vielfältigen, auch materiellen Dimensionen bakteriologischer Wissensproduktion macht vielmehr deutlich, wie stark sich Wissensbestände während ihres Transports wandeln und mit ihren jeweiligen lokalen Umgebungen interagieren. Betrachtet man Wissen in Bewegung, so lassen sich Zentrum und Peripherie nicht mehr scharf abgrenzen, sondern treten in den Prozessen ihrer wechselseitigen Konstitution hervor.

---

[10] Maria Rhode, „Zivilisierungsmissionen und Wissenschaft. Polen kolonial?", *Geschichte und Gesellschaft* 39, 2013, 5–34.

Abbildungsverzeichnis

Abb. 1: Bazillen, Mikrokokken und Spirillen in Bujwids Notizheft
         (Quelle: Muzeum Odona Bujwida, Krakau) 43
Abb. 2: Gerätschaften des bakteriologischen Labors und typische Bakterienkulturen
         (Quelle: Bujwid, Rys zasad bakteryologii, Anhang) 45
Abb. 3: Kochsche Injektionsspritze in Bujwids Notizheft
         (Quelle: Muzeum Odona Bujwida, Krakau) 46
Abb. 4: „Die Ausbreitung des Fleckfiebers in Polen 1919"
         (Quelle: Godlewski/Schinzel, Działalność, Anhang) 133
Abb. 5: Das staatliche Hygieneinstitut in Polen
         (Quelle: Hirszfeld, Das Staatliche hygienische Institut, 4) 149
Abb. 6: Epidemiologischer Wochenbericht der Lemberger Wojewodschaft
         (Quelle: TsDIAL 567/1/106, Bl. 30) 159
Abb. 7: Epidemiologische Chronik – Infektionskrankheiten in Polen im ersten
         Halbjahr 1927 (Quelle: Kacprzak, Kronika Epidemjologiczna Nr. 4) 168
Abb. 8: Fleckfieber in Polen im Jahr 1927, Erkrankungen pro 100 000 Einw.
         nach Wojewodschaften (Quelle: Kacprzak, Kronika Epidemjologiczna 1927) ... 172
Abb. 9: Aufforderung des Wojewodschaftsamts Lemberg an den Kreisarzt in Żółkiew
         zur Entsendung eines ärztlichen Berichts (Quelle: DALO 1/9/706, Bl. 96) 181
Abb. 10: Sprawozdanie lekarskie zu einer Ruhrepidemie im Kreis Żółkiew
         (Quelle: DALO 1/9/706, Bl. 6) 182
Abb. 11: Zweite Seite eines seriellen Sprawozdanie lekarskie zu einer Ruhrepidemie
         im Kreis Żółkiew (Quelle: DALO 1/9/706, Bl. 6 umseitig) 183
Abb. 12: Doppelt genutzter Rechenschaftsbericht über Scharlach und Typhus
         in Straszydło (Quelle: DALO 1/9/801, Bl. 11) 184
Abb. 13: Das Auto eines Lemberger Ärzteteams bahnt sich seinen Weg durch das
         östliche teren (Quelle: Filmstill aus Aufnahmen von Piotr Radło, Privatbesitz) . 189
Abb. 14: Fieberkurve von „Bonnet 1", dem das Blut des infizierten Schimpansen injiziert
         wurde und an dem Läuse angesetzt wurden („Infection des poux") (Quelle:
         Nicolle, Recherches expérimentales sur le typhus exanthématique 1909, 249) ... 230
Abb. 15: Fieberkurven der Affen A und B, die nach dem Biss durch Läuse Fieber
         entwickelten (Quelle: Nicolle, Comte, Conseil, Transmission expérimentale
         du typhus exanthématique par le pou, 488) 232
Abb. 16: Die erfolgreiche Viruspassage wird durch das Nebeneinander von Affen-
         und Meerschweinchenfieberkurven untermauert
         (Quelle: Nicolle, Conseil, Conor, Le typhus expérimental du cobaye, 1633) 237
Abb. 17: Rickettsia Prowazeki, die Epithelzellen im Läusedarm zum Platzen bringen
         (Quelle: da Rocha-Lima, Beobachtungen bei Flecktyphusläusen, 31) 244
Abb. 18: Der von Hilde Sikora entwickelte Käfig zur Läusezucht
         (Quelle: da Rocha-Lima, Untersuchung über Fleckfieber, 1383) 249
Abb. 19: Spritze zur Injektion von Fleckfiebermaterial in die Laus
         (Quelle: Weigl, Untersuchungen an Fleckfieberläusen, 373) 255
Abb. 20: Das Verfahren der künstlichen Lausinfektion nach Weigl
         (Quelle: Weigl, Untersuchungen an Fleckfieberläusen, 373) 256

Literatur und Quellen

Archivalien

AAN – Archiwum Akt Nowych (Archiv Neuer Akten), Warschau
- Bestand 15: Ministerstwo Opieki Społecznej (MOS) w Warszawie 1918–1939
  Departament Służby Zdrowia
  256–264: Fundacja Rockefellera
  509–510: Działalność służby zdrowia w województwie poleskim i warszawskim
  518–539: Wydział organizacji służby zdrowia
  600–611: Organizacja i działalność Instytutu Higieny Psychicznej i Państwowego Zakładu Higieny
  890–1021: Wydział walki z epidemiami i chorobami społecznymi
- Bestand 2283: Państwowy Zakład Higieny (PZH)
- Bestand 14: Ministerstwo Wyznań Religijnych i Oświecenia Publicznego (MWRiOP)
  6447: Personalakte Rudolf Weigl

APAN – Archiwum Polskiej Akademii Nauk (Archiv der Polnischen Akademie der Wissenschaften), Warschau
- Bestand III-77: Witold Chodźko
- Bestand III-254: Feliks Przesmycki
- Bestand III-157: Ludwik Hirszfeld

AP w Bydgoszczy – Archiwum Państwowe w Bydgoszczy (Staatsarchiv Bydgoszcz), Bydgoszcz
- Bestand Urząd Wojewódzki Pomorski w Toruniu, Wydział Pracy i Opieki Społecznej, Oddział Zdrowia
  Referat Walka z chorobami: 11860, 11873, 11898, 11486, 11599, 11604

AP Gdańsk Oddział w Gdyni – Archiwum Państwowe w Gdańsku Oddział w Gdyni (Staatsarchiv Gdańsk, Abteilung Gdynia), Gdynia
- Bestand 682: Komisariat Rządu w Gdyni
  Magistrat Miasta Gdyni: 221–222, 442
  Starostwo Grodzkie w Gdyni: 510, 539, 552, 558,574, 577
  Komisariat Rządu: 1249, 1331, 1343, 1516, 1866, 2020, 2026, 2299, 2302
- Bestand 212: Starostwo Morskie w Wejherowie
  Referat Zdrowia: 211, 214, 220–21
- Bestand 217: Morski Urząd Rybacki w Gdyni
  Ośrodki Zdrowia: 165
- Bestand 681: Gminy wiejskie z terenu m. Gdyni
  Sołectwo Cisowa: 64
  Obszar Dworski Mały Kack: 144

AP w Krakowie – Archiwum Państwowe w Krakowie (Staatsarchiv Krakau), Krakau
- Bestand: Urząd Wojewódzki Krakowski 1921–1939, Wydział VIII: Zdrowia
  Fasc. 254–255
- Bestand StZII: Starostwo Powiatowe w Żywcu 1918–1939

334: Walka z chorobami zakaźnymi i epidemiami

AP w Łodzi – Archiwum Państwowe w Łodzi (Staatsarchiv Lodz), Lodz
- Bestand: Starostwo Powiatowe Łódzkie 1918–1939
  Referat Sanitarny: 1015–1018, 1021
- Bestand: Wydział Powiatowy w Łodzi 1918–1939
  Zdrowie publiczne i opieka społeczna: 854–855
- Bestand: Urząd Wojewódzki Łódzki, 1918–1939
  Wydział Zdrowia: 3136e, 3136f, 3138
- Bestand: Akta Miasta Łodzi
  Wydział Zdrowotności Publicznej: 18691,18700, 18713, 18833, 19146, 19186, 19267, 19269

Archiwum UJ – Archiwum Uniwersytetu Jagiellońskiego (Archiv der Jagiellonen-Universität), Krakau
- Bestand WL II: Wydział Lekarski Uniwersytetu Jagiellońskiego (1848–1949)
  158: Katedra i Zakład Higieny, 1889–1949
  159: Katedra i Zakład Bakterioogii, 1919–1949
- Nachlass 52: Odo Bujwid
- Bestand S II: Akta Senatu Akademickiego Uniwersytetu Jagiellońskiego (1849–1949)
  816: Higiena, 1893–1939

ADSM – Archives départementales de Seine-Maritime, Rouen
- Fonds Charles Nicolle 146 J
  34: Correspondance Sor-Z (Weigl à Nicolle; Sparrow à Nicolle; Zinsser à Nicolle)

AIP – Archives de l'Institut Pasteur de Paris, Paris
- Fonds Félix Mesnil (MES 11)
  B 2: Correspondance international (Anigstein à Mesnil; Ciechanowski à Mesnil)
- Fonds Charles Nicolle (NIC 3)
  B 6: Correspondance divers (Burnet à Nicolle)
- Fonds Ludwik Rajchman (RAJ.Ico und BLK 4)
  G: Iconographie, 2 – Album de photographies 1919–1921
  H 2: Documentation
- Fonds Hélène Sparrow (SPA)
  A: Biographie; Correspondance
- Fonds Georges Blanc (BLA 3)
  B 1: Correspondance générale (Baltazard à Blanc)
- Fonds Émile Brumpt (BPT.B14)
  C 2: Correspondance internationale (Pologne)
- Fonds Odon Bujwid (BUJ)
  C: Correspondance

LNA – League of Nations Archives, Genf
- Bestand 12B – Health
  R. 852: Laboratory Exchange
  R. 866: Polish State Epidemiological Institute

DALO – Derzhavnii Arkhiv L'vivskoyi oblasti (Staatsarchiv des Kreises L'viv), L'viv
- Bestand 1/9: Wojdwódzki Urząd Zdrowia we Lwowie
- Bestand 2/26: Magistrat Miasta Lwowa: 18
- Bestand 567/1: Okręgowy Urząd Zdrowia we Lwowie: 110, 114
- Bestand 26/5: Uniwersytet Jana Kazimiera we Lwowie: 225, 1266

TsDIAL – Tsentral'nii derzhavnii istorichnii arkhiv Ukrayini, L'viv (Zentrales Historisches Staatsarchiv der Ukraine), L'viv
– Bestand 567/1: Okręgowy Urząd Zdrowia we Lwowie 1915–1921

RKI-Archiv – Archiv des Robert Koch-Instituts, Berlin
– Korrespondenz Bujwid an Koch: as/b1/263

Muzeum Odona Bujwida – Odo Bujwid Museum, Krakau

Gesetze und Verordnungen

Państwowa Zasadnicza Ustawa Sanitarna [Staatliches Sanitätsgrundgesetz], Dziennik Praw. Nr. 15, Poz. 207, 8.2.1919.

Rozporządzenie Ministra Zdrowia Publicznego w przedmiocie reorganizacji państwowych zakładów epidemjologicznych, 28.3.1919 [Verordnung des Ministers für öffentliche Gesundheit zur Reorganisation der staatlichen epidemiologischen Einrichtungen], Monitor Polski Nr. 78, 5.4.1919.

Rozporządzenie Prezydenta Rzeczypospolitej z dnia 10 czerwca 1927 r. o Państwowym Zakładzie Higjeny [Verordnung des Präsidenten der Republik vom 10. Juni 1927 über das Staatliche Hygieneinstitut], Dziennik Ustaw Nr. 54, Poz. 477.

Rozporządzenie Rady Ministrów z dnia 7 września 1923r. w sprawie zmiany nazwy „Państwowy Zakład Epidemjologiczny" na „Państwowy Zakład Higieny" [Verordnung des Ministerrats vom 7.9.1923 zur Änderung des Namens „Staatliches Epidemiologisches Institut" in „Staatliches Hygieneinstitut"]", Monitor Polski Nr. 208, poz. 276.

Ustawa z dnia 25 lipca 1919 roku w przedmiocie zwalczania chorób zakaźnych oraz innych chorób występujących nagmiennie [Gesetz vom 25. Juli 1919 zur Bekämpfung von Infektionskrankheiten und anderen massenhaft auftretenden Krankheiten], Dziennik Ustaw Nr. 67, Poz. 402 (= Ustawa z dnia 25 lipca 1919).

Zasadnicza Ustawa Sanitarna z dnia 19 lipca 1919 r. [Sanitätsgrundgesetz vom 19. Juli 1919], Dziennik Praw. Nr. 63, Poz. 371.

Publizierte Quellen

Abel, Rudolf, *Ueber einfache Hülfsmittel zur Ausführung bacteriologischer Untersuchungen in der ärztlichen Praxis*, Würzburg 1899 (= Abel, Ueber einfache Hülfsmittel).

– *Taschenbuch für den bakteriologischen Praktikanten. Enthaltend die wichtigsten technischen Detailvorschriften zur bakteriologischen Laboratoriumsarbeit*, Würzburg 1901.

Adamowicz, Stanisława, „Z przebiegu epidemji duru plamistego na obszarze b. Królestwa Kongresowego i Galicji od 1905–1921 roku [Über den Verlauf des Fleckfiebers auf dem Gebiet des ehemaligen Kongresspolen und Galiziens von 1905–1921]", *Przegląd Epidemjologiczny* 1, 1921/22, 509–512.

Anderson, John F./Goldberger, Joseph, „On the Relation of Rocky Mountain Spotted Fever to the Typhus Fever of Mexico. A Preliminary Note", *Public Health Reports* 24, 1909, 1861–1862 (= Anderson/Goldberger, On the Relation of Rocky Mountain Spotted Fever).

– „A Note on the Etiology of ‚Tarbadillo', the Typhus Fever of Mexico", *Public Health Reports* 24, 1909, 1941–1942 (= Anderson/Goldberger, A Note on the Etiology of ‚Tarbadillo').

– „On the Infectivity of Tarbadillo or Mexican Typhus for Monkeys and Studies on Its Mode of Transmission", *Public Health Reports* 25, 1910, 177–185 (= Anderson/Goldberger, On the Infectivity of Tarbadillo).

– „Natural and Induced Immunity to Typhus Fever", *Journal of Infectious Diseases* 11, 1912, 402–410 (= Anderson/Goldberger, Natural and Induced Immunity to Typhus Fever).

- „The Relation of so-called Brill's Disease to Typhus Fever. An Experimental Demonstration of Their Identity", *Public Health Reports* 27, 1912, 149–160.

Bacot, Arthur William, „Details of the Technique Adopted in Following Weigl's Plan of Feeding Lice Infected with the Virus of Typhus Fever by Rectal Injection", *British Journal of Experimental Medicine* 3, 1922, 72–74 (= Bacot, Details of the Technique).

Bączkiewicz, Jan, „O surowicy antydyfterycznej. List z Paryża [Über das Antidiphtherieserum. Brief aus Paris]", *Gazeta Lekarska* 14, 1894, 1196–1199.

Barykin, Vladimir/Kritsch, N., „Microbion typhi exanthematici. Der Fleckfiebererreger", *Archiv für Schiffs- und Tropen-Hygiene* 27, 1923, 49–64.

Biegański, Władysław, „O pracy naukowej lekarza prowincyonalnego [Über die wissenschaftliche Tätigkeit eines Provinzarztes]", *Przegląd Lekarski* 50, 1911, 324–328.

Biernacki, Edmund, „Cholera w Lublinie. Sprawozdanie z wycieczki, odbytej w dniu 21, 22, 23 września r. b. [Cholera in Lublin. Bericht über einen Besuch in der Stadt am 21.,22. und 23. September des Jahres]", *Gazeta Lekarska* 12, 1892, 837–850 (= Biernacki, Cholera w Lublinie).

Blanc, Georges, „Recherches sur le typhus exanthématique poursuivies au laboratoire de Nich d'avril à octobre 1915", *Bulletin de la Société de Pathologie Exotique* 9, 1916, 311–325.

- „La vaccination contre le typhus exanthématique", *Archives de l'Institut Pasteur du Maroc* 1, 1937, 869–918 (= Blanc, La vaccination contre le typhus exanthématique).

Bohdanowiczówna, Z./Ławrynowicz, Aleksander, „Nosicielstwo błonicze i jego jakościowe badania. Z pracowni bakterjologicznej (Kier. Doc. Dr. A. Ławrynowicz) Miejskiego Instytutu Higjenicznego Magistratu m. st. Warszawy [Die Bazillenträgerschaft bei Diphtherie und ihre qualitative Untersuchung. Aus dem bakteriologischen Labor (Leitung: Doc. Dr. A. Ławrynowicz) des Städtischen Hygieneinstituts des Magistrats der Stadt Warschau]", *Polska Gazeta Lekarska* 6, 1927, 453–456.

Borsukiewicz, Piotr, „Przyczynek do leczenia błonicy surowicą swoistą [Beitrag zur Serumbehandlung der Diphtherie]", *Gazeta Lekarska* 18, 1898, 1204–1207.

Bossowski, Aleksander, „O metodach badania i hodowli bakteryj, jakoteż o związku tychże z chorobami zakaźnemi. Rzecz odczytana na posiedzeniu Towarzystwa Lekarskiego z d. 6 maja [Über die Methoden der Untersuchung und Züchtung von Bakterien sowie über deren Verbindung mit Infektionskrankheiten. Vortrag auf der Sitzung der Medizinischen Gesellschaft am 6. Mai]", *Przegląd Lekarski* 24, 1885, 293–295, 311–312, 321–322 (= Bossowski, O metodach badania).

Browicz, Tadeusz, „Przyczynek do histologii zmian w tkankach gruźliczych pod wpływem szczepionki Kocha [Beitrag über die histologischen Veränderungen im tuberkulösen Gewebe unter Einfluss des Kochschen Impfstoffes]", *Przegląd Lekarski* 29, 1890, 707–708.

Bujwid, Odo, „Zur Frage nach den im Speichel des Menschen vorhanden Alkaloiden", *Virchows Archiv* 91, 1883, 190.

- „Z pracowni Prof. Roberta Koch'a. Z wycieczki naukowej odbytej kosztem Kasy pomocy naukowej imienia Dr. J. Mianowskiego [Aus dem Labor Robert Kochs. Über eine von der Mianowski-Stiftung für Wissenschaftler finanzierte Forschungsreise]", *Gazeta Lekarska* 5, 1885, 626–964 (= Bujwid, Z pracowni Prof. Roberta Koch'a).

- „O leczeniu ochronném wścieklizny metodą Pasteura. Wykład miany na posiedzeniu Towarzystwa Lekarskiego Krakowskiego w dniu 16 czerwca 1886 [Über die Schutzbehandlung der Tollwut mit der Pasteur-Methode. Vortrag vor der Krakauer Medizinischen Gesellschaft am 16. Juni 1886]", *Przegląd Lekarski* 25, 1886, 387–388.

- „Z Paryża. O metodzie Pasteur'a [Aus Paris. Über die Methode Pasteurs]", *Gazeta Lekarska* 6, 1886, 483–486 (= Bujwid, Z Paryża).

- „Kilka dalszych uwag o metodzie Pasteur'a [Einige weitere Bemerkungen über die Methode Pasteurs]", *Gazeta Lekarska* 6, 1886, 600–602 (= Bujwid, Kilka dalszych uwag o metodzie Pasteur'a).

- „Metoda Pasteur'a. Ocena prac i doświadczeń nad ochronnemi szczepieniami wścieklizny. Wyniki własnych poszukiwań oraz statystyka szczepień w Warszawie [Die Methode Pasteurs. Beurteilung der Arbeiten und Experimente über die Schutzimpfung gegen Tollwut. Ergebnisse eigener Forschung und eine Statistik über die Impfungen in Warschau]", *Gazeta Lekarska* 7, 1887, 716–721, 740–746, 762–767, 787–792, 808–814, 827–832 (= Bujwid, Metoda Pasteur'a).
- *Pięć odczytów o bakteryjach. Rys zasad ogólnych bakteryjologii w zastosowaniu do chorób zaraźliwych z dołączeniem uwag o szczepienniach ochronnych [Fünf Vorträge über Bakterien. Ein Grundriss der Bakteriologie in ihrer Anwendung bei Infektionskrankheiten, mit einem Anhang über Schutzimpfungen]*, Warzawa 1887 (= Bujwid, Pięć odczytów o bakteryjach).
- „Wyniki leczniczego stosowania metody Pasteura w Warszawie. Rzecz czytana na V. Zjeździe lekarzy i przyrodników polskich we Lwowie [Ergebnisse der therapeutischen Anwendung der Pasteur-Methode in Warschau. Vortrag auf dem 5. Kongress polnischer Ärzte und Naturforscher in Lemberg]", *Przegląd Lekarski* 27, 1888, 493–494.
- „Wyniki poszukiwań bakteryjologicznych nad wodą i powietrzem miasta Warszawy. Rzecz czytana na V. Zjeździe przyrodników i lekarzy polskich we Lwowie [Ergebnisse der bakteriologischen Untersuchung von Wasser und Luft der Stadt Warschau. Vortrag auf dem 5. Kongress polnischer Ärzte und Naturforscher in Lemberg]", *Przegląd Lekarski* 27, 1888, 561–562 (= Bujwid, Wyniki poszukiwań bakteryjologicznych).
- „Wyniki stosowania wzmocnionej metody Pasteur'a w Warszawie [Ergebnisse der Anwendung der intensivierten Pasteur-Methode in Warschau]", *Gazeta Lekarska* 8, 1888, 310–312.
- „Sprawozdanie z wycieczki odbytej kosztem Kasy Pomocy imienia Mianowskiego w październiku i listopadzie roku 1888 [Bericht über eine Reise, finanziert durch die Mianowski-Stiftung im Oktober und November des Jahres 1888]", *Gazeta Lekarska* 9, 1889, 329–337.
- *Rys zasad bakteryologii w zastosowaniu do medycyny i hygieny. Część I. Ogólna z 2 tablicami chromolitografowanemi. Odbitka z czasopisma „Zdrowie" [Grundriss der Bakteriologie in ihrer Anwendung in Medizin und Hygiene. 1. allgemeiner Teil mit zwei chromolitographischen Tafeln, Sonderdruck der Zeitschrift „Zdrowie"]*, Warzawa 1890 (= Bujwid, Rys zasad bakteryologii).
- „Z Berlina [Aus Berlin]", *Gazeta Lekarska* 10, 1890, 946–947 (= Bujwid, Z Berlina).
- „Doświadczenia na zwierzętach z tuberkuliną. Rzecz czytana na posiedzeniu Warsz. Tow. Lek. w d. 5 Maja 1851r. [sic] [Tierversuche mit Tuberkulin. Vortrag auf der Sitzung der Warschauer Medizinischen Gesellschaft am 5. Mai 1851 (sic)]", *Gazeta Lekarska* 11, 1891, 582–588 (= Bujwid, Doświadczenia na zwierzętach z tuberkuliną).
- „Tuberkulina i jej przygotowanie. Z pracowni własnej [Tuberkulin und seine Herstellung. Aus dem eigenen Labor]", *Gazeta Lekarska* 11, 1891, 68–70 (= Bujwid, Tuberkulina i jej przygotowanie).
- „R. Koch. Dalsze doniesienie o tuberkulinie (Zusammenfassung des Originalbeitrags von Koch) [Weitere Nachrichten über Tuberkulin]", *Gazeta Lekarska* 11, 1891, 919–920.
- „Dalszy ciąg wiadomości o epidemii cholery w Lubelskiem. Rzecz czytana w Tow. Lek. Warsz. na posiedzeniu nadzwyczajnem w d. 26 sierpnia 1892 r. [Weitere Nachrichten über die Choleraepidemie im Lubliner Gouvernement. Vortrag auf der außerordentlichen Sitzung der Warschauer Medizinischen Gesellschaft am 26. September 1892]", *Gazeta Lekarska* 12, 1892, 741–743 (= Bujwid, Dalszy ciąg wiadomości o epidemii cholery w Lubelskiem).
- „Bakteryjologiczne badanie epidemii cholery w Biskupicach (w gub. Lubelskiej) [Bakteriologische Untersuchung der Choleraepidemie in Biskupice (Gouv. Lublin)]", *Gazeta Lekarska* 12, 1892, 764–765 (= Bujwid, Bakteryjologiczne badanie epidemii cholery w Biskupicach).
- „Kilka słów o poszukiwaniu zarazka cholery [Einige Worte über das Fahnden nach dem Choleraerreger]", *Medycyna* 20, 1892, 493–494.

– „Kilka uwag i spostrzeżeń dotyczących cholery w Królestwie Polskiem i w Warszawie w r. 1892/3 [Einige Bemerkungen und Überlegungen bezüglich der Cholera im Königreich Polen und in Warschau in den Jahren 1892/3]", *Medycyna* 22, 1894, 811–814.

– „O przymiotach dobrej wody oraz metodach badania ze stanowiska współczesnej higieny. Odczyt miany na posiedzeniu Towarzystwa Lekarskiego Krakowskiego w dniu 27. czerwca 1894 [Über die Merkmale guten Wassers und die Methoden seiner Untersuchung aus der Perspektive der modernen Hygiene. Vortrag auf der Sitzung der Krakauer Medizinischen Gesellschaft am 27. Juni 1894]", *Przegląd Lekarski* 33, 1894, 418–419, 448–450.

– „Spostrzeżenia nad zarazkiem błonicy. Wytwarzanie toksyn. Otrzymywanie surowicy przeciwbłoniczej w Krakowie [Überlegungen über den Erreger der Diphtherie. Die Gewinnung des Toxins und die Herstellung eines Diphtherieserums in Krakau]", *Przegląd Lekarski* 34, 1895, 217–219, 236–238, 278–280 (= Bujwid, Spostrzeżenia nad zarazkiem błonicy).

– „Powstanie zakładów szczepień przeciwko wściekliźnie w Warszawie i Krakowie [Die Entstehung der Einrichtungen für Tollwutimpfung in Warschau und Krakau]", *Warszawskie Czasopismo Lekarskie* 13, 1937, 256–257, 274–276 (= Bujwid, Powstanie zakładów szczepień przeciwko wściekliźnie).

– *Osamotnienie. Pamiętniki z lat 1932–1942. Przygotowali do druku, wstępem i przypisami opatrzyli: Danuta i Tadeusz Jarosińscy [Vereinsamung. Erinnerungen aus den Jahren 1932–1942. Zum Druck vorbereitet und mit Anmerkungen und einer Einleitung versehen von Danuta und Tadeusz Jarosińscy]*, Kraków 1990 (= Bujwid, Osamotnienie).

Bujwid, Odo/Palmirski, Władysław, „O otrzymywaniu surowicy przeciwbłoniczej [Über die Gewinnung des Diphtherieserums]", *Medycyna* 23, 1895, 351–354.

Bulikowski, S., „Limfa Dra Kocha a szkoła wiedeńska [Die Lymphe von Dr. Koch und die Wiener Schule]", *Przegląd Lekarski* 29, 1890, 701–702.

Buzdygan, Mikołaj, „Metoda Kocha w stacyjach klimatycznych [Die Methode Kochs in Luftheilanstalten]", *Przegląd Lekarski* 29, 1890, 700–701 (= Buzdygan, Metoda Kocha w stacyjach klimatycznych).

Chodźko, Witold, „Organizacya państwowej służby zdrowia w przeszłości i w chwili obecnej. Według referatu, wygłoszonego z polecenia P. Dyrektora Departamentu Spraw Wewnętrznych Tymcz. Rady Stanu Królestwa Polskiego na posiedzeniu Zjazdu Krajowego w Warszawie w dn. 16 marca 1917 r. [Die Organisation eines staatlichen Gesundheitsdienstes in der Vergangenheit und Gegenwart. Nach einem Referat, gehalten im Auftrag des Direktors der Abteilung für Inneres des Provisorischen Staatsrates des Königreichs Polen auf der Sitzung der Landesversammlung in Warschau am 16. März 1917]", *Gazeta Lekarska (Serya III)* 2, 1917, 257–259 (= Chodźko, Organizacya państwowej służby zdrowia).

– „Aktualne sprawy sanitarne na terenie międzynarodowym i w Polsce na tle obrad sesji majowej 1923 r. Międzynarodowego Urzędu do spraw Higjeny Publicznej [Die aktuellen sanitären Verhältnisse im internationalen Bereich und in Polen vor Hintergrund der Beratungen während der Maisitzung des Office International d'Hygiène Publique 1923]", *Medycyna Doświadczalna i Społeczna* 1, 1923, 129–171 (= Chodźko, Aktualne sprawy sanitarne).

– *Program i zakres nauczania w Państwowej Szkole Higjeny w Warszawie. Odbitka z „Medycyny Doświadczalnej i Społecznej" 4, 1926 [Programm und Unterrichtsspektrum der Staatlichen Hygieneschule in Warschau. Sonderdruck aus „Medycyna Doświadczalna i Społeczna" 4, 1926]*, Warzawa 1926.

– „Expérience polonaise de la vaccination préventive contre le typhus exanthématique d'après la méthode de Weigl. Note présentée au Comité permanent de l'Office International d'Hygiène publique, dans sa session de mai 1933, par le Dr. W. Chodzko, Directeur de l'École d'Hygiène de l'État à Varsovie, Délégué de la Pologne," *Office International d'Hygiène Publique. Bulletin Mensuel* 25, 1933, 1549–1558 (= Chodźko, Expérience polonaise de la vaccination).

Cox, Herald, „Use of Yolk Sac of Developing Chick Embryo as Medium for Growing Rickettsiae of Rocky Mountain Spotted Fever and Typhus Groups", *Public Health Reports* 53, 1938, 2241–2247.

Czarkowski, Ludwik, „Epidemia cholery azyatyckiej w miasteczku Siemiatyczach (gub. Grodzieńska) w roku 1893 [Die Epidemie der asiatischen Cholera im Städtchen Siemiatycze (Gouv. Hrodna) im Jahr 1893]", *Medycyna* 22, 1894, 113–117, 135–138 (= Czarkowski, Epidemia cholery azyatyckiej).

Czepurkowski, B., „Przeczynek do leczenia błonicy surowicą [Beitrag zur Serumbehandlung der Diphtherie]", *Gazeta Lekarska* 15, 1895, 1385–1388.

Dąbrowski, Kazimierz, „W kwestyi wyjazdu młodych lekarzy na prowincyę. List otwarty do Redakcyi Gazety Lekarskiej [Zur Frage des Aufenthalts junger Ärzte in der Provinz. Offener Brief an die Redaktion der Gazeta Lekarska]", *Gazeta Lekarska* 18, 1898, 245.

Dunin, Teodor, „Czy tajemniczny skład płynu Koch'a (Kochiny) powinien nas powstrzymać od stosowania go w praktyce? [Sollte uns die geheime Zusammensetzung der Kochschen Flüssigkeit (Kochin) davon abhalten, es in der Praxis anzuwenden?]", *Gazeta Lekarska* 11, 1891, 42–47.

Durand, Paul/Sparrow, Hélène, „Développement dans le poumon des virus typhiques et boutonneux instillés par voie respiratoire", *Archives de l'Institut Pasteur de Tunis* 29, 1940, 1–24.

– „Inoculation pulmonaire des virus typhiques et boutonneux", *Comptes Rendus Hebdomadaires des Séances de l'Académie des Sciences* 210, 1940, 420–422.

Dyer, R. Eugene/Rumreich, Adolph/Badger, Lucius F., „A Virus of Typhus Type Derived from Fleas Collected from Wild Rats", *Public Health Reports* 46, 1931, 334–338.

Eisenberg, Filip, „O t. zw. przełomie w bakterjologji i epidemjologji [Über den so genannten Umbruch in Bakteriologie und Epidemiologie]", *Polska Gazeta Lekarska* 12, 1933, 985–988.

Emmerich, Rudolf/Trillich, Heinrich, *Anleitung zu Hygienischen Untersuchungen. Nach den im hygienischen Institut der königl. Ludwig-Maximilians-Universität zu München üblichen Methoden zusammengestellt*, München 1892 (= Emmerich/Trillich, Anleitung zu Hygienischen Untersuchungen).

Esmarch, Erwin von, „Improvisieren bei bakteriologischem Arbeiten", *Hygienische Rundschau* 2, 1892, 653–662 (= Esmarch, Improvisieren bei bakteriologischem Arbeiten).

Fejgin, Bronisława/Sparrow, Hélène, „Sur l'affinité du virus typhique pour les différents tissus", *Comptes Rendus des Séances de la Société de Biologie et de ses Filiales* 41, 1924, 1339–1340.

Fidler, Henryk, „Trzydzieści ósm przypadków błonicy, leczonych surowicą [38 mit dem Serum behandelte Diphtheriefälle]", *Gazeta Lekarska* 15, 1895, 1112–1120, 1138–1145, 1170–1177, 1217–1222, 1247–1252, 1278–1281, 1300–1304, 1326–1333 (= Fidler, Trzydzieści ósm przypadków błonicy).

Flatau, Edward, „O surowicy antydyfterycznej [Über das Antidiphtherieserum]. Brief aus Berlin", *Gazeta Lekarska* 14, 1894, 1199–1201.

– „O surowicy antydyfterycznej [Über das Antidiphtherieserum]. Brief aus Berlin vom 5. 11. 1894", *Gazeta Lekarska* 14, 1894, 1253–1256.

– „O surowicy antydyfterycznej [Über das Antidiphtherieserum]. Brief aus Berlin vom 28. 11. 1894", *Gazeta Lekarska* 14, 1894, 1334–1338.

– „O surowicy antydyfterycznej [Über das Antidiphtherieserum]. Brief aus Berlin vom 4. 12. 1894", *Gazeta Lekarska* 14, 1894, 1361–1364.

Fleck, Ludwik, „O pojęciu gatunku w bakterjologji [Über den Begriff der Art in der Bakteriologie]", *Polska Gazeta Lekarska* 10, 1931, 522–524, 536–539.

– „W sprawie obsługi bakterjologicznej Państwa [Zum bakteriologischen Dienst des Staates]", *Lekarz Polski* 10, 1934, 164–165.

– „Über den Begriff der Art in der Bakteriologie", in: Sylwia Werner/Claus Zittel (Hgg.), *Ludwik Fleck. Denkstile und Tatsachen. Gesammelte Schriften und Zeugnisse*, Frankfurt a. M. 2011, 91–125 (= Fleck, Über den Begriff der Art).

Fleck, Ludwik/Elster, Olga, „Zur Variabilität der Streptokokken [1932]", in: Sylwia Werner/ Claus Zittel (Hgg.), *Ludwik Fleck. Denkstile und Tatsachen. Gesammelte Schriften und Zeugnisse*, Frankfurt a. M. 2011, 126–171.

Frisch, Anton von, „Über Pasteur's Präventivimpfungen gegen Hundswuth", *Anzeiger der Kaiserlichen Akademie der Wissenschaften. Mathematisch-naturwissenschaftliche Classe 23*, 1886, 159–161.

– „Pasteur's Untersuchungen über das Wuthgift und seine Prophylaxe der Wuthkrankheit", *Anzeiger der Kaiserlichen Akademie der Wissenschaften. Mathematisch-naturwissenschaftliche Classe* 23, 1886, 240–243 (= Frisch, Pasteur's Untersuchungen über das Wuthgift).

– *Die Behandlung der Wuthkrankheit. Eine experimentelle Kritik des Pasteur'schen Verfahrens*, Wien 1887.

Gaffky, Georg/Sticker/Pfeiffer/Dieudonné, *Bericht über die Thätigkeit der zur Erforschung der Pest im Jahre 1897 nach Indien entsandten Kommission nebst einer Anlage*, Berlin 1899.

Gepner, B., „Prof. Robert Koch. O środku leczniczym przeciw gruźlicy [Prof. Robert Koch. Über ein Heilmittel gegen Tuberkulose]", *Gazeta Lekarska* 10, 1890, 940–945.

– „Prof. R. Koch. Dalszy ciąg doniesienia o środku leczniczym przeciwko gruźlicy [Prof. R. Koch. Weitere Nachrichten über ein Heilmittel gegen Tuberkulose]", *Gazeta Lekarska* 11, 1891, 70–73.

Giroud, Paul, „Vaccination against Typhus", in: Jean Hamburger, *Medical Research in France during the War (1939–1945)*, Paris 1947, 33–37.

– „Hélène Sparrow-Germa (1891–1970)", *Bulletin de la Société de Pathologie Exotique* 63, 1971, 13–14.

Gluziński, Antoni, „Kilka spostrzeżeń nad działaniem środka Kocha szczególnie u dotkniętych gruźlicą płuc. Wykład miany na posiedzeniu Tow. lekarskiego krak. [Einige Bemerkungen über die Wirkung des Kochschen Mittels, insbesondere bei der Lungentuberkulose. Vortrag auf der Sitzung der Krakauer Medizinischen Gesellschaft]", *Przegląd Lekarski* 29, 1890, 708–710.

Godlewski, Emil/Schinzel, Zygmunt, „Działalność Naczelnego Nadzwyczajnego Komisarjatu do spraw walki z epidemjami w roku 1920 i w pierwszem półroczu 1921 r. [Die Tätigkeit des Oberen Außerordentlichen Komissariats zur Bekämpfung von Epidemien im Jahr 1920 und im ersten Halbjahr 1921]", *Przegląd Epidemjologiczny* 1, 1921/22, 669–786 (= Godlewski/ Schinzel, Działalność).

Grzegorzewski, Edward, „Uwagi o walce z durem plamistym na kresach północno-wschodnim w roku 1934", *Zdrowie* 49, 1934, 580–593 (= Grzegorzewski, Uwagi o walce).

Günther, Carl, *Einführung in das Studium der Bakteriologie mit besonderer Berücksichtigung der mikroskopischen Technik*, Leipzig 1890.

Hamdi, H., „Über die Ergebnisse der Immunisierungsversuche gegen Typhus exanthematicus", *Zeitschrift für Hygiene* 82, 1916, 235–242.

Hegler, C./Prowazek, Stanislaus von, „Untersuchungen über Fleckfieber. Vorläufiger Bericht", *Berliner Klinische Wochenschrift* 50, 1913, 2035–2040 (= Hegler/Prowazek, Untersuchungen über Fleckfieber).

Heryng, Teodor, „Z Berlina [Aus Berlin]", *Gazeta Lekarska* 10, 1890, 965–966 (= Heryng, Z Berlina).

Hirszfeld, Ludwik, *Das Staatliche hygienische Institut in Polen nebst Bemerkungen über die Organisation der Hygieneinstitute. Sonderdruck der Schweizerischen Medizinischen Wochenschrift 59, 1929* (= Hirszfeld, Das Staatliche hygienische Institut).

– „Prolegomena zur Immunitätslehre", *Klinische Wochenschrift* 10, 1931, 2153–2159 (= Hirszfeld, Prolegomena zur Immunitätslehre).

– „Obsługa bakterjologiczna Państwa [Der bakteriologische Dienst des Staates]", *Lekarz Polski* 10, 1934, 98–106 (= Hirszfeld, Obsługa bakterjologiczna Państwa).

– „Obsługa bakteriologiczna i epidemiologiczna Państwa. Przeszłość. Teraźniejszość. Przyszłość [Der bakteriologische und epidemiologische Dienst des Staates. Vergangenheit. Gegenwart. Zukunft]", *Warszawskie Czasopismo Lekarskie* 15, 1938, 740–744 (= Hirszfeld, Obsługa bakteriologiczna i epidemiologiczna Państwa).

– *The Story of One Life*, hg. v. Marta A. Balińska und William H. Schneider, übersetzt von Marta A. Balińska, Rochester 2010 [1946] (= Hirszfeld, The Story of One Life).

Hoyer, Henryk, „O mikroskopowem badaniu grzybków chorobotwórczych I. [Über die mikroskopische Untersuchung von krankheitserregenden Pilzen I]", *Gazeta Lekarska* 4, 1884, 67–72, 87–96 (= Hoyer, O mikroskopowem badaniu grzybków chorobotwórczych).

– „O zmianach poglądów lekarskich pod wpływem nauki o pasorzytniczem pochodzeniu chorób zakaźnych [Über den Wandel medizinischer Ansichten durch den Einfluss der Wissenschaft über den parasitären Ursprung von Infektionskrankheiten]", *Gazeta Lekarska* 7, 1887, 1–7, 26–30 (= Hoyer, O zmianach poglądów lekarskich).

– „Pogląd teoretyczny na przeciwgruźliczy środek Koch'a [Theoretische Ansichten über das Mittel gegen Tuberkulose von Koch]", *Gazeta Lekarska* 11, 1891, 25–30, 44–49, 59–68 (= Hoyer, Pogląd teoretyczny na przeciwgruźliczy środek Koch'a).

– „Uwagi nad piśmiennictwem lekarskim polskim [Bemerkungen zum polnischen medizinischen Publikationswesen]", *Gazeta Lekarska* 23, 1903, 833–836, 857–861, 878–882.

Hueppe, Ferdinand, *Die Methoden der Bakterien-Forschung*, Wiesbaden 1885 (= Hueppe, Die Methoden der Bakterien-Forschung).

Ilustrowany Kurier Codzienny, *XXlecie Komunikacji w Polsce Odrodzonej 1918–1939 [20 Jahre Verkehr im wiedergeborenen Polen, 1918–1939]*, Łódź 2012 [1939] (= Ilustrowany Kurier Codzienny, XXlecie Komunikacji).

Jakowski, Maryjan, „Grzybki chorobotwórcze [Krankheitserregende Pilze]", *Gazeta Lekarska* 5–6, 1885–1886, 349–357, 367–375, 397–400, 605–615, 629–638, 663–665, 801–807, 831–839, 889–899, 920–926; 166–175, 185–191, 545–550, 569–576, 604–611, 666–673, 694–700, 734–742, 791–799 (= Jakowski, Grzybki chorobotwórcze).

– „Kilka uwag w kwestyi badania bakteryologicznego błon dyfterycznych [Einige Bemerkungen zur bakteriologischen Untersuchung der Schleimhäute von Diphtheriepatienten]", *Gazeta Lekarska* 14, 1894, 1178–1179.

Janiszewski, Tomasz, *Polskie Ministerstwo Zdrowia Publicznego. Zadania, zasady, organizacyi i zakres działania zarządu spraw zdrowotnych w państwie polskiem [Das polnische Ministerium für öffentliche Gesundheit. Aufgaben, Grundsätze, Organisation und Kompetenzen der Gesundheitsverwaltung im polnischen Staat]*, Kraków 1917 (= Janiszewski, Zadania).

– *Polskie Ministerstwo Zdrowia Publicznego. Uwagi z powodu artykułu d-ra J. Polaka p. n. „W sprawie administracji państwowej zdrowia publicznego", Odbitka ze „Zdrowia" [Das polnische Ministerium für öffentliche Gesundheit. Bemerkungen zu dem Artikel von Dr. J. Polak „Zur staatlichen Verwaltung der öffentlichen Gesundheit", Sonderdruck aus „Zdrowie"]*, Warszawa 1918.

Janowski, Władysław, „Badanie bakteryjologiczne pierwszych dwóch przypadków cholery w Warszawie [Bakteriologische Untersuchung der ersten beiden Cholerafälle in Warschau]", *Gazeta Lekarska* 12, 1892, 852–856 (= Janowski, Badanie bakteryjologiczne).

– „Przebieg epidemii cholery azyjatyckiej w Warszawie w ciągu pierwszych dziesięciu dni po jej ukazaniu się [Der Verlauf der asiatischen Cholera in Warschau in den ersten zehn Tagen nach ihrem Auftreten]", *Gazeta Lekarska* 12, 1892, 869–874 (= Janowski, Przebieg epidemii cholery).

Jaworski, Józef, „Przyczynek do regestracyi chorób zakaźnych i do statystyki sanitarnej [Beitrag zur Registrierung von Infektionskrankheiten und zur Sanitätsstatistik]", *Gazeta Lekarska* 35, 1915, 59–61.

– „Pracownia bakteryologiczna i dom izolacyjno-dezynfekcyjny [Das bakteriologische Labor und das Isolations- und Desinfektionshaus]", *Gazeta Lekarska* 35, 1915, 99–101.

Judt, J. M., „Die Juden als physische Rasse", in: Verein für jüdische Statistik unter der Redaktion von Dr. Alfred Nossig (Hg.), *Jüdische Statistik*, Berlin 1903, 405–423.

Kacprzak, Marcin, „Kronika Epidemjologiczna Nr. 1. Z oddziału statystyczno-epidemjologicznego Państwowej Szkoły Higjeny. Kierownik oddziału Dr. M. Kacprzak [Epidemiologische Kronik Nr. 1. Aus der statistisch-epidemiologischen Abteilung der Staatlichen Hygieneschule. Leiter der Abteilung: Dr. M. Kacprzak]", *Medycyna Doświadczalna i Społeczna* 6, 1926, 144–160 (= Kacprzak, Kronika Epidemjologiczna Nr. 1).

– „Kronika Epidemjologiczna Nr. 2. Za pierwsze półrocze 1926 r. [Epidemiologische Chronik Nr. 2, Erstes Halbjahr 1926]", *Medycyna Doświadczalna i Społeczna* 6, 1926, 310–318.

– „Kronika Epidemjologiczna Nr. 3. Rok 1926 [Epidemiologische Chronik Nr. 3, 1926]", *Medycyna Doświadczalna i Społeczna* 7, 1927, 299–308 (= Kacprzak, Kronika Epidemjologiczna Nr. 3).

– „Kronika Epidemjologiczna Nr. 4. Pierwsze półrocze 1927 r. [Epidemiologische Chronik Nr. 4. Erstes Halbjahr 1927]", *Medycyna Doświadczalna i Społeczna* 8, 1927, 150–154 (= Kacprzak, Kronika Epidemjologiczna Nr. 4).

– „Epidemjologja Doświadczalna [Experimentelle Epidemiologie]", *Medycyna Doświadczalna i Społeczna* 8, 1927, 220–256.

– „Kronika Epidemjologiczna. Rok 1927 [Epidemiologische Chronik, 1927]", *Medycyna Doświadczalna i Społeczna* 8, 1927, 435–452 (= Kacprzak, Kronika Epidemjologiczna 1927).

– „Kronika Epidemjologiczna Nr. 6. Pierwsze Półrocze 1928 r. [Epidemiologische Chronik Nr. 6. Erstes Halbjahr 1928]", *Medycyna Doświadczalna i Społeczna* 9, 1928, 351–358.

– „Nasze najważniejsze zagadnienia epidemiologiczne [Unsere wichtigsten epidemiologischen Fragen]", *Zdrowie* 43, 1928, 524–530.

– „Kronika Epidemjologiczna. Rok 1928 [Epidemiologische Chronik 1928]", *Medycyna Doświadczalna i Społeczna* 10, 1929, 453–462 (= Kacprzak, Kronika Epidemjologiczna 1928).

Koch, Robert: „Über die Milzbrandimpfung. Eine Entgegnung auf den von Pasteur in Genf gehaltenen Vortrag [1882]", in: J. Schwalbe (Hg.), *Gesammelte Werke von Robert Koch*, Bd. 1, Leipzig 1912, 207–231.

– „Die Ätiologie der Tuberkulose. Nach einem in der Physiologischen Gesellschaft zu Berlin am 24. März 1882 gehaltenen Vortrag", in: J. Schwalbe (Hg.), *Gesammelte Werke von Robert Koch*, Bd. 1, Leipzig 1912, 428–445 (= Koch, Die Ätiologie der Tuberkulose).

– „Weitere Mitteilungen über ein Heilmittel gegen Tuberkulose [1890]", in: J. Schwalbe (Hg.), *Gesammelte Werke von Robert Koch*, Bd. 1, Leipzig 1912, 661–668 (= Koch, Weitere Mitteilungen über ein Heilmittel gegen Tuberkulose).

– „Fortsetzung der Mitteilungen über ein Heilmittel gegen Tuberkulose [1891]", in: J. Schwalbe (Hg.), *Gesammelte Werke von Robert Koch*, Bd. 1, Leipzig 1912, 669–672.

– „Erste Konferenz zur Erörterung der Cholerafrage am 26. Juli 1884 in Berlin", in: J. Schwalbe (Hg.), *Gesammelte Werke von Robert Koch*, Bd. 2.1., Leipzig 1912, 20–60.

Koch, Robert/Gaffky, Georg, *Bericht über die Thätigkeit der zur Erforschung der Cholera im Jahre 1883 nach Egypten und Indien entsandten Kommission*, Berlin 1887.

Koniecpolski, I., „Czynnik rasowy w ostrych chorobach zakaźnych w świetle statystyki miejskiego szpitala w Częstochowie [Der rassische Faktor bei schweren Infektionskrankheiten im Lichte der Statistiken des städtischen Krankenhauses in Tschenstochau]", in: *Księga Pamiątkowa Pierwszego Krajowego Zjazdu Lekarskiego „TOZU". 24–25 czerwca 1928 roku*, Warszawa 1929, 197–199.

Kostrzewski, Józef, „O przyczynie duru brzusznego i jego zarazach [Über die Ursachen des Typhus und seine Epidemien]", *Polska Gazeta Lekarska* 9, 1930, 573–577.

– „Bakterjologja na przełomie. Bakterjologja a epidemjologja. Z oddziału chorób zakaźnych Państwowego szpitala św. Łazara w Krakowie [Die Bakteriologie im Umbruch. Bakteriologie und Epidemiologie. Aus der Abteilung für Infektionskrankheiten im Staatlichen Krankenhaus des Heiligen Lazarus in Krakau]", *Polska Gazeta Lekarska* 12, 1933, 513–515.

Kowalski, Henryk, „Pierwzy przypadek błonicy gardła i krtani leczony surowicą Behring'a w Tarnowie [Der erste Fall der Hals- und Kehlkopfdiphtherie in Tarnów, der mit dem Behring'schen Serum behandelt wurde]", *Przegląd Lekarski* 34, 1895, 36–37, 53–54.

Kramsztyk, Zygmunt, „Czy medycyna jest nauką, czy sztuką? [Ob die Medizin eine Wissenschaft ist oder Kunst?]", *Gazeta Lekarska* 15, 1895, 1099–1103, 1126–1129 (= Kramsztyk, Czy medycyna nauką).

Kuczynski, Max, „Die Kultur des Fleckfiebervirus ausserhalb des Körpers", *Berliner Klinische Wochenschrift* 58, 1921, 1489.

Ławrynowicz, Aleksander, „Czynniki epidemjologiczne duru brzusznego w Warszawie. Z Miejskiego Instytutu Higjenicznego m. st. Warszawy [Epidemiologische Faktoren des Typhus in Warschau. Aus dem Städtischen Hygieneinstitut der Stadt Warschau]", *Polska Gazeta Lekarska* 8, 1929, 195–198.

League of Nations Health Organisation, *International Health Year Book 1927. Reports on the Public Health Progress in twenty-seven Countries in 1926*, Genf 1927 (= League of Nations Health Organisation, International Health Year Book 1927).

– *International Health Yearbook 1928. Reports on the Public Health Progress of twenty-nine Countries in 1927*, Genf 1929.

Legeżyński, Stanisław, „Bakterjologja na przełomie. Bakterjologja a epidemjologja. Uwagi dyskusyjne [Die Bakteriologie im Umbruch. Bakteriologie und Epidemiologie. Bemerkungen zur Diskussion]", *Polska Gazeta Lekarska* 12, 1933, 597.

Lehmann, Karl B./Neumann, Rudolf O., *Bakteriologie, insbesondere bakteriologische Diagnostik, Bd. II, Allgemeine und spezielle Bakteriologie*, München 1927 (= Lehmann/Neumann, Bakteriologie).

Lidmanowski, K., „Trzy przypadki błonicy, wyleczonej surowicą Behring'a [Drei mit dem Behring-Serum geheilte Diphtheriefälle]", *Gazeta Lekarska* 15, 1895, 1337–1339.

Lipiński, Witold/Stuetz, Wilhelm, „Djagnostyka różniczkowa prątka Löfflera a grup rzekomobłoniczych przy pomocy zmodyfikowanej pożywki Costy. Z pracowni bakterjologicznej oddziału zakaźnego Państwowego Szpitala powszechnego we Lwowie, Przymarjusz: Dr. Witold Lipiński [Die differentielle Diagnose der Löffler-Stäbchen und der Gruppe der Pseudo-Diphtherie mit Hilfe des modifizierten Costa-Nährbodens. Aus dem bakteriologischen Labor der Infektionsabteilung des Staatlichen Allgemeinen Krankenhauses in Lemberg, Primat: Dr. Witold Lipiński]", *Polska Gazeta Lekarska* 7, 1928, 920–921.

Loeffler, Friedrich, „Untersuchung über die Bedeutung der Mikroorganismen für die Entstehung der Diphtherie beim Menschen, bei der Taube und beim Kalbe", *Mittheilungen aus dem kaiserlichen Gesundheitsamte* 2, 1884, 421–499.

Lutaud, Auguste, *M. Pasteur et la rage*, Paris 1887 (= Lutaud, M. Pasteur et la rage).

Malinowski, Alfons, „Leczenie chorych na błonicę surowicą [Die Serumbehandlung von Diphtheriekranken]", *Gazeta Lekarska* 15, 1895, 397–403, 425–432, 462–471, 492–498, 517–523 (= Malinowski, Leczenie chorych na błonicę surowicą).

– „Leczenie chorych na błonicę surowicą. Serya Druga [Die Serumbehandlung von Diphtheriekranken. Zweite Serie]", *Gazeta Lekarska* 15, 1895, 687–696, 715–723.

Mamlock, „Die deutsche Medizinalverwaltung in Polen. Vortrag vor der Berliner Medizinischen Gesellschaft", *Berliner Klinische Wochenschrift* 54, 1917, 492–493.

Margolis, Aleksander, „Odczyn opaskowy w tyfusie plamistym i brzusznym [Die Druckreaktion bei Fleckfieber und bei Typhus]", *Gazeta Lekarska* 36, 1916, 301–303.

Maxcy, Kenneth F., „Typhus Fever in the United States", *Public Health Reports* 44, 1929, 1735–1742.

Mayer, Martin, „Die Ergebnisse der experimentellen Flecktyphusforschung", *Die Naturwissenschaften* 4, 1916, 557–562.

Mayzel, Wacław, „Metoda zapobiegania wściekliźnie po ukąszeniu [Eine Methode zur Verhinderung der Tollwut nach dem Biss]", *Gazeta Lekarska* 5, 1885, 944.

– „Ochronne szczepienie wścieklizny [Schutzimpfung gegen Tollwut]", *Gazeta Lekarska* 7, 1887, 176.

Męczkowski, Wacław, „O szpitalach prowincyonalnych [Über Krankenhäuser in der Provinz]", *Gazeta Lekarska* 20, 1900, 839–844, 870–879, 897–902, 921–925, 952–958 (= Męczkowski, O szpitalach prowincyonalnych).

Merunowicz, Józef, „O epidemijach tyfusu w Galicyi w ostatnich latach [Über die Typhusepidemien in Galizien in den letzten Jahren]", *Przegląd Lekarski* 26, 1887, 221–222 (= Merunowicz, O epidemijach tyfusu w Galicyi).

Ministerstwo Opieki Społecznej. Departament Służby Zdrowia, *Sprawozdanie o stanie zdrowotnym Rzeczypospolitej Polskiej oraz o działalności władz i instytucyj zdrowia publicznego w latach 1932–1933. Państwowy Zakład Higieny [Bericht über den Stand der Gesundheit in der Republik Polen sowie über die Tätigkeiten der Institutionen der öffentlichen Gesundheit in den Jahren 1932–1933. Tätigkeiten des Staatlichen Hygieneinstituts]*, Warszawa 1935 (= Ministerstwo Opieki Społecznej, Sprawozdanie 1932–1933).

Ministerstwo Spraw Wewnętrznych, *Sprawozdanie o stanie zdrowotnym Rzeczypospolitej Polskiej oraz o działalności władz i instytucji zdrowia publicznego w latach 1928–1929. Działalność Państwowego Zakładu Higieny [Bericht über den Stand der Gesundheit in der Republik Polen sowie über die Tätigkeiten der Institutionen der öffentlichen Gesundheit in den Jahren 1928–1929. Tätigkeiten des Staatlichen Hygieneinstituts]*, Warszawa 1931 (= Ministerstwo Spraw Wewnętrznych, Sprawozdanie 1928–1929).

– *Sprawozdanie o stanie zdrowotnym Rzeczypospolitej Polskiej oraz o działalności władz i instytucji zdrowia publicznego w latach 1930–1931. Działalność Państwowego Zakładu Higieny [Bericht über den Stand der Gesundheit in der Republik Polen sowie über die Tätigkeiten der Institutionen der öffentlichen Gesundheit in den Jahren 1930–1931. Tätigkeiten des Staatlichen Hygieneinstituts]*, Warszawa 1933 (= Ministerstwo Spraw Wewnętrznych, Sprawozdanie 1930–1931).

Mooser, Herman, „Experiments Relating to the Pathology and the Etiology of Mexican Typhus (Tarbadillo)", *Journal of Infectious Diseases* 43, 1928, 241–272.

– „Tarbadillo. An American Variety of Typhus", *Journal of Infectious Diseases* 44, 1929, 186–193 (= Mooser, Tarbadillo).

Mooser, Herman/Castaneda, M. Ruiz/Zinsser, Hans, „Rats as Carriers of Mexican Typhus Fever", *JAMA* 97, 1931, 231–232.

Mooser, Herman/Dummer, Clyde, „On the Relation of the Organisms in the Tunica Vaginalis of Animals Inoculated with Mexican Typhus to Rickettsia Prowazeki and to the Causative Agent of the Disease", *Journal of Experimental Medicine* 51, 1930, 189–207.

N., „Z dziedziny etyki lekarskiej [Aus dem Feld der medizinischen Ethik]", *Gazeta Lekarska* 11, 1891, 313–321 (= N., Z dziedziny etyki lekarskiej).

Neukirch, Paul, „Über Versuche prophylaktischer Impfung gegen Fleckfieber", *Medizinische Klinik* 13, 1917, 300–301 (= Neukirch, Über Versuche prophylaktischer Impfung gegen Fleckfieber).

Nicolle, Charles, „Reproduction expérimentale du typhus exanthématique chez le singe. Note de M. Ch. Nicolle, présentée par M. Roux", *Comptes Rendus Hebdomadaires des Séances de l'Académie des Sciences* 149, 1909, 157–160 (= Nicolle, Reproduction expérimentale du typhus exanthématique chez le singe).

– „Recherches expérimentales sur le typhus exanthématique, entreprises à l'Institut Pasteur de Tunis pendant l'année 1909", *Annales de l'Institut Pasteur* 24, 1910, 243–275 (= Nicolle, Recherches expérimentales sur le typhus exanthématique 1909).

– „Quelques points concernants le typhus exanthématique", *Bulletin de la Société de Pathologie Exotique* 8, 1915, 160–161.

– „Essaie de vaccination préventive dans le typhus exanthématique", *Comptes Rendus Hebdomadaires des Séances de l'Académie des Sciences* 163, 1916, 38–41 (= Nicolle, Essaie de vaccination préventive dans le typhus exanthématique).

– „L'immunité et l'immunisation contre le typhus exanthématique. Position et état actuel de la question", *Revue d'Immunologie* 1, 1935, 9–36 (= Nicolle, L'immunité et l'immunisation).

Nicolle, Charles/Blaizot, Ludovic, „Sur la préparation d'un sérum antiexanthématique expérimental et ses premières applications au traitement du typhus de l'homme", *Annales de l'Institut Pasteur* 30, 1916, 446–496 (= Nicolle/Blaizot, Sur la préparation d'un sérum).

Nicolle, Charles/Comte, Charles/Conseil, Ernest, „Transmission expérimentale du typhus exanthématique par le pou du corps", *Comptes Rendus Hebdomadaires des Séances de l'Académie des Sciences* 149, 1909, 486–489 (= Nicolle/Comte/Conseil, Transmission expérimentale du typhus exanthématique par le pou).

Nicolle, Charles/Conor, Alfred/Conseil, Ernest, „Données expérimentales nouvelles sur la nature et le siège de l'agent pathogène du typhus exanthématique", *Annales de l'Institut Pasteur* 26, 1912, 264–275.

Nicolle, Charles/Conseil, Ernest, „Propriétés du sérum des malades convalescents et des animaux guéris de typhus exanthématique", *Comptes Rendus des Séances de la Société de Biologie et de ses Filiales* 151, 1910, 598–600.

– „Animaux Réfractaires", *Annales de l'Institut Pasteur* 26, 1912, 332–334 (= Nicolle/Conseil, Animaux Réfractaires).

– „Expériences concernant l'immunité", *Annales de l'Institut Pasteur* 26, 1912, 275–280 (= Nicolle/Conseil, Expériences concernant l'immunité).

– „Production d'un sérum expérimental préventif du typhus exanthématique. Étapes et solution du problème", *Archives de l'Institut Pasteur de Tunis* 14, 1925, 355–383.

Nicolle, Charles/Conseil, Ernest/Conor, Alfred, „Le typhus expérimental du cobaye. Note présentée par M. E. Roux", *Comptes Rendus Hebdomadaires des Séances de l'Académie des Sciences* 152, 1911, 1632–1634 (= Nicolle/Conseil/Conor, Le typhus expérimental du cobaye).

– „Le typhus expérimental du cobaye", *Annales de l'Institut Pasteur* 26, 1912, 250–253.

Nicolle, Charles/Laigret, Jean/Sparrow, Hélène, „Vaccination contre le typhus exanthématique par voie digestive chez le singe", *Archives de l'Institut Pasteur de Tunis* 23, 1934, 15–18.

Nicolle, Maurice/Remlinger, Paul, *Traité de technique microbiologique. A l'usage des médecins et des vétérinaires*, Paris 1902 (= Nicolle/Remlinger, Traité de technique microbiologique).

Nicolle, Charles/Sparrow, Hélène, *Le typhus exanthématique mexicain. Extrait du Bulletin de l'Institut Pasteur, Tome XXIX, 31 Octobre 1931*, Paris 1931.

– „Application au cobaye et à l'homme de la méthode de vaccination contre le typhus exanthématique par emploi d'intestins phéniqués de poux (Méthode de Weigl)", *Archives de l'Institut Pasteur de Tunis* 21, 1932, 25–31 (= Nicolle/Sparrow, Application au cobaye).

Nicolle, Charles/Sparrow, Hélène/Conseil, Ernest, „Vaccination préventive de l'homme contre le typhus exanthématique par inoculation répétée de petites doses de virus. Étapes et solution du problème", *Archives de l'Institut Pasteur de Tunis* 16, 1927, 1–32 (= Nicolle/Sparrow/Conseil, Vaccination préventive de l'homme contre le typhus).

Nusbaum, Henryk, „Medycyna nauką jest, czy sztuką? [Ist die Medizin eine Wissenschaft oder Kunst?]", *Gazeta Lekarska* 15, 1895, 1044–1048, 1068–1075 (= Nusbaum, Medycyna nauką jest, czy sztuką).

O. A., „Roberta Kocha wiadomość dalsza o leku przeciw gruźlicy [Weitere Mitteilung über Robert Kochs Heilmittel gegen Tuberkulose]", *Przegląd Lekarski* 29, 1890, unpaginiert (= O. A., Roberta Kocha wiadomość dalsza).

O. A., „Zur Beurtheilung der Resultate von Pasteur's Hundswuthimpfung", *Wiener Medizinische Wochenschrift* 37, 1887, 21–22 (= O. A., Zur Beurtheilung der Resultate von Pasteur's Hundswuthimpfung).

O. A., „2. Vierteljahresbericht der Kaiserlich Deutschen Zivilverwaltung für Polen links der Weichsel für die Zeit vom 26. April 1915 bis zum 20. Juli 1915", *Vierteljahresberichte der Zivilverwaltung für Russisch-Polen 1915–1916.*

O. A., „Zweiter Ergänzungsbericht zum 1. VjB vom 21.5.–20.6.1915", *Vierteljahresberichte der Zivilverwaltung für Russisch-Polen 1915–1916.*

O. A., „8. Vierteljahrsbericht des Verwaltungschefs bei dem General-Gouvernement Warschau für die Zeit vom 1. Oktober 1916 bis zum 31. Dezember 1916", *Vierteljahresberichte der Zivilverwaltung für Russisch-Polen 1915–1916* (= O. A., 8. Vierteljahresbericht).

Obtułowicz, Ferdynand, „O dyfteryi, szczególniej pod względem etyjologicznym i patogene-tycznym [Über die Diphtherie, insbesondere im Hinblick auf ihre Ätiologie und Pathoge-nese]", Przegląd Lekarski 25, 1886, 33–34, 49–50, 80–81, 96–98 (= Obtułowicz, O dyfteryi).

– „Kilka uwag o epidemijach duru plamistego i sposobach rozwlekania tej zarazy. Wykład wypowiedziany na V. Zjeździe lekarzy i przyrodników polskich we Lwowie w sekcyi medy-cyny publicznej d. 20 lipca 1888 [Einige Bemerkungen über Fleckfieberepidemien und die Verbreitungswege ihres Erregers. Vortrag auf der 5. Versammlung polnischer Ärzte und Naturforscher in Lemberg in der Sektion zu öffentlicher Gesundheit, 20.7.1888]", *Przegląd Lekarski* 27, 1888, 453–456, 466–468 (= Obtułowicz, Kilka uwag o epidemijach duru plami-stego).

Opolski, „W sprawie leczenia gruźlicy [Zur Heilung der Tuberkulose]", *Przegląd Lekarski* 29, 1890, 715–717 (= Opolski, W sprawie leczenia gruźlicy).

Państwowy Zakład Epidemjologiczny w Warszawie, *O pobieraniu materjału do badania drobnowidzowego, bakterjologicznego i serologicznego [Über die Entnahme von Material für die mikroskopische, bakteriologische und serologische Untersuchung]*, Warszawa 1923 (= Państwowy Zakład Epidemjologiczny w Warszawie, O pobieraniu).

Państwowy Zakład Higieny w Warszawie, *Sprawozdanie z działalności za lata 1919–1923 [Tä-tigkeitsbericht 1919–1923]*, Warszawa 1924 (= Państwowy Zakład Higieny w Warszawie, Sprawozdanie 1919–1923).

– *Sprawozdanie z działalności za rok 1924 i 1925 [Tätigkeitsbericht 1924 und 1925]*, Warszawa 1926 (= Państwowy Zakład Higieny w Warszawie, Sprawozdanie 1924 i 1925).

– *Sprawozdanie z działalności Państwowego Zakładu Higieny 1926–27 [Tätigkeitsbericht 1926–27]*, Warszawa 1929 (= Państwowy Zakład Higieny w Warszawie, Sprawozdanie 1926–27).

– *Przewodnik po Muzeum Higieny [Führer durch das Hygienemuseum]*, Warszawa 1938.

Pasteur, Louis, „Méthode pour prévenir la rage après morsure. Vortrag in der Académie des Sciences am 26.10.1885", in: Pasteur Vallery-Radot (Hg.), *Oeuvres de Pasteur*, Bd. 6, Paris 1922–1939, 603–612.

– „Lettre à propos d'une brochure de M. von Frisch, 29.5.1887", in: Pasteur Vallery-Radot (Hg.), *Oeuvres de Pasteur*, Bd. 6, Paris 1922–1939, 652–658 (= Pasteur, Lettre).

– „Les laboratoires [1868]", in: Pasteur Vallery-Radot (Hg.), *Oeuvres de Pasteur*, Bd. 7, Paris 1922–1939, 199–204.

Pietrzycki, Antoni, „Spostrzeżenia nad okresem wylęgania chorób ostrych nagminnych i nad któremi ich właśnościami, a w szczególności nad przenoszeniem się tychże [Bemerkungen über die Inkubationszeit schwerer Infektionskrankheiten und über einige ihrer Eigenschaf-ten, insbesondere ihre Verbreitungswege]", *Przegląd Lekarski* 27, 1888, 640–642, 651–654, 661–664.

Pignet, M., „Essais d'inoculation du typhus exanthématique aux petits animaux de laboratoire", *Bulletin de la Société de Pathologie Exotique* 2, 1909, 564–567.

Plotz, Harry, „The Etiology of Typhus Fever (and of Brill's Disease). Preliminary Communica-tion", *JAMA* 62, 1914, 1556.

Plotz, Harry/Olitzky, Peter K./Baehr, George, „The Etiology of Typhus Exanthematicus", *Journal of Infectious Diseases* 17, 1915, 1–68.

Prowazek, Stanislaus von, „Chlamydozoa. Zusammenfassende Übersicht", *Archiv für Prositenkunde* 10, 1907, 336–356.

– „Ätiologische Untersuchungen über den Flecktyphus in Serbien 1913 und Hamburg 1914", *Beiträge zur Klinik der Infektionskrankheiten und zur Immunitätsforschung (mit Ausschluss der Tuberkulose)* 4, 1915, 5–31 (= Prowazek, Ätiologische Untersuchungen über den Flecktyphus).

Przesmycki, Feliks, *Współpraca Państwowego Zakładu Higieny z lekarzami powiatowymi. Odbitka z Kwartalnika „Praca i Opieka Społeczna" (1933) [Die Zusammenarbeit des Staatlichen Hygieneinstituts mit den Kreisärzten. Sonderdruck aus „Praca i Opieka Społeczna" (1933)]*, Warszawa 1934 (= Przesmycki, Współpraca).

Puławski, A., „Wystawa pod hasłem: ‚Walka z chorobami zakaźnemi' [Die Ausstellung unter dem Motto ‚Die Bekämpfung der Infektionskrankheiten']", *Gazeta Lekarska* 35, 1915, 215–218.

– „Recencja: Sprawozdanie z działalności Wydziału Zdrowia Publicznego i Urzędu Zdrowia Zarządu m. stol. Warszawy [Rezension: Tätigkeitsbericht der Abteilung für öffentliche Gesundheit und des Gesundheitsamtes der Stadt Warschau]", *Gazeta Lekarska (Serya III)* 1, 1916, 256–257 (= Puławski, Recencja).

Puławski, Wincenty, „Przyczynek do leczenia błonicy surowicą swoistą [Beitrag zur Serumbehandlung der Diphtherie]", *Gazeta Lekarska* 18, 1898, 259–261.

Radło, Piotr [Radlo, Pierre], „Observations sur la vaccination contre le typhus exanthématique par le vaccin de Weigl", *Archives de l'Institut Pasteur de Tunis* 26, 1937, 667–670 (= Radło, Observations sur la vaccination).

Rajchman, Aleksander, „Czy różnice w zachorowalności i uodpornialności błonicy żydów i chrześcijan, skonstatowane w pracy D-ra Mieczysława Szeynmana, mogą być dziełem przypadku? [Können die Unterschiede in der Morbidität und der Immunität bei Diphtherie zwischen Juden und Christen, festgestellt von Dr. Mieczysław Szeynman, ein Zufall sein?]", *Medycyna Doświadczalna i Społeczna* 20, 1935, 310–311.

Redakcja Gazety Lekarskiej, „Koch czy Nencki? [Koch oder Nencki?]", *Gazeta Lekarska* 10, 1890, 987–988 (= Redakcja Gazety Lekarskiej, Koch czy Nencki).

Ricketts, Howard T., „The Transmission of Rocky Mountain Spotted Fever by the Bite of the Wood-Tick (Dermacentor Occidentalis)", *JAMA* 47, 1906, 358 (= Ricketts, The Transmission of Rocky Mountain Spotted Fever).

Ricketts, Howard T./Wilder, Russell M., „The Typhus Fever of Mexico (Tarbadillo). Preliminary Obervations", *JAMA* 54, 1910, 463–467.

– „The Transmission of the Typhus Fever of Mexico (Tarbadillo) by Means of the Louse (Pediculus Vestamenti)", *JAMA* 54, 1910, 1304–1307 (= Ricketts/Wilder, The Transmission of the Typhus Fever of Mexico).

– „The Etiology of the Typhus Fever (Tarbadillo) of Mexico City", *JAMA* 54, 1910, 1373–1375 (= Ricketts/Wilder, The Etiology of the Typhus Fever).

– „The Relation of Typhus Fever (Tarbadillo) to Rocky Mountain Spotted Fever", *Archives of Internal Medicine* 5, 1910, 361–370.

Rocha-Lima, Henrique da, „Beobachtungen bei Flecktyphusläusen", *Archiv für Schiffs- und Tropen-Hygiene* 20, 1916, 17–31 (= da Rocha-Lima, Beobachtungen bei Flecktyphusläusen).

– „Untersuchungen über Fleckfieber", *Münchner Medizinische Wochenschrift* 63, 1916, 1381–1384 (= da Rocha-Lima, Untersuchungen über Fleckfieber).

– „Zur Aetiologie des Fleckfiebers. Bemerkungen zu den in Nr. 38 und 41 dieser Wochenschrift erschienenen Aufsätzen von Toepfer und Schüssler", *Deutsche Medizinische Wochenschrift* 42, 1916, 1353–1354.

– „Zur Ätiologie des Fleckfiebers. Vortrag auf der Kriegspathologischen Tagung in Berlin am 26. und 27. April 1916", *Centralblatt für Allgemeine Pathologie und Pathologische Anatomie* 27, 1916, 45–55 (= da Rocha-Lima, Zur Ätiologie des Fleckfiebers).

- „Die Schutzimpfung gegen Fleckfieber", *Medizinische Klinik* 13, 1917, 1147–1150 (= da Rocha-Lima, Die Schutzimpfung gegen Fleckfieber).
- „Zur Aetiologie des Fleckfiebers. Erwiderung auf die Ausführungen Töpfers in Nr. 49", *Deutsche Medizinische Wochenschrift* 43, 1917, 50.
- „Schutzimpfungsversuche gegen Fleckfieber", *Münchner Medizinische Wochenschrift* 65, 1918, 1454–1456 (= da Rocha-Lima, Schutzimpfungsversuche gegen Fleckfieber).
- „On the Etiology of Typhus Fever [1916]", in: Nicholas Hahon (Hg.), *Selected Papers on the Pathogenic Rickettsiae*, Cambridge 1968, 74–78 (= da Rocha-Lima, On the Etiology of Typhus Fever).

Rosiewicz, Józef, „Odczyn opaskowy w tyfusie wysypkowym [Die Druckreaktion beim Fleckfieber]", *Gazeta Lekarska* 36, 1916, 366–371.

Roux, Émile, „Sur les microbes dits ‚invisibles'", *Bulletin de l'Institut Pasteur* 1, 1903, 7–12, 49–56.

Rozenfeld, Karol, „Walka z epidemią grypy. Jej najważniejsze zadania i środki [Der Kampf gegen die Grippeepidemie. Seine wichtigsten Aufgaben und Mittel]", *Gazeta Lekarska (Serya III)* 5, 1920, 122–124, 130–136.

Ruppert, Henryk, „W sprawie walki z epidemią duru plamistego w Warszawie [Zur Bekämpfung des Fleckfiebers in Warschau]", *Gazeta Lekarska (Serya III)* 2, 1917, 253–257 (= Ruppert, W sprawie walki z epidemią).

Rutten, Jan, „La mortalité des missionnaires avant et après l'emploi du vaccin de Weigl", *Collectanea Commissionis Synodalis. Digests of the Synodal Commission of China* 9, 1936, 183–191.

Rzętkowski, Kazimierz, „Mamlock: Niemiecki zarząd lekarski w Polsce [Mamlock: Die deutsche Medizinalverwaltung in Polen]", *Gazeta Lekarska (Serya III)* 2, 1917, 277.
- „W sprawie t. zw. ‚grypy hiszpańskiej', grasującej obecnie w Warszawie [Zur so genannten ‚Spanischen Grippe', die derzeit in Warschau grassiert]", *Gazeta Lekarska (Serya III)* 5, 1920, 75–79.

Sergent, Edmond/Foley, Henry/Vialatte, Charles, „Sur des formes microbiennes abondantes dans les corps de poux infectés par le typhus exanthématique, et toujours absentes dans les poux témoins, non typhiques", *Comptes Rendus des Séances de la Société de Biologie et de ses Filiales* 66, 1914, 101–103.

Sierakowski, Stanisław, „Kilka uwag o odczynie Weil-Felixa w durze plamistym [Einige Bemerkungen zur Weil-Felix-Reaktion beim Fleckfieber]", *Gazeta Lekarska (Serya III)* 2, 1917, 535–537.

Sikora, Hilde, „Beiträge zur Biologie von Pediculus vestimenti. Aus dem Institut für Schiffs- und Tropenkrankheiten", *Centralblatt für Bakteriologie, Parasitenkunde und Infektionskrankheiten* 76 (Originale), 1915, 523–537 (= Sikora, Beiträge zur Biologie von Pediculus vestimenti).
- „Beiträge zur Anatomie, Physiologie und Biologie der Kleiderlaus (Pediculus vestimenti Nitsch). I. Anatomie des Verdauungstraktes", *Beihefte zum Archiv für Schiffs- und Tropenhygiene* 20, 1916, 5–76.

Société des Nations. Section d'Hygiène, *Rapport épidémiologique relevé hebdomadaire. Nos. 1–40*, Genf 1926.

Sparrow, Helena, „Badania doświadczalne nad durem plamistym [Experimentelle Untersuchungen zum Fleckfieber]", *Przegląd Epidemjologiczny* 2, 1922, 168–200.

Sparrow, Hélène, „Étude expérimentale sur le typhus exanthématique. Inoculation de doses de virus sub-infectantes", *Comptes Rendus des Séances de la Société de Biologie et de ses Filiales* 41, 1924, 1341–1342 (= Sparrow, Inoculation de doses de virus sub-infectantes).
- „Étude expérimentale sur le typhus exanthématique. Procédé efficace d'immunisation par le virus vivant", *Comptes Rendus des Séances de la Société de Biologie et de ses Filiales* 41, 1924, 1342–1345.

- „Recherches expérimentales sur le typhus exanthématique poursuivies à l'Institut Pasteur de Tunis", *Archives de l'Institut Pasteur de Tunis* 16, 1927, 33–58 (= Sparrow, Recherches expérimentales sur le typhus).

Sparrow, Hélène/Huet, Maurice, „L'élevage du pou au laboratoire", *Archives de l'Institut Pasteur de Tunis* 37, 1960, 369–382.

Stempell, Walter, „Ueber einen als Erreger des Fleckfiebers verdächtigen Parasiten der Kleiderlaus", *Deutsche Medizinische Wochenschrift* 42, 1916, 439–442.

Sterling, Stefan, „Jeszcze o odczynie opaskowym [Neues zur Druckreaktion]", *Gazeta Lekarska* 36, 1916, 299–301.

Sterling, Stefan/Kazimiera Sterliżanka, „O odczynie Weil-Felixa w durze plamistym [Über die Weil-Felix-Reaktion beim Fleckfieber]", *Gazeta Lekarska (Serya III)* 2, 1917, 129–134.

Stobóy, Artur, „Korespondencyja [Korrespondenz]", *Gazeta Lekarska* 7, 1887, 196–197 (= Stobóy, Korespondencyja).

Strong, Richard P./Shattuck, George C./Sellards, A. W./Zinsser, Hans/Hopkins, J. Gardner, *Typhus Fever with Particular Reference to the Serbian Epidemic*, Cambridge 1920 (= Strong/ Shattuck/Sellards/Zinsser/Hopkins, Typhus Fever with Particular Reference to the Serbian Epidemic).

Surzycki, J., „Przyczynek do zachowania się płuc przy leczeniu gruźlicy metodą Kocha [Beitrag zum Verhalten der Lunge bei Behandlung der Tuberkulose nach der Methode Kochs]", *Przegląd Lekarski* 29, 1890, 723–725 (= Surzycki, Przyczynek do zachowania się płuc).

Szeynman, Mieczysław, „Momenty rasowe i społeczne w zachorowalności i uodpornialności w błonicy [Rassische und soziale Momente in der Morbidität und Immunität bei Diphtherie]", *Medycyna Doświadczalna i Społeczna* 20, 1935, 299–309 (= Szeynman, Momenty rasowe).

Szokalski, Kazimierz, „Odczyn Weil-Felix'a w durze plamistym [Die Weil-Felix-Reaktion bei Fleckfieber]", *Gazeta Lekarska (Serya III)* 2, 1917, 417–418, 425–427.

Szumlański, Witold, „Stan sanitarny kraju. Referat, wygłoszony na posiedzeniu plenarnem II Zjazdu Higienistów Polskich 30 czerwca 1917 r. [Der sanitäre Zustand des Landes. Referat auf der Plenarsitzung der II. Versammlung Polnischer Hygieniker am 30. Juni 1917]", *Gazeta Lekarska (Serya III)* 2, 1917, 335–337 (= Szumlański, Stan sanitarny kraju).

Töpfer, Hans, „Der Fleckfiebererreger in der Laus", *Deutsche Medizinische Wochenschrift* 42, 1916, 1251–1254 (= Töpfer, Der Fleckfiebererreger in der Laus).

- „Zur Aetiologie des Fleckfiebers. Erwiderung auf die vorstehenden Ausführungen da Rocha-Limas", *Deutsche Medizinische Wochenschrift* 43, 1917, 50.

Töpfer, Hans/Schüssler, Hermann, „Zur Aetiologie des Fleckfiebers", *Deutsche Medizinische Wochenschrift* 42, 1916, 1157–1158 (= Töpfer/Schüssler, Zur Aetiologie des Fleckfiebers).

Towarzystwo Lekarskie Warszawskie, „Członkowie czynni [Aktive Mitglieder]", *Pamiętnik Towarzystwa Lekarskiego Warszawskiego* 92, 1896, 746–748.

Varela, Gerardo/Parada, Angel/Ramos, Virgilio, „Active Immunization against Tunisian Typhus Fever with Mexican Typhus Vaccine", *Proceedings of the Society for Experimental Biology and Medicine* 30, 1932, 206–209.

Verein für jüdische Statistik unter der Redaktion von Dr. Alfred Nossig, „Bibliographie der allgemeinen jüdischen Statistik", in: Ders. (Hg.), *Jüdische Statistik*, Berlin 1903, 33–142.

Weigl, Rudolf, „Badania nad Rickettsią Prowazeki [Forschungen zu Rickettsia Prowazeki]", *Przegląd Epidemjologiczny* 1, 1920, 4–17 (= Weigl, Badania nad Rickettsią Prowazeki).

- „Untersuchungen und Experimente an Fleckfieberläusen. Die Technik der Rikettsia-Forschung. Mit drei Abbildungen im Text", *Beiträge zur Klinik der Infektionskrankheiten und zur Immunitätsforschung (mit Ausschluss der Tuberkulose)* 8, 1920, 353–376 (= Weigl, Untersuchungen und Experimente an Fleckfieberläusen).

- „Die Beziehungen der X-Stämme zur Rickettsia Prowazeki", *Zeitschrift für Hygiene und Infektionskrankheiten* 99, 1923, 302–313 (= Weigl, Die Beziehungen der X-Stämme zur Rickettsia Prowazeki).

- „Der gegenwärtige Stand der Rickettsia-Forschung", *Klinische Wochenschrift* 3, 1924, 1590–1594, 1636–1641.
- „Über aktive Fleckfieberimmunität. Vorläufige Mitteilung", *Medizinische Klinik* 20, 1924, 1046–1049.
- „O istocie i postaci zarazka duru osutkowego – Über das Wesen und die Form des Fleckfieberregers. Mémoire présenté dans la séance du 3 Mars 1930 (Classe des Science Mathématiques et Naturelles) par M. K. Klecki m. c., accepté dans la séance du 11 Juin 1930 (Classe de Médecine)", *Bulletin International de l'Académie Polonaise des Sciences et des Lettres. Classe de Médecine*, 1930, 1–25.
- „Sposoby czynnego uodparniania przeciw durowi osutkowemu – Die Methoden der aktiven Fleckfieber-Immunisierung. Mémoire présenté dans la séance du 3 Mars 1930 (Classe des Sciences Mathématiques et Naturelles) par M. K. Klecki m. c., accepté dans la séance du 11 Juin 1930 (Classe de Médecine)", *Bulletin International de l'Académie Polonaise des Sciences et des Lettres. Classe de Médecine*, 1930, 25–62 (= Weigl, Sposoby czynnego uodparniania).
- „Faits d'observation et expériences démontrant l'éfficacité du vaccin à Rickettsia pour la prévention du typhus", *Archives de l'Institut Pasteur de Tunis* 22, 1933, 315–320 (= Weigl, Faits d'observation).
Weil, Edmund/Felix, Arthur, „Zur serologischen Diagnose des Fleckfiebers", *Wiener Klinische Wochenschrift* 29, 1916, 33–35.
- „On Serological Diagnosis of Spotted Fever [1916]", in: Nicholas Hahon (Hg.), *Selected Papers on the Pathogenic Rickettsiae*, Cambridge 1968, 79–86.
Wengierow, Leo, „Die Juden im Königreich Polen. Ein Beitrag zur Kenntnis der sozialen und volkswirtschaftlichen Verhältnisse der Juden im Königreich Polen", in: Verein für jüdische Statistik unter der Redaktion von Dr. Alfred Nossig (Hg.), *Jüdische Statistik*, Berlin 1903, 293–310 (= Wengierow, Die Juden im Königreich Polen).
Wiadomości bieżące, „Ćwiczenia z bakteryologii Bujwida [Bujwids Bakteriologieübung]", *Gazeta Lekarska* 12, 1892, 1069.
Wierciński, A. „Dur plamisty i dur brzuszny na terenie województwa wileńskiego", *Zdrowie* 45, 1930, 940–960 (= Wierciński, Dur plamisty).
Zinsser, Hans, *As I Remember Him. The Biography of R. S.*, Boston 1940.
- „Varieties of Typhus Virus and the Epidemiology of the American Form of European Typhus Fever (Brill's Disease) [1934]", in: Nicholas Hahon (Hg.), *Selected Papers on the Pathogenic Rickettsiae*, Cambridge 1968, 115–133 (= Zinsser, Varieties of Typhus Virus).
Zinsser, Hans/Castaneda, M. Ruiz, „Studies on Typhus Fever. II. Studies on the Etiology of Mexican Typhus Fever", *Journal of Experimental Medicine* 52, 1930, 649–659.
- „Further Experiments in Typhus Fever. IV. Infection with Washed Mexican Rickettsiae and Immunity to European Typhus", *Journal of Experimental Medicine* 52, 1930, 865–871.
- „Studies on Typhus Fever. V. Active Immunization against Typhus Fever with Formalinized Virus", *Journal of Experimental Medicine*, 53, 1931, 325–331.
- „Studies on Typhus Fever. VII. Active Immunization against Mexican Typhus Fever with Dead Virus", *Journal of Experimental Medicine* 53, 1931, 493–497 (= Zinsser/Castaneda, Studies on Typhus Fever VII.).
- „Studies on Typhus Fever. IX. On the Serum Reactions of Mexican and European Typhus Rickettsia", *Journal of Experimental Medicine* 56, 1932, 455–467 (= Zinsser/Castaneda, Studies on Typhus Fever IX.).
- „Studies on Typhus Fever. X. Further Experiments on Active Immunization against Typhus Fever with Killed Rickettsia", *Journal of Experimental Medicine*, 57, 1933, 381–390 (= Zinsser/Castaneda, Studies on Typhus Fever X.).
- „Studies on Typhus Fever. XI. A Report on the Properties of the Serum of a Horse Immunized with Killed Formalinized Rickettsia", *Journal of Experimental Medicine*, 57, 1933, 391–398.

– „Studies on Typhus Fever. XII. The Passive Immunization of Guinea Pigs, Infected with European Virus, with Serum of a Horse Treated with Killed Rickettsia of the Mexican Type", *Journal of Experimental Medicine*, 59, 1934, 471–478 (= Zinsser/Castaneda, Studies on Typhus Fever XII.).

Zinsser, Hans/Castaneda, M. Ruiz/Seastone, C. V., Jr., „Studies on Typhus Fever. VI. Reduction of Resistance by Diet Deficiency", *Journal of Experimental Medicine*, 53, 1931, 333–338.

Żeromski, Stefan, *Ludzie bezdomni*, Warszawa 1900 (dt.: *Die Heimatlosen*, Berlin, 1954).

Żółtowski, Antoni, „Epidemia duru plamistego w Kutnowiskiem [Die Fleckfieberepidemie im Kreis Kutno]", *Gazeta Lekarska (Serya III)* 2, 1917, 20–22.

Literatur

Ackerknecht, Erwin H., „Antikontagionismus zwischen 1821 und 1867", in: Philipp Sarasin/Silvia Berger/Marianne Hänseler/Myriam Spörri (Hgg.), *Bakteriologie und Moderne. Studien zur Biopolitik des Unsichtbaren, 1870–1920*, Frankfurt a. M. 2007, 71–110 (= Ackerknecht, Antikontagionismus).

Ackermann, Felix, *Palimpsest Grodno. Nationalisierung, Nivellierung und Sowjetisierung einer mitteleuropäischen Stadt 1919–1991*, Wiesbaden 2010.

Afanas'eva, Anna, „Quarantines and Copper Amulets. The Struggle against Cholera in the Kazakh Steppe in the Nineteenth Century", *Jahrbücher für Geschichte Osteuropas* 61, 2013, 489–512.

Akrich, Madeleine, „A Gazogene in Costa Rica. An Experiment in Techno-Sociology", in: Pierre Lemonnier(Hg.), *Technological Choices. Transformation in Material Cultures Since the Neolithic*, London/New York 1993, 289–337.

Allen, Arthur, *The Fantastic Laboratory of Dr. Weigl. How Two Brave Scientists Battled Typhus and Sabotaged the Nazis*, New York 2014 (= Allen, The Fantastic Laboratory of Dr. Weigl).

Amsterdamska, Olga, „Medical and Biological Constraints. Early Research on Variation in Bacteriology", *Social Studies of Science* 17, 1987, 657–687.

– „Stabilizing Instability. The Controversy over Cyclogenic Theories of Bacterial Variation during the Interwar Period", *Journal of the History of Biology* 24, 1991, 191–222.

Amsterdamska, Olga/Bonah, Christian/Borck, Cornelius/Fehr, Johannes/Hagner, Michael/Klingberg, Marcus/Löwy, Ilana/Schlünder, Martina/Schmaltz, Florian/Schnelle, Thomas/Tammen, Antke/Weindling, Paul J./Zittel, Claus, „Medical Science in the Light of a Flawed Study of the Holocaust. A Comment on Eva Hedfors' Paper on Ludwik Fleck", *Social Studies of Science* 38, 2008, 937–944.

Anderson, Benedict, *Die Erfindung der Nation. Zur Karriere eines folgenreichen Konzepts*, Frankfurt a. M./New York 1996 [1983].

Anderson, Warwick, „How's the Empire? An Essay Review", *Journal of the History of Medicine and Allied Sciences* 58, 2003, 459–465.

Andrade, Tonio, „A Chinese Farmer, Two African Boys, and a Warlord. Toward a Global Microhistory", *Journal of World History* 21, 2010, 573–591.

Andrews, Bridie J., „Tuberculosis and the Assimilation of Germ Theory in China, 1895–1937", *Journal of the History of Medicine and Allied Sciences* 52, 1997, 114–157 (= Andrews, Tuberculosis and the Assimilation of Germ Theory).

Arnold, David, *Colonizing the Body. State Medicine and Epidemic Disease in Nineteenth-Century India*, Berkeley 2002 (= Arnold, Colonizing the Body).

Ash, Mitchell G., „Wissens- und Wissenschaftstransfer. Einführende Bemerkungen", *Berichte zur Wissenschaftsgeschichte* 29, 2006, 181–189.

Ash, Mitchell G./Surman, Jan (Hgg.), *The Nationalization of Scientific Knowledge in Nineteenth-Century Central Europe*, Basingstoke/New York 2012.

Bachinger, Bernhard/Dornik, Wolfram (Hgg.), *Jenseits des Schützengrabens. Der Erste Weltkrieg im Osten: Erfahrung – Wahrnehmung – Kontext*, Innsbruck 2013.

Bachmann-Medick, Doris, „The Trans/National Study of Culture. A Translational Perspective", in: Dies. (Hg.), *The Transnational Study of Culture. A Translational Perspective*, Berlin/ Boston 2014, 1–22.

Baldwin, Peter, *Contagion and the State in Europe, 1830–1930*, Cambridge 1999 (= Baldwin, Contagion and the State).

Balińska, Marta A., „Assistance and Not Mere Relief. The Epidemic Commision of the League of Nations, 1920–1923", in: Paul J. Weindling (Hg.), *International Health Organisations and Movements, 1918–1939*, Cambridge 1995, 81–108 (= Balińska, Assistance and Not Mere Relief).

– „The National Institute of Hygiene and Public Health in Poland 1918–1939", *Social History of Medicine* 9, 1996, 427–445 (= Balińska, The National Institute of Hygiene).

– *For the Good of Humanity. Ludwik Rajchman, Medical Statesman*, Budapest 1998 (= Balińska, For the Good of Humanity).

Barnes, David S., *The Great Stink of Paris and the Nineteenth-Century Struggle against Filth and Germs*, Baltimore 2006.

Barthel, Katja/Brand, Sebastian/Friedrich, Alexander/Krentel, Friedolin, *Library Life. Werkstätten kulturwissenschaftlichen Forschens*, Lüneburg 2015.

Basalla, George, „The Spread of Western Science", *Science* 156, 1967, 611–622.

Bashford, Alison, *Imperial Hygiene. A Critical History of Colonialism, Nationalism and Public Health*, Basingstoke 2004.

Bates, Victoria, „„So Far as I Can Define without a Microscopical Examination'. Veneral Disease Diagnosis in English Courts, 1850–1914", *Social History of Medicine* 26, 2012, 38–55.

Bauche, Manuela, „Assoziationen von Politik und Natur. Kubanische Korallen in Ost-Berlin, 1964–1974, *Berichte zur Wissenschaftsgeschichte* 39, 2016, 311–330.

Belliger, Andréa/Krieger, David J. (Hgg.), *ANThology. Ein einführendes Handbuch zur Akteur-Netzwerk-Theorie*, Bielefeld 2006.

Benecke, Werner, *Die Ostgebiete der Zweiten Polnischen Republik. Staatsmacht und öffentliche Ordnung in einer Minderheitenregion 1918–1939*, Köln/Weimar/Wien 1999 (= Benecke, Die Ostgebiete der Zweiten Polnischen Republik).

Berger, Silvia, *Bakterien in Krieg und Frieden. Eine Geschichte der medizinischen Bakteriologie in Deutschland, 1890–1933*, Göttingen 2009 (= Berger, Bakterien in Krieg und Frieden).

— „„Die Jagd auf Mikroben hat erheblich an Reiz verloren'. Der sinkende Stern der Bakteriologie in Medizin und Gesundheitspolitik der Weimarer Republik", in: Martin Lengwiler/ Jeannette Madarász (Hgg.), *Das präventive Selbst. Eine Kulturgeschichte moderner Gesundheitspolitik*, Bielefeld 2010, 87–114 (= Berger, Die Jagd auf Mikroben).

Bernasconi, Sara/Karge,Heike/Kind-Kovács, Friederike (Hgg.), *Beyond Medicine. History and Politics of Public Health in Twentieth Century Europe*, New York/Budapest 2017 (im Druck).

Berner, Włodzimierz, „Z dziejów organizacji służby zdrowia w Łodzi na przełomie XIX i XX wieku (do 1914 roku) [Zur Geschichte der Organisation des Gesundheitsdienstes in Lodz an der Wende vom 19. zum 20. Jahrhundert (bis 1914)]", *Archiwum Historii i Filozofii Medycyny* 65, 2002, 475–490 (= Berner, Z dziejów organizacji służby zdrowia).

Bertucci, Paola, „The In/visible Woman. Mariangela Ardinghelli and the Circulation of Knowledge between Paris and Naples in the Eighteenth Century", *Isis* 104, 2013, 226–249.

Berz, Peter, *08/15. Ein Standard des 20. Jahrhunderts*, München 2001.

Borodziej, Włodzimierz, *Geschichte Polens im 20. Jahrhundert*, München 2010 (= Borodziej, Geschichte Polens im 20. Jahrhundert).

Borodziej, Włodzimierz/Brzosek, Błażej/Górny, Maciej, „Polnische Europa-Pläne des 19. und 20. Jahrhunderts", in: Włodzimierz Borodziej/Heinz Duchhardt/Małgorzata Morawiec/

Ignác Romsics (Hgg.), *Option Europa. Deutsche, polnische und ungarische Europapläne des 19. und 20. Jahrhunderts, Bd. 1: Essays*, Göttingen 2005, 43–134.

Borowy, Iris, *Coming to Terms with World Health. The League of Nations Health Organisation 1921–1946*, Frankfurt a. M. 2009 (= Borowy, Coming to Terms with World Health).

Bourguet, Marie-Noëlle/Licoppe, Christian/Sibum, H. Otto (Hgg.), *Instruments, Travel and Science. Itineraries of Precision from the Seventeenth to the Twentieth Century*, London/New York 2002.

Brandstetter, Thomas/Wessely, Christina, „Einleitung. Mobilis in mobili", *Berichte zur Wissenschaftsgeschichte* 36, 2013, 119–127.

Brendecke, Arndt, „Tabellen und Formulare als Regulative der Wissenserfassung und Wissenspräsentation", in: Wulf Oesterreicher/Gerhard Regn/Winfried Schulze (Hgg.), *Autorität der Form – Autorisierung – Institutionelle Autorität*, Münster 2003, 37–53.

Bresalier, Michael, „Neutralizing Flu. Immunological Devices and the Making of a Virus Disease", in: Kenton Kroker/Jennifer Keelan/Pauline M. Mazumdar (Hgg.), *Crafting Immunity. Working Histories of Clinical Immunology*, Aldershot 2008, 107–144.

Briggs, Asa, „Cholera and Society in the Nineteenth Century", *Past & Present* 19, 1961, 76–96.

Brise, Olaf, *Angst in den Zeiten der Cholera. Über kulturelle Ursprünge des Bakteriums. Seuchen-Cordon I*, Berlin 2003.

Brzeziński, Tadeusz, „Medyczne studia Polaków na uniwersytetach niemieckich [Das Medizinstudium der Polen an deutschen Universitäten]", *Archiwum Historii i Filozofii Medycyny* 54, 1991, 83–89 (= Brzeziński, Medyczne studia Polaków na uniwersytetach niemieckich).

– „Rozwój wydziałów lekarskich polskich uniwersytetów w latach 1918–1939 [Die Entwicklung der medizinischen Fakultäten an polnischen Universitäten zwischen 1918–1939]", *Archiwum Historii i Filozofii Medycyny* 56, 1993, 101–109.

– *Polskie peregrynacje po dyplomy lekarskie. Od średniowiecza po odzyskanie niepodległości w 1918r. [Polnische Pilgerreisen zu medizinischen Diplomen. Vom Mittelalter bis zur Wiedererlangung der Unabhängigkeit 1918]*, Warzawa 1999 (= Brzeziński, Polskie peregrynacje po dyplomy lekarskie).

– „O recepcji odkryć Emila Behringa w polskim środowisku lekarskim [Über die Rezeption der Entdeckungen Emil Behrings bei polnischen Ärzten]", in: Michael Sachs/Bożena Płonka-Syroka/Fritz Dross (Hgg.), *Współpraca na polu medycyny między niemcami i polakami = Austausch in der Medizin zwischen Deutschen und Polen*, Wrocław 2008, 179–196.

Brzoza, Czesław/Sowa, Andrzej Leon, *Historia Polski 1918–1945 [Geschichte Polens 1918–1945]*, Kraków 2006 (= Brzoza/Sowa, Historia Polski).

Brzozowski, Stanisław, „Warunki rozwoju nauki polskiej w kraju 1860–1918", in: Bohdan Jaczewski (Hg.), *Życie naukowe w Polsce w drugiej połowie XIX i w XX wieku. Organizacje i instytucje [Wissenschaftliches Leben in Polen in der zweiten Hälfte des 19. und im 20. Jahrhundert. Organisationen und Institutionen]*, Wrocław 1987, 13–57.

– „Zabór rosyjski – królestwo polskie [Russisches Teilungsgebiet – Königreich Polen]", in: Bogdan Suchodolski (Hg.), *Historia Nauki Polskiej [Geschichte der polnischen Wissenschaft]*, Bd. 4: 1863–1918 (Teil 1 und 2 hg. von Zofia Skubala-Tokarska), Wrocław 1987, 361–488.

Buklijas, Tatjana/Lafferton, Emese, „Science, Medicine and Nationalism in the Habsburg Empire from the 1840s to 1918", *Studies in History and Philosophy of Biological and Biomedical Sciences* 38, 2007, 679–86.

Burke, Donald S., „Of Postulates and Peccadilloes. Robert Koch and Vaccine (Tuberculin) Therapy for Tuberculosis", *Vaccine* 11, 1993, 795–804 (= Burke, Of Postulates and Peccadilloes).

Burri, Regula, „Doing Images. Zur soziotechnischen Fabrikation visueller Erkenntnis in der Medizin", in: Bettina Heintz/Jörg Huber (Hgg.), *Mit dem Auge denken. Strategien der Sichtbarmachung in wissenschaftlichen und virtuellen Welten*, Zürich/Wien/New York 2001, 277–303.

Burton, Antoinette M., „Not Even Remotely Global? Method and Scale in World History", _History Workshop Journal_ 64, 2007, 323–328.

Callon, Michel, „Einige Elemente einer Soziologie der Übersetzung. Die Domestikation der Kammmuscheln und der Fischer der St. Brieuc-Bucht", in: Andréa Belliger/David J. Krieger (Hgg.), _ANThology. Ein einführendes Handbuch zur Akteur-Netzwerk-Theorie_, Bielefeld 2006, 135–174 (= Callon, Einige Elemente einer Soziologie der Übersetzung).

Canguilhem, Georges, „Der Beitrag der Bakteriologie zum Untergang der ,medizinischen Theorien' im 19. Jahrhundert", in: Ders., _Wissenschaftsgeschichte und Epistemologie_, Frankfurt a. M. 1979, 110–132 (= Canguilhem, Der Beitrag der Bakteriologie).

Casalilla, Bartolomé Yun, „,Localism', Global History and Transnational History. A Reflection from the Historian of Early Modern Europe", _Historisk Tidskrift_ 127, 2007, 659–678.

Caumanns, Ute, „Das Krankenhaus im Königreich Polen. Zwischen Reform und staatlicher Intervention (1815–1914)", _Archiwum Historii i Filozofii Medycyny_ 62, 1999, 429–444 (= Caumanns, Das Krankenhaus im Königreich Polen).

– „Miasto i zdrowie a perspektywa porównawcza. Uwagi metodyczne na przykładzie reform sanitarnych w XIX-wiecznej Warszawie [Stadt und Gesundheit in vergleichender Perspektive. Methodische Bemerkungen am Beispiel der Warschauer Sanitätsreformen im 19. Jahrhundert]", _Medycyna Nowożytna_ 7, 2000, 45–62 (= Caumanns, Miasto i zdrowie).

– „Modernisierung unter den Bedingungen der Teilung. Überlegungen zur Frage strukturellen und kulturellen Wandels in Warschau am Beispiel öffentlicher Gesundheit", in: Carsten Goehrke/Bianka Pietrow-Ennker (Hgg.), _Städte im östlichen Europa. Zur Problematik von Modernisierung und Raum vom Spätmittelalter bis zum 20. Jahrhundert_, Zürich 2006, 365–391 (= Caumanns, Modernisierung unter den Bedingungen der Teilung).

Caumanns, Ute/Fehlemann, Silke, „Die Hand an der Wiege. Mütter- und Säuglingsfürsorge in vergleichender Perspektive. Deutsche und polnische Verhältnisse um 1900", in: Michael Sachs/Bożena Płonka-Syroka/Fritz Dross (Hgg.), _Współpraca na polu medycyny między niemcami i polakami = Austausch in der Medizin zwischen Deutschen und Polen_, Wrocław 2008, 155–178 (= Caumanns/Fehlemann, Die Hand an der Wiege).

Chwalba, Andrzej, _Historia Polski 1795–1918 [Geschichte Polens 1795–1918]_, Kraków 2000 (= Chwalba, Historia Polski).

Clarke, Adele E./Fujimura, Joan H., „What Tools? Which Jobs? Why Right?", in: Dies. (Hgg.), _The Right Tools for the Job. At Work in Twentieth-Century Life Sciences_, Princeton 1992, 3–44.

Clavin, Patricia, „Defining Transnationalism", _Contemporary European History_ 24, 2005, 421–439.

Collins, Harry M., „The TEA Set. Tacit Knowledge and Scientific Networks [1974]", in: Nico Stehr/Reiner Grundmann (Hgg.), _Knowledge. Critical Concepts. Bd. 2: Knowledge and Society. Forms of Knowledge_, London/New York 2005, 115–135.

– „Bicycling on the Moon. Collective Tacit Knowledge and Somatic-limit Tacit Knowledge", _Organization Studies_ 28, 2007, 257–262.

– _Tacit and Explicit Knowledge_, Chicago/London 2010 (= Collins, Tacit and Explicit Knowledge).

Conrad, Sebastian/Osterhammel, Jürgen, „Einleitung", in: Dies. (Hgg.), _Das Kaiserreich transnational. Deutschland in der Welt, 1871–1914_, Göttingen 2004, 7–27.

Cooter, Roger, „Of War and Epidemics. Unnatural Couplings, Problematic Conceptions", _Social History of Medicine_ 16, 2003, 283–302.

Cotoi, Calin, „Cholera, Health for All, Nation-Building, and Racial Degeneration in Nineteenth-Century Romania", _East Central Europe_ 43, 2016, 161–187 (= Cotoi, Cholera).

Creager, Angela N. H., _The Life of a Virus. Tobacco Mosaic Virus as an Experimental Model, 1930–1965_, Chicago/London 2002.

Cunningham, Andrew, „Transforming Plague. The Laboratory and the Identity of Infectious Disease", in: Ders./Perry Williams (Hgg.), *The Laboratory Revolution in Medicine*, Cambridge 1992, 209–224.

Cunningham, Andrew/Andrews, Bridie J., „Introduction. Western Medicine as Contested Knowledge", in: Dies. (Hgg.), *Western Medicine as Contested Knowledge*, Manchester/New York 1997, 1–23.

Cunningham, Andrew/Williams, Perry (Hgg.), *The Laboratory Revolution in Medicine*, Cambridge 1992 (= Cunningham/Williams, The Laboratory Revolution in Medicine).

– „Introduction", in: Dies. (Hgg.), *The Laboratory Revolution in Medicine*, Cambridge 1992, 1–13.

Dadej, Iwona, *Die Frau von morgen. Frauenpolitisch tätige Akademikerinnen in Deutschland und Polen, 1918–1939*, Dissertation, Freie Universität Berlin, 2015.

Davidovitch, Nadav/Zalashik, Rakefet, „Pasteur in Palestine. The Politics of the Laboratory", *Science in Context* 23, 2010, 401–425.

Delbourgo, James/Dew, Nicholas (Hgg.), *Science and Empire in the Atlantic World*, New York 2008.

– „Introduction. The Far Side of the Ocean", in: Dies. (Hgg.), *Science and Empire in the Atlantic World*, New York 2008, 1–28.

Demel, Maciej, *W Służbie Hygiei i Syreny. Życie i Dzieło Dr Józefa Polaka [Im Dienste von Hygiea und der Sirene. Leben und Werk von Dr. Józef Polak]*, Warszawa 1970.

– *Księga Tradycji PTH. Chronologia – topografia – biografia. Bd 1: Czas Niewoli [Jahrbuch der PTH. Chronologie – Topographie – Biographie, Bd. 1: Zeit der Unfreiheit]*, Warszawa/Łódź 1986 (= Demel, Księga Tradycji PTH).

Dierig, Sven, *Wissenschaft in der Maschinenstadt. Emil Du Bois-Reymond und seine Laboratorien in Berlin*, Göttingen 2006.

Dormus, Katarzyna, *Kazimiera Bujwidowa 1867–1932. Życie i działalność społeczno-oświatowa [Kazimiera Bujwidowa 1867–1932. Ihr Leben und ihre bildungspolitischen Aktivitäten]*, Kraków 2002.

Eckart, Wolfgang U., „Die Kolonie als Laboratorium. Schlafkrankheitsbekämpfung und Humanexperimente in den deutschen Kolonien Togo und Kamerun 1908–1914", in: Birgit Griesecke/Markus Krause/Nicolas Pethes/Katja Sabisch (Hgg.), *Kulturgeschichte des Menschenversuchs im 20. Jahrhundert*, Frankfurt a. M. 2009, 199–227.

Elkeles, Barbara, „Medizinische Menschenversuche gegen Ende des 19. Jahrhunderts und der Fall Neisser", *Medizinhistorisches Journal* 20, 1985, 135–148.

– „Der ‚Tuberkulinrausch' von 1890", *Deutsche Medizinische Wochenschrift* 115, 1990, 1729–1732.

– *Der moralische Diskurs über das medizinische Menschenexperiment im 19. Jahrhundert*, Stuttgart 1996 (= Elkeles, Der moralische Diskurs).

Epple, Angelika, „Lokalität und die Dimensionen des Globalen. Eine Frage der Relationen", *Historische Anthropologie* 21, 2013, 4–25.

Espagne, Michel, *Les transferts culturels franco-allemands*, Paris 1999.

Espagne, Michel/Werner, Michael, „Deutsch-französischer Kulturtransfer als Forschungsgegenstand. Eine Problemskizze", in: Dies. (Hgg.), *Transferts. Les rélations interculturelles dans l'espace franco-allemand (XVIIIe et XIXe siècle)*, Paris 1988, 11–34.

Espahangizi, Kijan, „Immutable Mobiles im Glas. Ein Vorschlag zur Zirkulationsgeschichte nichtinskribierter Dinge", *Nach Feierabend. Zürcher Jahrbuch für Wissensgeschichte* 7, 2011, 105–125 (= Espahangizi, Immutable Mobiles im Glas).

Espahangizi, Kijan/Orland, Barbara (Hgg.), *Stoffe in Bewegung. Beiträge zu einer Wissensgeschichte der materiellen Welt*, Zürich/Berlin 2014.

Etzemüller, Thomas, *Ein ewigwährender Untergang. Der apokalyptische Bevölkerungsdiskurs im 20. Jahrhundert*, Bielefeld 2007.

Evans, Richard J., *Tod in Hamburg. Stadt, Gesellschaft und Politik in den Cholera-Jahren 1830–1910*, Reinbek bei Hamburg 1990.

Fairchild, Amy L./Bayer, Ronald /Colgrove, James, *Searching Eyes. Privacy, the State, and Disease Surveillance in America*, Berkeley/Los Angeles/London 2007.

Felder, Björn/Weindling, Paul J. (Hgg.), *Baltic Eugenics. Bio-Politics, Race and Nation in Interwar Estonia, Latvia and Lithuania 1918–1940*, Amsterdam 2013.

Felsch, Philipp, *Der lange Sommer der Theorie. Geschichte einer Revolte, 1960–1990*, München 2015.

Fleck, Ludwik, *Entstehung und Entwicklung einer wissenschaftlichen Tatsache. Einführung in die Lehre vom Denkstil und Denkkollektiv*. Mit einer Einleitung hg. von Lothar Schäfer und Thomas Schnelle, Frankfurt a. M. 1980 (= Fleck, Entstehung und Entwicklung einer wissenschaftlichen Tatsache).

– „Schauen, sehen, wissen", in: Ders., *Erfahrung und Tatsache. Gesammelte Aufsätze*, hg. und mit einer Einleitung versehen von Lothar Schäfer und Thomas Schnelle, Frankfurt a. M. 2006, 147–174.

Forissier, Régis, „L'aide médicale humanitaire apportée à la Serbie par la France et ses Alliés au cours de la Première Guerre mondiale", *Revue historique des armées*, 203, 1996, 9–26.

Foucault, Michel, *Überwachen und Strafen. Die Geburt des Gefängnisses*, Frankfurt a. M. 1976 (= Foucault, Überwachen und Strafen).

– *Die Ordnung der Dinge. Eine Archäologie der Humanwissenschaften*, Frankfurt a. M. 2008.

Friedrich, Klaus-Peter, „Von der żydokomuna zur Lösung einer ‚jüdischen Frage' durch Auswanderung. Die politische Instrumentalisierung ethnischer und kultureller Differenzen in Polen 1917/18 bis 1939, in: Dittmar Dahlmann/Anke Hilbrenner (Hgg.), *Zwischen großen Erwartungen und bösem Erwachen. Juden, Politik und Antisemitismus in Ost- und Südosteuropa 1918–1945*, Paderborn 2007, 53–75.

From the Editors, „The Global Condition. When Local Becomes Global", *Ab Imperio*, 2017, 9–14.

Fujimura, Joan H., *Crafting Science. A Sociohistory of the Quest for the Genetics of Cancer*, Cambridge 1996.

Gawin, Magdalena, *Rasa i nowoczesność. Historia polskiego ruchu eugenicznego, 1880–1952 [Rasse und Moderne. Geschichte der polnischen Eugenik-Bewegung, 1880–1952]*, Warszawa 2003 (= Gawin, Rasa i nowoczesność).

Geison, Gerald L., The Private Science of Louis Pasteur, Princeton 1995 (= Geison, The Private Science of Louis Pasteur).

Gerstenberger, Debora/Glasman, Joël, „Globalgeschichte mit Maß. Was Globalhistoriker von der Akteur-Netzwerk-Theorie lernen können, in: Dies. (Hgg.), *Techniken der Globalisierung. Globalgeschichte meets Akteur-Netzwerk-Theorie*, Bielefeld 2016, 11–40.

Gheorghiu, Marina, „Le BCG, vaccin contre la tuberculose. Leçons du passé pour aujourd'hui", in: Anne Marie Moulin (Hg.), L'aventure de la vaccination, Paris 1996, 219–228.

Ghobrial, John-Paul A., „The Secret Life of Elias of Babylon and the Uses of Global Microhistory", *Past & Present* 222, 2014, 51–93.

Ginzburg, Carlo, „Indizien. Morelli, Freud und Sherlock Holmes", in: Umberto Eco/Thomas A. Sebeok (Hgg.), *Der Zirkel oder Im Zeichen der Drei. Dupin, Holmes, Peirce*, München 1985, 125–179.

– *Der Käse und die Würmer. Die Welt eines Müllers um 1600*, 7. Aufl., Berlin 1996.

Gooday, Graeme, „Placing or Replacing the Laboratory in the History of Science?", *Isis* 99, 2008, 783–795.

Górny, Janusz, „Pierwsze Ministerstwo Zdrowia Publicznego w Rzeczypospolitej Polskiej 1919–1923 [Das erste Ministerium für öffentliche Gesundheit in der Polnischen Republik 1919–1923]", *Zdrowie Publiczne* 87, 1976, 485–493 (= Górny, Pierwsze Ministerstwo Zdrowia Publicznego).

Górny, Maciej, „Völkerkrieg – Rassenkrieg. Völkercharakterologie und die beiden Weltkriege in Ostmitteleuropa", in: Heeresgeschichtliches Museum Wien (Hg.), *Österreichisch-polnische militärische Beziehungen im 20. Jahrhundert*, Wien 2010, 89–110.

- „War on Paper? Physical Anthropology in the Service of States and Nations", in: Jochen Böhler/Włodzimierz Borodziej/Joachim von Puttkamer (Hgg.), *Legacies of Violence. Eastern Europe's First World War*, München 2014, 131–167.

Gossel, Patricia Peck, „A Need for Standard Methods. The Case of American Bacteriology", in: Adele E. Clarke/Joan H. Fujimura (Hgg.), *The Right Tools for the Job. At Work in Twentieth-Century Life Sciences*, Princeton 1992, 287–311 (= Gossel, A Need for Standard Methods).

Gradmann, Christoph, „„Auf Collegen, zum fröhlichen Krieg'. Popularisierte Bakteriologie im Wilhelminischen Zeitalter", *Medizin, Gesellschaft und Geschichte* 13, 1994, 35–54 (= Gradmann, Auf Collegen zum fröhlichen Krieg).

- *Krankheit im Labor. Robert Koch und die medizinische Bakteriologie*, Göttingen 2005 (= Gradmann, Krankheit im Labor).

- „Alles eine Frage der Methode. Zur Historizität der Kochschen Postulate 1840–2000", *Medizinhistorisches Journal* 43, 2008, 121–148 (= Gradmann, Alles eine Frage der Methode).

Gromulska, Marta, „Uczone asystentki, genialne laborantki i ciche wolontariuszki. Pierwsze kobiety zatrudnione w Państwowym Zakładzie Higieny w latach 1919–1925 [Gelehrte Assistentinnen, geniale Laborantinnen und stille Voluntärinnen. Die ersten Frauen am Staatlichen Hygieneinstitut in den Jahren 1919–1925]", *Rocznik PZH* 49, 1998, 401–408.

Gross Solomon, Susan (Hg.), *Doing Medicine Together. Germany and Russia between the Wars*, Toronto 2006.

Groß, Dominik/Schäfer, Gereon, „100th Anniversary of the death of Ricketts. Howard Taylor Ricketts (1871–1910). The namesake of the Rickettsiacaea family", *Microbes and Infection* 13, 2011, 10–13.

Groß, Gerhard P. (Hg.), *Die vergessene Front. Der Osten 1914/15. Ereignis, Wirkung, Nachwirkung*, Paderborn 2006.

Grote, Mathias, „Petri dish", in: Susanne Bauer/Martina Schlünder/Maria Rentetzi (Hgg.), *Boxes in Action*, Manchester 2017 (im Druck).

Gryglewski, Ryszard W., „Czy medycyna jest szutką czy nauką? Rozważania w świetle polskiej szkoły filozofii medycyny i poglądów innych lekarzy europejskich czasów przełomu XIX w. do wybuchu drugiej wojny światowej [Ist die Medizin Kunst oder Wissenschaft? Überlegungen im Lichte der polnischen medizinphilosophischen Schule und der Ansichten anderer europäischer Ärzte von der Wende zum 19. Jahrhundert bis zum Ausbruch des Zweiten Weltkriegs]", *Medycyna Nowożytna* 13, 2006, 7–24.

Grzybowska, Marta, *Decentralizacja i samorząd w II Rzeczypospolitej. Aspekty ustrojowo-polityczne [Dezentralisierung und Selbstverwaltung in der Zweiten Republik. Struktur-politische Aspekte]*, Kraków 2003 (= Grzybowska, Decentralizacja i samorząd).

Guénel, Annick, „The Creation of the First Overseas Pasteur Institute, or the Beginning of Albert Calmette's Pastorian Career", *Medical History* 43, 1999, 1–25 (= Guénel, The Creation of the First Overseas Pasteur Institutes).

Guesnet, François, *Polnische Juden im 19. Jahrhundert. Lebensbedingungen, Rechtsnormen und Organisation im Wandel*, Köln 1998.

Hackett, L. W., „Émile Brumpt (1877–1951). In Memoriam", *Journal of Parasitology* 38, 1952, 271–273.

Hacking, Ian, *Historische Ontologie*, Zürich 2006.

Hadler, Frank/Midell, Matthias, „Auf dem Weg zu einer transnationalen Geschichte Ostmitteleuropas", in: Dies. (Hgg.), *Verflochtene Geschichten: Ostmitteleuropa (Comparativ 20, 2010)*, 8–29.

Hahn, Hans Peter/Weiss, Hadas, „Introduction. Biographies, Travels and Itineraries of Things", in: Dies. (Hgg.), *Mobility, Meaning and the Transformation of Things*, Oxford 2013, 1–14.

Hammerborg, Morten, „The Laboratory and the Clinic Revisited. The Introduction of Laboratory Medicine into the Bergen General Hospital, Norway“, *Social History of Medicine* 24, 2011, 758–775.

Hanecki, Michał, „Z dziejów warszawskiej służby zdrowia w latach 1863–1900 [Zur Geschichte des Warschauer Gesundheitsdienstes]“, in: Stanisław Kalabiński/Ryszard Kołodziejczyk (Hgg.), *Warszawa Popowstaniowa. 1864–1918 [Warschau nach dem Aufstand. 1864–1918]*, Warszawa 1968, 99–158 (= Hanecki, Z dziejów warszawskiej służby zdrowia).

Hänseler, Marianne, *Metaphern unter dem Mikroskop. Epistemisch-konstitutive Metaphorik und die Bakteriologie Robert Kochs*, Zürich 2007.

Hansen, Bert, „New Images of a New Medicine. Visual Evidence for the Widespread Popularity of Therapeutic Discoveries in America after 1885“, *Bulletin of the History of Medicine* 74, 1999, 629–678 (= Hansen, New Images of a New Medicine).

Harden, Victoria A., „Koch's Postulates and the Etiology of Rickettsial Diseases“, *Journal of the History of Medicine and Allied Sciences* 42, 1987, 277–295.

Hardy, Anne I., *Ärzte, Ingenieure und städtische Gesundheit. Medizinische Theorien in der Hygienebewegung des 19. Jahrhunderts*, Frankfurt a. M./New York 2005 (= Hardy, Ärzte, Ingenieure und städtische Gesundheit).

–   „From Diphtheria to Tetanus. The Development of Evaluation Methods for Sera in Imperial Germany“, in: Christoph Gradmann/Jonathan Simon (Hgg.), *Evaluating and Standardizing Therapeutic Agents, 1890–1950*, Basingstoke 2010, 52–70.

Hardy, Anne, „On the Cusp. Epidemiology and Bacteriology at the Local Government Board, 1890–1905“, *Medical History* 42, 1998, 328–436.

Harrison, Mark, „A Question of Locality. The Identity of Cholera in British India, 1860–1890“, in: David Arnold (Hg.), *Warm Climates and Western Medicine. The Emergence of Tropical Medicine, 1500–1900*, Amsterdam/Atlanta 1996, 133–159 (= Harrison, A Question of Locality).

Hart, Mitchell, „Moses the Microbiologist. Judaism and Social Hygiene in the Work of Alfred Nossig“, *Jewish Social Studies. New Series* 2, 1995, 72–97 (= Hart, Moses the Microbiologist).

Henschel, Christhardt/Stach, Stephan, „Einführung. Nationalisierung und Pragmatismus. Staatliche Institutionen und Minderheiten in Polen 1918–1939“, *Zeitschrift für Ostmitteleuropa-Forschung* 62, 2013, 164–186 (= Henschel/Stach, Nationalisierung).

Henze, Charlotte E., *Disease, Health Care and Government in Late Imperial Russia. Life and Death on the Volga, 1823–1914*, Abingdon/New York 2011.

Hess, Volker, *Der wohltemperierte Mensch. Wissenschaft und Alltag des Fiebermessens (1850–1900)*, Frankfurt a. M./New York 2000.

–   „Formalisierte Beobachtung. Die Genese der modernen Krankenakte am Beispiel der Berliner und Pariser Medizin (1725–1830)“, *Medizinhistorisches Journal* 45, 2010, 293–340.

Hess, Volker/Mendelsohn, John Andrew, „Case and Series. Medical Knowledge and Paper Technology, 1600–1900“, *History of Science* 48, 2010, 287–314 (= Hess/Mendelsohn, Case and Series).

Hödl, Klaus, *Die Pathologisierung des jüdischen Körpers. Antisemitismus, Geschlecht und Medizin im Fin de Siècle*, Wien 1997.

http://www.lwow.home.pl/weigl/rutten/rutten.html, zuletzt geprüft am 3.7.2015.

Hüntelmann, Axel C., *Hygiene im Namen des Staates. Das Reichsgesundheitsamt, 1876–1933*, Göttingen 2008 (= Hüntelmann, Hygiene im Namen des Staates).

–   „Evaluation as a Practical Technique of Administration. The Regulation and Standardization of Diphtheria Serum“, in: Christoph Gradmann/Jonathan Simon (Hgg.), *Evaluating and Standardizing Therapeutic Agents, 1890–1950*, Basingstoke 2010, 31–51.

— „‚Ehrlich färbt am längsten‘. Sichtbarmachung bei Paul Ehrlich“, *Berichte zur Wissenschaftsgeschichte* 36, 2013, 354–380 (= Hüntelmann, Ehrlich färbt am längsten).

Hutchinson, John F., *Politics and Public Health in Revolutionary Russia, 1890–1918*, Baltimore/ London 1990 (= Hutchinson, Politics and Public Health).

Iriye, Akira/Saunier, Pierre-Yves (Hgg.), *The Palgrave Dictionary of Transnational History*, Basingstoke 2009.

Jedlicki, Jerzy, *A Suburb of Europe. Nineteenth-Century Polish Approaches to Western Civilization*, Budapest 1999.

Judson, Pieter M., *Guardians of the Nation. Activists on the Language Frontiers of Imperial Austria*, Cambridge/London 2006.

Karge, Heike, „Sozialfürsorge und Gesundheit in Ost- und Südosteuropa im langen 20. Jahrhundert", *Südosteuropäische Hefte* 1, 2012, 89–94.

„Katalog Wystawy [Katalog der Ausstellung]", in: Zakład humanistycznych nauk lekarskich Akademii Medycznej we Wrocławiu/Zarząd główny Towarzystwa Miłośników Lwowa i Kresów Południowo-Wschodnich we Wrocławiu/Muzeum Historyczne we Wrocławiu/ Fundacja Kresowa „Semper Fidelis"/Dolnośląska Izba Lekarska (Hgg.), *Rudolf Stefan Weigl (1883–1957). Profesor Uniwersytetu Jana Kazimierza we Lwowie. Twórca szczepionek przeciw tyfusowi plamistemu [Rudolf Stefan Weigl (1883–1957). Professor der Jan-Kasimir-Universität in Lemberg. Schöpfer eines Impfstoffes gegen Fleckfieber]*, Warszawa 1994, 29–49 (= Katalog Wystawy).

Kitzinger, Denis, „Towards a Model of Transnational Agency. The Case of Dietrich von Hildebrand", *The International History Review* 33, 2011, 669–686.

Klemun, Marianne, „Globaler Pflanzentransfer und seine Transferinstanzen als Kultur-, Wissens- und Wissenschaftstransfer in der frühen Neuzeit", *Berichte zur Wissenschaftsgeschichte* 29, 2006, 205–223.

Klöppel, Ulrike, „Enacting Cultural Boundaries in French and German Diphtheria Serum Research", *Science in Context* 21, 2008, 161–180.

Knorr Cetina, Karin, *Die Fabrikation von Erkenntnis. Zur Anthropologie der Naturwissenschaften*, Frankfurt a. M. 1984 (= Knorr Cetina, Die Fabrikation von Erkenntnis).

Kohlrausch, Martin/Steffen, Katrin/Wiederkehr, Stefan (Hgg.), *Expert Cultures in Central Eastern Europe. The Internationalization of Knowledge and the Transformation of Nation States since World War I*, Osnarbrück 2010.

– „Expert Cultures in Central Eastern Europe. The Internationalization of Knowledge and the Transformation of Nation States since World War I – Introduction", in: Dies. (Hgg.), *Expert Cultures in Central Eastern Europe. The Internationalization of Knowledge and the Transformation of Nation States since World War I*, Osnarbrück 2010, 9–30.

Konopka, Stanisław/Podgórska-Klawe, Zofia/Dzierżanowski, Roman, *Medycyna [Medizin]*, in: Bogdan Suchodolski (Hg.), *Historia Nauki Polskiej [Geschichte der polnischen Wissenschaft], Bd. 4: 1863–1918* (Teil 3 hg. von Zofia Skubala-Tokarska), Wrocław 1987, 383–415 (= Konopka/Podgórska-Klawe/Dzierżanowski, Medycyna).

Kozyra, Waldemar, *Polityka administracyjna ministrów spraw wewnętrznych Rzeczypospolitej Polskiej w latach 1918–1939 [Die Verwaltungspolitik der Innenminister der Polnischen Republik von 1918 bis 1939]*, Lublin 2009 (= Kozyra, Polityka administracyjna).

Krajewski, Markus, „Frauen am Rande der Datenverarbeitung. Zur Produktionsform einer Weltgeschichte der Technik", in: Bernhard Dotzler/Henning Schmidgen/Cornelia Weber (Hgg.), *Parasiten und Sirenen. Zwei ZwischenRäume*, Preprint 253 des Max-Planck-Instituts für Wissenschaftsgeschichte, Berlin 2004, 41–53.

– „In Formation. Aufstieg und Fall der Tabelle als Paradigma der Datenverarbeitung", *Nach Feierabend. Zürcher Jahrbuch für Wissensgeschichte* 3, 2007, 37–55 (= Krajewski, In Formation).

Kreuder-Sonnen, Katharina, „Wie die Mikroben nach Warschau kamen. Wissenstransfer in der Bakteriologie in den 1880er Jahren", *NTM* 20, 2012, 157–180.

– „Grenzen ziehen und überschreiten. Ärzte und das Jüdische im Königreich Polen während der Choleraepidemie 1892/93", *Zeitschrift für Ostmitteleuropa-Forschung* 64, 2015, 330–355.
– „From Transnationalism to Olympic Internationalism. Polish Medical Experts and International Scientific Exchange, 1885–1939, *Contemporary European History* 25, 2016, 207–231 (= Kreuder-Sonnen, From Transnationalism to Olympic Internationalism).

Kroker, Kenton, „Creatures of Reason? Picturing Viruses at the Pasteur Institute during the 1920s", in: Ders./Jennifer Keelan/Pauline M. Mazumdar (Hgg.), *Crafting Immunity. Working Histories of Clinical Immunology*, Aldershot 2008, 145–163.

Kryński, Stefan, „Rudolf Weigl (1883–1957)", *Medycyna Doświadczalna i Mikrobiologia* 19, 1967, 213–218 (= Kryński, Rudolf Weigl).

Kryński, Stefan/Becla, Eugeniusz/Machel, Marian, „Weigl's Method of Intrarectal Inoculation of Lice in Production of Typhus Vaccine and Experimental Works with Rickettsia Prowazeki", *Annales Academiae Medicae Gedanensis* 4, 1974, 19–51.

Kuźma-Markowska, Sylwia, „From ‚Drop of Milk' to Schools for Mothers. Infant Care and Visions of Medical Motherhood in the Early Twentieth Century Polish Part of the Habsburg Empire", in: Teodora Daniela Sechel (Hg.), *Medicine Within and Between the Habsburg and Ottoman Empires. 18th-19th Centuries*, Bochum 2011, 131–147.

Kwa, Chunglin, „Romantic and Baroque Conceptions of Complex Wholes in the Sciences", in: John Law/Annemarie Mol (Hgg.), *Complexities. Social Studies of Knowledge Practices*, Durham/London 2002, 23–52 (= Kwa, Romantic and Baroque Conceptions).

Labbé, Morgane, „La statistique d'une minorité sans nom. Les ‚Tutejsi' dans la Pologne de l'entre-deux-guerres", in: Paul Bauer/Cristian Jacques/Mathieu Plésiat/Máté Zombory (Hgg.), *Minorités nationales en Europe centrale. Démocratie, savoirs scientifiques et enjeux de représentation*, Prag 2011, 131–153.

Labisch, Alfons, *Homo hygienicus. Gesundheit und Medizin in der Neuzeit*, Frankfurt a. M. 1992.

Laet, Marianne de/Mol, Annemarie, „The Zimbabwe Bush Pump. Mechanics of a Fluid Technology", *Social Studies of Science* 30, 2000, 225–263 (= Laet/Mol, The Zimbabwe Bush Pump).

Lafferton, Emese, „Race, Science and Medicine in Central and Eastern Europe", *East Central Europe* 43, 2016, 1–13.

Langewiesche, Dieter, *Nation, Nationalismus, Nationalstaat in Deutschland und Europa*, München 2000.

Latour, Bruno, *Science in Action. How to Follow Scientists and Engineers Through Society*, Cambridge 1987 (= Latour, Science in Action).
– *The Pasteurization of France*, Cambridge/London 1988 (= Latour, The Pasteurization of France).
– *Die Hoffnung der Pandora. Untersuchungen zur Wirklichkeit der Wissenschaft*, Frankfurt a. M. 2000 (= Latour, Die Hoffnung der Pandora).
– „Gebt mir ein Laboratorium und ich werde die Welt aus den Angeln heben", in: Andréa Belliger/David J. Krieger (Hgg.), *ANThology. Ein einführendes Handbuch zur Akteur-Netzwerk-Theorie*, Bielefeld 2006, 103–134 (= Latour, Gebt mir ein Laboratorium).
– „Drawing Things Together. Die Macht der unveränderlichen mobilen Elemente", in: Andréa Belliger/David J. Krieger (Hgg.), *ANThology. Ein einführendes Handbuch zur Akteur-Netzwerk-Theorie*, Bielefeld 2006, 259–307 (= Latour, Drawing Things Together).
– *Eine neue Soziologie für eine neue Gesellschaft. Einführung in die Akteur-Netzwerk-Theorie*, Frankfurt a. M. 2007.
– „Krieg und Frieden. Starke Mikroben – schwache Hygieniker", in: Philipp Sarasin/Silvia Berger/Marianne Hänseler/Myriam Spörri (Hgg.), *Bakteriologie und Moderne. Studien zur Biopolitik des Unsichtbaren, 1870–1920*, Frankfurt a. M. 2007, 111–175.
– *Wir sind nie modern gewesen. Versuch einer symmetrischen Anthropologie*, Frankfurt a. M. 2008 (= Latour, Wir sind nie modern gewesen).

– „Die Logistik der immutable mobiles", in: Jörg Döring/Tristan Thielmann (Hgg.), *Medien-geographie. Theorie – Analyse – Diskussion*, Bielefeld 2009, 111–144 (= Latour, Die Logistik der immutable mobiles).

Latour, Bruno/Woolgar, Steve, *Laboratory Life. The Construction of Scientific Facts*, Princeton 1986 (= Latour/Woolgar, Laboratory Life).

Law, John, „And if the Global Were Small and Non-Coherent?", http://www.comp.lancs. ac.uk/sociology/papers/Law-And-if-the-Global-Were-Small.pdf, 2003, zuletzt geprüft am 20. 8. 2012 (= Law, And if the Global Were Small and Non-Coherent).

Law, John/Mol, Annemarie, „Situating Technoscience. An Inquiry into Spatialities", http:// www.lancs.ac.uk/fass/sociology/papers/law-mol-situating-technoscience.pdf, 2003, zuletzt geprüft am 11. 1. 2010.

Leibowitz, David, „Scientific Failure in an Age of Optimism. Public Reaction to Robert Koch's Tuberculin Cure", *New York State Journal of Medicine* 93, 1993, 41–48 (= Leibowitz, Scientific Failure in an Age of Optimism).

Leiserowitz, Ruth, „„Das unsichtbare Gepäck'. Warschauer Studenten und Wissenschaftler des 19. Jahrhunderts als Akteure des Wissenstransfers", in: Dies./Stephan Lehnstaedt (Hgg.), *Lesestunde/Lekcja czytania*, Warszawa 2013, 27–36 (= Leiserowitz, Das unsichtbare Ge-päck).

– „Polnische Militärärzte im zarischen Imperium. Räume und Spannungsfelder zwischen Warschau und Port Artur, in: Tim Buchen/Malte Rolf (Hgg.), *Eliten im Vielvölkerreich. Imperiale Biographien in Russland und Österreich-Ungarn (1850–1918)*, Berlin/Boston 2015, 223–239 (= Leiserowitz, Polnische Militärärzte im zarischen Imperium).

Lengwiler, Martin/Madarász, Jeannette (Hgg.), *Das präventive Selbst. Eine Kulturgeschichte moderner Gesundheitspolitik*, Bielefeld 2010.

Lepetit, Bernard, „De l'échelle en histoire", in: Jacques Revel (Hg.), *Jeux d'échelles. La micro analyse à l'expérience*, Paris 1996, 71–94.

Lichtenstein, Tatjana, „Racializing Jewishness. Zionist Responses to National Indifference in Interwar Czechoslovakia", *Austrian History Yearbook* 43, 2012, 75–97.

Lindenmann, Jean, „Women Scientists in Typhus Research During the First Half of the Twen-tieth Century", *Gesnerus* 62, 2005, 257–272.

Linkiewicz, Olga „Peasant Communities in Interwar Poland's Eastern Borderlands. Polish His-toriography and the Local Story", *Acta Poloniae Historica* 109, 2014, 17–36.

Lipphardt, Veronika, *Biologie der Juden. Jüdische Wissenschaftler über ,Rasse' und Vererbung, 1900–1935*, Göttingen 2008 (= Lipphardt, Biologie der Juden).

Lipphardt, Veronika/Ludwig, David, „Wissens- und Wissenschaftstransfer", *European His-tory Online* 2011, http://www.ieg-ego.eu/lipphardtv-ludwigd-2011-de, zuletzt geprüft am 6. 9. 2015.

Loose, Ingo, „How to Run a State. The Question of Knowhow in Public Administration in the First Years after Poland's Rebirth in 1918", in: Martin Kohlrausch/Katrin Steffen/Stefan Wiederkehr (Hgg.), *Expert Cultures in Central Eastern Europe. The Internationalization of Knowledge and the Transformation of Nation States since World War I*, Osnarbrück 2010, 145–159.

Lölke, Ulrich, „Modelle einer postkolonialen Wissenschaftsgeschichte. Diffusionsprozesse und Metaphern des Raums", in: Winfried Speitkamp (Hg.), *Erinnerungsräume und Wissens-transfer*, Göttingen 2008, 35–49.

Löwy, Ilana, *The Polish School of Philosophy of Medicine. From Tytus Chalubinski (1820–1889) to Ludwik Fleck (1896–1961)*, Dordrecht 1990 (= Löwy, The Polish School of philosophy of medicine).

– „Le vaccin anticholérique à l'Institut Pasteur (1890–1895). Haffkine, Metchnikoff, Roux", in: Anne Marie Moulin (Hg.), *L'aventure de la vaccination*, Paris 1996, 194–209.

- „What/Who Should Be Controlled? Opposition to Yellow Fever Campaigns in Brazil, 1900–1939", in: Andrew Cunningham/Bridie J. Andrews (Hgg.), *Western Medicine as Contested Knowledge*, Manchester/New York 1997, 124–146.
- *Medical Acts and Medical Facts. The Polish Tradition of Practice-Grounded Reflections on Medicine and Science. From Tytus Chałubiński to Ludwik Fleck*, Kraków 2000.
- „Cultures de bactériologie en France, 1880–1900. La paillasse et la politique", *Gesnerus* 67, 2010, 188–216 (= Löwy, Cultures de bactériologie en France).
MacLeod, Roy „On Visiting the ,Moving Metropolis'. Reflections on the Architecture of Imperial Science", in: Nathan Reingold/Marc Rothenberg (Hg.), *Scientific Colonialism. A Cross-Cultural Comparison*. Washington/London 1987, 217–249.
- (Hg.), *Nature and Empire. Science and the Colonial Enterprise*, Chicago 2000.
Magnello, Eileen, „The Introduction of Mathematical Statistics into Medical Research. The Role of Karl Pearson, Major Greenwood and Austin Bradford Hill", in: Dies./Anne Hardy (Hgg.), *The Road to Medical Statistics*, Amsterdam/New York 2002, 95–123 (= Magnello, The Introduction of Mathematical Statistics).
Maier, Charles S., „Transformations of Territoriality 1600–2000", in: Gunilla Budde/Sebastian Conrad/Oliver Janz (Hgg.), *Transnationale Geschichte. Themen, Tendenzen und Theorien. Jürgen Kocka zum 65. Geburtstag*, Göttingen 2006, 32–55.
Mariss, Anne, „Globalisierung der Naturgeschichte im 18. Jahrhundert. Die Mobilität der Dinge und ihr materieller Eigensinn", in: Debora Gerstenberger/Joël Glasman (Hgg.), *Techniken der Globalisierung. Globalgeschichte meets Akteur-Netzwerk-Theorie*, Bielefeld 2016, 67–93.
Matthews, J. Rosser, *Quantification and the Quest for Medical Certainty*, Princeton 1995.
Medick, Hans, „Mikro-Historie", in: Winfried Schulze (Hg.), *Sozialgeschichte, Alltagsgeschichte, Mikro-Historie. Eine Diskussion*, Göttingen 1994, 40–53.
- *Weben und Überleben in Laichingen, 1650–1900*, Göttingen 1996.
- „Turning Global? Microhistory in Extension", in: *Historische Anthropologie* 24, 2016, 241–252.
Mendelsohn, John Andrew, „,Typhoid Mary' Strikes Again. The Social and the Scientific in the Making of Modern Public Health", *Isis* 86, 1995, 268–277 (= Mendelsohn, Typhoid Mary).
- *Cultures of Bacteriology. Formation and Transformation of a Science in France and Germany, 1870–1914*, Dissertation, Princeton University, Ann Arbor 1996 (= Mendelsohn, Cultures of Bacteriology).
- „Von der ,Ausrottung' zum Gleichgewicht. Wie Epidemien nach dem Ersten Weltkrieg komplex wurden", in: Philipp Sarasin/Silvia Berger/Marianne Hänseler/Myriam Spörri (Hgg.), *Bakteriologie und Moderne. Studien zur Biopolitik des Unsichtbaren, 1870–1920*, Frankfurt a. M. 2007, 239–281 (= Mendelsohn, Von der Ausrottung zum Gleichgewicht).
- „The World on a Page. Making a General Observation in the Eighteenth Century", in: Lorraine Daston/Elizabeth Lunbeck (Hgg.), *Histories of Scientific Observation*, Chicago/London 2011, 396–420.
Méthot, Pierre-Olivier, „Bacterial Transformation and the Origins of Epidemics in the Interwar Period. The Epidemiological Significance of Fred Griffith's ,Transforming Experiment'", *Journal of the History of Biology* 49, 2016, 311–358.
Méthot, Pierre-Olivier/Alizon, Samuel, „What is a pathogen? Toward a process view of host-parasite interactions", *Virulence* 5, 2014, 775–785.
Micińska, Magdalena, *Inteligencja na rozdrożach 1864–1918*, Warszawa 2008 (= Micińska, Inteligencja).
Mick, Christoph, *Kriegserfahrungen in einer multiethnischen Stadt. Lemberg 1914–1947*, Wiesbaden 2010.
Mol, Annemarie, *The Body Multiple. Ontology in Medical Practice*, Durham/London 2002.
Mol, Annemarie/Law, John, „Regions, Networks and Fluids. Anaemia and Social Topology", *Social Studies of Science* 24, 1994, 641–671 (= Mol/Law, Regions, Networks and Fluids).

Molik, Witold, *Polskie peregrynacje uniwersyteckie do Niemiec [Polnische universitäre Pilgerreisen nach Deutschland]*. *1871–1914*, Poznań 1989.

Morabia, Alfredo, „Epidemiology. An Epistemological Perspective", in: Ders. (Hg.), *A History of Epidemiologic Methods and Concepts*, Basel/Boston/Berlin 2004, 3–125.

Moulin, Anne Marie, „Patriarchal Science. The Network of the Overseas Pasteur Institutes", in: Patrick Petitjean (Hg.), *Science and Empires. Historical Studies about Scientific Development and European Expansion*, Dordrecht 1992, 307–322 (= Moulin, Patriarchal Science).

– „La métaphore vaccine", in: Dies. (Hg.), *L'aventure de la vaccination*, Paris 1996, 125–142.

Musielak, Michał, *Sterylizacja ludzi ze względów eugenicznych w Stanach Zjednoczonych, Niemczech i w Polsce (1899–1945). Wybrane problemy [Eugenische Sterilisationen in den Vereinigten Staaten, Deutschland und Polen (1899–1945). Ausgewählte Probleme]*, Poznań 2008.

Nieznanowska, Joanna, „Polsko-niemiecka wymiana myśli medycznej w XIX wieku – założenia metodologiczne projektu badawczego. Udział polskich autorów w dziewiętnastowiecznym niemieckim czasopiśmiennictwie medycznym na przykładzie periodyków wydawanych w Berlinie [Polnisch-deutscher Austausch in der Medizin im 19. Jahrhundert – Methodologische Prämissen eines Forschungsprojektes. Die Beteiligung polnischer Autoren im deutschen medizinischen Zeitschriftenwesen des 19. Jahrhunderts am Beispiel der in Berlin herausgegebenen Schriften]", in: Michael Sachs/Bożena Płonka-Syroka/Fritz Dross (Hgg.), *Współpraca na polu medycyny między niemcami i polakami = Austausch in der Medizin zwischen Deutschen und Polen*, Wrocław 2008, 131–141 (= Nieznanowska, Polsko-niemiecka wymiana myśli medycznej).

Nikolow, Sybilla, „Die Nation als statistisches Kollektiv. Bevölkerungskonstruktionen im Kaiserreich und in der Weimarer Republik", in: Ralph Jessen/Jakob Vogel (Hgg.), *Wissenschaft und Nation in der europäischen Geschichte*, Frankfurt a. M. 2002, 235–259 (= Nikolow, Die Nation als statistisches Kollektiv).

Ostrowska, Teresa, „Stanisław Emil Władysław Legeżyński", http://ipsb.tymczasowylink.pl/ index.php/a/stanislaw-emil-wladyslaw-legezynski, zuletzt geprüft am 29.8.2014.

Paciorek, Magdalena, *Higiena dzieci i młodzieży w polskim czasopiśmiennictwie medycznym okresu międzywojennego [Kinder- und Jugendhygiene im polnischen medizinischen Zeitschriftenwesen der Zwischenkriegszeit]*, Warszawa 2010.

Paris, Rainer, „Soziologie des Formulars", in: Ders. (Hg.), *Normale Macht. Soziologische Essays*, Konstanz 2005, 189–192.

Patel, Kiran Klaus, „Transnational History", *European History Online 2010*, http://www.ieg-ego. eu/patelk-2010-en, zuletzt geprüft am 20.9.2015.

Patiniotis, Manolis, „Between the Local and the Global. History of Science in the European Periphery Meets Post-Colonial Studies", *Centaurus*, 55, 2013, 1–24.

Pelis, Kim, *Charles Nicolle, Pasteur's Imperial Missionary. Typhus and Tunisia*, Rochester 2006 (= Pelis, Charles Nicolle).

Pierce, John R./Writer, Jim, *Yellow Jack. How Yellow Fever Ravaged America and Walter Reed Discovered its Deadly Secrets*, Hoboken 2005.

Podgórska-Klawe, Zofia, *Szpitale Warszawskie 1388–1945 [Warschauer Krankenhäuser 1388–1945]*, Warszawa 1975 (= Podgórska-Klawe, Szpitale Warszawskie).

– (Hg.), *Towarzystwo Lekarskie Warszawskie 1820–2005. Część pierwsza: 1820–1917 [Die Warschauer Medizinische Gesellschaft 1820–2005, Teil 1: 1820–1917]*, Warszawa 2005.

– „Rozwój nauk medycznych w Towarzystwie Lekarskim Warszawskim w latach 1820–1915 w świetle ‚Pamiętnika Towarzystwa Lekarskiego Warszawskiego' [Die Entwicklung der medizinischen Wissenschaft in der Warschauer Medizinischen Gesellschaft in den Jahren 1820–1915 im Spiegel des ‚Jahrbuchs der Warschauer Medizinischen Gesellschaft']", in: Dies. (Hg.), *Towarzystwo Lekarskie Warszawskie 1820–2005. Część pierwsza: 1820–1917 [Warschauer Medizinische Gesellschaft 1820–2005, Teil 1: 1820–1917]*, Warszawa 2005,

421–618 (= Podgórska-Klawe, Rozwój nauk medycznych w Towarzystwie Lekarskim Warszawskim).

Polanyi, Michael, „The Tacit Dimension [1966]", in: Nico Stehr/Reiner Grundmann (Hgg.), *Knowledge. Critical Concepts. Bd. 2: Knowledge and Society. Forms of Knowledge*, London/ New York 2005, 101–115 (= Polanyi, The Tacit Dimension).

Porter, Brian, *When Nationalism Began to Hate. Imagining Modern Politics in Nineteenth-Century Poland*, New York/Oxford 2000 (= Porter, When Nationalism Began to Hate).

Porter-Szücs, Brian, *Poland in the Modern World. Beyond Martyrdom*, Chichester 2014.

Porter, Theodore M., „Objectivity as Standardization. The Rhetoric of Impersonality in Measurement, Statistics, and Cost-Benefit Analysis", *Annals of Scholarship* 9, 1992, 19–59.

– *Trust in Numbers. The Pursuit of Objectivity in Science and Public Life*, Princeton 1995.

Przybyłkiewicz, Zdzisław, „Odo Bujwid (30 XI 1857–26 XII 1942)", *Polski Tygodnik Lekarski* 20, 1965, 194–195.

Pufelska, Agnieszka, *Die „Judäo-Kommune". Ein Feindbild in Polen. Das polnische Selbstverständnis im Schatten des Antisemitismus, 1939–1948*, Paderborn 2007.

Raj, Kapil, *Relocating Modern Science. Circulation and the Construction of Scientific Knowledge in South Asia and Europe, 1650–1900*, Basingstoke 2007.

– „Beyond Postcolonialism…and Postpositivism. Circulation and the Global History of Science", *Isis* 104, 2013, 337–347 (= Raj, Beyond Postcolonialism).

Reder, Eva, „Pogrome in Lemberg (1918 und 1941)", in: Wolfgang Benz (Hg.), *Handbuch Antisemitismus. Judenfeindschaft in Geschichte und Gegenwart, Bd. 4: Ereignisse, Dekrete, Kontroversen*, Berlin/Boston 2011, 284–287.

– „Pogrome in Polen (1918–1921)", in: Wolfgang Benz (Hg.), *Handbuch Antisemitismus. Judenfeindschaft in Geschichte und Gegenwart, Bd. 4: Ereignisse, Dekrete, Kontroversen*, Berlin/ Boston 2011, 294–296.

Renner, Andreas, *Russische Autokratie und europäische Medizin. Organisierter Wissenstransfer im 18. Jahrhundert*, Stuttgart 2010.

Rheinberger, Hans-Jörg, *Experiment, Differenz, Schrift. Zur Geschichte epistemischer Dinge*, Marburg 1992.

– *Experimentalsysteme und epistemische Dinge*, Frankfurt a. M. 2006 (= Rheinberger, Experimentalsysteme und epistemische Dinge).

Rhode, Maria, „Zivilisierungsmissionen und Wissenschaft. Polen kolonial?", *Geschichte und Gesellschaft* 39, 2013, 5–34.

Roelcke, Volker, „Tiermodell und Menschenbild. Konfigurationen der epistemologischen und ethischen Mensch-Tier-Grenzziehung in der Humanmedizin zwischen 1880 und 1945", in: Birgit Griesecke/Markus Krause/Nicolas Pethes/Katja Sabisch (Hgg.), *Kulturgeschichte des Menschenversuchs im 20. Jahrhundert*, Frankfurt a. M. 2009, 16–47 (= Roelcke, Tiermodell und Menschenbild).

– „Repräsentation – Reduktion – Standardisierung. Zur Formierung des ‚Tiermodells' menschlicher Krankheit in der experimentellen Medizin des 19. Jahrhunderts, in: Roland Borgards/Nicolas Pethes (Hgg.), *Tier – Experiment – Literatur. 1880–2010*, Würzburg 2013, 15–36.

Rolf, Malte, *Imperiale Herrschaft im Weichselland. Das Königreich Polen im Russischen Imperium (1864–1915)*, Berlin/München/Boston 2015 (= Rolf, Imperiale Herrschaft im Weichselland).

Rothman, David T., „Back to First Principles. First World Research in Third World Countries", in: Wolfgang U. Eckart (Hg.), *Man, Medicine, and the State. The Human Body as an Object of Government Sponsored Medical Researc in the 20th Century*, Stuttgart 2006, 279–288.

Ross, Paul, „Mexico's Superior Health Council and the American Public Health Association. The Transnational Archive of Porfirian Public Health, 1887–1910", *Hispanic American Historical Review* 89, 2009, 573–602.

Sachs, Michael/Płonka-Syroka, Bożena/Dross, Fritz (Hgg.), *Współpraca na polu medycyny między niemcami i polakami = Austausch in der Medizin zwischen Deutschen und Polen*, Wrocław 2008.

Sackmann, Werner, „Fleckfieber und Fleckfieberforschung zur Zeit des Ersten Weltkrieges. Zum Gedenken an Henrique da Rocha Lima (1879–1956)", *Gesnerus* 37, 1980, 113–132.

Safier, Neil, „Global Knowledge on the Move. Itineraries, Amerindian Narratives, and Deep Histories of Science", *Isis* 101, 2010, 133–145.

Sahadeo, Jeff, „Epidemic and Empire. Ethnicity, Class and ‚Civilization' in the 1892 Tashkent Cholera Riot", *Slavic Review* 64, 2005, 117–139.

Sarasin, Philipp, *Reizbare Maschinen. Eine Geschichte des Körpers 1765–1914*, Frankfurt a. M. 2003.

Sarasin, Philipp/Berger, Silvia/Hänseler, Marianne/Spörri, Myriam (Hgg.), *Bakteriologie und Moderne. Studien zur Biopolitik des Unsichtbaren, 1870–1920*, Frankfurt a. M. 2007 (= Sarasin/Berger/Hänseler/Spörri, Bakteriologie und Moderne).

Sarasin, Philipp/Tanner, Jakob (Hgg.), *Physiologie und industrielle Gesellschaft*, Frankfurt a. M. 1998.

Sarnecki, Kazimierz, „Wilhelm Marceli Nencki", in: Polska Akademia Nauk (Hg.), *Polski Słownik Biograficzny*, Bd. 22, Warszawa 1935–2014, 671–674.

Sauerteig, Lutz, *Krankheit, Sexualität, Gesellschaft. Geschlechtskrankheiten und Gesundheitspolitik in Deutschland im 19. und frühen 20. Jahrhundert*, Stuttgart 1999 (= Sauerteig, Krankheit, Sexualität, Gesellschaft).

Schaffer, Simon, „Self Evidence", *Critical Inquiry* 18, 1992, 327–362.

Schaffer, Simon/Roberts, Lissa/Raj, Kapil/Delbourgo, James (Hgg.), *The Brokered World. Go-Betweens and Global Intelligence 1770–1820*, Sagamore Beach 2009.

Schenke, Cornelia, „Polnische Ukrainepolitik in Wolhynien 1921–1939", *Zeitschrift für Ost mitteleuropa Forschung* 62, 2013, 273–291.

Schlich, Thomas, „Repräsentationen von Krankheitserregern. Wie Robert Koch Bakterien als Krankheitsursache dargestellt hat", in: Hans-Jörg Rheinberger/Michael Hagner/Bettina Wahrig-Schmidt (Hgg.), *Räume des Wissens. Repräsentation, Codierung, Spur*, Berlin 1997, 165–190 (= Schlich, Repräsentationen von Krankheitserregern).

Schmidgen, Henning, „Die Materialität der Dinge? Bruno Latour und die Wissenschaftsgeschichte", in: Georg Kneer/Markus Schroer/Erhard Schüttpelz (Hgg.), *Bruno Latours Kollektive. Kontroversen zur Entgrenzung des Sozialen*, Frankfurt a. M. 2008, 15–46 (= Schmidgen, Die Materialität der Dinge).

– *Bruno Latour zur Einführung*, Hamburg 2010.

Schneck, Peter, „Paul Ehrlich (1854–1915) und Osteuropa bei der Erprobung von Chemotherapeutika zu Beginn des 20. Jahrhunderts", *Archiwum Historii i Filozofii Medycyny* 59, 1996, 41–48 (= Schneck, Paul Ehrlich und Osteuropa).

Schneider, Michael C., „Medizinalstatistik im Spannungsfeld divergierender Interessen. Kooperationsformen zwischen statistischen Ämtern und dem Kaiserlichen Gesundheitsamt/Reichsgesundheitsamt", in: Axel C. Hüntelmann/Johannes Vossen/Herwig Czech (Hgg.), *Gesundheit und Staat. Studien zur Geschichte der Gesundheitsämter in Deutschland, 1870–1950*, Husum 2006, 49–62.

Schott, Heinz, „Die Bedeutung des ärztlichen Selbstversuchs in der Medizingeschichte", in: Rainer G. Appell (Hg.), *Der verwundete Heiler. Homöopathie und Psychoanalyse im Gespräch*, Heidelberg 1995, 13–33.

Schulz, Bernhard, *Casimir Funk und der Vitaminbegriff*, Med. Diss., Düsseldorf 1997.

Scott, James C., *Seeing Like a State. How Certain Schemes to Improve the Human Condition Have Failed*, New Haven/London 1998 (= Scott, Seeing Like a State).

Sechel, Teodora Daniela, „Networks of Medical Knowledge in Eastern and Central Europe. Introduction to the Thematic Bloc", *East Central Europe* 40, 2013, 207–214.

Secord, James, „Knowledge in Transit", *Isis* 95, 2004, 654–672.

Shapin, Steven, „Pump and Circumstance. Robert Boyle's Literary Technology", *Social Studies of Science* 14, 1984, 481–520 (= Shapin, Pump and Circumstance).

– „Following Scientists Around. Essay Review", *Social Studies of Science* 18, 1988, 533–550.

Sidor, Monika, *Samorząd terytorialny w myśli politycznej II Rzeczypospolitej Polskiej [Die territoriale Selbstverwaltung im politischen Denken der Zweiten Polnischen Republik]*, Toruń 2010 (= Sidor, Samorząd terytorialny).

Siegert, Bernhard, „Fictious Identities. On the interrogatorios and registros de pasajeros a Indias in the Archivo General de Indias (Seville) (16th century)", in: Wolfram Nitsch/ Matei Chihaia/Alejandra Torres (Hgg.), *Ficciones de los medios en la periferia. Técnicas de comunicación en la ficción hispanoamericana moderna*, Köln 2008, 19–30.

Smith, Dale C., „Gerhard's Distinction Between Typhoid and Typhus and Its Reception in America, 1833–1860", *Bulletin of the History of Medicine* 54, 1980, 368–385.

Spary, Emma, „Self Preservation. French Travels between Cuisine and Industrie", in: Simon Schaffer/Lissa Roberts/Kapil Raj/James Delbourgo (Hgg.), *The Brokered World. Go-Betweens and Global Intelligence 1770–1820*, Sagamore Beach 2009, 355–386.

Spörri, Myriam: „‚Jüdisches Blut'. Zirkulationen zwischen Literatur, Medizin und politischer Presse, 1918–1933", *Österreichische Zeitschrift für Geschichtswissenschaft*, 16, 2005, 32–52.

– „‚Reines' und ‚gemischtes Blut'. Blutgruppen und ‚Rassen' zwischen 1900 und 1933", in: Anja Lauper (Hg.), *Transfusionen. Blutbilder und Biopolitik in der Neuzeit*, Berlin 2005, 211–225.

Starzyk, Jan, „O szczepionce przeciw tyfusowi plamistemu (durowi wysypkowemu) prof. Weigla [Über den Impfstoff gegen Fleckfieber Prof. Weigls]", in: Zbigniew Stuchly (Hg.), *Zwyciężyć Tyfus. Instytut Rudolfa Weigla we Lwowie. Dokumenty i wspomnienia [Fleckfieber besiegen. Das Institut Rudolf Weigls in Lemberg. Dokumente und Erinnerungen]*, Wrocław 2001, 22–24 (= Starzyk, O szczepionce).

Stauter-Halsted, Keely, „Bio-politics between Nation and Empire. Veneral Disease, Eugenics, and Race Science in the Creation of Modern Poland", *East Central Europe* 43, 2016, 134–160.

Steffen, Katrin, „Für ‚bewusste Mutterschaft' und eine ‚physische Erneuerung der Judenheit' – die jüdische Frauenzeitschrift Ewa (1928–1933) in Warschau", in: Eleonore Lappin/Michael Nagel (Hgg.), *Frauen und Frauenbilder in der europäisch-jüdischen Presse von der Aufklärung bis 1945*, 2007, 103–122.

– „Wissenschaftler in Bewegung. Der Materialforscher Jan Czochralski zwischen den Weltkriegen", *Journal of Modern European History* 6, 2008, 237–261 (= Steffen, Wissenschaftler in Bewegung).

– „Experts and the Modernization of the Nation. The Arena of Public Health in Poland in the First Half of the Twentieth Century", *Jahrbücher für Geschichte Osteuropas* 61, 2013, 574–590 (= Steffen, Experts and the Modernization of the Nation).

– „Migration, Transfer und Nation. Die Wissensräume polnischer Naturwissenschaftler im 20. Jahrhundert", in: Gangolf Hübinger (Hg.), *Europäische Wissenschaftskulturen und politische Ordnungen in der Moderne (1890–1970)*, München 2014, 185–205 (= Steffen, Migration, Transfer und Nation).

Stiegler, Bernd/Werner, Sylwia (Hgg.), *Laboratorien der Moderne. Orte und Räume des Wissens in Mittel- und Osteuropa*, Paderborn 2016.

Stolberg, Michael, „Gottesstrafe oder Diätsünde. Zur Mentalitätsgeschichte der Cholera", *Medizin, Gesellschaft und Geschichte* 8, 1989, 9–25.

Strachan, John, „The Pasteurization of Algeria?", *French History* 20, 2006, 260–275 (= Strachan, The Pasteurization of Algeria).

Strobel, Angelika, „Die Gesundung Russlands. Hygienepropaganda in Russland um 1910", *Jahrbücher für Geschichte Osteuropas* 61, 2013, 531–551.

Struck, Bernhard/Ferris, Kate/Revel, Jacques, „Introduction. Space and Scale in Transnational History", *International History Review* 33, 2011, 573–584. (= Struck/Ferris/Revel, Introduction).

Struve, Kai, *Bauern und Nation in Galizien. Über Zugehörigkeit und soziale Emanzipation im 19. Jahrhundert*, Göttingen 2005.

Stuchly, Zbigniew (Hg.), *Zwyciężyć Tyfus. Instytut Rudolfa Weigla we Lwowie. Dokumenty i wspomnienia [Fleckfieber besiegen. Das Institut Rudolf Weigls in Lemberg. Dokumente und Erinnerungen]*, Wrocław 2001.

– „Praca naukowa Weigla i jego najważniejsze odkrycia w tyfusie plamistym [Die wissenschaftliche Arbeit Weigls und seine wichtigsten Entdeckungen im Bereich des Fleckfiebers]", in: Zakład humanistycznych nauk lekarskich Akademii Medycznej we Wrocławiu/ Zarząd główny Towarzystwa Miłośników Lwowa i Kresów Południowo-Wschodnich we Wrocławiu/Muzeum Historyczne we Wrocławiu/Fundacja Kresowa „Semper Fidelis"/ Dolnośląska Izba Lekarska (Hgg.), *Rudolf Stefan Weigl (1883–1957). Profesor Uniwersytetu Jana Kazimierza we Lwowie. Twórca szczepionek przeciw tyfusowi plamistemu [Rudolf Stefan Weigl (1883–1957). Professor der Jan-Kasimir-Universität in Lemberg. Schöpfer eines Impfstoffes gegen Fleckfieber]*, Warszawa 1994, 25–28.

Sturdy, Steve, „Looking for Trouble. Medical Science and Clinical Practice in the Historiography of Modern Medicine", *Social History of Medicine* 24, 2011, 739–757 (= Sturdy, Looking for Trouble).

Sturdy, Steve/Cooter, Roger, „Science, Scientific Management, and the Transformation of Medicine in Britain c. 1870–1950", *History of Science* 36, 1998, 421–466.

Supady, Jerzy, „Powstanie i działalność łódzkiej Kropli Mleka w latach 1904–1914", *Zdrowie Publiczne* 88, 1977, 411–415.

Surman, Jan, „Wissenschaft als Übersetzung? Translation und Wandel polnischsprachiger Wissenschaft in der zweiten Hälfte des 19. Jahrhunderts. Eine Einführung", *Zeitschrift für Ostmitteleuropa-Forschung* 65, 2016, 483–506.

Tanner, Jakob, „Akteure, Akten und Archive", in: Claudia Kaufmann/Walter Leimgruber (Hgg.), *Was Akten bewirken können. Integrations- und Ausschlussprozesse eines Verwaltungsvorgangs*, Zürich 2008, 150–160.

Thießen, Malte, „Vom immunisierten Volkskörper zum ‚präventiven Selbst'. Impfen als Biopolitik und soziale Praxis vom Kaiserreich zur Bundesrepublik", *Vierteljahreshefte für Zeitgeschichte* 61, 2013, 35–64 (= Thießen, Vom immunisierten Volkskörper zum präventiven Selbst).

Tilly, Charles, „Reflections on the History of European State-Making", in: Ders. (Hg.), *The Formation of National States in Western Europe*, Princeton 1975, 3–83.

Tomes, Nancy J., „American Attitudes toward the Germ Theory of Disease. Physis Allen Richmond Revisited", *Journal of the History of Medicine and Allied Sciences* 52, 1997, 17–50 (= Tomes, American Attitudes toward the Germ Theory).

– *The Gospel of Germs. Men, Women, and the Microbe in American Life*, Cambridge 1998.

Turda, Marius, *Eugenics and Nation in Early 20th Century Hungary*, Houndmills/Basingstoke 2014.

Turkowska, Justyna A., „Im Namen der ‚großen Kolonisationsaufgaben'. Das Hygiene Institut in Posen (1899–1920) und die preußische Hegemonialpolitik in der Ostmark", *Jahrbücher für Geschichte Osteuropas* 61, 2013, 552–573 (= Turkowska, Im Namen der großen Kolonisationsaufgaben).

– *Der kranke Rand des Reiches. Sozialhygiene, Nation und Moral in der Provinz Posen um 1900*, Dissertation, Universität Gießen, 2016.

Uzarczyk, Kamila, „„Moses als Eugeniker'? The Reception of Eugenic Ideas in Jewish Medical Circles in Interwar Poland", in: Marius Turda/Paul J. Weindling (Hgg.), *„Blood and Home-*

land". _Eugenics and Racial Nationalism in Central and Southeast Europe, 1900–1940_, Budapest/New York 2007, 283–297 (= Uzarczyk, Moses als Eugeniker).

Verran, Helen, „A Postcolonial Moment in Science Studies. Alternative Firing Regimes of Environmental Scientists and Aboriginal Landowners", _Social Studies of Science_ 32, 2002, 729–762.

Vismann, Cornelia, _Akten. Medientechnik und Recht_, Frankfurt a. M. 2000.

Vogel, Christian/Bauche, Manuela, „Mobile Objekte. Einleitung", _Berichte zur Wissenschaftsgeschichte_ 39, 2016, 299–310 (= Vogel/Bauche, Mobile Objekte).

Wade Chambers, David/Gillespie, Richard, „Locality in the History of Science. Colonial Science, Technoscience, and Indigenous Knowledge", in: Roy MacLeod (Hg.), _Nature and Empire. Science and the Colonial Enterprise_, Chicago 2000, 221–240.

Wall, Rosemary, „Using Bacteriology in Elite Hospital Practice. London and Cambridge, 1880–1920", _Social History of Medicine_ 24, 2011, 776–795.

– _Bacteria in Britain, 1880–1939_, London/Brookfield 2013.

Waszyński, Edmund, „Professor dr Rudolf Weigl (1883–1957) i działalność jego instytutu tyfosowego we Lwowie w latach 1939–1944 [Professor Dr. Rudolf Weigl (1883–1957) und die Tätigkeit seines Fleckfieberinstituts in Lemberg zwischen 1939 und 1944]", _Archiwum Historii i Filozofii Medycyny_ 59, 1996, 77–84 (= Waszyński, Professor dr Rudolf Weigl).

Watzka, Maximilian, „Brieger, Ludwig", _Neue Deutsche Biographie_ 2, 1955, 612 [Onlinefassung].

Weeks, Theodore R., _From Assimilation to Antisemitism. The „Jewish Question" in Poland, 1850–1914_, DeKalb 2006.

Weigl, Wiktor, „Wspomnienia o moim ojcu [Erinnerungen an meinen Vater]", in: Zbigniew Stuchly (Hg.), _Zwyciężyć Tyfus. Instytut Rudolfa Weigla we Lwowie. Dokumenty i wspomnienia [Fleckfieber besiegen. Das Institut Rudolf Weigls in Lemberg. Dokumente und Erinnerungen]_, Wrocław 2001, 98–138 (= Weigl, Wspomnienia o moim ojcu).

Weindling, Paul J., „Between Bacteriology and Virology. The Development of Typhus Vaccines Between the First and Second World War", _History and Philosophy of the Life Sciences_ 17, 1995, 81–90.

– „Introduction. Constructing International Health Between the Wars", in: Ders. (Hg.), _International Health Organisations and Movements, 1918–1939_, Cambridge 1995, 1–16.

– „Victory with vaccines'. The problem of typhus vaccines during World War II", in: Stanley A. Plotkin/Bernardino Fantini (Hgg.), _Vaccinia, Vaccination, Vaccinology. Jenner, Pasteur and their successors_, Paris 1996 .

– „Purity and Epidemic Danger in German Occupied Poland during the First World War", in: _PH_ 33, 1997, 825–832 (= Weindling, Purity and Epidemic Danger).

– _Epidemics and Genocide in Eastern Europe 1890–1945_, Oxford 2000 (= Weindling, Epidemics and Genocide).

– „Ansteckungsherde. Die deutsche Bakteriologie als wissenschaftlicher Rassismus 1890–1920", in: Philipp Sarasin/Silvia Berger/Marianne Hänseler/Myriam Spörri (Hgg.), _Bakteriologie und Moderne. Studien zur Biopolitik des Unsichtbaren, 1870–1920_, Frankfurt a. M. 2007, 354–374 (= Weindling, Ansteckungsherde).

Wendland, Anna Veronika, „Randgeschichten? Osteuropäische Perspektiven auf Kulturtransfer und Verflechtungsgeschichte", _Osteuropa_ 58, 2008, 95–116.

Werner, Michael/Zimmermann, Bénédicte, „Vergleich, Transfer, Verflechtung. Der Ansatz der ‚Histoire croisée' und die Herausforderung des Transnationalen", _Geschichte und Gesellschaft_ 28, 2002, 607–636.

– „Beyond Comparison. Histoire Croisée and the Challenge of Reflexivity", _History and Theory_ 45, 2006, 30–50.

Więckowska, Elżbieta, „Formy opieki zdrowotnej na ziemiach polskich w końcu XIX wieku do lat 30 wieku XX [Formen der Gesundheitsfürsorge in den polnischen Ländern vom Ende des 19. Jahrhunderts bis in die 1930er Jahre]", *Wiadomości Lekarskie* 37, 1984, 1049–1055 (= Więckowska, Formy opieki zdrowotnej).

– „Początki opieki zdrowotnej nad ludnością Królestwa Polskiego na przełomie XIX i XX w. [Die Anfänge gesundheitlicher Fürsorge für die Bevölkerung des Königreichs Polen an der Wende vom 19. zum 20. Jahrhundert]", *Zdrowie Publiczne*, 1985, 227–237 (= Więckowska, Początki opieki zdrowotnej).

– „Archiwalia dotyczące zwalczania chorób zakaźnych w okresie 1919–1924 w zasobie Archiwum Akt Nowych w Warszawie [Archivalien zur Bekämpfung von Infektionskrankheiten von 1919–1924 im Bestand des Archivs Neuer Akten in Warschau]", *Medycyna Nowożytna* 4, 1997, 197–202.

– *Walka z ostrymi chorobami zakaźnymi w Polsce w latach 1918–1924 [Der Kampf gegen schwere Infektionskrankheiten in Polen in den Jahren 1918–1924]*, Wrocław 1999 (= Więckowska, Walka z ostrymi chorobami).

– „Państwowy Zakład Higieny w Warszawie w latach 1918–1954. Organizacja, cele, zadania [Das Staatliche Hygieneinstitut Warschau in den Jahren 1918–1954. Organisation, Ziele und Aufgaben]", *Medycyna Nowożytna* 8, 2001, 131–152 (= Więckowska, Państwowy Zakład Higieny).

– *Lekarze jako grupa zawodowa w II Rzeczypospolitej [Die Berufsgruppe der Ärzte in der Zweiten Republik]*, Wrocław 2004 (= Więckowska, Lekarze jako grupa zawodowa).

Winning, Alexa von „The Empire as Family Affair. The Mansurovs and Noble Participation in Imperial Russia, 1850–1917", *Geschichte und Gesellschaft* 40, 2014, 94–116.

Wirth, Uwe, „Der Performanzbegriff im Spannungsfeld von Illokution, Iteration und Indexikalität", in: Ders. (Hg.), *Performanz. Zwischen Sprachphilosophie und Kulturwissenschaften*, Frankfurt a. M. 2002, 9–60.

Wolff, Władysław, „O Profesorze Weiglu i ,Weiglowcach' [Über Professor Weigl und die ,Weiglowcy']", in: Zbigniew Stuchly (Hg.), *Zwyciężyć Tyfus. Instytut Rudolfa Weigla we Lwowie. Dokumenty i wspomnienia [Fleckfieber besiegen. Das Institut Rudolf Weigls in Lemberg. Dokumente und Erinnerungen]*, Wrocław 2001, 56–75 (= Wolff, O Profesorze Weiglu i ,Weiglowcach').

Worboys, Michael, *Spreading Germs. Disease Theories and Medical Practice in Britain, 1865–1900*, Cambridge 2000.

– „Was There a Bacteriological Revolution in Late Nineteenth-Century Medicine?", *Studies in History and Philosophy of Biological and Biomedical Sciences* 38, 2007, 20–42 (= Worboys, Was There a Bacteriological Revolution).

Zamecki, Stefan, „Kilka uwag na temat tzw. polskiej szkoły filozofii medycyny [Einige Bemerkungen zum Thema der so genannten polnischen philosophischen Schule der Medizin]", *Medycyna Nowożytna* 13, 2006, 25–34.

Zloch, Stephanie, *Polnischer Nationalismus. Politik und Gesellschaft zwischen den beiden Weltkriegen*, Köln/Weimar/Wien 2010 (= Zloch, Polnischer Nationalismus).

Personenregister

Kursiv gesetzte Ziffern verweisen auf eine Nennung im Anmerkungsapparat.

Abel, Rudolf 89–92
Adamowicz, Stanisława 149, 166 f., 171, 175, 177, 202
Alexander II., Zar *26*
Anderson, Benedict 155
Anderson, John F. 223, 226, 230–231, 233–235, 239, 248

Badger, Lucius F. 286
Banach, Stefan 295
Barykin, Vladimir 276
Berger, Dr. 192 f.
Berger, Silvia 15, 127, 207, 238
Bergmann, Ernst von 98 f.
Besredka, Alexandre 193, 270
Biegański, Władysław 78, *84*
Biernacki, Edmund *84*, 117
Blaizot, Ludovic 261
Blanc, Georges 239, 263, 265, 292
Bohdanowiczówna, Z. 201
Borsukiewicz, Piotr 109
Breinl, Friedrich 278
Broc, René 227
Browicz, Tadeusz 102
Brubaker, Roger 124
Brumpt, Émile 285, *288*
Brunner, Jerzy 149
Brzeziński, Tadeusz 18
Bujalski, Jerzy *140*
Bujwid, Odo 1–4, 10, 20 f., 25–32, 36–41, 43–46, 49–64, 67–70, 72, 80–82, *86*, 93 f., 98 f., 101–108, 114–117, 138, 148, 197, *242*, 254, 258, 297 f.
Bujwidowa, Kazimiera (Klimontowicz-Bujwidowa, Kazimiera) 1 f., 59 f., 63, 93, 103, 259
Bulikowski, S. 101
Buzdygan, Mikołaj 99 f., 102

Callon, Michel *92*
Calmette, Albert 225, *263*, 270
Canguilhem, Georges *31*, 108
Castañeda, M. Ruiz 276, 279, 286 f., 290, 291
Caumanns, Ute VI, 17
Celarek, Józef 149
Chałubiński, Tytus 26, 52 f., 56, 68, 80 f., *83*, *84*
Chang, Dr. 282, 284
Chodźko, Witold 131 f., 135, 137, *138*, 140, 142, 144 f., 148, 150, 152, 205, 284
Chwalba, Andrzej 122
Collins, Harry M. 66, *67*
Combiesco, Dumitru 284
Comte, Charles 231, 233, 239
Conor, Alfred 228, *230*, 235 f., 259, 263
Conseil, Ernest 231, 233, 235 f., 239, 259, 261–263, 272 f.
Cooter, Roger *126*, 300
Cornet, Georg 98
Cox, Herald 293–295
Czepurkowski, B. 109

Darwin, Charles 213
Dąbrowski, Kazimierz 78
Dunin, Teodor 102
Durand, Paul 293–295
Dyer, R. Eugene 286

Eisenberg, Filip 212 f., 254
Emmerich, Rudolf 116 f.
Esmarch, Erwin von 89–91
Espahangizi, Kijan 47, 51, 118
Eyer, Hermann 294 f.

Fejgin, Bronisława 271
Felix, Arthur 128, 245, 276, 284
Fidler, Henryk 110, 112
Fleck, Ludwik 43, 209–212, 295

Foucault, Michel 77, *86*, 155, 196
Frey, Gottfried 152
Frisch, Anton von 57–61, 64, 67
Funk, Kazimierz 151

Gaffky, Georg *48*
Gajdos, Stefan 282
Gauthier, Aimé *137*
Gaviño, A. 223, 237, 241 f.
Gerhard, William Wood 223
Gilchrist, Harry L. 136
Girard, J. 237, 241 f.
Giroud, Paul 293–295
Gluziński, Antoni 102
Godlewski jr., Emil 131, *132*, 141, 150, 194
Goldberger, Joseph 223, 226, 230 f., 233–235, 239, 248
Gradmann, Christoph 15, 29, 31, 100, 106, 221
Grünseit, Dr. 193

Hahn, Hans Peter 224
Haller, Józef 132, 136
Hamdi, H. 264 f., 267
Heryng, Teodor 99 f.
Herzig, Anna 294
Hirszfeld, Ludwik 20, 149 f., 152, 178 f., 196, 201, 205, 209, 212, 239, 295
Hirszfeldowa, Hanna 150, 178, 239
Hoover, Herbert 136
Hoyer, Henryk 26, *28*, 36 f., *38*, 40 f., 44, 49–52, 56, 65, 69, *71*, 81 f., 87 f., 90, 97, 106, 113–115, 197

Jahr, Dr. 192
Jakowski, Maryjan 36 f., *38*, 41–44, 69, 82, 90 f., 109, 197
Janiszewski, Tomasz 140, 144, 148
Janowski, Władysław 68 f., 115, *116*, 117
Jaubert, Aimé François Casimir 239
Jaworski, Józef 130
Jordan, Henryk 76

Kacprzak, Marcin 154, 157, 161, 166–175, 179 f., 187, 195 f., 198, *199*, 202, 208, 212
Kaposi, Moritz 101
Karłowski, Zenon 149
Klebs, Edwin 85
Koch, Robert 2–4, 15, 20, 22, 25–33, 35–37, 40, 42–47, 50–55, 58, 65–69, 80 f., *87*,

90, 93–107, 114, 117, 200, 208, 212, *242*, 246 f., 250–252, 254, 267, 297–299
Koehler, Ludwik 79, 81
Koniecpolski, I. 176
Korczyński, Edward 102
Kostrzewski, Józef 211 f.
Krajewski, Markus 160
Kramsztyk, Zygmunt 83
Krasiński, Graf Ludwik 108
Kuczynski, Max 276, 278 f., 284
Kulikowskich Weiglowa, Zofia z 278, 285

Laigret, Jean 292
Langewiesche, Dieter 124
Latour, Bruno 2 f., 9–12, *13*, 14 f., 30–36, 41, 48, 50, 92, 108, *112*, 118, 161, *204*
Law, John 39, 87, 92, 118
Lawson, John James 137
Le Brun, Aleksander 79, 81
Legeżyński, Stanisław 212
Lehmann, Karl 210
Lenval, Leon Władysław Loewenstein de 76
Levy, William 99 f.
Lewinter, Adam 190
Libbertz, Arnold 98, 101
Lidmanowski, K. 109
Linné, Carl von 213
Lipiński, Witold 201
Löwy, Ilana *32*, 80, *84*
Lutaud, Auguste 60 f.
Ławrynowicz, Aleksander 201

Maier, Charles 124
Malinowski, Alfons 110 f.
Mariani, Giacomo 284
Martynowicz, Michał 277, 283, 294
Martynowicz, Rosalie 283
Maxcy, Kenneth 286
Mayzel, Wacław *58*
Męczkowski, Wacław 75–77
Mol, Annemarie 87, 92, 118
Mooser, Herman 286–288
Mussolini, Benito 294, 302

Nencki, Leon 110
Nencki, Marcel 96
Neukirch, Paul 264–266, 268
Neumann, Rudolf 210
Nicolle, Charles 20, 127, 223–236, 239 f., 248, 258 f., 261–264, 266, 268, 270–274, 279–281, 283–285, 287 f., 292, 297

Nicolle, Maurice 91
Nossig, Alfred 178
Nusbaum, Henryk 83, *84*
Nusbaum-Hilarowicz, Józef *254*

Obtułowicz, Ferdynand 85
Oldenburg, Graf Alexander 63, 105
Opolski, Dr. 99 f.
Orłowski, Wacław 110

Paderewski, Ignacy 140
Palester, Henryk 281
Palmirski, Władysław 107 f., 110
Papst Pius XI. 294
Pasteur, Louis 1–4, 15, 25 f., 30–33, 35 f.,
    52–65, 67, 81, *92*, 101, 104, *108*, 149,
    223–225, 259, *263*, 297
Pelis, Kim 225
Pettenkofer, Max von *116*, 211
Pignet, M. 235
Piłsudski, Józef 122, *123*, 132, 140, 146 f.
Plotz, Harry 245, 276
Podgórksa-Klawe, Zofia 18, 81
Polak, Józef 74, 144 f.
Polanyi, Michael 64–66, 69
Polev, ? 284
Porter, Theodore M. 156
Porter-Szücs, Brian 7
Prowazek, Stanislaus von 239–244, 247,
    252
Prus, Bolesław 74
Przesmycki, Feliks 20, 199, 205, 215 f., 218,
    300
Puławski, Arkadiusz Antoni 104
Puławski, Wincenty 112

Radło, Piotr 188 f., 191–193, 207, 289 f.
Rajchman, Aleksander 176
Rajchman, Ludwik 18, 137, *139*, 148–151,
    196, 258, 270–274
Ramirez, Braulio B. 235
Rau, Wilhelm Ellis 76
Rheinberger, Hans-Jörg 48, 100, 234, 282
Ricketts, Howard T. 222, 231, *233*, 235, 239,
    241 f., 244
Rocha-Lima, Henrique da *225*, 240–248,
    250–253, 262, 265–267, 269, 274, 279
Rossowski, Zygfryd 186
Roux, Émile 106–108, *225*, 227
Rumreich, Adolph 286
Ruppert, Henryk 128–130

Rutten, Jan 282, 284, 289
Rydygier, Ludwik 101 f.
Rymaszewski, Dr. 171

Schinzel, Zygmunt 131
Schmidt, Dr. 68, 114
Schüssler, Hermann 250
Scott, James C. 155 f.
Sergent, Edmond 225, *231*, 242
Sergent, Etienne 225
Shapin, Steven 41, 118, *246*
Sierakowski, Stanisław 128, 149, 270
Sikora, Hilde 243 f., 248–251, 253 f., 257,
    265, 275, 278
Sikorski, Władysław 132
Skrzyński, Aleksander 152
Soltan, Władysław *140*
Sparrow, Helena 23, 257–261, 263, 265,
    267, 269–274, 279–281, 283–285, 287,
    291–294, 296 f., 302
Srebrny, Dr. 104
Steffen, Katrin VI, 17, 19, *166*, *176*
Stempell, Walter 245
Sterling, Stefan 128
Sterliżanka, Kazimiera 128
Strong, Richard 240
Stuchly, Zbigniew 284, 289
Sturdy, Steve 72, 300
Stütz, Wilhelm 201
Surzycki, J. 102
Sydenham, Thomas 211
Szeynman, Mieczysław 175 f.
Szokalski, Kazimierz 128
Sztolcman, Gustaw 134
Szulc, Gustaw *196*
Szumlański, Witold *129*, 130

Tomes, Nancy J. 16, *71*
Töpfer, Hans Willi *245*, 250 f., 253
Trillich, Heinrich 116 f.

Vaughan-Morgan, Kenyon *137*
Virchow, Rudolf 80, 105

Weigl, Rudolf 20, 23 f., 188 f., 191, 220,
    254–256, 258, 265, *266*, 269, 274–292,
    294–296, 301 f.
Weiglowa, Zofia s. „Kulikowskich Weiglowa,
    Zofia z"
Weil, Edmund 128, 245, 276, 278
Weindling, Paul J. 18, *139*, 238 f., 293

Weiss, Hadas 224
White, Norman *137*
Więckowska, Elżbieta 17, 173
Wilder, Russel M. 222, *231*, *233*, 235, 239, 241 f.
Witos, Wincenty 150
Wroczyński, Czesław *148*, 152

Załuska, Tekła 277
Zdanowicz, Stanisław 149
Zinsser, Hans *245*, 276, 279, 286–291, 293
Zotta, Gheorghe 284
Żeromski, Stefan 75
Żółtowski, Antoni 130

Sachregister

Kursiv gesetzte Ziffern verweisen auf eine Nennung im Anmerkungsapparat.

Abessinien 294, 302
Abteilung für Gesundheitsdienst im
  Innen- und Wohlfahrtsministerium
  (Departament Służby Zdrowia) 150, 166,
  169, 179, 215, 180, 281 f.
Adis Abeba V, 294, 302
Akteur-Netzwerk-Theorie (ANT) 9 f., 11,
  14, 92
American Red Cross 136
American Relief Administration 136
American-Polish Typhus Relief Expedition
  136
Ärztlicher Rechenschaftsbericht
  (Sprawozdanie lekarskie) 179–184, 186 f.,
  189–192, 197 f.
Außerordentlicher Hauptkommissar für
  die Seuchenbekämpfung (Naczelny
  Nadzwyczajny Komisarz do walki z
  epidemiami, NNK) 141 f., *191*,194

Bakteriologische Diagnostik 3, 21f, 25, 29,
  69, *71*, 81, 94, 108–111, 115, 121, 151,
  153, 196–199, 201, 205, 207, 211–219,
  298, 300
Behring-Werke 295
Berlin V, VI, 1–4, 11, 16, 20–22, 25–28, 30 f.,
  33, 36–38, 41, 43 f., 50–54, 58, 65, 67,
  81, 93–96, 98–101, 107 f., 114, 128, 178,
  221 f., *242*, 257, 276, 278 f., 289, 294, 297,
  302
Black box 48–50, 57, 88, 90–92
Boston V, 3, 221, 257, 286 f., 289, 291,
  302

China 10, 23, 282, 284, 289, 294, 296, 302
Cholera 5, 44 f., 47, 49, 68–70, 86, *109*,
  114–117, 131, 135, 157, 176, 200, 205,
  210 f., *242*

Diphtherie 5, 22, 71, 85, 91, 94, 107,
  109–112, 157, 167, 175 f., 186, 190, 200 f.,
  211, 246, 270
– -serum 22, 25, 71, 94, 106–112, 227, 298

Epidemic Commission des Völkerbunds 137
Epidemiologie *71*, 151, 153, 157, 180, 208,
  211 f., *290*
Epidemiologische Chronik 154, 166 f., *169*,
  171 f., *175, 179, 195* f., *198, 199*
Epidemiologischer Wochenbericht 158,
  161–166, 174 f., 179–181, 184, 190, 194,
  198 f., 202, 217
Epistemisches Ding *48*, 94, 105
Erster Weltkrieg 2, 18 f., 23, 121, 125 f., *129*,
  130, 136, 140, 143, 165, 174, 177–179,
  187, 194, 207, 221 f., 233, 235, 237 f., *239*,
  257, 259–265, 268 f., *278*, 299, 301
Experimentalsystem 48, 100–102, 106, 234,
  282 f.

Fact-Finding-Commission des Völkerbunds
  137
Fleckfieber 10, 23 f., 125–139, 141 f., *148*,
  157, 160, 165, 167, 169–174, 176 f., 179,
  186, 190–192, 199, 216 f., 221–231,
  233–296, 300–302
– amerikanisches 286
– europäisches 286–288
– mexikanisches 286 f.
– murines 286, 288
– nordafrikanisches 286
– -epidemie 22, 121, 125, 127 f., 130 f., 135,
  139, 142, 150, 154, 174, 191, 194 f., 199,
  201, 214, 221, 227, 233, 238 f., 252, 254,
  257, 261, 263, *272*, 288, 290, 293, 298, 302
– -erreger 225, 227–229, 232, 236–238,
  241 f., 244 f., 247, 251–254, 262–264, 271,
  276, 286 f., 293

- -forschungsnetzwerk 184, 221, *266*, 269, 276, 281, 288, 290, 296
- -impfung 3, 23 f., 188, 221, 257–263, 265–269, 271–297, 301 f.
Fluid 92 f., 114, 118

Galizien (s. auch „Habsburgisches Teilungs-gebiet") 107 f., 122 f., 132, 142 f., 145, 171, *178*, 221, 254, 197
Gdynia 20, 217 f.
Generaldirektion des Gesundheitsdienstes im Innenministerium (Generalna Dyrek-cja Służby Zdrowia) *140*, 150, 152 f.
Generalgouvernement (Zweiter Weltkrieg) 294
Generalgouvernement Warschau (Erster Weltkrieg) 127, 194
Globalgeschichte 8, *9*, 303

Habsburger Monarchie 6, 19, 120, 122, 142, 173, 238, 240
Habsburgisches Teilungsgebiet 73, 123, 125, 142, *184*
Huzulen 277, 289 f.
Hygienekomitee des Völkerbunds 138, 269, 284
Hygienesektion des Völkerbunds 18, 20, 138, 150, 167, 175, *196*

Immunität 175 f., 207, 209, *230*, *233*, 259 f., 262–265, 271, 275, 277, 292
Immutable mobiles 12, 14, 21 f., 34 f., 36, 42, 47 f., 51, 70, 87, 92, 112, 118
Impfung s. „Fleckfieberimpfung", „Tollwut-impfung"
Improvisieren 87, 89, 91, 94, 111, 113, 298
Innenministerium (Ministerstwo Spraw Wewnętrznych, MSW) *140*, 150 f., 153, 158, 162, 166, 180, 190, *215*, 281
Inskription 12, 34–37, 39, 41, 44–47, 51 f., 62, 64 f., 70, 87 f., 101, 105, *161*
Institut für Infektionskrankheiten (Berlin) 106
Institut Pasteur (Paris) 16, 20, *32*, 53, 106, 138, 223 f., *225*, *227*, *257*, 294
- d'Algérie *231*, 241
- de Lille *257*, 279
- du Maroc 292
- de Tunis 23, 223 f., 227–229, 233, 239, 258, 261, 270 f., 274, 279–281, 284, *285*, 289, 293, 296 f., 302

- in Warschau s. „Zakład Pasteurowski"
Institut für Kinder-Hygiene (Instytut Higieny Dziecięcej) 76
Interchange of Assistants of Public Health and Hygiene Laboratories 269 f.

Jagiellonen-Universität Krakau (Uniwersytet Jagielloński) 101, 107, 141, 254
Jan-Kasimir-Universität Lemberg (Uniwersy-tet im. Jana Kazimiera) (s. auch „Kaiser-Franz-Universität Lemberg") 188, 274, 278, 295, 301
Jewish Joint Distribution Committee 151, 213
Juden *76*, *83*, 85 f., 110 f., 117, 122 f., *124*, 126 f., 129–132, 135, 138, 151, 160, 174–179, *191*, *278*, 295

Kaiser-Franz-Universität Lemberg 221, 254
Kaiserliche Universität Warschau (Cesarski Uniwersytet Warszawski) 26, 36, 44, 82, *83*, 90, 129, 147, 205
Kaninchen V, 1 f., 11 f., 25, 35, 52, 54–60, 62, 64–66, 70, 80, 93, 101, *276*, 278, 280
Kinderkrankenhaus in Warschau (Szpital dla Dzieci) 110
Kindlein-Jesus-Hospital (Szpital Dzieciątka Jezus) 69, 79, 115
Kochsche Postulate 29, 246 f., 250–252, 255
Kolonien 224, 267
Königreich Polen 142, 173, *268*, 294, 296, 302
Krakau 20 f., 26, 36, *37*, 58, 76, 93, 99–102, 107 f., 113, 134, 138, 140–142, 148, 171, 211 f., 214, 254, 294 f.
Kreisarzt (Lekarz powiatowy) 22, 85, 129, 142–144, 158, 160–165, 167, 173–175, 177, 179–192, 194, 197 f., 206 f., 214, 216–218, 289, 299
Kresy 133 f., 171, 173, 188, 221, 269, 277, 296

Laboratory Exchange s. „Interchange of Assistants of Public Health and Hygiene Laboratories"
Laborrevolution 33, 71 f., 82
Läuse V, 11, 23 f., 127 f., 137, 160, 170 f., 173, 192, 231–234, 237–239, 241–245, 247–259, 262–266, 269, 274–290, 292–296, 301 f.
- -fütterer 277, 283, 289, 292, 295 f., 302

League of Nations Health Organisation (LNHO) 138, 177, 179, *257*, 270–272, *282*, 284
League of Red Cross Societies 136 f.
Lemberg I, 3, 11, 20, 23 f., 99 f., 142, 148, 158, 178, 180, 186–193, 201, 206 f., 210, 212, 221, 245, *254*, 257 f., 265, 269, 274–286, 288–290, 294–297, 301 f.
Lister-Institut 136
Lodz 20, 73, *74*, 96, 127 f., 142, 148, 164, 205, 217

Marokko 284, 292
Menschenversuch 24, 260 f., *264*, 266 f., *268*, 269, 272, 280, 283, 290 f., 295
Mexiko/Mexiko City 221–223, 226, 230, *231*, 233–235, 238, 240 f., 257, 285–287, *288*, 291, 301 f.
Mianowski-Stiftung (Kasa pomocy naukowej imienia Dr. J. Mianowskiego) 26, 51–53, 81, 98
Mikrogeschichte 8 f.
Milchstation (Kropla Mleka) 76
Ministerium für öffentliche Gesundheit (Ministerstwo Zdrowia Publicznego, MZP) 137–144, 148, 150 f., 157 f., 166, 192, 194
Ministerium für öffentliche Wohlfahrt (Ministerstwo Opieki Społecznej, MOS) 166, 215–217
Missionsgemeinschaft Scheut 282
Mutable mobiles 15, 92 f., 298

Nationalsozialismus *278*, 294 f., 302
Nationalsozialistische Besatzung Polens 20, 24, 295 f.
Nichtinskribierte Dinge 47 f., 51, 56, 65

Obligatorischer Passagepunkt *92*, 114, 217 f.
Office International d'Hygiène Publique 131, *138*, 167
Österreich-Ungarn s. „Habsburger Monarchie"

Paris V, 1–4, 11 f., 16, 20–22, 25, 30–33, 52–62, 64 f., 67, 81, *83*, 93, 106–108, 123, 138, 156, 169, *178*, 221–225, 227 f., 257, 270, 285, 288 f., 293 f., 297, 302
Peking V, 3, 257, 282, 284 f., 289, 294, 302

Peripherie 3 f., 6, 12, 14, 17, 23, 155, 161 f., 187, 189, 221–225, 239, 241, 257 f., 296 f., 301, 303
Polnisch-sowjetischer Krieg 132, 135, 141, 171
Postkolonial 8, 13 f.
Preußen 99, 103, 105, 145, 157, 164, 173
Preußisches Teilungsgebiet *21*, 73, 122, 132, *142*, *162*, 164 f.

„Rasse" 130, 174–179, 268, 300
Regionales Gesundheitsamt (Okręgowy Urząd Zdrowia) 142 f., 158, 163
Reinkultur 29–31, *32*, 38, 40, 42, 47, 52, 54 f., 65, 67 f., 91, 103 f., 117, 245–248, 250–253, 262, 298
Rickettsia Prowazeki 23, 244–248, 250–256, 259, 262 f., 265, 272, 274–277, 283, 285–288, 290–294
Robert Koch-Institut 257, 294
Rockefeller Foundation 137, 151, 153, 213
Rocky Mountain Spotted Fever 222, *226*, 231, *246*, 276
Russisches Teilungsgebiet s. „Königreich Polen"

Selbstverwaltung (Samorząd) 143–147, 150 f.
Spanische Grippe 131
Staatliche Hygieneschule (Państwowa Szkoła Higieny, PSH) 151–153, 166, 171, 179 f., 213, *214*, 217, *277*
Staatliches Epidemiologisches Zentralinstitut (Państwowy Centralny Zakład Epidemjologiczny) 125, 133, 147, 151, 258, 275
Staatliches Hygieneinstitut (Warschau) (Państwowy Zakład Higieny, PZH) 18, *20*, 23, 119, 121, 147, *148*, *150*, 151–154, 157, 166, 169, 180, 196–207, 212–218, 226, 258 f., 269–271, 273–275, 279, 285, 296, 300
– in Gdynia 217
– in Krakau 148, 212, 214
– in Lemberg 148, 190, 193
– in Toruń 148, 214
– in Wilna 148, 214 f.
Staatsbildung 3, 22, 121, 124, 126, 139, 153, 155, 157, 190, 197, 218 f., 299 f.
Stadtrat für öffentliche Wohlfahrt (Rada miejska dobroczynności publicznej) 63
Statistik 12, 22, 35, 39, 41, 61–63, 76, 105, 125, 130, 151–158, 161, 163, 166 f., 169 f.,

176–179, 186, 197, 202, 206, 209, 215 f., 281 f., 290 f.
Szkoła Główna Warszawska 26, 80, 82

Tacit knowledge 21, 51, 64–70, 93
Tarbadillo 222 f., 234, 286 f.
Technische Dinge 25, 47 f., 50, 52, 87, 92
Technokratie 140 f., 145
Tollwutimpfung 1 f., 4, 25, 52–65, 67, 70 f., 81, 93 f., 105, 148 f., 153, 234, 259, *263*, 298
Towarzystwo Ochrony Zdrowia Ludności Żydowskiej w Polsce, TOZ (Gesellschaft zum Schutz der Gesundheit der jüdischen Bevölkerung in Polen) 176
Transnational V, VI, 3, 5–11, 13, *14*, 19 f., *27*, *196*, *259*, 302
Tuberkulin 22, 25, 94 f., *96*, 99 f., 102–107, 267, 298
Tunis V, 3, 11, 23, 221–224, 226–230, *231*, 233–237, 240, 257–259, 261, 263 f., 268–274, 279–285, 288 f., 291–294, 296 f., 301 f.
Typhus 128, 157, 167, 169, 175 f., 184, 186, 190, 192 f., 195, 198–201, 203, 206 f., 211–213, 215–217, *218*, 223

Universität Warschau (Zwischenkriegszeit) (s. auch „Kaiserliche Universität Warschau", „Szkoła Główna Warszawska") *83*, 129, 147, 205
Unveränderliche Mobile/Mobilisierung s. „Immutable Mobiles"
US Public Health and Marine Hospital Services 223
US Public Health Service 286, 293

Variabilität (von Mikroorganismen) 210–213, 252, 288
Versammlung Polnischer Ärzte (Stowarzyszenie Lekarzy Polskich) 128

Virologie 225, 292 f., 294
Virulenz (von Mikroorganismen) 31, 55, 207, 210, 227 f., 260, 262–265, 267, 272, 277, 280, 282, 301
Virus fixe 55–59, 259 f.
Virus, Begriff des 55, *225* filtrierbarer 225, 253, 293
Visualisierung 30, 34, 44, 47, 93, 132, 171, 229, 233, 237, 244, 251
Völkerbund 18, 20, 123, 137–139, 150, *196*, 296, 272, 284, 294

Warschau V, VI, 1–3, 11 f., 20–28, 36 f., 44, 50–52, 56, 59–64, 67–70, 73–76, 79–82, *83*, 87, 90, 93, 95–102, 105, 107 f., 110 f., 113–117, 121 f., *123*, 125–130, 132, 134, 136–145, 147–149, 151–154, 157 f., 160–166, 173–177, 179 f., 183, 185–195, 197–201, 205, 214–216, 218 f., 222, *239*, 257–259, 269–271, 273, 276, 279, 285, 295, 297–300, 302
Warschauer Hygieneausstellungen 63, 74
Warschauer Hygienegesellschaft (Warszawskie Towarzystwo Higieniczne) 74, 76, 126
Warschauer Medizinische Gesellschaft (Towarzystwo Lekarskie Warszawskie) *22*, 63, 75, 79, 82
Warschauer Positivisten 74–78, 134
Warschauer/Polnische Hygienebewegung 10, 21, 63, *64*, 74 f., 78, 116, 144, 152, 178, 297
Weiglowcy 278, 283, 289 f.

Zakład Pasteurowski (Pasteur-Institut in Warschau) 60, 63, 107
Zentralkomitee zur Bekämpfung des Fleckfiebers (Centralny Komitet do walki z durem plamistym) 141
Zweiter Weltkrieg 20, 24, 218, *229*, 293 f., 296, 300

Historische Wissensforschung

herausgegeben von
Caroline Arni, Stephan Gregory, Bernhard Kleeberg,
Andreas Langenohl, Marcus Sandl und Robert Suter †

Die Reihe *Historische Wissensforschung* versammelt Forschungen zu kulturellen Konstellationen von der Frühen Neuzeit bis in die Gegenwart, in denen Wissen selbst thematisch wird. Sie interessiert sich für Analysen der Entstehung und Stabilisierung, der Transformation und Dekonstruktion von Wissen in konkreten Praktiken; für Qualifikationen von Wissen wie Objektivität, Perspektivität oder Wahrheit; für Übersetzungen und Übergänge von Wissen, seine Normal- und Ausnahmezustände, kurz: für all das, was Wissen als Wissen kenntlich macht. Damit vertritt sie die Anliegen einer historischen Epistemologie wie auch praxeologisch ausgerichteter Ansätze der jüngeren Wissensforschung. Sie lenkt ihr Augenmerk insbesondere auf die Wissenschaftsgeschichte der Sozial-, Geistes- und Humanwissenschaften und präsentiert kritische und materialgesättigte Studien, die sich des theoretisch-methodischen Instrumentariums der Historiographie, Soziologie, Anthropologie, Medien- und Literaturwissenschaft reflektiert bedienen. In der Reihe erscheinen Monographien, Qualifikationsschriften, vergessene oder schwer zugängliche Arbeiten der Wissenssoziologie und -geschichte, Sammelbände und Essays.

Die Reihe wird von den fünf Herausgebern gemeinsam verantwortet. Alle veröffentlichten Bände wurden eingehend begutachtet und einstimmig in die Reihe aufgenommen.

ISSN: 2199-3645
Zitiervorschlag: HWF

Alle lieferbaren Bände finden Sie unter *www.mohrsiebeck.com/hwf*

Mohr Siebeck
www.mohrsiebeck.com